ENT [耳鼻咽喉科] 臨床フロンティア

Clinical Series of the Ear, Nose and Throat

Frontier

口腔・咽頭疾患，歯牙関連疾患を診る

専門編集　**黒野祐一** 鹿児島大学

編集委員　**小林俊光** 仙塩利府病院耳科手術センター
　　　　　髙橋晴雄 長崎大学
　　　　　浦野正美 浦野耳鼻咽喉科医院

中山書店

【読者の方々へ】

本書に記載されている診断法・治療法については，出版時の最新の情報に基づいて正確を期するよう最善の努力が払われていますが，医学・医療の進歩からみて，その内容がすべて正確かつ完全であることを保証するものではありません．したがって読者ご自身の診療にそれらを応用される場合には，医薬品添付文書や機器の説明書など，常に最新の情報に当たり，十分な注意を払われることを要望いたします．

中山書店

シリーズ刊行にあたって

　この《ENT 臨床フロンティア》は，耳鼻咽喉科の日常診療に直結するテーマに絞った全10 巻のユニークなシリーズです．従来の体系化された教科書よりも実践的で，多忙な臨床医でも読みやすく，日常診療の中で本当に必要と考えられる項目のみを，わかりやすく解説するという方針で編集しました．

　各巻の内容を選択するにあたっては，実地医家の先生方からの意見や要望を参考にさせていただき，現場のニーズを反映し，それにきめ細かく応える内容を目指しました．その結果，もっとも関心が高かった「検査」，「処置・小手術」，「急性難聴」，「めまい」，「薬物療法」，「口腔・咽頭・歯牙疾患」，「風邪」，「のどの異常」，「子どもと高齢者」，「がんを見逃さない」の 10 テーマを選びました．

　内容は臨床に直ぐに役立つような実践的なものとし，大病院のようなフル装備の診断機器を使わなくてもできる診断法，高価な機器を必要としない処置，小手術などに重点をおきました．また最新の診療技術や最近の疾患研究などの話題もコラムやトピックスの形で盛り込みました．記載にあたっては視覚的に理解しやすいように，写真，図表，フローチャートを多用するとともに，病診連携も視野に入れ，適宜，インフォームドコンセントや患者説明の際に役立つツールを加えました．

　各巻の編成にあたっては，テーマごとにそれぞれのスペシャリストの先生方に専門的な編集をお願いし，企画案の検討を重ね，ようやくここに《ENT 臨床フロンティア》として刊行開始の運びとなりました．また，ご執筆をお願いした先生方も，なるべく「実戦重視」の方針を叶えていただくべく，第一線でご活躍の方々を中心に選定させていただきました．

　このシリーズは，耳鼻咽喉科診療の第一線で直ぐに役立つことを最大のポイントとするものですが，実地医家や勤務医のみならず，耳鼻咽喉科専門医を目指す研修医の先生方にも広く活用していただけるものと大いに期待しております．

2012 年 5 月吉日

小林俊光，髙橋晴雄，浦野正美

序

　口腔・咽頭そして歯牙に関連する疾患の多くは，内視鏡などの機器を使用せずとも直接目で"見る"ことができる．それゆえ，患者自身も咽頭や舌の異常を自ら発見して受診することが多い．ところが，この領域の疾患を"診る"ことは必ずしも容易でない．ただ漠然と眺めているだけでは確定診断には至らず，血液学的検査や細菌学的検査，さらには病理組織学的検査などに委ねられることになる．しかし，その結果が判明するのを待つ間にも病状は日に日に増悪し，痛みで食事が満足にとれないという患者の訴えも強く，できれば一目見ただけで診断し治療できないものかという歯痒い思いをした経験を持つ耳鼻咽喉科医は少なくないと思われる．

　このような要望に応えるべく，本書は『口腔・咽頭疾患，歯牙関連疾患を診る』と題して，視診のみでどこまで診断できるか，その限界に迫るとともに，日常診療ですぐに役立つ実践的な内容となることを目指した．そして，この目的を達成すべく，「口腔疾患」，「咽頭疾患」，「歯牙に関連する疾患」の3章に分け，日常診療で遭遇する機会が多く，その一方で診断に悩むことが少なくない疾患や病態のみを取り上げ，それぞれの執筆者には，実地診療の範囲内でその流れに沿って解説するようお願いした．また，いっぷう変わった病変や鑑別を必要とする類似疾患との"診"分け方，重要な疾患を"診"落とさないためのコツも記していただいた．治療についても，一般的な外来診療のレベルで実施でき，しかも極めて有効な秘伝ともいえる方法や難治性疾患への対処方法を「私が薦める治療法」として，患者説明の実例とともに分かりやすくまとめていただいている．

　病を"診る"ことができるようになるためには，典型的な症例をじっくり観察することも大切である．そこで，本書では執筆者秘蔵の写真を数多く提示していただき，「視覚的に理解しやすい」ことを特徴とするこのシリーズの目的にも適った内容になっていると自負している．そして，本書を手に取られた先生が，ここに掲載された数々の写真や図を"見る"ことで，その疾患を"診る"ことができるようになることを期待している．

2013年6月

鹿児島大学耳鼻咽喉科・頭頸部外科
黒野祐一

ENT 臨床フロンティア
口腔・咽頭疾患，歯牙関連疾患を診る
目次

第1章 口腔疾患を診る

口腔疾患の診療の進め方

外来でよくみる舌炎 .... 荒牧 元 2
単純性舌炎 2／アレルギー性舌炎 3／悪性貧血による舌炎（Möller-Hunter 舌炎 3／鉄欠乏性貧血による舌炎（Plummer Vinson 症候群） 4／黒毛舌 5／地図状舌 5／皺状舌 5／正中菱形舌炎 6／舌痛症 6

口腔粘膜にみられる諸種粘膜病変 .... 牧本一男，山本祐三 7
扁平苔癬 7／特徴的所見を呈する舌炎 8／クローン（Crohn）病にみられる口腔内病変 10／ベーチェット病にみられる口腔粘膜病変 12／再発性口腔・咽頭潰瘍 13／尋常性天疱瘡にみられる口腔内病変 14／多形滲出性紅斑にみられる口腔粘膜病変 16

口腔の潰瘍性病変 .... 原渕保明，高原 幹 18
潰瘍性病変の診かた 18／単純ヘルペス性歯肉口内炎 19／口唇ヘルペス 21／帯状疱疹 21／ヘルパンギーナ 22／手足口病 22／水痘 23／慢性活動性 EB ウイルス感染症 23／ベドナー（Bedner）アフタ（褥瘡性潰瘍） 23／尋常性天疱瘡 23／扁平苔癬 24／ベーチェット（Behçet）病 24／クローン（Crohn）病 25／PFAPA 症候群 25／扁平上皮癌 26／鼻性 NK/T 細胞リンパ腫 26／難治性口腔咽頭潰瘍 26

Tips 悪性腫瘍を見落とさないためのコツを教えてください. ..... 河田 了 28

口腔における性感染症 .... 荒牧 元 30
口腔梅毒 30／HIV 感染症，AIDS 31／性感染症としてのヘルペス性口内炎 33

口腔乾燥症 .... 吉原俊雄 34
診断の進め方 34／検査法 35／検査所見の把握 37／具体的な原因疾患と鑑別 38

Topics IgG4 関連疾患について教えてください. .... 吉原俊雄 42

味覚障害 .... 池田 稔，野村泰之 44
味覚障害の原因 44／味覚障害の診断手順 44／診断のポイント 48／治療 49

Advice 電気味覚検査の方法と注意点を教えてください. .... 井之口 昭，倉富勇一郎 53

口臭症 ·········· 望月高行　55
口臭診療における問題点　55／口臭の分類と原因　56／口臭物質　56／口臭を主訴とする患者へのアプローチ　56／口臭の予防と対策―治療のゴール設定をどこにおくのか？　60

繰り返す耳下腺腫脹 ·········· 河田　了　64
非腫瘍性疾患　64／腫瘍性疾患　68

舌・軟口蓋麻痺 ·········· 大越俊夫，大久保はるか，石井祥子　70
舌麻痺　70／軟口蓋麻痺　73

私が薦める治療法

再発を繰り返すアフタ性口内炎 ·········· 山本祐三，牧本一男　77
アフタとは　77／再発性アフタ性口内炎　77／ベーチェット病　79／難治性口腔咽頭潰瘍　81／アフタ性潰瘍の鑑別点　83

視診で異常がない舌痛症 ·········· 井野千代徳　84
背景からみた舌痛症患者の特徴　84／症状からみた舌痛症患者の特徴　84／局所所見からみた舌痛症の特徴　85／心理検査からみた舌痛症の特徴　86／舌痛症の治療　86

難治性の口腔カンジダ症 ·········· 加瀬康弘　87
口腔・咽頭カンジダ症の種類　87／口腔・咽頭カンジダ症の診断　88／推薦する対処法　89

血清亜鉛値正常の味覚障害 ·········· 坂口明子，阪上雅史　93
味覚障害の原因　93／特発性味覚障害　94／味覚障害の検査と治療について　94／特発性味覚障害の治療　95／特発性味覚障害の亜鉛内服療法による治療効果　95

小児の反復性耳下腺炎 ·········· 八木正夫，友田幸一　97
反復性耳下腺炎の成因　97／好発年齢と臨床症状　97／診断および検査　97／治療と予防　99

第 2 章　咽頭疾患を診る

咽頭疾患の診療の進め方

外来でよくみるウイルス性咽頭炎 ·········· 佐久間孝久　102
検査対象　102／検査方法　102／結果　102／治療に際しての留意点　109

> **Tips**　ウイルス性と細菌性の咽頭炎を見分けるコツを教えてください． ·········· 佐久間孝久　110

急性扁桃炎—扁桃周囲炎・扁桃周囲膿瘍 .... 保富宗城, 山中 昇 112
急性扁桃炎の診断手順 112／急性扁桃炎の起炎菌・ウイルス検査 113／急性扁桃炎の分類 114／急性扁桃炎の治療 116／扁桃周囲炎・扁桃周囲膿瘍 119

伝染性単核球症 .... 工田昌也 120
伝染性単核球症とは 120／病因 120／伝染性単核球症の自然経過と合併症 121／診断 121／鑑別診断 123／治療 125

いっぷう変わった咽頭の潰瘍性病変 .... 中田誠一, 鈴木賢二 126
咽頭潰瘍について 126／いっぷう変わった咽頭潰瘍の症例 127／天疱瘡について 128／鑑別診断について 128

STIとしての咽頭病変 .... 余田敬子 130
梅毒 130／単純ヘルペスウイルス感染症 133／ヒト免疫不全ウイルス（HIV）感染症 137／淋菌感染症, クラミジア感染症 138

一側性の口蓋扁桃腫大 .... 大堀純一郎 142
診察の仕方 142／診断のアルゴリズム（鑑別診断） 142／一般的な治療方針 145

扁桃病巣感染症の診断と手術適応 .... 高原 幹 148
扁桃病巣疾患とは 148／扁桃病巣疾患の診断 148／各疾患における扁桃摘出術の有効性 148／扁桃病巣疾患における扁摘の適応 152

いびき—睡眠時無呼吸を含む .... 宮崎総一郎, 北村拓朗 156
ポイント 156／いびきと睡眠時無呼吸 156／いびき, 睡眠時無呼吸の原因 157／いびきの診断 157／睡眠時無呼吸の診断手順 159／治療 161

Advice 携帯型PSGの実施方法と注意点を教えてください. .... 森田武志 166

咽喉頭異常感症—悪性疾患との鑑別 .... 内藤健晴 168
咽喉頭異常感症の定義 168／咽喉頭異常感症の原因疾患 168／診断のための実際の検査 169／治療について 172

舌咽神経痛 .... 市村恵一 173
舌咽神経痛の走行と支配構造 173／原因 173／統計事項 174／症状 174／診断 174／治療 175

副咽頭間隙膿瘍—重症度の評価とその対応 .... 鈴木正志, 平野 隆 178
頸部の間隙について 178／副咽頭間隙膿瘍の診断 178／重症度の評価 181／副咽頭間隙膿瘍の治療 181

私が薦める治療法

急性扁桃炎に対する抗菌薬の選択 .... 鈴木賢二 184
急性扁桃炎に対する抗菌薬の選択 184

口蓋扁桃摘出術の適応と変遷 ……………………………………… 藤原啓次　190
扁桃摘出術（扁摘）の絶対適応（不変）　190／扁桃摘出術の比較的適応
（変遷あり）　190

Topics 口蓋扁桃摘出術に便利な手術装置を紹介してください.
………………………………………………………………………… 東　貴弘，武田憲昭　197

難治性咽頭潰瘍の薬物療法 ……………………………… 松本文彦，池田勝久　199
臨床的特徴　199／治療　199

咽喉頭異常感症の薬物療法 ……………………………………… 川内秀之　205
病態　205／症状　205／検査と所見の把握　206／鑑別診断　206／治
療方針　206／経過と予後　208／症例呈示　208

外来でできるいびきの治療 ……………………………………… 久松建一　211
いびきの診断と治療について　211／外来でできるいびきの治療　213

第3章　歯牙に関連する疾患を診る

歯牙関連疾患の診療の進め方

歯周炎 …………………………………………… 毛利　学，梅田　誠，島津　薫　220
歯周病への耳鼻咽喉科医の対応　220／歯周病の定義　220／歯周病の
分類　221／単純性歯肉炎　222／慢性歯周炎　223／診断に際し注意す
べきこと　224

エプーリス（歯肉腫） …………………………………… 森田章介，西川哲成　229
定義　229／好発　229／原因・発生機序　229／臨床所見　229／分類
230／鑑別　235／治療　236

歯原性嚢胞 ………………………………………………… 原　　晃，田中秀峰　238
診断　239／鑑別　240／一般的な治療方針　243

歯原性腫瘍 ………………………………………………………… 柴原孝彦　245
歯原性腫瘍の分類　245／臨床的特徴と治療法　248／代表症例の提示
250

歯性上顎洞炎 ……………………………………………………… 佐藤公則　255
現代の歯性上顎洞炎の病態　255／歯性上顎洞炎の診断　259／歯性上
顎洞炎の治療　262

私が薦める治療法

外来でできる歯性上顎洞炎の治療 ………………………………… 佐藤公則　266
原因歯の外来治療　266／歯性感染症の外来治療　267／上顎洞炎の外
来治療　267

外来でできる顎関節症の保存的治療 ……………………………… 五十嵐文雄　273
　　概念　273／症状　274／診断　275／治療　276

患者への説明書類 実例集

再発を繰り返すアフタ性口内炎について ……………………… 山本祐三，牧本一男　280
舌痛症について ……………………………………………………… 井野千代徳　281
口腔カンジダ症の治療について …………………………………… 加瀬康弘　282
味覚障害に対する検査について ………………………………… 坂口明子，阪上雅史　283
味覚障害の治療について ………………………………………… 坂口明子，阪上雅史　284
小児の反復性耳下腺炎について ………………………………… 八木正夫，友田幸一　285
口蓋扁桃摘出術について …………………………………………… 藤原啓次　286
難治性口腔咽頭潰瘍について …………………………………… 松本文彦，池田勝久　287
咽喉頭異常感症の診断と治療について …………………………… 川内秀之　288
いびきの診断と治療について ……………………………………… 久松建一　289
いびきの外来手術について ………………………………………… 久松建一　290
顎関節症について …………………………………………………… 五十嵐文雄　291

付録　患者への説明用イラスト集

咽頭 ………………………………………………………………………… 294
咽頭・扁桃 ………………………………………………………………… 295
舌 …………………………………………………………………………… 296
歯・口蓋 …………………………………………………………………… 297
唾液腺 ……………………………………………………………………… 298

索引 ………………………………………………………………………………… 299

執筆者一覧 (執筆順)

荒牧　元	東京女子医科大学名誉教授
牧本一男	大村耳鼻咽喉科・日帰り手術センター
山本祐三	山本耳鼻咽喉科
原渕保明	旭川医科大学耳鼻咽喉科・頭頸部外科
高原　幹	旭川医科大学耳鼻咽喉科・頭頸部外科
河田　了	大阪医科大学耳鼻咽喉科・頭頸部外科
吉原俊雄	東京女子医科大耳鼻咽喉科
池田　稔	日本大学耳鼻咽喉・頭頸部外科
野村泰之	日本大学耳鼻咽喉・頭頸部外科
井之口　昭	佐賀大学耳鼻咽喉科・頭頸部外科
倉富勇一郎	佐賀大学耳鼻咽喉科・頭頸部外科
望月高行	望月耳鼻咽喉科
大越俊夫	東邦大学医療センター大橋病院耳鼻咽喉科
大久保はるか	東邦大学医療センター大橋病院耳鼻咽喉科
石井祥子	東邦大学医療センター大橋病院耳鼻咽喉科
井野千代徳	協仁会小松病院耳鼻咽喉科
加瀬康弘	埼玉医科大学耳鼻咽喉科
坂口明子	兵庫医科大学耳鼻咽喉科
阪上雅史	兵庫医科大学耳鼻咽喉科
八木正夫	関西医科大学耳鼻咽喉科・頭頸部外科
友田幸一	関西医科大学耳鼻咽喉科・頭頸部外科
佐久間孝久	佐久間小児科
保富宗城	和歌山県立医科大学耳鼻咽喉科・頭頸部外科
山中　昇	和歌山県立医科大学耳鼻咽喉科・頭頸部外科
工田昌也	広島大学病院耳鼻咽喉科・頭頸部外科
中田誠一	藤田保健衛生大学坂文種報徳會病院耳鼻咽喉科・頭頸部外科
鈴木賢二	藤田保健衛生大学坂文種報徳會病院耳鼻咽喉科・頭頸部外科
余田敬子	東京女子医科大学東医療センター耳鼻咽喉科
大堀純一郎	鹿児島大学耳鼻咽喉科・頭頸部外科
宮崎総一郎	滋賀医科大学睡眠学講座
北村拓朗	産業医科大学耳鼻咽喉科・頭頸部外科
森田武志	兵庫県立尼崎病院耳鼻咽喉科
内藤健晴	藤田保健衛生大学耳鼻咽喉科
市村恵一	自治医科大学耳鼻咽喉科
鈴木正志	大分大学耳鼻咽喉科
平野　隆	大分大学耳鼻咽喉科
藤原啓次	いちご耳鼻咽喉科藤原クリニック
東　貴弘	屋島総合病院耳鼻咽喉科
武田憲昭	徳島大学耳鼻咽喉科
松本文彦	順天堂大学耳鼻咽喉・頭頸科
池田勝久	順天堂大学耳鼻咽喉・頭頸科
川内秀之	島根大学耳鼻咽喉科
久松建一	久松耳鼻咽喉科医院／土浦いびき・睡眠時呼吸障害センター
毛利　学	毛利耳鼻咽喉科医院
梅田　誠	大阪歯科大学歯周病学講座
島津　薫	かおる歯科クリニック
森田章介	大阪歯科大学口腔外科学第一講座
西川哲成	大阪歯科大学口腔病理学講座
原　晃	筑波大学耳鼻咽喉科・頭頸部外科
田中秀峰	筑波大学耳鼻咽喉科・頭頸部外科
柴原孝彦	東京歯科大学口腔外科学講座
佐藤公則	佐藤クリニック耳鼻咽喉科・頭頸部外科／久留米大学耳鼻咽喉科・頭頸部外科
五十嵐文雄	日本歯科大学新潟生命歯学部耳鼻咽喉科学

第 1 章 口腔疾患を診る

第1章 口腔疾患を診る

口腔疾患の診療の進め方
外来でよくみる舌炎

舌の病変は原疾患の診断上の指標となる

- 舌炎（glossitis）とは，口腔粘膜の炎症に伴われる舌の炎症性変化である．
- 局所的な原因のほかに身体の一般的状況，全身的疾患により舌の変化が生じるので，原疾患の診断上指標となる．舌疾患の鑑別診断を❶に示す．

単純性舌炎（❷）

- 単純性舌炎（glossitis simplex）は，歯の機械的刺激や治療薬により，あるいは細菌の感染により生じる舌の病変をいう．

❶舌疾患の鑑別診断

1. 発赤	猩紅熱 川崎病 鉄欠乏性貧血 悪性貧血 高血圧 肝硬変 リウマチ性疾患	
2. 黒苔	抗生物質治療後	
3. 白苔	舌カンジダ症 白板症 毛様白板症（HIV感染症）	
4. 潰瘍	咬傷 癌腫 梅毒 結核	
5. 腫脹	アレルギー性腫脹 血管神経性浮腫 癌腫 舌根甲状腺腫	
6. 出血	咬傷（てんかん） 出血性要因（血友病） 血液疾患（白血病） 抗凝固薬，抗血小板薬使用 血管腫	
7. アフタ	ベーチェット（Behçet）病 ヘルペス疾患 再発性アフタ	

症状
- 舌の灼熱感や味覚異常．
- 主に粘膜の炎症変化や乳頭の消失．

診断
- 鋭利な歯縁による機械的刺激や薬剤による刺激．
- 場合により塗沫検査を要する．

治療
- 原因の除去，刺激（例：喫煙，飲酒）の除去，口腔の清掃，うがいを行う．

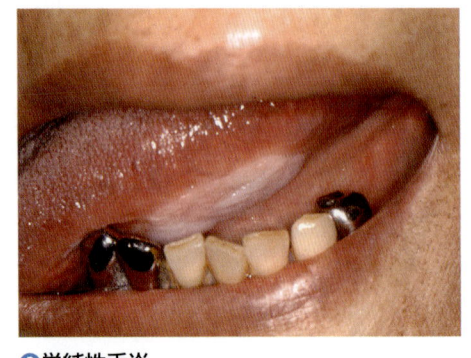

❷単純性舌炎
歯の機械的刺激による．

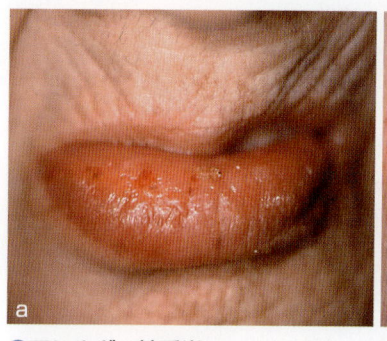

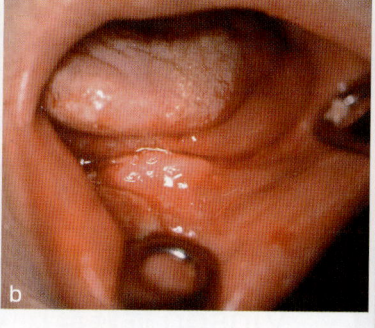

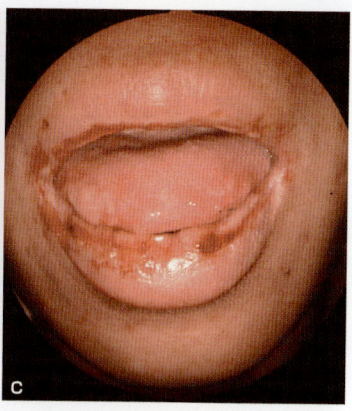

❸アレルギー性舌炎
a：乾燥剤（生石灰）誤食による口唇炎．
b：乾燥剤（生石灰）誤食による口腔粘膜の浮腫状腫脹．
c：薬疹による口唇炎および舌炎．

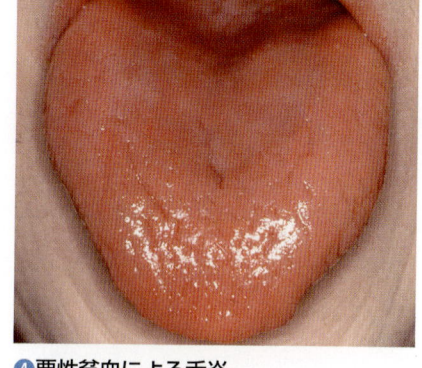

アレルギー性舌炎（❸）

原因
- アレルギー性舌炎（glossitis allergica）は，クインケ（Quincke）浮腫として劇症的な症状を呈する．
- 多数の食物，薬剤，栄養剤が原因となる．
- 舌はショック器官となる．

症状
- 口唇，舌，口腔粘膜の疼痛と浮腫状腫脹が顕著である．
- とくに喉頭入口部に及ぶ際には気道の狭窄のため呼吸困難を生じる．ショック症状を呈することがある．

治療
- 気道の確保．
- 抗炎症薬，抗アレルギー薬の投与．
- 救命救急センターにおける治療を要する．
- 後に原因の証明を行う．

❹悪性貧血による舌炎
舌乳頭の萎縮，舌粘膜の発赤，鮮紅色斑がみられる．

悪性貧血による舌炎（Möller-Hunter 舌炎）（❹）

原因
- メラー・ハンター（Möller-Hunter）舌炎は，胃粘膜の高度の萎縮により生じたビタミン B_{12} 吸収障害による貧血（悪性貧血）が原因である．

症状
- 舌乳頭の萎縮により，舌粘膜の発赤，舌縁の赤い平らな舌，鮮紅色斑，舌の灼熱感，味覚障害が生じる．

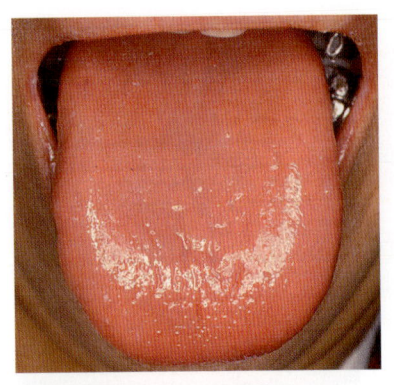

❺鉄欠乏性貧血による舌炎
舌乳頭の萎縮，舌背の平滑化により，舌全体が平たく発赤している．

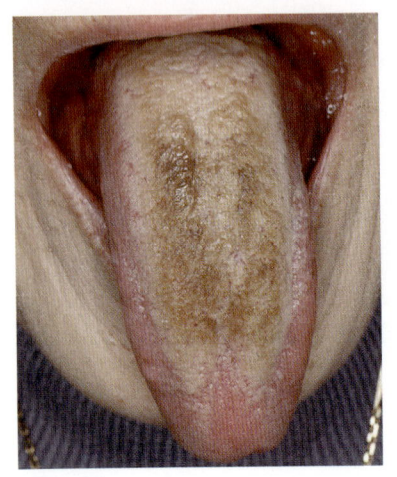

❻黒毛舌
主に，抗生物質の長期使用により生じた舌背の黒色～褐色の色素沈着と糸状乳頭の伸長がみられる．

- 鉄欠乏性貧血と同様の症状であるが，神経症状として四肢の知覚異常，しびれ感，運動失調を生じる．

治療
- ビタミン B_{12} の投与，口腔の清掃，含嗽．

鉄欠乏性貧血による舌炎（Plummer Vinson症候群）❺

原因
- 鉄欠乏性貧血．
- 10～30歳代女性に多い．
- 鉄分の摂取量が少ない，胃の切除，性器からの出血，月経等による．

症状
- 舌乳頭の萎縮，舌背の平滑化を生じる．
- プラマー・ヴィンソン（Plummer Vinson）症候群は，赤い平らな舌，舌の灼熱感，スプーン状爪（匙状爪），嚥下困難を伴う症候群で，頰部粘膜の紅斑，びらんもみられる．

診断
- 低血色素性小球貧血（MCHC〈mean corpuscular hemoglobin concentration；平均赤血球ヘモグロビン濃度〉の低下），血清鉄（serum iron；SI）の低下，鉄飽和率20％以下．

治療
- 鉄剤投与，局所にはデキサメタゾン（デキサルチン®），トリアムシノロンアセトニド（ケナログ®）塗布．

黒毛舌 ❻

原因
- 黒毛舌（lingua nigra）は，抗生物質の長期投与，口腔清掃の不良，喫煙などにより生ずる．

症状
- 舌背中央～後方の黒～褐色の色素沈着と糸状乳頭の伸長．

診断
- 黒い毛の舌．自覚症状なし．

治療
- 抗生物質の中止，口腔清掃，含嗽，乳頭のブラッシング，5〜10％サリチル酸アルコール溶液の塗布．

地図状舌 ❼

原因
- 不明である．

症状
- 地図状舌（lingua geographica）は，舌背に糸状乳頭を欠如した鮮紅色部と角化した灰白色部がみられ，地図様の模様を呈する．
- 自覚症状はない．移動性である．

治療
- とくにない．
- 無症状が多いので心理的に納得させることが必要である．

❼地図状舌
舌背に円形，半円形の糸状乳頭の欠損部とその周囲の角化した灰白色部により境界鮮明に縁取りされている．

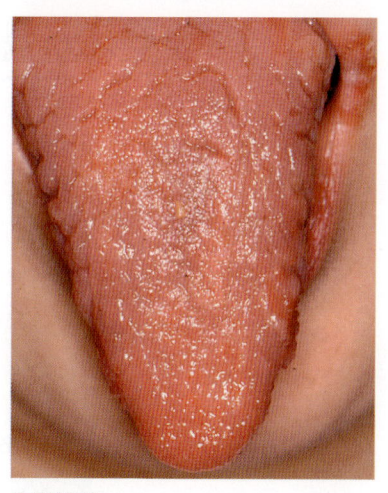

皺状舌 ❽

原因
- 皺状舌（lingua plicata）は，奇形で舌背に深い溝を形成した状態である．溝状舌，陰囊舌ともいわれる．
- メルカーソン・ローゼンタール（Melkersson-Rosenthal）症候群やダウン（Down）症候群にもみられる．

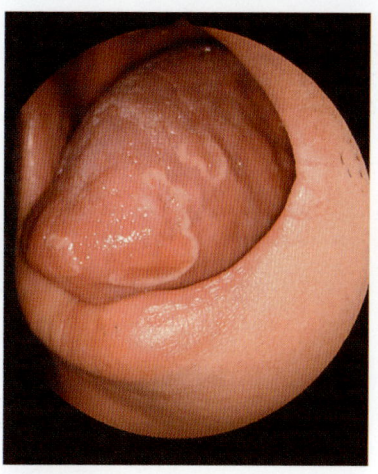

症状
- 溝が浅い場合は自覚症状はないが，深い溝の場合には食物残渣が貯留し，細菌や真菌の増殖の結果，慢性炎症を生じ，灼熱感を生じる．

治療
- 含嗽により口腔清掃を行う．

❽溝状舌
舌背に深い溝が形成されている．

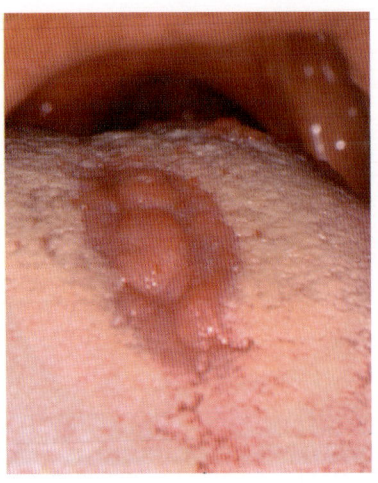

正中菱形舌炎 ⑨

原因
- 正中菱形舌炎（glossitis rhomboidea mediana）は，舌背部の後方，正中に菱形あるいは楕円形の赤い平滑な隆起がみられる．奇形の一種と考えられる．

症状
- 成人男性に多くみられる．
- 境界鮮明で自覚症状はない．

治療
- 治療は不要であるが，舌癌を心配する場合があり，必要に応じた組織検査を行う．

⑨ 正中菱形舌炎
舌背部後方・正中に菱形の赤く平滑な隆起がみられる．

舌痛症

▶舌痛症については，p.84参照．

原因
- 舌痛症（glossodynia）は，他覚的症状や臨床検査で異常所見が認められないにもかかわらず，舌痛を訴える舌の疾患をいう．
- 精神的な原因としてうつ病や癌恐怖症があるが，そのほか器質的疾患として貧血（鉄欠乏性貧血，悪性貧血），糖尿病，シェーグレン（Sjögren）症候群，薬剤アレルギー，肝障害などがある．

治療
- 原因治療，心因療法を行う．
- そのほか，うがいを行う．

（荒牧　元）

参考文献
1. 荒牧　元．口腔咽頭粘膜疾患アトラス．東京：医学書院；2001．
2. Achim F. Hals-Nasen- und Ohrenheilkunde. 2.Auflage. München・Jena：Urban&Fischer；2001.

第1章 口腔疾患を診る

口腔疾患の診療の進め方
口腔粘膜にみられる諸種粘膜病変

- 口腔内の粘膜病変としてはアフタ性口内炎が多くみられ，本章でも「再発を繰り返すアフタ性口内炎」の項で記述している．しかし，それ以外にも粘膜病変は諸種あり，そのなかに，その病変あるいは疾患の臨床像を実際に診療を行う際に想起できるものがあれば，それは診断，治療の手がかりになる．

▶アフタ性口内炎については，p.77参照．

診断の過程で疾患の臨床像を想起できるものがある

- ここでは，そのような想起できる病変，疾患を筆者が経験した症例より選び提示する．そのなかにはその病変の特徴的所見をイメージとしてインプットしておけば以後，患者で実際にその病変をみた場合は即時に診断がつくというものもある．

想起できる病変の特徴的所見をイメージとしてインプット

- 一方，口腔粘膜病変には診断困難な例もあり，また治療に抵抗する難治性のものもあり，それらの症例では診療を行ううえでどのように対応したらよいかが問題となる．

- まず特有な所見を呈する病変を症例で提示する．

扁平苔癬

- 扁平苔癬（lichen planus）は❶にみられるように，頬粘膜に綿を細くして置いたような白斑が生じており，全体として樹枝状になっている．表面は平滑で両側性に現れる例が多い．

- 白斑部が少し高まり硬く触れる場合は白斑症との鑑別を要するが，典型例の場合は筆者は生検は行わず治療しつつ経過をみることにしている．

- 本症の約1/3の例で皮膚病変を伴う．本症は慢性炎症性角化異常症ともよばれるように本態は角化異常である．

- 病理組織学的には❷にみられるように角化症（hyperkeratosis）の所見が著明になっている．有棘細胞層では脚が下層へ向け伸びていて，この表皮と真皮とのあいだの層に炎症性細胞の浸潤を認める．

- 本症の原因としては義歯に使用される金，白金，ニッケルに対する金属アレルギーといわれたこともあったが，その因果関係は明確にされていない．

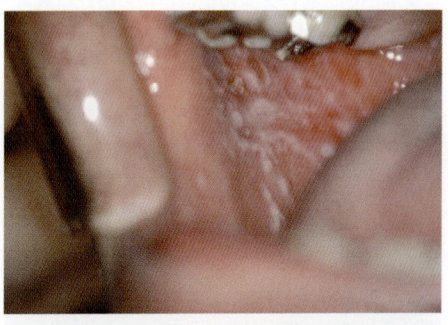

❶右頬粘膜に生じている扁平苔癬の病変（52歳，男性）

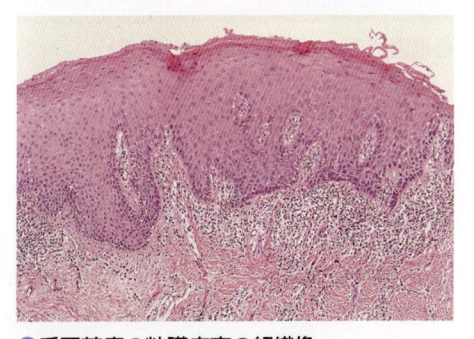

❷扁平苔癬の粘膜病変の組織像
脚が伸びている有棘細胞層と真皮層のあいだに炎症性細胞の浸潤がみられる．

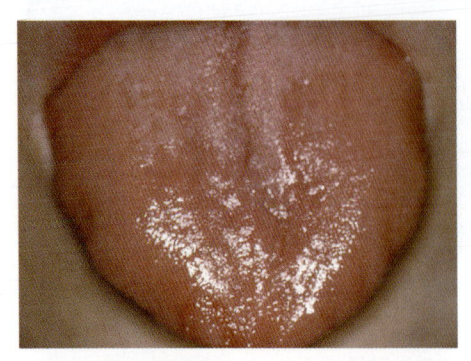

❸ 鉄欠乏性貧血患者に特徴的な舌炎の所見（45歳，女性）
表面の乾燥，びまん性発赤がみられる．

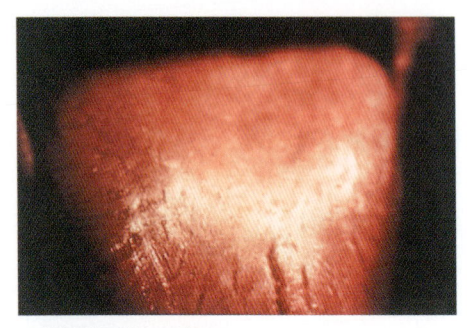

❹ 萎縮性舌炎の所見
舌表面に指で触れるとツルツルした感じがあり，光をあてると反射するようにみえる．

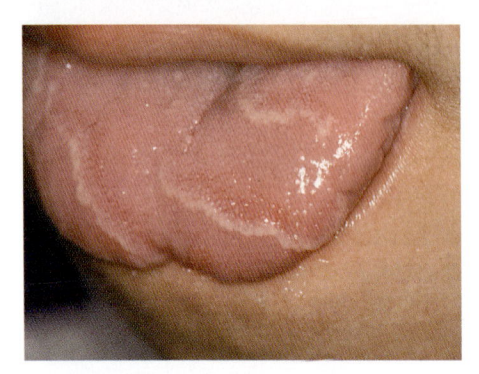

❺ 地図状舌炎の所見（10歳，男子）
この白斑は日によって変化する．

- 治療としては，一般に保険適用となっているセファランチン®を経口投与で長期間継続する．筆者はこれにビタミンA製剤を併用している．
- しかし治療によっても病変が改善されることはあってもそれが消失することはきわめてまれである．

特徴的所見を呈する舌炎

鉄欠乏性貧血にみられる舌炎

- 鉄欠乏性貧血に合併して❸に示すような舌の状態になると患者は口腔の乾燥，味覚障害，舌の灼熱感を訴える．
- 舌表面は全体に発赤があり乾燥した感じがある．
- 悪性貧血ではこの舌炎がさらに悪化した状態であるメーラー・ハンター（Möller-Hunter）舌炎と称されるものになる．この舌炎では表皮剥離をもきたし，一名を慢性表皮剥離症とよばれるような所見を呈してくる．

シェーグレン病にみられる舌炎

- シェーグレン（Sjögren）病では口腔の乾燥があるために，舌乳頭が萎縮し萎縮性舌炎の像を呈する．これが高度になると舌表面に亀裂を生じてくる．
- 萎縮性舌炎（❹）は症候性疾患であり，その原因としては上記の鉄欠乏性貧血，シェーグレン病のほか，慢性肝疾患などがあげられる．
- 舌乳頭の高度の萎縮，消失へと進むと舌は触れるとツルツルとした感じとなり，光を当てると反射があるように感じる．
- 舌の乾燥に対しては頻回の含嗽，ジェリー状のオーラルバランス®の塗布，液状のサリベート®の噴霧などを行う．

地図状舌炎

- 地図状舌炎（glossitis geographica）は❺に示すような所見を呈するので，本病変のあることを知っておればすぐに診断でき，患者に説明ができる．
- 舌表面に地図状の模様の白斑がみられ，本人が歯磨きの際などに気づき来院するが，他に症状はなく舌の違和感も強くない．
- この地図状の模様は日によって移動し変化するので本症は一名，良性遊走性舌炎ともいわれている．
- 原因は従来よりビタミンB_2欠乏，肝障害，精神障害のある例に現れる傾向

があるといわれているが，10歳前後の小児にもみられることがあるので実際には原因不明といわざるをえない．
- 治療としては，筆者はこれまで含嗽，軟膏塗布，トローチ使用などの局所的治療に加えて諸種薬剤による内服治療を行ってきたが，病変がそれによって改善され消失した例はなかった．
- 患者には2～5か月して明らかな変化がなければ来院しない例もあるので，一部にはその後，自然治癒する例もあるのではないかと推察している．

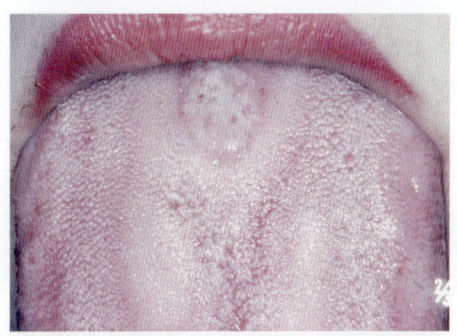

正中菱形舌炎

- ❻に示すようにこの所見も特徴的で，一度これをみて本症を診断した経験があれば以後忘れることはない．
- 舌後方2/3の正中部（舌盲孔の前方）に結節状の隆起性病変として認められる．その形が菱形であるために上記の疾患名がつけられており，英語の成書では median rhomboid glossitis と書かれている．
- これは炎症によって生じたものではなく，胎生期の形成異常と考えられている．発生の段階で舌は前方の部分と舌根部とが癒合して形成されるためである．
- 患者は鏡で見たり，指で触れたり，あるいは違和感があったりして受診することが多い．
- 普通は上記の発生機序と，悪性でないことを説明し，生検をすることはない．
- 筆者が唯一レーザー切除を行った例は❼にみるように，この病変の前方にリンパ管腫が近接していた症例で，この際は両病変を切除した．

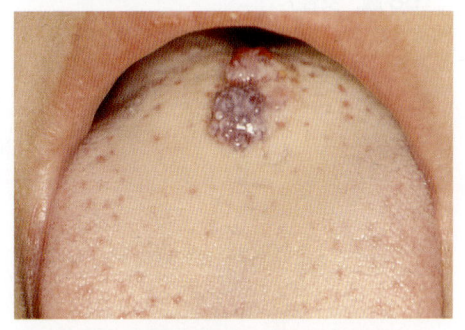

❻舌正中の後方にみられる正中菱形舌炎（30歳，女性）

❼正中菱形舌炎に近接して前方に併存しているリンパ管腫（10歳，女子）

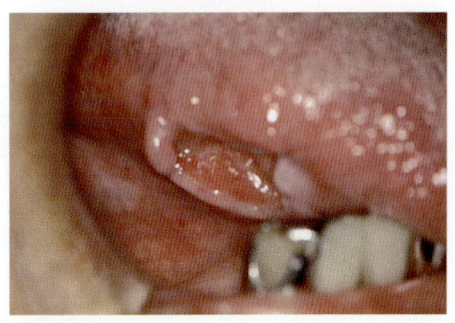

❽右舌縁下方に生じている舌潰瘍（72歳，女性）

舌潰瘍

- 舌縁や口腔底に潰瘍がある症例を診た場合は慎重に対応しなければならず，簡単に舌癌と決めつけてはならない．舌には潰瘍が生ずることを心得ておき，その特徴的所見がないかどうか視・触診を丁寧に行うことが重要である．
- ❽は舌潰瘍の例で，肉眼的所見の特徴は，潰瘍周辺が一様に堤防状に高まっていることと，潰瘍底がスムーズな面をなしていることである．いま一つの特徴としては辺縁部がえぐられている形状をなしていることで undermining（英），unterminiert（独）と表現されている．
- 触診では癌におけるような硬結部は著明でなく，圧痛も軽度である．
- ❾に示すような例では，潰瘍底が白苔で覆われていて確信をもって潰瘍と診断するには躊躇する．しかしよく観察すると，辺縁が鋭的な形状をなし

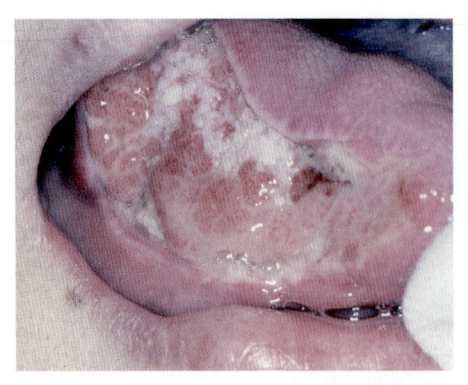

⑨ 辺縁がえぐられた所見を呈する舌潰瘍症例（58歳，女性）

舌潰瘍のサイズは大きく，白苔にも覆われているが潰瘍辺縁部には undermining の所見が認められる．

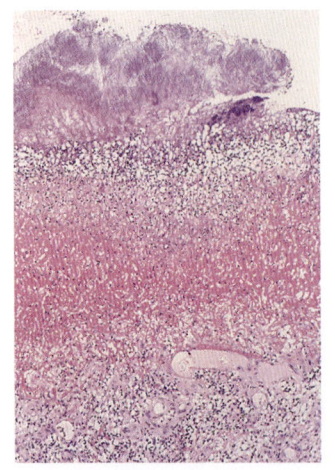

⑩ 舌潰瘍の病理組織学的所見

滲出層，fibrinoid necrosis の層，その下層に肉芽組織がみられる．

★1
筆者が経験した本症のなかに循環器内科と神経内科で合計7種の薬剤が投与されていた70歳女性の例があった．血液検査で亜鉛の濃度低下がみられたので亜鉛製剤を投与するとともに，両内科に薬剤を可能な限り少なくしてもらって局所的にはレーザー凝固を週1回続けて行った．これにより潰瘍周辺の粘膜が潰瘍面を修復するようになり，6週後には潰瘍面が相当に縮小したのでレーザー処置を終了することができた．

undermining の所見が認められる．

- このような病変部の潰瘍底より生検を行ってみると，⑩ にみられるように表層には滲出物，滲出液から成る滲出層があり，この下の層に赤色調の線維性壊死（fibrinoid necrosis）の層があり，最下層は肉芽組織から成っている．滲出層がなくて線維性壊死層が最表層になっている場合もある．
- 原因は特定できない場合がほとんどである．
- 治療としては，ビタミン B_2，B_6，トラネキサム酸（トランサミン®）などの内服製剤の投与，含嗽，軟膏塗布，トローチ使用のほかに，筆者はレーザー処置を行う．病変部が長径7〜8mm以下で浅い潰瘍であれば病巣切除とし，それ以上のものであれば潰瘍表面を凝固する．外来で行う際は週1回の間隔で表面のバイポーラ焼灼を繰り返してみる．★1

- 次に提示するのは診断困難で難治性の例に多くみる口内病変で，これまでに列挙した病変とは趣を異にしている．そのなかにはその発症機序が全身的要因と関連しているもの，また皮膚疾患に先行して，あるいは同時に口腔粘膜に現れるものなどがある．

クローン（Crohn）病にみられる口腔内病変

73歳男性の症例（⑪）

- 咽頭痛で大学病院へ紹介されている（⑪-a）．
- 病院の指示でベタメタゾン（リンデロン®）と抗生物質の点滴を2週間，近医で受けたが症状と局所所見には改善はみられず，むしろ悪化する経過であった．発症2か月後には摂食困難が強くなり上記病院へ入院となった．
- 入院時の血液検査では貧血と総蛋白の低下が指摘されたほかにγグロブリン，血清補体価で CH_{50} と C_4 蛋白の上昇，CRP（C反応性蛋白）強陽性，リンパ球の PHA（phytohemagglutinin）幼若化率，ConA（concanavalin A）幼若化率の低下がみられた．
- 入院10日目ごろより腹痛が始まり下血もきたすようになったので内視鏡（colonoscopy）が行われた．検査では出血性の粘膜病変が大腸の広範部にみられた．注目されたのは粘膜の潰瘍で，縦，横に走っており，その交差する部分が隆起していて，全体として敷石状の像を呈するいわゆる cobble-stone appearance を認めたことであった．
- ⑪-b は入院後78日目に行った colonoscopy の所見で，敷石状の像がより著明になっていた．この所見によりクローン病あるいは潰瘍性大腸炎が考え

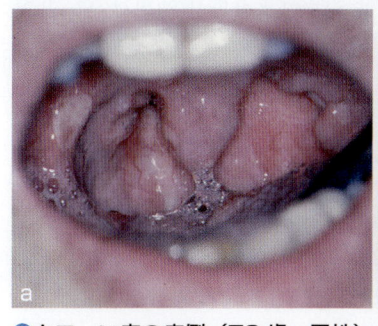

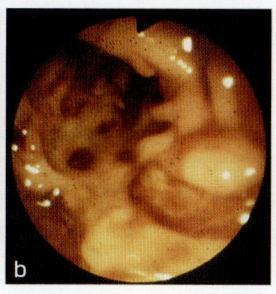

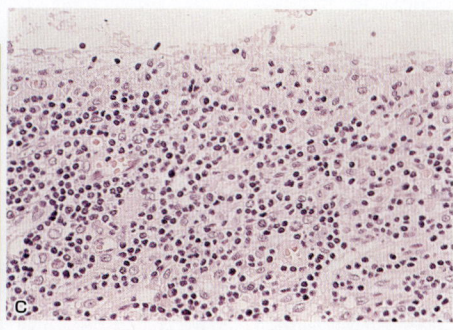

⑪**クローン病の症例（73歳，男性）**
a：初発症状として現れた口腔内病変．右前口蓋弓に偽膜に覆われた潰瘍性病変がみられる．
b：入院78日目に行った大腸内視鏡検査の所見．腸粘膜表面が敷石状になっている．
c：剖検の際，S字状結腸より採取した病変部の病理組織像．粘膜全層に小円形細胞の浸潤がみられた．

られ，大腸切除が可能かどうか外科で検討されることになった．
- 転科の後，切除範囲を検討するため再度 colonoscopy を行い，正常と思われる部分の粘膜を採取し病理組織学的に検討してみたところ，その部にもリンパ球の浸潤がみられた．
- これより病変は広範囲に広がっていると考え手術適応はないとし，内科でステロイドホルモンとアザチオプリン（免疫抑制薬）による治療を開始することとなった．
- しかし経過は発熱，進行する貧血で悪化の一途をたどり，さらに腸穿孔をきたしたうえに敗血症，DIC（播種性血管内凝固症候群）を発症し，ついに死の転帰をとった．
- ⑪-c は剖検により S 字状結腸から採取した粘膜の病理組織像で，粘膜全層に小円形細胞の浸潤がみられた．入院時，右前口蓋弓より行った生検の所見も同様な浸潤像を示していた．本症では粘膜下層の浮腫，線維化の所見や肉芽腫の所見が認められる例があるが，本例ではみられなかった．

- 潰瘍性大腸炎でも同様な口腔，咽頭の粘膜病変をきたすので本症との鑑別が必要となる．
- その際，内視鏡所見や，腸合併症など合併症の有無が鑑別点となる．また潰瘍性大腸炎では血液検査で C-ANCA（抗好中球細胞質抗体）の陽性率が高いことも参考となる．
- 以前の全国疫学調査（1991年）では，人口10万人あたりの有病率は本症（5.9）に対して潰瘍性大腸炎（18.1）のほうが高率であった[1]．
- 本症の原因としては腸管透過性亢進，免疫異常，炎症性メディエーター（TNF〈腫瘍壊死因子〉-α，IL〈インターロイキン〉-1，IL-2，IL-6，IL-8，IL-10）の産生亢進，活性酸素産生などが考えられている[1]．
- したがって治療薬剤としても上記の2種のほか，TNF 阻害薬であるインフリキシマブ（レミケード®）が使用されるようになっている．最近，アメリカで開発された同じ作用機序の薬剤セルトリズマブ ペゴル（certolizumab

pegol）は，インフリキシマブより臨床効果は高いと評価されている[2]．

ベーチェット病にみられる口腔粘膜病変

- ベーチェット（Behçet）病は，口腔粘膜の潰瘍性病変，皮膚症状，外陰部潰瘍，眼病変の4主要症状を特徴とする炎症性疾患である．耳鼻咽喉科を受診する患者は後2症状を伴わない例が多い．

- わが国での推定患者数は16,000～17,000人で男女比はほぼ1対1となっており，発症年齢は30歳代にピークがある[3]．★2

- ⑫-aは本症の例で，右下顎の臼後部に潰瘍性病変が生じている．身体の他部位に発疹などないか問診を進めると⑫-bにみられるような発疹が両下肢にあることがわかった．皮膚科はこれをベーチェット病で合併する毛嚢炎（folliculitis）であると診断した．本例ではほかに合併症がなかったので，ベーチェット病重症度分類ではStage Ⅰに相当したことになる．

- 本例では口蓋扁桃に慢性扁桃炎の所見が認められたので，扁桃誘発試験を行ったところ陽性反応がみられた．これが上記病変と関連している可能性を考慮して扁摘を行ったところ，上記病変は漸次軽快してゆき消失するまでに至った．

- 本症は病因論的に完全に解明されてはいないが，一つの説としてはレンサ球菌などによる局所の炎症において好中球，リンパ球，マクロファージが過剰反応を起こすことによるという考えがある．刺激されたTリンパ球はサイトカイン（IL-1a）を産生し，これが局所の線維芽細胞に働きIL-8を放出させる．このIL-8は好中球遊走因子で好中球を炎症部へ集める．コルヒチンはこの遊走因子に抑制的に作用するので，本症のStage Ⅱ以上の症例には本剤が使用される．

- 治療としてはステロイド吸入を含む局所的治療に加えて，筆者はStage Ⅰの症例に対しては漢方薬の温清飲あるいは白虎加人参湯，トランサミン®，ビタミンB₂製剤などの経口投与で治療している．これで効果がみられない場合はコルヒチンを1～2錠（1日量）投与している．

- 眼症状を合併している例ではシクロスポリン（免疫抑制薬）やステロイドが使用される．またクローン病にも使用されるTNF阻害薬であるインフリキシマブ（レミケード®）が使用されるようになっている[3]．

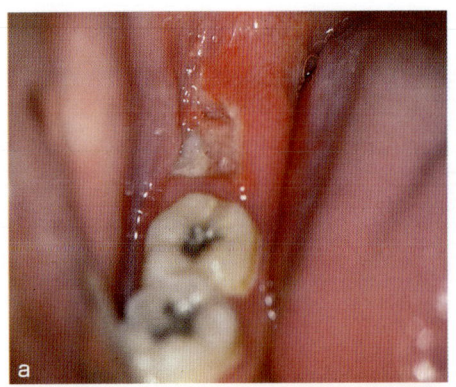

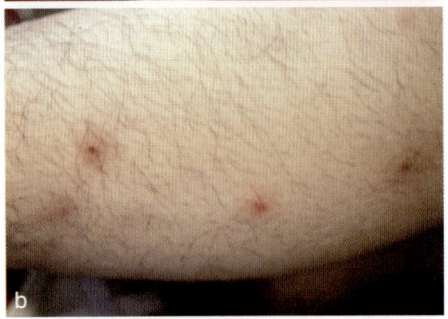

⑫ベーチェット病の症例（17歳，男性）
a：右臼後部の潰瘍性病変．
b：下肢に生じていた毛嚢炎．

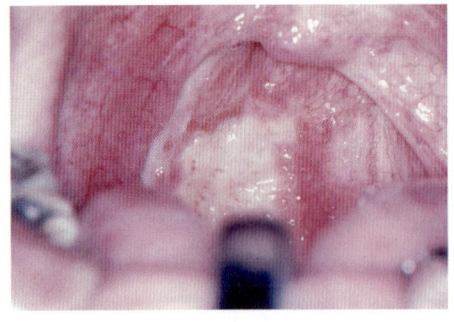

⑬再発性口腔・咽頭潰瘍の症例（56歳，男性）
右後口蓋弓より咽頭後壁にかけて広がる病変がみられる．

▶ベーチェット病については，p.79も参照．

⑭ クローン病，ベーチェット病，再発性口腔・咽頭潰瘍における血液検査所見

	クローン病	ベーチェット病	再発性口腔・咽頭潰瘍
CRP	↑	↑	↑の例あり
γグロブリン	↑	↑	?
IgG	↑	↑の例あり	少数例で↑
IgA	WNL	↑	少数例で↑
IgM	WNL	↑の例あり	WNL
C_3 蛋白	WNL	↑の例あり	少数例の↑あるいは↓
C_4 蛋白	↑	WNL	少数例で↑
CH_{50}	↑	多数例で↑	多数例で↑少数例で↓
ANA 定性	(−)	(+)	(+)
ANA 定量	↓	↑	多数例で↑
Cu	↓の例あり	?	WNL
Zn	↓の例あり	↓の例あり	少数例で↓
Fe	↓	↓	少数例で↓
UIBC	WNL	↑の例あり	多数例で↑
TIBC	↓	↓の例あり	少数例で↑

WNL：within normal limits（基準値以内），↑：上昇，↓：低下，?：参考資料なし．
ANA：antinuclear antibody（抗核抗体），UIBC：unsaturated iron binding capacity（不飽和鉄結合能），TIBC：total iron binding capacity（総鉄結合能）．
（山本祐三ほか．Monthly Book ENTONI 2003[4]）より）

★2
本症はトルコの地中海に面した地域に発生頻度が高く，本症の病名もトルコの臨床医によって命名されたものである．本症の多発地域はこの地域を起点としてシルクロードの北側の地域に沿って細長く広がり，さらに中国，朝鮮半島を経て日本へ伸びてきたと考えられている．本症のHLAに関する検索ではB5の症例が正常者の6倍の頻度で現れることが知られていたが，最近の研究ではB51の本症での陽性率は約60％とされている[3]．このB51を支配する遺伝子は好中球の機能制御に関連していることが明らかになっている．

再発性口腔・咽頭潰瘍

- ⑬では，本症の病変が右口蓋扁桃から咽頭後壁にかけて広範囲に生じているのがみられる．
- 本症では疼痛を伴うこのような潰瘍性病変が口腔，咽頭に現れ，難治性ではあるがいったんは治癒をみる．しかし数か月，数年の後に何回か再発をきたす．
- 口腔底から採取した組織では比較的強い急性炎症の像があり出血，好中球，マクロファージの浸潤がみられる．このような病理組織所見であるのでベーチェット病のそれと類似しており鑑別はできない[4,5]．★3
- 血液検査では白血球増加，CRP陽性，補体価（とりわけCH_{50}）の高値，免疫グロブリンの異常値，抗核抗体陽性がみられ，ベーチェット病のそれと共通する点がある（⑭）．
- 治療としては，ベーチェット病の口腔病変に対する場合に準じて行うほか，幼牛血液抽出物（ソルコセリル®）の静注（2〜4 mL/日）を併用することもある．
- 難治例には筆者はコルヒチン投与を試みている．ステロイドも例外的に使用する場合があり，これでは一時的軽快はみられる．
- 局所的には潰瘍辺縁部に複方ヨードグリセリン（ルゴール®；外来診療で使

★3
筆者の経験では，本疾患を治療する経過中に肛門部皮膚にびらんが発生しベーチェット病と診断された例があった．したがって本症にはベーチェット病のStage Iの前段階の病態と考えてよい症例があると推察される．

用する薬液）を塗布すると粘膜修復が促進されるように感じている．

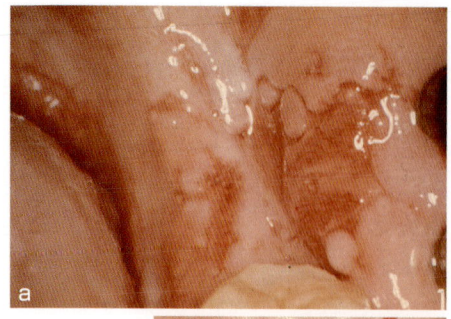

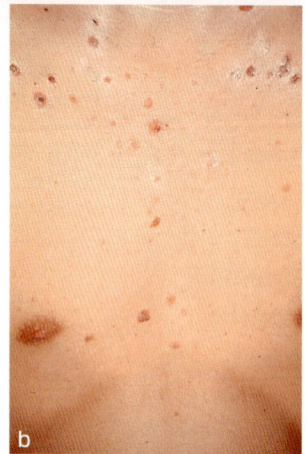

尋常性天疱瘡にみられる口腔内病変

- ⑮-a は，尋常性天疱瘡（pemphigus vulgaris）でみられる口腔粘膜の広範な粘膜病変を示している．この患者では3か月前に発熱があり，その後，口内炎が発生しその痛みが強くなってきて，2〜3日ごとに口腔より剥離された粘膜様のものが出てくるようになった．
- 天疱瘡は大きく尋常性天疱瘡と落葉状天疱瘡の2型に分類されており，前者の場合は口腔粘膜の病変がその半数以上の例で皮膚に先行して出現する．本例では口内炎発症後4か月半に前胸部に⑮-b にみるような水疱疹が出現した．
- 口腔の好発部位は頬粘膜，舌裏面，口唇である．多くの例で⑯にみるように疼痛性のびらんないし潰瘍が広がっている．この口内病変の特徴は辺縁部が不規則でギザギザ状となり灰白色を呈することである．
- 本症の本態は自己免疫疾患であり，表皮の細胞間接着分子デスモグレイン（desmoglein）ⅠおよびⅢ（口腔粘膜病変のみの例ではⅢのみ）に対するIgG抗体（天疱瘡抗体）を自己の血清にもっている例で発症する．表皮の浅層にこの抗原に抗体と補体が結合して免疫複合体として沈着し，これが蛋白分解酵素を放出しその部に棘融解を起こす[6]．

診断

- 本症の診断として外来で容易にできる検査は細胞診（ツァンク〈Tzanck〉試験）で，これを口腔病変で行う場合はびらん辺縁部の粘膜をピンセットで剥ぎ取り，その剥離面をスライドグラスにはりつけてギムザ（Giemsa）染色を行う．
- その塗抹標本では棘融解細胞が孤立性あるいは集簇をなして炎症細胞とともに認められる．その棘融解細胞は大型で丸く膨らみ細胞質は細胞周辺に濃縮していて，それが塩基性に濃く染まって細胞を縁取っている．
- 病変部の生検では⑰にみられるように，病理組織学的所見としては表皮直下に解離（acantholysis）が生じていて水疱の形成があり，その中に細胞が浮遊している．
- 従来より本症の確定診断法として行われているのは採取

⑮ 尋常性天疱瘡の症例（36歳，男性）
a：皮膚の発疹に先行して現れていた口腔内病変で，広範なびらんがあり部分的に偽膜で覆われている．
b：口内炎発症後4か月目に前胸部に水疱疹が出現した．

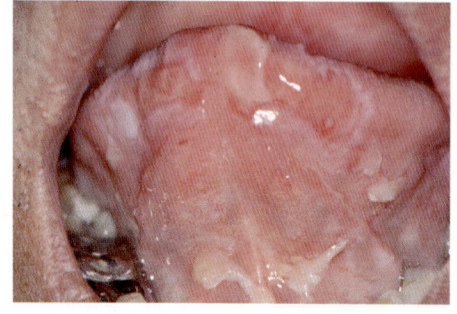

⑯ 舌裏面を主病変とする尋常性天疱瘡
尋常性天疱瘡では舌裏面も病変の好発部位となっている．

した組織について蛍光抗体法による免疫組織学的検査である．この方法では，患者より採取した病変部皮膚組織と蛍光抗体液（FITC〈fluorescein isothiocyanate〉標識抗ヒトγグロブリン抗体）を反応させ，表皮細胞間に免疫複合体が沈着しておれば，それに結合した蛍光沈着物を観察できる[7]．★4
- 最近は患者血清の天疱瘡抗体の検出は免疫ブロット法・ELISA（enzyme linked immunosorbent assay）法で可能になっている．
- 病理組織学的検査，蛍光抗体直接法にあたっては，生検は⓲に示すように皮膚，粘膜の病変の辺縁を含めた5 mm biopsyが勧められている[8]．

治療
- 皮膚科においてなされる全身的治療はステロイドを中心とするものである．そのほか，免疫抑制薬，DDS（diaminodiphenylsulfone）も使用される場合がある．
- 局所治療は大事で，口腔保清に努め，デキサメタゾン（デキサルチン®）軟膏を塗布してびらん面を保護するようにしアズレンスルホン酸ナトリウム水和物（アズノールST®）などのトローチを使用する．
- 疼痛が強く摂食困難がある場合は，アズノール®含嗽液，グリセリン，キシロカイン®で調合した混合液を5～6分口腔に含ませるようにする．
- 本症の予後はステロイドが使用される時代になって大きく改善されたが，現在なお死亡例があるので皮膚科，内科との密な協力態勢で治療に臨むべきである．

瘢痕性類天疱瘡
- 水疱症には上記のほかに類天疱瘡（pemphigoid）という疾患群がある．その代表的なものには水疱性類天疱瘡（bullous pemphigoid）があるが，耳鼻咽喉科の臨床で念頭におかなければならないのは良性粘膜類天疱瘡（瘢痕性類天疱瘡；cicatricial pemphigoid）である．
- この疾患群では⓲に示すように棘融解はより深層の基底膜部にあり，そのなかでも瘢痕性類天疱瘡の場合はより真皮側に水疱を形成する．
- 瘢痕性の場合は全身的には尋常性天疱瘡に比し軽症で皮膚病変を伴わない例もある．
- ⓲-aにみられるように本症の特徴は病変部に瘢痕を残すことで，これで機能障害をきたす例もある．⓲-bでは上記症例の反対側軟口蓋にもその後に病変が現れていて，この部の瘢痕化も予想される．

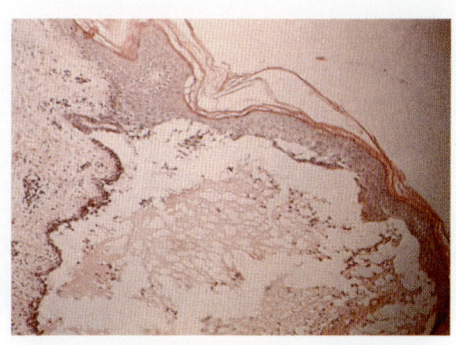

⓱尋常性天疱瘡の皮膚病変部の病理組織像
表皮直下の層に解離があり水疱形成がみられる．

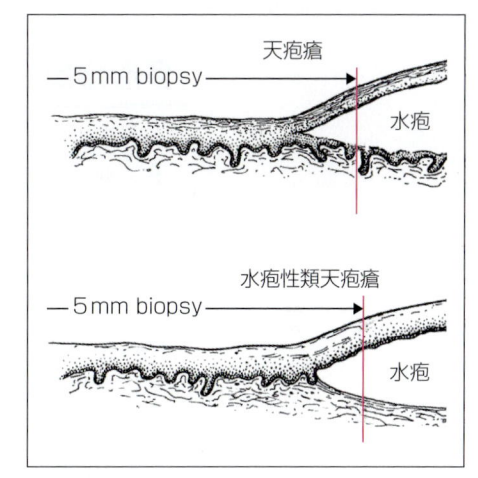

⓲天疱瘡病変からの生検
天疱瘡病変からの生検では皮膚，粘膜とも健常部を含めた5 mm biopsyが必要とされている．
(Chorzelski TP, et al. Immunopathology of the Skin. Hutchinson and Ross；1973[8]より)

★4
この方法は直接法であり，間接法はモルモット食道粘膜に患者の血清と上記の蛍光抗体液を加えて蛍光沈着物を検索する方法である．

⑲ 瘢痕性類天疱瘡の症例
（45歳，女性）
a：右前口蓋弓に瘢痕形成（→）を残して治癒している．
b：その後の経過中に左軟口蓋に新たな病変（→）が生じている．

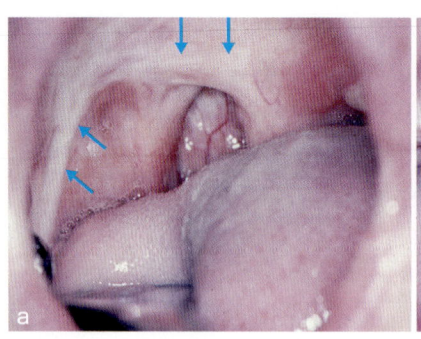

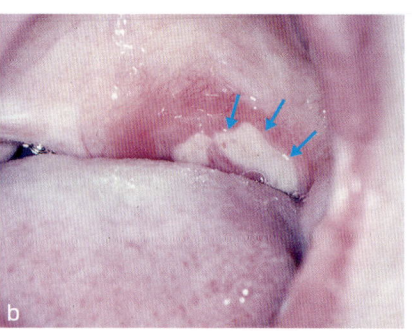

- 瘢痕性類天疱瘡では口腔，咽頭のほか，眼結膜にも病変が現れる．

多形滲出性紅斑にみられる口腔粘膜病変

- 多形滲出性紅斑（erythema exsudativum multiforme）は，皮膚と粘膜に現れる型と皮膚のみに現れる型とがあり，前者では口腔粘膜などに先行して皮膚に病変をみる例が多い．⑳-a に示した例では，先に舌粘膜に病変をきたし，その6日後に⑳-b にみるような紅斑が手指に現れた．この原因は不明の場合が多いが，単純ヘルペスウイルス，肺炎マイコプラズマ，レンサ球菌などの感染や薬剤によるアレルギーが従来より考えられている[9]．
- 病因論的には局所の皮膚の血管壁に免疫複合体が沈着しており，それが遊走してきた多核白血球に作用して活性酸素を産生するという説がある．またその部位ではヒスタミン酵素活性が低下しており，ヒスタミンが蓄積し血管拡張をもたらしているとの考えもある[10]．
- 粘膜にも現れる型で発熱を伴い口腔のほか，眼結膜，外陰部粘膜に病変をきたした場合はスチーブンス・ジョンソン（Stevens-Johnson）症候群とよばれ重症の状態となる．
- 皮疹の特徴は中心部が暗紅色斑を呈し周囲が浮腫状となっている，いわゆる標的様（虹彩様）の target lesion である．口腔粘膜の病変は線維性偽膜で覆われたびらんの状態で辺縁は不整になっている．
- 治療は原因が不明の場合は対症的になされ，瘙痒が強い例にはオロパタジン塩酸塩（アレロック®）などが投与される．皮疹は7〜8日で消失する場合が多い．局所的治療は，この場合もびらん面が広範で疼痛も強いので尋常性天疱瘡の場合に準じて行われる．

- 以上，診断が容易でなく難治性の口腔粘膜病変のなかで数種の疾患を取り上げて記述した．
- このような病変を呈する患者を診察する実際の臨床では，悪性腫瘍，悪性リンパ腫（㉑），ヒトT細胞白血病ウイルス（human T-cell leukemia virus）感染（ATL〈成人T細胞白血病〉；㉒），HIV（human immunodeficiency virus；ヒト免疫不全ウイルス）感染，STD（sexually transmitted disease；

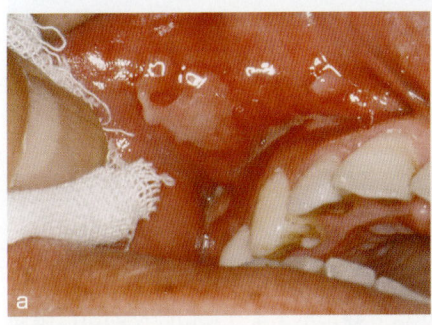

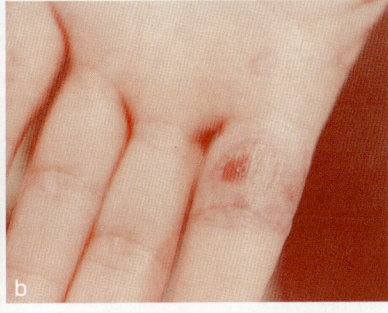

⑳ 多形滲出性紅斑の症例（29歳，男性）
a：多形滲出性紅斑にみられる口腔粘膜病変．右頰粘膜に生じたびらんは偽膜で覆われていて辺縁は不整となっている．
b：口腔病変出現後6日目に手指に紅斑が生じた．

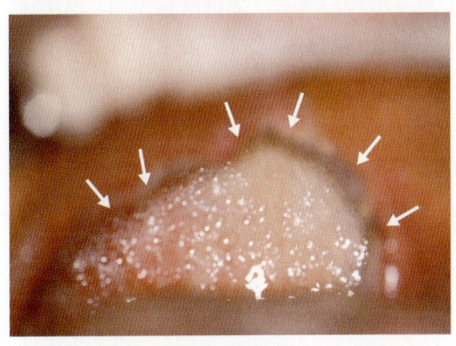

㉑ 口腔・咽頭に初発病巣がみられた悪性リンパ腫症例（47歳，男性）

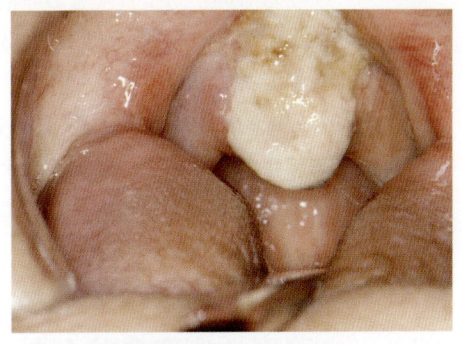

㉒ 成人T細胞白血病（リンパ腫型）の症例（71歳，女性）
病変部位は口腔と全身皮膚であった．

性感染症），結核など特別の治療を必要とする疾患を診断過程の第一段階で除外しておかなければならない．

（牧本一男，山本祐三）

引用文献

1) 佐々木巖ほか．Crohn病．「消化器病診療」編集委員会編．消化器病診療―良きインフォームド・コンセントに向けて．東京：医学書院；2004. p.116-9.
2) Sandborn WJ, et al. Certolizumab pegol for the treatment of Crohn's disease. N Engl J Med 2007；357：228-38.
3) 廣畑俊成．Behçet病に対する新規治療．日内会誌 2009；98：160-6.
4) 山本祐三，牧本一男．口内炎・難治性口腔咽頭潰瘍．Monthly Book ENTONI 2003；32：1-6.
5) 山本祐三，牧本一男．難治性口腔中咽頭潰瘍．JOHNS 2005；21：1347-50.
6) 宮川幸子．水疱症．今村貞夫編．免疫・アレルギー学からみる皮膚疾患．東京：南江堂；1992. p.135-44.
7) 牧本一男ほか．天疱瘡症例にみられる口腔粘膜病変．耳鼻臨床 1977；70：1571-6.
8) Chorzelski TP, et al. Clinical significance of pemphigus antibody. In：Beutner EH, et al, editors. Immunopathology of the Skin. Dowden：Hutchinson and Ross；1973.
9) 大野貴司．多形滲出性紅斑．西岡 清ほか編．実践 皮膚病変のみかた．東京：日本医師会；2005. p.52.
10) 今村貞夫．紅斑症．今村貞夫編．免疫・アレルギー学からみる皮膚疾患．東京：南江堂；1992. p.69-73.

第1章 口腔疾患を診る

口腔疾患の診療の進め方
口腔の潰瘍性病変

- 口腔の潰瘍性病変の原因となる疾患は，❶に示すように口腔や咽頭に限局するものから全身疾患の一病変であるもの，また，悪性腫瘍や自己免疫疾患のように早期に診断しなければ重篤な病状を呈してくるものなど多種多様である．
- 臨床的にも病理組織学的にも確定診断するのに苦慮する症例も少なくない．

悪性腫瘍を中心とする致命的疾患をまず鑑別

- 口腔の潰瘍病変の鑑別診断上最も重要な点は，悪性腫瘍を中心とする致命的な疾患をまず鑑別することである．このことを基本姿勢とし，診療にあたるべきである．

潰瘍性病変の診かた （❷）[1,2]

問診，視診，触診などの基本的診察をていねいに行う

- 最も重要な診断法は問診，視診，触診などの基本的な診察である．
- 問診では，局所症状と同様に皮膚症状，眼症状，消化器症状の有無や既往について尋ねる．必要に応じて，性行為に関する問診も行わなければならない．
- 視診上で重要なのは病変を注意深く観察することである．
- アフタ（aphtha）とよばれる病変は，比較的小さな円形あるいは類円形の境界明瞭な炎症性局面であり，白色偽膜に被覆された粘膜上皮のみの欠損で周囲に紅暈を有する．病理組織学的には小さな粘膜上皮のみの欠損があり，脱落した上皮細胞やほとんど死滅した滲出細胞やフィブリンなどによる偽膜によって覆われている．
- アフタより大きなものは臨床上，びらんといい，上皮下に及ぶ深い欠損は潰瘍とよばれる．
- 初期病変として水疱が生じていたものがびらん，潰瘍へと移行することもある．潰瘍だけではなく出血，発赤，浮腫，苔形成，肉芽形成，壊死などを伴っているものもある．
- 病変の主体となる部位が特徴となる

❶ 口腔咽頭に潰瘍性病変をきたす疾患

1. 感染症
    1) ウイルス：
        a. 単純疱疹
        b. 水痘
        c. 帯状疱疹
        d. ヘルパンギーナ
        e. 手足口病
        f. 慢性活動性EBウイルス感染症
    2) カンジダ症
    3) 細菌
2. 外傷（物理的機械的刺激）
    1) ベドナー（Bednar）アフタ
    2) リガ・フェーデ（Riga-Fede）病
3. 腫瘍
    1) 鼻性NK/T細胞リンパ腫
    2) 癌腫
    3) 白板症
4. 自己免疫疾患・膠原病（類似）疾患
    1) ベーチェット（Behçet）病
    2) クローン（Crohn）病
    3) 多発血管炎性肉芽腫症（旧称：ウェゲナー肉芽腫症）
    4) 尋常性天疱瘡
    5) 扁平苔癬
    6) 全身性エリマトーデス
    7) 滲出性紅斑（皮膚粘膜眼症候群）
5. 原因不明
    1) 再発性アフタ性口内炎
    2) 難治性口腔咽頭潰瘍

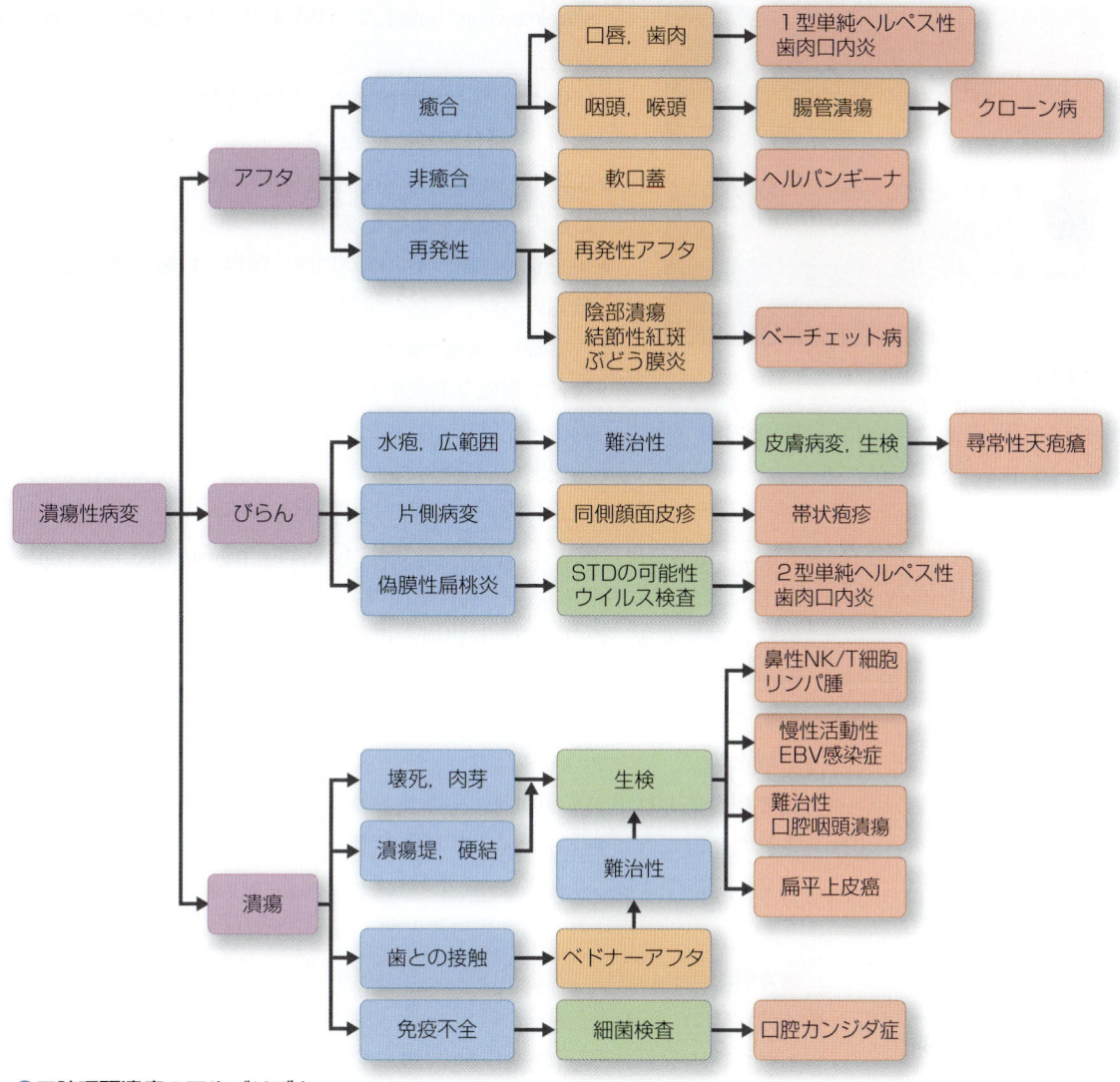

❷ 口腔咽頭潰瘍のアルゴリズム

症状や既往に関する問診，視診，触診所見を中心とした鑑別疾患をフローチャートにまとめた．基本的な診察をていねいに行うことが，疾患の鑑別に大きく役立つ．

疾患もある．
- 自発痛，圧痛の有無も鑑別上重要となる．
- 病理組織学的診断も重要である．とくに悪性腫瘍では生検は必須である．梅毒，ウイルス疾患，アレルギー，膠原病などでは血液検査が参考になることも多い．
- 細菌検査は細菌や真菌感染症では必須である．全身病の部分症状が考えられる場合は，他科との連携による全身的な検査が必要であるのは当然である．

自発痛，圧痛の有無も鑑別上重要

悪性腫瘍では生検は必須

単純ヘルペス性歯肉口内炎

- ヘルペスウイルス α 亜科に分類される単純ヘルペスウイルス1, 2型（herpes

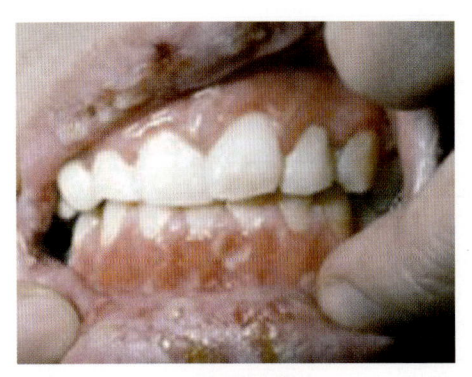

❸ **単純ヘルペス性歯肉口内炎**
10歳, 女性. 5日前から咽頭痛あり, 抗菌薬を投与されるも改善しなかった. 前日から口唇に水疱と39℃の発熱が出現した.

HSV-1は口腔粘膜に, HSV-2は性器に感染する

▶単純ヘルペスウイルス1型については, p.103参照.

simplex virus type-1, 2：HSV-1, 2）の初感染により起こる.
- HSVは1型と2型があり, 1型は口腔粘膜に感染を起こし, 2型は性器に感染する.
- HSV-1の初感染は多くの場合無症状で経過するが, 時に歯肉口内炎を発症させる.
- 半小豆大程度の小水疱が口内, 歯肉, 口唇に孤立性に複数認められ, 発熱や頸部リンパ節腫脹, 全身倦怠感を伴う（❸）. 水疱が破れるとアフタ様になり互いに融合し, 数日で痂皮を形成する. 通常発熱は3～5日続き, 全経過2～6週で治癒する.
- 小児期での発症が主であるが, 最近では抗体保有率の低下から成人でもしばしば認められる.
- 2型によるものは, 成人における性感染症（sexually transmitted infection：STI）として増加傾向にある. 病変は歯肉, 口腔前庭びらん, 偽膜性扁桃炎の様相を呈する. 軟口蓋の点状出血や出血斑もみられる. 診断としては局所からのPCR（polymerase chain reaction）によるウイルスDNAの検出が有用である.
- 治療として, アシクロビルはプラセボと比較して有意な治癒までの時間短縮と病変部の縮小が証明されている. バラシクロビル塩酸塩も適応が拡大された. ただし, 両薬剤とも潜伏感染状態では効果はなく, 投与中止後の再発の可能性は常に存在する.

処方例[3]

①アシクロビル（ゾビラックス®）　　　　　5錠（1,000 mg）　分5
　アセトアミノフェン（カロナール®）　　　3錠（600 mg）　　分3
　レバミピド（ムコスタ®）　　　　　　　　3錠（300 mg）　　分3
　　　　　　　　　　　　　　　　　　　　　　　　　　　5日間処方

②バラシクロビル塩酸塩（バルトレックス®）2錠（1,000 mg）　分2
　アセトアミノフェン（カロナール®）　　　3錠（600 mg）　　分3
　レバミピド（ムコスタ®）　　　　　　　　3錠（300 mg）　　分3
　　　　　　　　　　　　　　　　　　　　　　　　　　　5日間処方

- 嚥下困難などの症状が激しく摂食困難な場合は, 入院のうえ補液やアシクロビルなどの点滴静注を必要とする.

点滴投与例

ゾビラックス® 5 mg/kg ＋生理食塩水100 mL　1日3回　8時間おき　7日間

口唇ヘルペス

- HSVは初感染後，三叉神経節などの神経細胞中に潜伏感染する．
- 発熱，ストレス，疲労などにより免疫能が低下した際に，潜伏HSVが再活性化し，知覚神経を下行して皮膚あるいは粘膜の細胞内で増殖し水疱を形成する．
- 疱疹は口唇，歯肉，口腔前庭にみられ（❹），口腔の後方や咽頭にはほとんど病変がないのが特徴である[1]．
- 通常は2週間ほどで小水疱が破れびらん，痂皮を形成し治癒する．
- 症状が軽度の場合が多く，ゾビラックス®軟膏を一日数回塗布する局所療法を行う．
- 病変が口腔内まで及ぶ重症例や局所治療にて改善が認められない難治例において，抗ウイルス薬の経口投与を考える．

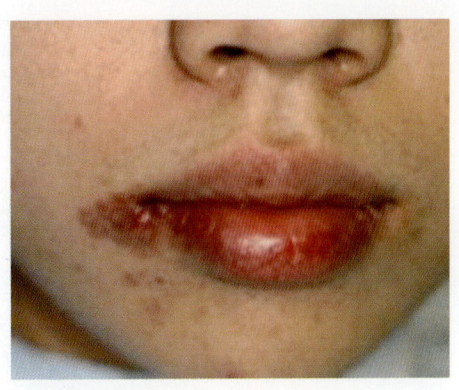

❹口唇ヘルペス
17歳，女性．5日前に右口角に小水疱が出現，その後痂皮が形成した．

帯状疱疹

- 水痘・帯状疱疹ウイルス（varicella-zoster virus：VZV）もヘルペスウイルスα亜科に分類される．
- 初感染は小児期の水痘である．その後，知覚神経節に潜伏感染し，宿主の免疫機能の低下により再活性化する．その結果，再活性化した神経の機能障害やその支配領域に水疱を形成する．
- 三叉神経節に潜伏感染しているVZVが再活性化すると第2枝または第3枝の帯状疱疹に併発して，一側性に硬口蓋，軟口蓋，舌，頬粘膜，口唇などに周囲に紅暈をもつ不規則性の水疱を形成する．
- 水疱は容易に破れびらんを生ずる．出血性であることもある（❺）．
- 高頻度に顔面や外耳の皮膚疹を伴う．
- 診断には水疱からのPCRによるウイルス遺伝子の検出が有用であるが，臨床所見から容易に判断できることが多い．
- 治療には，VZVに対するアシクロビルの増殖抑制効果はHSVよりも低く，高い血中濃度を保つため，服用量はHSV感染時の3〜4倍必要である．

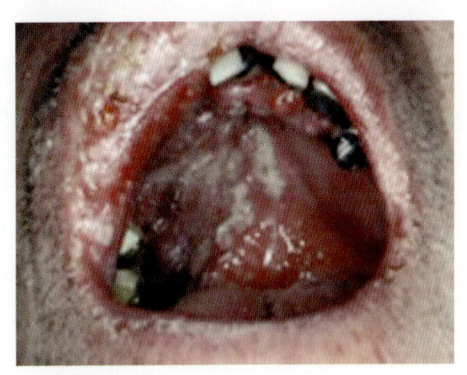

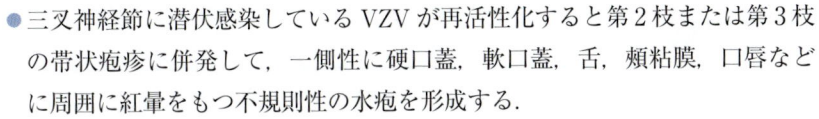

❺帯状疱疹
60歳，男性．右口蓋と口唇にかけて周囲に紅暈をもつ不規則性のびらん，出血，壊死性病変を認める．

処方例[3]
①アシクロビル（ゾビラックス®）　　　10錠（4,000 mg）　分5
　アセトアミノフェン（カロナール®）　 3錠（600 mg）　 分3
　レバミピド（ムコスタ®）　　　　　　 3錠（300 mg）　 分3

	7日間処方
②バラシクロビル塩酸塩（バルトレックス®）	6錠（3,000 mg） 分3
アセトアミノフェン（カロナール®）	3錠（600 mg） 分3
レバミピド（ムコスタ®）	3錠（300 mg） 分3
	7日間処方

- 帯状疱疹が重症であり，咽頭痛が高度で摂食困難な場合や，脳神経麻痺を伴う場合は入院のうえ，アシクロビルの点滴静注を考慮する．

点滴投与例
ゾビラックス® 5 mg/kg＋生理食塩水100 mL　1日3回　8時間おき　7日間

ヘルパンギーナ

▶ヘルパンギーナについては，p.105参照．

- ヘルパンギーナ（herpangina）は，コクサッキーウイルス，エコーウイルスなどの感染による．
- 急な発熱，咽頭痛で発症し，発赤した軟口蓋粘膜に，ほぼ左右対称に数個から数十個の，融合しない米粒大のアフタをみる（❻）．
- 単純疱疹や帯状疱疹と異なり口腔の後方に病変がある．
- 潰瘍になることがあり，舌の後方に波及することもある．
- 小児と青年に多く，夏に流行がある．
- 大部分は自然治癒するため，特別な治療を要しないことが多い．

手足口病

▶コクサッキー，エコー，エンテロウイルスについては，p.104参照．

- コクサッキー，エコー，エンテロウイルスなどの感染による．
- 自覚症状がなく手掌，足蹠に小水疱を形成するとともに，口腔粘膜に小さな孤立性のアフタを数個みる．
- 単純疱疹やヘルパンギーナほどは周辺粘膜の発赤（潮紅）はない．

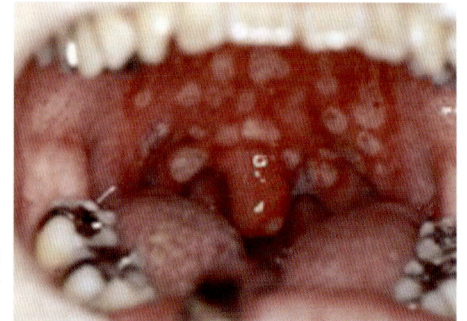

❻ヘルパンギーナ
15歳，女性．発熱と激しい咽頭痛を伴う．発赤した軟口蓋粘膜に，ほぼ左右対称に数個から数十個の米粒大アフタを認める．

- 小児に多く，潜伏期は3〜5日で発症後7日以内に消失する．

水痘

- 皮膚疹（紅暈を伴う小水疱）に先行して口腔内に病変を認める．
- 1〜数個の孤立性アフタが口蓋や舌，頰粘膜に生じ，2,3日で消退する．

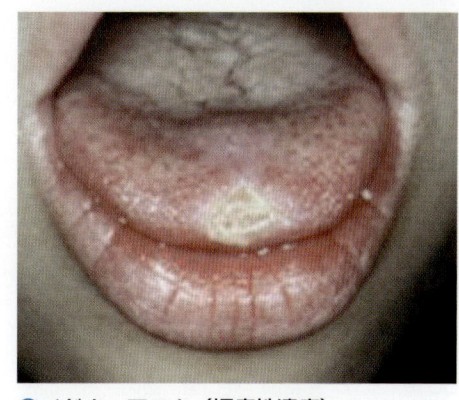

❼ベドナーアフタ（褥瘡性潰瘍）
舌尖に誤咬による有痛性の孤立性潰瘍を認める．

慢性活動性 EB ウイルス感染症[4]

- 慢性に経過する顕性 EB（Epstein-Barr）ウイルス感染症である．
- 発熱，リンパ節腫大，汎血球減少，肝脾腫などの全身症状が6か月以上持続あるいは消退・再発を繰り返す症候群である．
- ウイルス血清学的には VCA-IgG および EA-IgG 抗体が高値を示すが，EBNA 抗体は陰性または低値である．
- 口腔にも潰瘍性病変が出現することがあり，いわゆる難治性口腔咽頭潰瘍として扱われる場合もある．
- 確定診断は組織内に EB ウイルス感染細胞が検出されることである．NK/T 細胞リンパ腫に移行することも多い．

ベドナー（Bednar）アフタ（褥瘡性潰瘍）

- 小児の舌尖部，成人の頰粘膜，口蓋に好発する孤立性のアフタ，潰瘍で，表在性，有痛性誤咬などの機械的刺激によって生ずる（❼）．
- 原因となった歯，義歯に一致した部位に発生する．
- 急性のものは出血があったり，フィブリン膜で覆われていることがある．
- 慢性化すると周囲に硬結を伴うことがあり，早期癌との鑑別が所見上困難になる場合がある．
- 歯科的治療とともに口腔内に用いるステロイド軟膏を毎食後と就寝前に塗布することを1週間行うと診断的治療となる．

尋常性天疱瘡

- 頰粘膜，硬口蓋，舌，口唇に，融合し不規則な形のびらんがみられる．
- ニコルスキー（Nikolsky）現象[*1] もみられる（❽）．
- 疼痛や悪臭があり，難治性であり，普通の治療で1か月以上治らない場合は本症を疑う．皮膚病変を欠く場合もある．
- 口腔病変で初発することが多い．

▶尋常性天疱瘡については，p.14，128 参照．

★1
病巣周辺を擦ると上皮が容易に剝がれる．

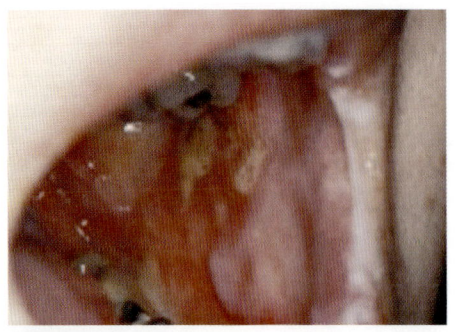

⑧尋常性天疱瘡
50歳，女性．頰粘膜，硬口蓋，歯肉，舌，口唇に融合し不規則な形のびらんがみられる．痛みが強い．

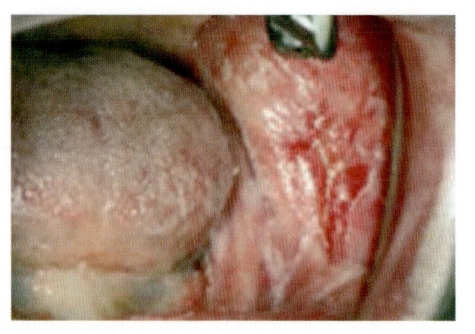

⑨扁平苔癬
55歳，女性．左頰粘膜にやや硬く触れる細かい線状～網目状，レース状，環状，斑状を呈する乳白色病変がみられる．

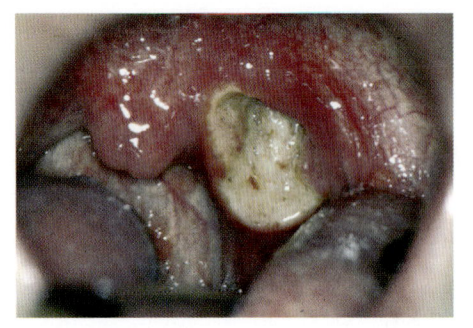

⑩ベーチェット病
37歳，女性．左扁桃に数か月にわたる潰瘍を認めた．眼症状，外陰部潰瘍も出現し，ベーチェット病と診断された．

- 生検での棘融解性水疱，上皮細胞間のIgG沈着，血中の天疱瘡抗体により診断する．

扁平苔癬

- やや硬く触れる細かい線状～網目状，レース状，環状，斑状を呈する乳白色病変がみられる（⑨）．
- 白色病変と紅斑が混在していることが多い．炎症が強ければびらん，出血を認める．
- 頰粘膜に好発する．
- 無症状で経過する場合もあるが，赤色が強くびらんを伴う場合には接触痛が強くなる．
- 前癌病変の一つとされており，生検や注意深い経過観察を要する．

▶ベーチェット病については，p.12，79参照．

ベーチェット（Behçet）病

- 難治性，再発性アフタ性口内炎を呈する（⑩）．
- 消化管粘膜潰瘍以外に，ぶどう膜炎などの眼病変，結節性紅斑などの皮膚症状，外陰部潰瘍など多彩な症状を呈する原因不明の炎症性全身疾患である．
- 診断基準を⑪に示す．
- 本疾患は慢性の経過をたどり，難治性で，眼症状による失明率が高く，時に血管・神経障害などにより死に至る．
- 口腔内アフタや潰瘍の治療にはステロイド外用薬が有効であるが，再発する例が多い[5]．
- 内服薬ではコルヒチンが有効である．

⓫ ベーチェット病の臨床診断基準（厚生省特定疾患ベーチェット病研究班，1987を一部省略して引用）

I. 主症状	II. 副症状
①口腔粘膜の再発性アフタ性潰瘍 ②皮膚症状 ③眼症状 ④外陰部潰瘍	①変形や硬直を伴わない関節炎 ②副睾丸炎 ③回盲部潰瘍で代表される消化器病変 ④血管病変 ⑤中等度以上の中枢神経病変

III. 病型診断の基準
①完全型　経過中に4主症状が出現したもの ②不全型　a. 経過中に3主症状，あるいは2主症状と2副症状が出現したもの 　　　　　b. 経過中に定型的眼症状とその他の1主症状，あるいは2副症状が出現したもの ③疑い例　主症状の一部が出没するが不全型の条件を満たさないもの，および定型的な副症状が反復あるいは増悪するもの ④特殊病型　a. 腸管型　　b. 血管型　　c. 神経型

IV. 参考となる検査所見
①皮膚の針反応 ②炎症反応　赤沈値の亢進，血清CRPの陽性化，末梢血白血球数の増加 ③HLA-B51の陽性

処方例

①アゼラスチン塩酸塩（アゼプチン®）　　　2錠（2mg）　　　分2
　コルヒチン（コルヒチン®）　　　　　　　　2錠（1mg）　　　分2
　　　　　　　　　　　　　　　　　　　　　　　　　　　　　　7日間処方

②0.1%トリアムシノロンアセトニド（ケナログ®軟膏）
　　　　　　　　　　　　　　　　　　　　　　　　　　1日数回患部に塗布

- 以前より口蓋扁桃との関連性が示唆されており，扁桃摘出術の有効性を示した報告もある[5,6]．反復性扁桃炎の既往や上気道炎によってアフタや潰瘍病変の悪化が認められる症例に対しては考慮するべき治療と考えられる．

クローン（Crohn）病

- 口腔，咽頭，喉頭に癒合するアフタを認め，徐々に拡大し，ひどくなると潰瘍を形成する．
- 腸病変に先行して口腔病変を生じることが多い．

▶クローン病については，p.10, 79参照．

PFAPA 症候群

- PFAPA症候群（periodic fever, aphthous stomatitis, pharyngitis, and adenitis syndrome）は，周期性発熱，アフタ性口内炎，頸部リンパ節炎，咽頭炎を主症状とし，5歳以下の乳幼児期に発症する非遺伝性自己炎症性疾患である．
- 発熱発作の周期は規則的で通常3～6日間続くが，間欠期はまったく症状を

▶PFAPA症候群については，p.152参照．

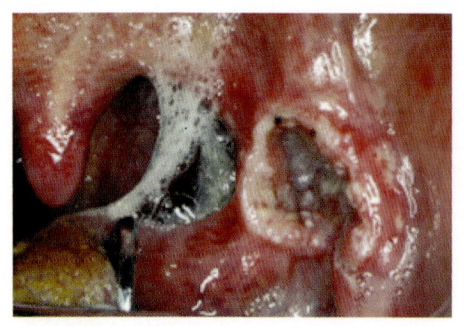

⑫口腔癌
65歳，男性．左前口蓋弓から臼蓋にかけて潰瘍堤を伴った潰瘍性病変を認める．

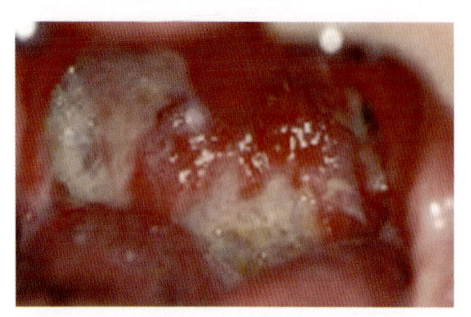

⑬鼻性 NK/T 細胞リンパ腫
65歳，男性．生検を繰り返したが非特異的炎症所見と診断されたために難治性咽頭潰瘍として約6か月間にわたりステロイド内服などの治療をした．リンパ節腫大も出現したために生検した結果，鼻性 NK/T 細胞リンパ腫と診断された．

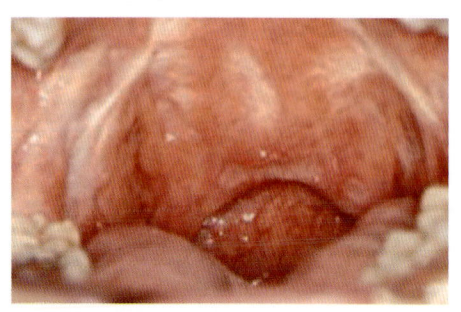

⑭難治性口腔咽頭潰瘍
40歳，女性．数年にわたり，寛解増悪を繰り返す咽頭潰瘍によって，口蓋垂が消失し，軟口蓋から頬粘膜にかけて潰瘍の瘢痕がみられる．口峡の狭小化と軟口蓋の運動不全がみられた．

▶難治性口腔咽頭潰瘍については，p.81 参照．

欠き活動性も正常である．
- 扁桃炎，倦怠感，頭痛，関節痛，腹痛，嘔吐，下痢，咳，血尿，発疹など多彩な症状を呈するが，いずれも後遺症は残さない．
- 特異的な検査所見はなく，診断にあたっては他の発熱性疾患の鑑別を含めた臨床診断が重要である．
- 特異的な治療法はなく，有熱期間の短縮効果としてステロイド薬やシメチジンがあげられる．
- 根本的治療としては扁桃摘出術がきわめて有効である．

扁平上皮癌

- 口腔癌や舌癌では潰瘍性病変を認める．
- 壊死，出血，肉芽，潰瘍堤などを伴う（⑫）．
- 早期に生検が必要となる．

鼻性 NK/T 細胞リンパ腫[4]

- 鼻腔の肉芽腫性病変が主体であるが，咽頭の潰瘍性病変で初発する場合がある．
- 咽頭粘膜や口蓋に難治性で進行性の壊死性潰瘍や破壊性病変を認める（⑬）．
- 慢性活動性 EB ウイルス感染症や難治性口腔咽頭潰瘍にみられる病変も本疾患と類似した所見を呈する．
- 本疾患を疑った場合，免疫組織学的検索で CD56（NK 細胞マーカー）と EB ウイルス遺伝子（EBER）が陽性となることが診断上決め手となる．
- 血清 EBV-DNA 量が測定感度以上（健康成人，他疾患では測定感度以下）に上昇し，治療とともに低下するため，疾患マーカーとして非常に有用である．

難治性口腔咽頭潰瘍

- 原因不明で，適切な治療を行わないと 1 か月以上治癒しない再発する咽頭潰瘍（アフタを伴うことがある）である[7]．
- 口蓋弓〜口蓋扁桃〜咽頭側索に多いが，下咽頭にも生じる．
- 比較的大きな深い潰瘍病変である．潰瘍の瘢痕治癒によって咽頭の狭窄をきたし嚥下，発声機能を低下させることもある（⑭）．
- 診断には潰瘍病変を生じる疾患をすべて除外することによる．

- とくにベーチェット病,クローン病,病理診断が困難な慢性活動性EBウイルス感染症,鼻性NK/T細胞リンパ腫が鑑別疾患としてあげられる.
- 治療としてはステロイドの全身投与が有効であるが,長期間投与しなければならない症例も多い.

処方例

①セファランチン（セファランチン®）　　　6錠（6 mg）　　分2
　コルヒチン（コルヒチン®）　　　　　　　2錠（1 mg）　　分2
　　　　　　　　　　　　　　　　　　　　　　　　　14日間処方
②プレドニゾロン（プレドニン®）　　　　30～60 mg　分2～3

（原渕保明,高原　幹）

引用文献

1) 原渕保明.口腔・咽頭の潰瘍性病変の診断のコツ.神崎　仁編.喉頭・咽頭疾患.耳鼻咽喉科・頭頸部外科診療のコツと落とし穴3.東京:中山書店;2006. p.30-3.
2) 原渕保明,高原　幹.鑑別を要する病態　口腔潰瘍.JOHNS 2007;23:1831-5.
3) 高原　幹,原渕保明.〔耳鼻咽喉科外来　薬の選び方・使い方・投与期間〕ウイルス性疾患.外来における抗ウイルス薬の使い方.Monthly Book ENTONI 2009;100:155-62.
4) 高原　幹,原渕保明.〔耳鼻咽喉科感染症の完全マスター〕病原体をマスターする.ウイルス感染症 EBウイルス.耳鼻咽喉科・頭頸部外科 2011;83:175-9.
5) 小林祐希ほか.扁桃摘出術が有効であったベーチェット病の4症例.口腔・咽頭科 2005;17(3):289-96.
6) 高原　幹,原渕保明.口腔咽頭に生じる潰瘍性病変に対する保存的治療とベーチェット病に対する扁桃摘出術の有効性.耳鼻臨床 2009;102:240-1.
7) 原渕保明,村形寿郎.難治性口腔咽頭潰瘍における細菌抗原や熱ショック蛋白に対する免疫応答及び扁桃摘出術の有効性について.口腔・咽頭科 1997;10:28.

悪性腫瘍を見落とさないためのコツを教えてください.

亜部位と早期癌

　口腔癌の亜部位は，UICC（Union for International Cancer Control；国際対がん連合）分類によると舌，口腔底，歯肉，頰粘膜，硬口蓋に分けられている．頭頸部癌取扱い規約によれば，さらに舌は舌前2/3と舌腹，頰粘膜は上・下唇の粘膜，頰の粘膜，臼後部，上下頰歯槽溝（口腔前庭）に分けられる[1]．当科の過去12年の口腔癌症例をみると，その63％が舌癌であった．次いで口腔底，歯肉，頰粘膜の順であった．

　頭頸部悪性腫瘍全国登録によると，舌癌のT1症例の割合は，1988～1993年の統計では30％，2001～2003年では33％あり，その割合に大差がない[1]．画像診断をはじめとした診断技術が進歩してもT1の割合がほぼ同数であったということは，今の時代もT1が視診によって診断されていると推定される．口腔早期癌では，外来診察の視診，触診が重要であるといえる．

歯肉癌

　早期歯肉癌は他の口腔癌と異なり，診断が困難なことがある．歯肉癌は歯肉の腫脹や疼痛を引き起こし，歯の動揺をきたすことが多い．しかし，歯周組織の炎症性疾患との鑑別が困難なことも少なくない．実際，専門医療機関を受診した歯肉癌患者の23～27％が前医で抜歯などの外科処置が施行されていたという報告もある[2]．

　抜歯は歯科で施行されると思われるが，耳鼻咽喉科・頭頸部外科医の心得として，抜歯後の治癒が不良である症例，腫脹した歯肉の表面が不整な症例では，歯肉癌の可能性を考える必要がある．表面上早期であっても，CTを含めたX線検査で骨吸収像を示すことがある[3]．抜歯自体，歯肉癌の進展を助長するばかりでなく，リンパ行性転移も助長するとされている．レベルⅠにリンパ節転移があり，原発が不明な場合まず下歯肉癌を疑わなければならない．

舌癌

　舌は外来診察で容易に観察できる部位であるから，早期癌であっても見逃してはならない．腫瘍が隆起あるいは陥凹していれば診断も容易であるが，平坦な腫瘍もありうる．触診は必須であり，早期であってもいわゆる硬結を触れることが多い．舌癌は一般に強い疼痛を訴えることが多い．口内炎の疼痛より強いことが多く，進行例では鎮痛薬を服用している例もよくある．

　舌癌を疑った場合，生検が基本である．腫瘍の壊死のなさそうな部位から採取する．結構出血することがあり，そのような場合には，1～2針縫合して止血する．擦過細胞診は侵襲のない検査であるが，舌癌では悪性とでないことがあるので注意を要する．最近抗凝固薬を服用している例が少なくないので，その場で生検ができないことがある．癌を強く疑う例では，術中迅速診断で確定診断を行うのも一法である．まず腫瘍を小さめに切除，術中迅速診断に提出し，癌が確定すれば少し広めに切除するという方針もよい．

再発例

　口腔癌の初発は早期癌が多いことから考えても，発見は比較的容易である．それに対して再発癌は診断が難しいことがある．たとえば舌部分切除施行後の再発の場合，粘膜上に腫瘍が現れるとは限らない．深部からの再発では，きれいな粘膜であることはまれではない．患者の訴えとしては疼痛が重要であり，しかもかなり強い疼痛を訴えることが多い．術後疼痛がいったん治まったあと，再び痛みが強くなる例は要注意である．診察では硬結が触れないか毎回触診を施行することは必須である．触診時痛くないか聞くことも重要である．

　画像診断としてはMRIが有効である．とくに深部をみたい場合が多いから冠状断は有用である．PETも診断価値が高いと思われるが，単に術後経過をみるだけで撮影することは医療経済上問題があると考

❶ 頸部リンパ節転移の発見時期

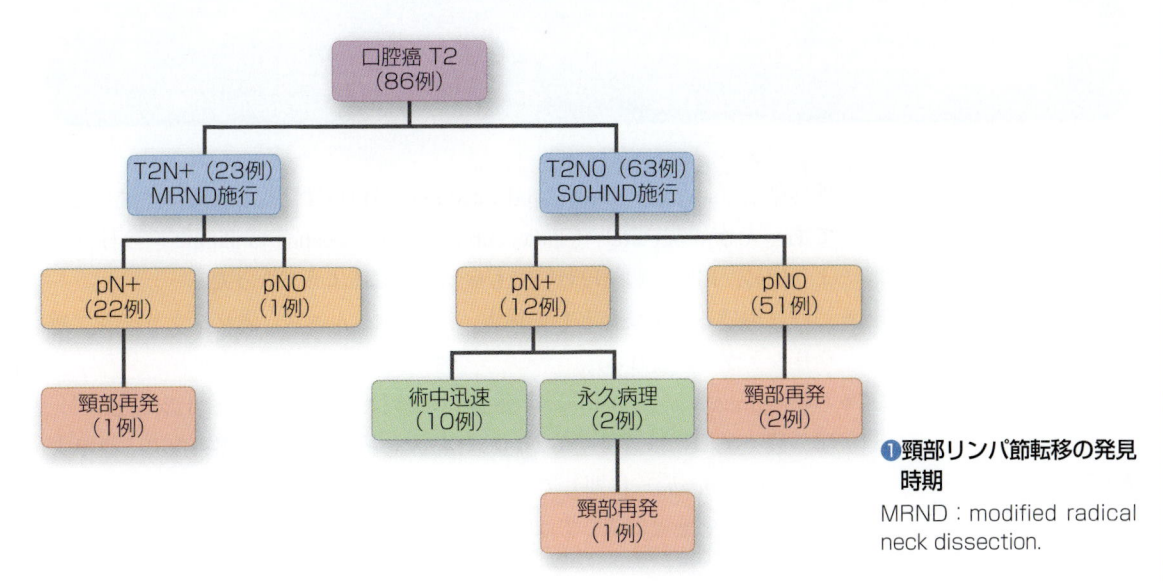

MRND：modified radical neck dissection.

える．

確定診断は病理組織学的検査になるが，表面が正常で腫瘍が深部にある場合は案外難しい．針生検で確定できればよいが，そうでない場合，外来レベルでの切開生検は容易ではない．強く癌再発が疑われる例では，切除術に先立って，術中迅速診断を施行して決定することも仕方がない．

リンパ節転移診断

原発巣が小さく，頸部リンパ節転移が目立つという例は下歯肉癌を除くと口腔癌には少ない．おそらく原発巣診断は他の頭頸部癌と比較して容易であるからであろう．原発巣が発見されたとしたとき，リンパ節転移診断が重要となる．以前から口腔癌の後発リンパ節転移について論じられているが，この課題の究極は診断の問題である．舌癌T1例では10～20％，T2例では40～50％に頸部リンパ節転移が認められるといわれている．

転移リンパ節の診断はCTより超音波エコー（US）のほうが優れているといわれている．その理由としては，USのほうがリンパ節を立体的にとらえることができること，およびUSガイド下に針生検を施行できることである．筆者らは診断基準として，レベルⅠ，Ⅱでは短径≧7 mm，レベルⅢ～Ⅴでは≧6 mmかつ短径/長径≧0.5以上を転移陽性とすることを提唱している[4]．すなわち，転移リンパ節は大きく，丸くなる傾向がある．

当科では口腔癌T2症例に対して全例に予防的頸部郭清術（supraomohyoid neck dissection：SOHND）を施行している[5]．T2例86例のうちUS診断で陽性が23例，陰性が63例であった．陰性63例のうちpN陽性であったのは12例であった．また後発リンパ節転移をきたした例が2例あった（❶）．他の報告と比べて後発リンパ節転移率が少ないものの，熱心なUS診断を行っても限界があることがわかる．

（河田　了）

引用文献

1) 日本頭頸部癌学会編．頭頸部癌取扱い規約．東京：金原出版；2012.
2) 柴田敏也ほか．抜歯後治癒不全と歯肉癌の関係．癌の臨床 1998；44：611-6.
3) 白井康裕．実験的歯肉癌の顎骨浸潤に関する病理組織学的研究．口科誌 1986；35：570-601.
4) 林　伊吹ほか．頭頸部扁平上皮癌の転移リンパ節診断における超音波エコーの有用性と問題点．日耳鼻 2003；106：499-506.
5) Lee K, et al. Late nodal metastasis of T2 oral cancer can be reduced by a combination of preoperative ultrasonographic examination and frozen section biopsy during supraomohyoid neck dissection. Acta Otolaryngol 2011；131：1214-9.

第 1 章　口腔疾患を診る

口腔疾患の診療の進め方
口腔における性感染症

口腔におけるSTIは，梅毒，AIDS，ヘルペスなど

- 性感染症（sexually transmitted infection：STI）は性器や肛門に生ずるものであったがorogenital（fellatio, cunnilingus），oroanal（anilingus）の性交により口唇，口腔，咽頭においても症状が生じるようになった．
- 口腔における性感染症として梅毒，AIDS，ヘルペス，淋症，クラミジア感染症などがあげられる．
- しかし Neisseria gonorrhoeae（淋菌）は移行上皮および円柱上皮に感染し，眼結膜や咽頭には感染するが，口腔粘膜，扁平上皮には感染なく．クラミジア（Chlamydia）に関しても咽頭感染のほかは報告がみられない．淋症，クラミジア感染症に関しては咽頭感染を参照のこと．

▶淋症，クラミジア感染症については，p.138 参照．

▶梅毒については，p.130 参照．

口腔梅毒（❶）

原因

- 口腔梅毒（oral syphilis）は Treponema pallidum（梅毒トレポネーマ）による口腔感染で，3 期に分ける．

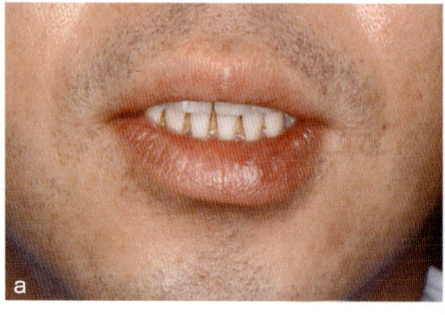

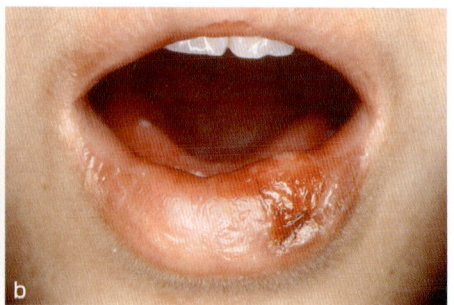

❶口腔梅毒
a：感染第Ⅰ期．口唇に大豆大の無痛性赤紫色の結節（初期硬結）が生じている．
b：この結節が潰瘍化し自然に消退する．
c：感染第Ⅱ期．舌の乳白斑，口角炎がみられる．

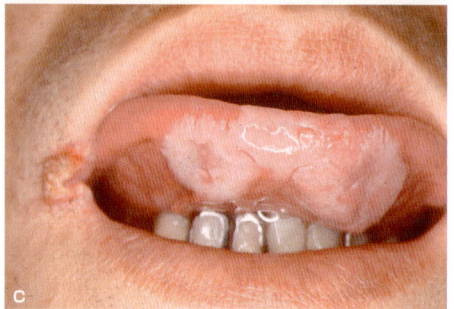

■ 症状

第Ⅰ期（初期感染，感染後3週）
- 主に口唇に無痛性赤紫色の大豆大の結節（初期硬結）を生じる．これが潰瘍化するが自然に消退する．
- 無痛性の頸部リンパ節を触れる．

第Ⅱ期（感染後3か月）
- 梅毒トレポネーマが血行性に伝播し，全身の皮膚や粘膜に病変を生じる．
- 口腔咽頭粘膜には暗赤色の丘疹（plaques muqueuses）や乳白斑（plaques opalines）がみられ，口角炎も生じる．

> 第Ⅰ期に初期硬結，第Ⅱ期に乳白斑，口角炎がみられる

第Ⅲ期（感染後3～10年）
- 感染後未治療の患者に生じ，舌のゴム腫（gumma）や口蓋の穿孔がみられる．
- 先天性梅毒ではハッチンソン（Hutchinson）の歯芽がみられる．

■ 検査
- Ⅰ期においては暗視野法による梅毒トレポネーマの証明による．しかし口腔には生理的に非病原菌の*Spirochaeta*（スピロヘータ）が存在するので注意を要する．
- Ⅱ期以後はTPHA testによる血清学的検査，あるいはFTA-ABS testを行う．経過観察にはカルジオリピン（cardiolipin）補体結合反応による．

▶ HIV感染症については，p.137参照．

■ 治療
- ベンジルペニシリンベンザチン水和物120万単位/日14日間内服．
- ペニシリン不適の際にはエリスロマイシンを使用．

HIV感染症，AIDS ❷

■ 原因
- HIV（human immunodeficiency virus；ヒト免疫不全ウイルス）が体内に入り，CD4陽性T細胞に感染し細胞性免疫が低下すると後天性免疫不全症候群（acquired immunodeficiency syndrome：AIDS）の症状が現れる．

■ 症状
- 初期の急性HIV感染症において頸部リンパ節腫脹（generalized lymphadenopathy）が認められる．
- 後期における免疫不全の状態では日和見感染症が口腔にみられる．口腔では舌背や頬部粘膜にはカンジダ

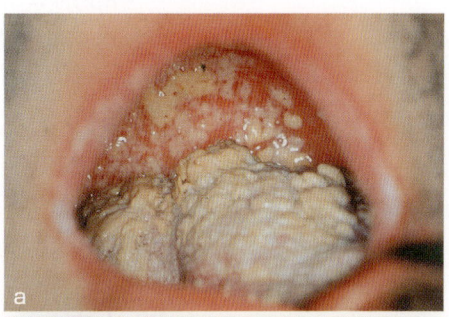

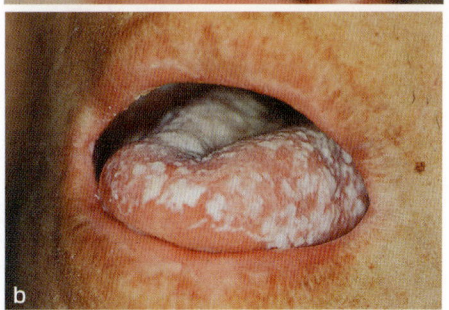

❷ AIDS
a：舌背にカンジダによる白苔付着がみられる．
b：舌尖および舌縁の毛様白板症．

❸ ヘルペス性口内炎

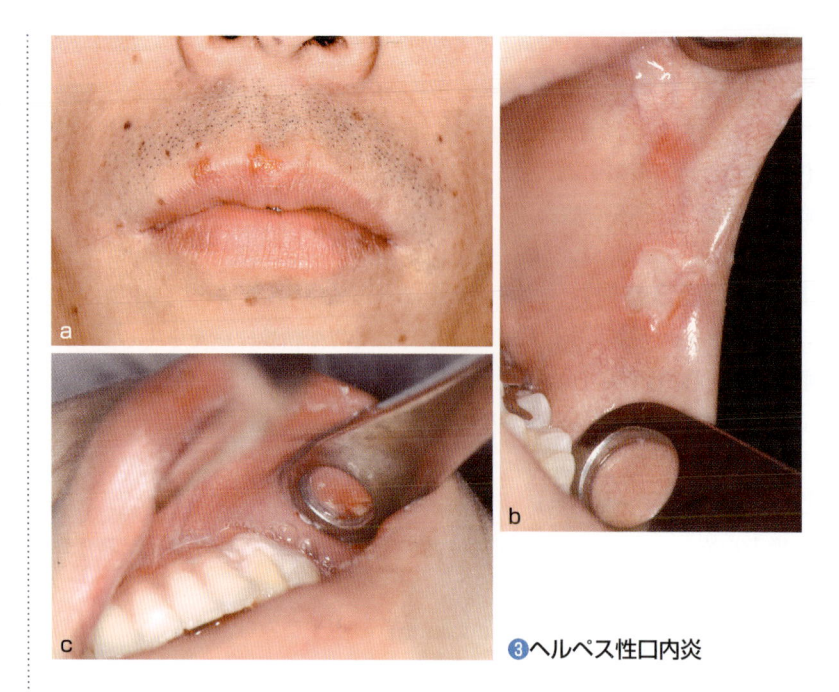

（*Candida*）による白苔付着がみられる（❷-a）．カンジダ症は咽頭，食道にも発生する．
- そのほかAIDSの特徴的な口腔粘膜の変化として舌尖，舌縁に白板（口腔毛様白板症）がみられる（❷-b）．EBウイルスの再活性化によるものとされる．そのほか腫瘍性変化としてカポジ（Kaposi）肉腫がある．これは硬口蓋や歯肉部に生じる暗紫色の腫瘍である．非ホジキンリンパ腫（non-Hodgkin lymphoma）もみられる．

■ 診断
- HIV感染後6～8週は抗体は陽性とならない．
- 伝染性単核症症状，頸部リンパ節腫脹に注意する．
- 口腔咽頭粘膜の変化にはAIDSを考慮することが必要である．

口腔咽頭粘膜の変化にはAIDSを考慮

■ 治療
- 全身的な治療のほか，局所的には含嗽水や抗真菌薬の口腔内使用を行う．
- 局所の腫瘍に対しては手術的治療，レーザー療法，放射線療法が行われる．

▶単純ヘルペスウイルス感染症については，p.133参照．

性感染症としてのヘルペス性口内炎（❸）

■ 症状
- 性的接触1週間後に口唇，舌背，硬口蓋，歯肉部粘膜に水疱を認める．水疱が破れ潰瘍を形成する．表面は黄色～灰色で周囲は発赤で疼痛が強く食事摂取困難となる．

- 頸部リンパ節は腫脹し疼痛がある．
- 性器にはヘルペスが同時に認められる．

■ 検査
- 水疱からのウイルス性巨細胞の検出．
- HSV1型，2型の分離．

■ 治療
- アシクロビル錠1,000 mg/日　内服5日間．

（荒牧　元）

参考文献

1. 荒牧　元．口腔咽頭粘膜疾患アトラス．東京：医学書院；2001．
2. Schöfer H. Sexuell übertragbare Infektionen der Mundhöhle. Hautarzt 2012；63：710-5.
3. Little JW. Gonorrhea：update. Oral Surg Oral Med Oral Pathol Oral Radiol Endod 2006；101：137-43.

口腔乾燥症

口腔疾患の診療の進め方

口腔乾燥感は唾液の分泌低下，口腔粘膜の変化により起こる

- 口腔乾燥感は主に唾液の分泌の低下，口腔粘膜の変化によって引き起こされる．一方，全身的な疾患，たとえば糖尿病や脱水によって起こるものもあるが，これらは正確には口渇感という表現が適当であろう．
- 口腔乾燥症（口内乾燥症）(xerostomia) は，病変が唾液腺に存在する一次的なものと，唾液腺自体に異常はないが，二次的に分泌抑制が起こっているものとに分類される．
- 口腔乾燥感を主訴として病院を受診する患者の内訳は，実際に唾液分泌低下を認める例から，唾液腺の機能は保持されている例，また不定愁訴としての「のどの渇き感」，唾液の粘稠度や成分の変化による違和感，全身的な疾患の一症状としての乾燥感など多岐にわたり，さらにそれらが複合して症状を発現している場合などさまざまである．
- 原因が判明し，治療を開始して効果のみられる例から，難治性で日常診療において対応に苦慮する例までさまざまである．
- 一方で口腔乾燥感に付随する症状のためだけでなく，他の耳鼻咽喉科疾患で受診あるいは紹介されて初めて本疾患の存在が判明することも少なくない．
- 本項では，口腔乾燥症の診断・治療について耳鼻咽喉科の立場から当科での経験をふまえ解説したい．

診断の進め方

- 耳鼻咽喉科を受診する患者のうち口腔乾燥を直接の主訴として受診する例のほか，他科依頼として受診する場合，他の症状に随伴して問診や視診から口腔乾燥症を発見する場合，口腔・咽頭領域の放射線治療などすでに治療前に予想される場合などがある．
- 口腔乾燥感，口渇についての主な病因分類を❶[1)]に示すが，先に述べたように他の理由で受診し口腔乾燥症状を随伴する場合，当初の疾患・症状は味覚障害，口腔の痛み（口内炎，舌痛症），嚥下障害，構音障害，咳，咽喉頭異常感，鼻閉，鼻内乾燥感（ドライノーズ），原因不明の微熱，嗄声などきわめて多彩である．

乾燥症状を主訴として来院した場合

症状発現時期，誘因の有無，服用薬物の詳細を問診する

- 症状の発現時期，誘因の有無，他疾患で服用している薬物の詳細を問診する．

- とくに高齢者では複数の薬を服用していることが多い．
- 膠原病などの合併症の有無を確認することが大切である．
- ❶にあるように多くの薬剤が口腔乾燥症状を起こす．
- 視診上は口腔粘膜の乾燥所見，びらんや発赤の有無，舌表面の亀裂，う歯，義歯などの観察を行う．
- 耳下腺，顎下腺の腫脹の有無について触診を行うことも重要である．

随伴症状として乾燥症状を認めた場合
- 以下のことが問診から判明する例もみられる．
  ①味覚障害は唾液量が少ないと味物質を溶解しえないこと．
  ②嚥下障害も嚥下筋自体異常はなくとも唾液量低下により円滑に飲めないこと．
  ③咳・咽喉頭異常感も一部には唾液量低下と胃酸逆流症と相まって引き起こすこと．
  ④鼻疾患で鼻閉が著明な場合に口呼吸となり口腔乾燥を起こすこと．
  ⑤嗄声も唾液分泌低下と同時に喉頭腺の分泌低下などから起こること，など．

❶ 口腔乾燥症の原因

口腔乾燥症の病因の分類

1. 唾液分泌中枢を侵す因子
   a) 情動，恐怖，興奮，抑うつなど
   b) 神経症，内因性抑うつ
   c) 器質的疾患，脳腫瘍
   d) 薬物
2. 自律神経性唾液分泌を侵す因子
   a) 脳炎
   b) 脳腫瘍
   c) 事故
   d) 神経外科的手術
   e) 薬物
3. 唾液分泌機能に影響を与える因子
   a) 先天性萎縮
   b) シェーグレン症候群
   c) 導管閉塞
   d) 放射線照射
   e) 唾液腺切除後
4. 体液または電解質平衡の変化によるもの
   a) 脱水
   b) 尿崩症
   c) 心疾患
   d) 尿毒症
   e) 浮腫

口腔内乾燥副作用をもつ薬物

鎮痛薬	食欲抑制薬
鎮痙薬	抗感冒薬
抗つわり薬	利尿薬
抗ヒスタミン薬	消炎薬
降圧薬	去痰薬
鎮吐薬	筋弛緩薬
抗パーキンソン病薬	向精神薬
抗痙攣薬	鎮静薬

(Bahn SL. Oral Surg Oral Med Oral Pathol 1972[1] より)

検査法

- 唾液分泌検査や唾液腺造影検査の対象となる疾患はシェーグレン（Sjögren）症候群をはじめとする口腔乾燥症が主体となるが，そのほかにミクリッツ（Mikulicz）病（IgG4関連疾患）やミクリッツ症候群，唾液腺症，線維素性唾液管炎，唾石など幅広い唾液腺疾患が対象となる．ただ，おのおのの検査には長所・短所がありそれらを理解したうえでの解釈が必要となる．
- 唾液分泌検査：唾液分泌機能の低下する疾患，病態にはシェーグレン症候群，ミクリッツ病，加齢による腺萎縮，唾液腺悪性リンパ腫，口腔咽頭領域の放射線治療，唾液分泌抑制作用を有する薬物の常用，心因性の分泌低下，水分代謝異常である脱水，糖尿病，甲状腺機能亢進症などがあげられる．
- ガムテストは市販のあまり刺激の強くないガムを10分間かみ，その間分泌される全唾液を容器に採取し計量する．10 mLが基準値であり，10 mL以下

唾液分泌検査

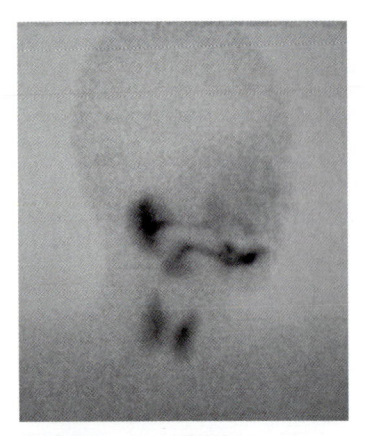

❷唾液腺シンチグラム
耳下腺および顎下腺における^{99m}Tc-pertechnetateの集積と排出が導管系にみられる.

を唾液分泌低下と判断する．高齢で義歯がうまく適合していない患者にはやや不向きであることや，刺激されていない状態の唾液分泌は反映されないので，平静時の唾液分泌能については正確な情報は得られない．しかし，アメリカなど海外では本検査の有用性については異論がありシェーグレン症候群診断基準には入れられていない．

- Saxonテストはガーゼ（重量測定ずみの）を口腔内に入れ2分間かんで，分泌されガーゼに吸収された唾液を測定するもので，検査後のガーゼの重量から検査前のガーゼの重量を差し引いたものである．2.0 g以下を唾液分泌減少とする．
- 安静時唾液量は，安静時でかんだりせず，また分泌刺激を与えない状態で口腔内に分泌される唾液を容器に集め容量を測定する．15分間で1.5 mLが基準値であり，1.5 mL以下を唾液分泌低下とする．1日には1,000〜1,500 mL程度の唾液が分泌されるが，真性唾液分泌過多症では数千mL以上出ることがある．
- 刺激による唾液量測定は1/4 M酒石酸mLを舌背に散布して10分間に分泌された唾液量を測定する．5 mL/10分以下を低下とする．

核医学検査

- 唾液腺分泌機能を調べる核医学検査は，^{99m}Tc-pertechnetateを静注し，シンチカメラにて唾液腺に集積するアイソトープを経時的に観察，撮影し（❷），その経過をtime-activity curve（TAC）として描き，解析する．静注した^{99m}Tc-pertechnetateは正常唾液腺では集積過程として①vascular flush（唾液腺への到達期），②concentration phase（唾液腺への取り込み期），③secretory phase（唾液中への分泌期）の三相に分けられ[2]，concentration phaseの集積は主に線条部導管細胞によるTc-pertechnetateの取り込みとされる[3]．静注15分後にレモンや酒石酸刺激を加え，排泄の状態をみる．シェーグレン症候群では集積，排泄とも不良となる．

唾液腺造影検査

- 唾液腺造影検査（シアログラフィー：sialography）は，シェーグレン症候群診断のため耳下腺造影が行われる．口腔の両側頬粘膜に開口する耳下腺ステノン管(Stenon duct)からカテーテルを挿入し，造影剤を注入しX線撮影を行う．開口部は上顎第1，第2大臼歯のあいだの粘膜隆起（耳下腺乳頭）の中央に存在する．涙管ブジーや専用のブジーで徐々に拡張してから行う．耳下腺内の導管系の変化を描出することになる．造影剤はイオパミロン®，オムニパーク®，ウログラフイン®，リピオドール®などが用いられる．量は0.8〜1.5 mLであるが，リピオドール®などの油性の造影剤を用いる場合は腺管内に残ることがあり，その後のCTやMRIなどの検査に影響を与えるので注意が必要である．またヨードアレルギーのある患者では検査後の耳下腺炎を起こすことがある．シェーグレン症候群で導管の囊胞状拡張や狭窄，腺管の断裂，点状・顆粒状の陰影を示す漏洩像が病態に応じてみられる．判定はRubin-Holtの分類[4]がしばしば用いられる（❸）．
- シアロCTの適応となる疾患は少ないが，ステノン管やワルトン管

❸ Rubin-Holt の分類

Stage 0	normal	異常を認めない
Stage I	punctate	直径 1 mm 以下の点状陰影が腺内に認められる
Stage II	globular	直径 1～2 mm の顆粒状陰影が認められる
Stage III	cavitary	陰影が嚢胞状になり大きさも不ぞろいなもの
Stage IV	destructive	主管部が不規則に拡張し破壊状を呈するもの

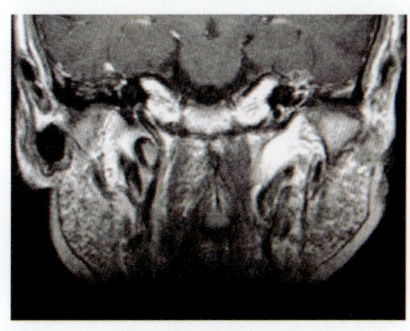

❹シェーグレン症候群耳下腺 MRI

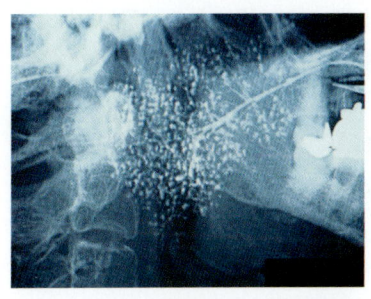

❺シェーグレン症候群耳下腺造影像（Stage II）

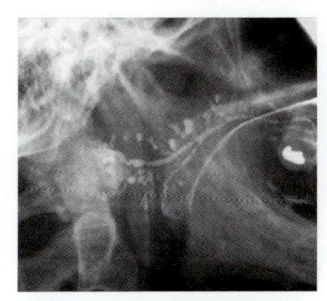

❻シェーグレン症候群耳下腺造影像（Stage III）

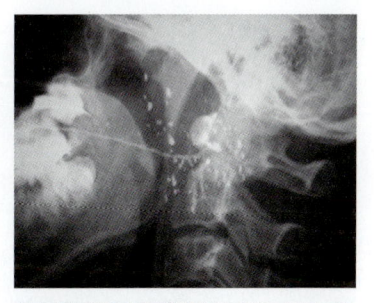

❼反復性耳下腺炎造影像（12 歳，男児）
シェーグレン症候群と類似する．

（Wharton duct）拡張症や腺内の唾液管を描出することが可能である．
- MRI により腺実質の萎縮やリンパ球浸潤の程度を描出しうる（❹）．MRI シアログラフィーは唾液腺に直接造影剤を注入せずに，高分解能 MRI で耳下腺内導管系以外の軟部組織の信号を抑制し，通常の造影剤注入耳下腺造影に近い所見が得られる方法[5]であるが，シェーグレン症候群診断基準などの項目とするにはまだ施設が限られているので一般化は今後の課題である．

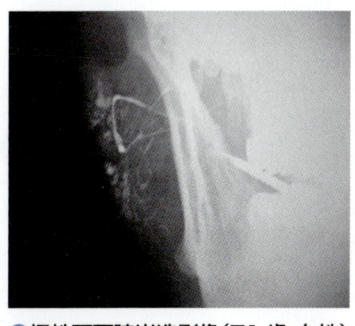

❽慢性耳下腺炎造影像（71 歳，女性）
漏洩像があり，シェーグレン症候群と類似する．

検査所見の把握

- シェーグレン症候群患者の耳下腺造影を❺，❻に示すが，Rubin-Holt の分類[4]では❺は Stage II，❻は Stage III におのおの相当する．耳下腺内の導管系の変性，嚢胞状変形，破壊により造影剤が描出される．ただし，❼は 12 歳男児の反復性耳下腺炎の造影像であるが，病歴がなければシェーグレン症候群との鑑別は困難である．
- 慢性耳下腺炎：❽は 71 歳女性の慢性耳下腺炎造影像である．シェーグレン症候群の多くでは腺全体に導管の漏洩所見がみられるが，呈示した例では，部位によってその変化の所見は異なっている．
- 耳下腺ステノン管・顎下腺ワルトン管拡張症：食事時に唾液腺の腫脹と軽度

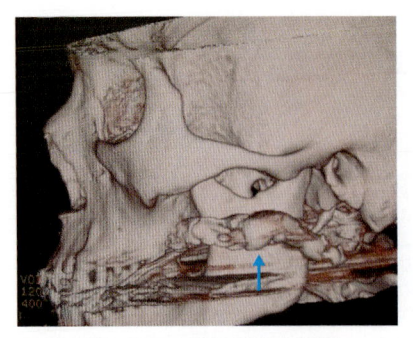

⑨耳下腺ステノン管の狭窄と拡張
造影 3D-CT により示される.

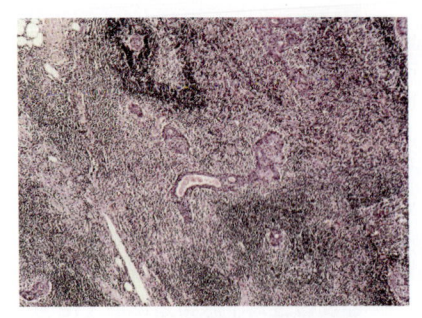

⑩シェーグレン症候群耳下腺組織像（HE 染色）
腺実質の萎縮とリンパ球浸潤，筋上皮島が特徴的である.

<u>組織学的検査はシェーグレン症候群や悪性リンパ腫が疑われる場合に</u>

疼痛を訴える症例では，唾石のほかに唾液管の狭窄による排出障害がある．耳下腺ステノン管の拡張と狭窄の部位を描出することができる（⑨）．

- 唾液腺管の狭窄や導管系の異常をみるうえで sialendoscopy（唾液腺管内視鏡）による観察も今後有用となると考えられる．管内腔の漏洩，内腔上皮の状態，膿汁や debris などの観察が可能となる．

- 組織学的検査は口内乾燥症のすべてに行う必要はないが，シェーグレン症候群や悪性リンパ腫が疑われる場合に行われる．シェーグレン症候群の耳下腺組織では腺実質の萎縮，リンパ球浸潤，導管の変性による筋上皮島が特徴的である（⑩）．シェーグレン症候群では口唇腺生検が診断基準の一つに含まれるが，耳下腺や顎下腺の悪性リンパ腫を疑う場合はこれらの腺の十分な組織採取が必要となる．加齢による唾液腺萎縮症では残存する腺房細胞の異常はみられないが，脂肪組織による置換が著明である．

- ミクリッツ病・症候群もすべての例ではないが口腔乾燥症状を訴える例がある．やはり悪性リンパ腫との鑑別が必要となり組織生検を行う．これらの検査が正常であっても口腔乾燥感を訴えたり，正常値以下でもとくに訴えのない場合があり，きわめて主観的な感覚であり精神的要因も念頭におかなければならない．

具体的な原因疾患と鑑別

シェーグレン症候群

- 外分泌腺を侵す自己免疫疾患であり，乾燥性角結膜炎や口腔乾燥症などの乾燥症状のみを呈する場合は一次性シェーグレン症候群，関節リウマチ，SLE（全身性エリテマトーデス），強皮症などの膠原病を合併する場合を二次性シェーグレン症候群と称している.

- 一方，唾液腺，涙腺以外に鼻，食道，咽頭，気管の腺分泌障害を伴うことがある．

- 女性に多く 10 歳代後半より発症する例がある．

- 症状としては乾燥症状のほか，反復する耳下腺腫脹がみられ，感染によりステノン管開口部から膿汁の排泄をみる．高度な唾液分泌障害では舌の発赤や亀裂，乳頭萎縮，う歯がみられる．眼症状としては眼の異物感，疲労感，眼痛などの訴えがある．

- 診断は厚生省シェーグレン症候群診断基準（⑪）[6]によるが，今後さらに改定されていく可能性がある．

<u>厚生省シェーグレン症候群診断基準による診断</u>

⓫ シェーグレン症候群診断基準

シェーグレン症候群の改訂診断基準（1999年）

1. 生検病理組織検査で次のいずれかの陽性所見を認めること
   A) 口唇腺組織で 4 mm² あたり 1 focus（導管周囲に 50 個以上のリンパ球浸潤）以上
   B) 涙腺組織で 4 mm² あたり 1 focus（導管周囲に 50 個以上のリンパ球浸潤）以上
2. 口腔検査で次のいずれかの陽性所見を認めること
   A) 唾液腺造影で Stage1（直径 1 mm 未満の小点状陰影）以上の異常所見
   B) 唾液分泌量低下（ガム試験にて 10 分間で 10 mL 以下または Saxon テストにて 2 分間で 2 g 以下）があり，かつ唾液腺シンチグラフィーにて機能低下の所見
3. 眼科検査で次のいずれかの陽性所見を認めること
   A) Schirmer 試験で 5 分間に 5 mm 以下で，かつローズベンガル試験（van Bijsterveld スコア）で 3 以上
   B) Schirmer 試験で 5 分間に 5 mm 以下で，かつ蛍光色素検査で陽性
4. 血清検査で次のいずれかの陽性所見を認めること
   A) 抗 Ro/SS-A 抗体陽性
   B) 抗 La/SS-B 抗体陽性

上記 4 項目のうち，いずれか 2 項目以上を満たせばシェーグレン症候群と診断する．

（厚生省特定疾患免疫疾患調査研究班　平成 10 年度研究報告書．1999[6] より）

なお，エボザックの臨床開発試験は昭和 52 年度改定診断基準に基づき実施している．

[シェーグレン病診断基準（昭和 52 年度改定）]

（確実例）
原因不明の乾燥症状があり
1. 原因不明の乾燥性角結膜炎を認めること（注 1）
2. 涙腺または唾液腺組織に特徴的な異常所見（注 2）を認めること
3. 唾液腺管造影に特異的な異常所見（注 3）を認めること

以上 3 項目のうち，1 項目以上が認められた場合

（疑い例）
原因不明の乾燥症状があり
1. 原因不明の乾燥性角結膜炎が疑われること（注 4）
2. 唾液腺分泌機能低下（ガム試験が 10 分間に 10 mL 以下）を認めること
3. 反復性または慢性に経過し，他に原因を求め得ない唾液腺腫脹

以上 3 項目のうち，1 項目以上が認められた場合

〈注釈〉
注 1：ローズベンガル試験（++）以上で，かつシャーマー試験 10 mm 以下，または蛍光色素試験（+）を認めること
注 2：小葉内導管周囲に 50 個以上の単核細胞の浸潤が同一小葉内に少なくとも 1 か所以上認められること
注 3：直径 1 mm 以上の大小不同の点状・斑状陰影が腺内にびまん性に認められること
注 4：ローズベンガル試験（+）で，かつシャーマー試験 10 mm 以下，または蛍光色素試験（+）を認めること

（厚生省特定疾患シェーグレン病調査研究班　昭和 52 年度研究業績集．1978. p.6 より）

■ 薬物連用による口腔乾燥症

- 口腔乾燥を訴える患者のなかには，別な疾患のため服用している薬物によって唾液分泌抑制が起こっている場合がある．
- 交感神経刺激薬を使用した場合，一過性の過分泌が起こるが後に唾液分泌低下が起こる．

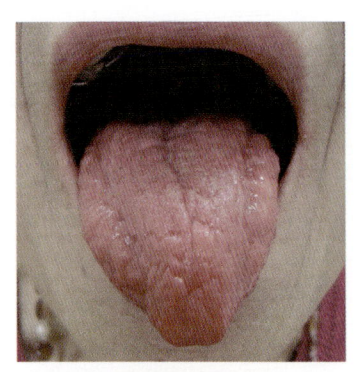

⑫咽頭癌の照射加療後の舌
発赤，乾燥，亀裂がみられる．

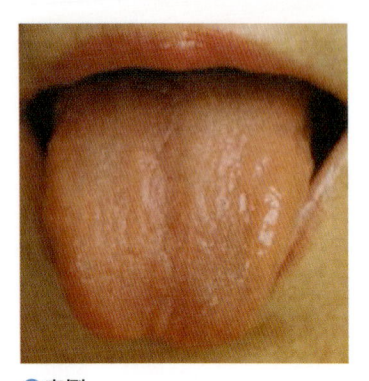

⑬症例
投与前．舌質は紅で乾燥，中間証〜虚証，舌苔は少ない所見．麦門冬湯の併用により改善が得られた．

- 一方，アトロピンのように副交感神経抑制薬では，腺細胞の分泌抑制を起こすことが知られている．
- ❶（下段）に示す薬物のうち，とくに向精神薬，抗ヒスタミン薬，催眠薬，利尿薬，降圧薬などの副作用は著明であり，問診で詳細に調べておく必要がある．多くは服用を中止はできないが，内科医や精神科医と相談のうえ変更可能な薬物は変更する．

放射線照射後口腔乾燥症

- 口腔癌，上・中咽頭癌の放射線治療後，慢性的な唾液分泌低下を示す．
- 現時点ではこれらの疾患は放射線治療が最も有効な治療の一つだが，照射後の唾液分泌能を維持するのは困難である．
- 耳鼻咽喉科患者が最も多いことより，治療前のインフォームドコンセントが必須である．舌の発赤や亀裂，乾燥がみられる（⑫）．

加齢による唾液腺萎縮

- シェーグレン症候群や薬物連用の副作用のほかに，加齢とともに口腔乾燥を訴える患者が増加する．とくに閉経後の女性に多くみられる．
- 耳下腺組織は加齢とともに腺実質が脂肪変性により減少するが，男女とも腺実質の残存率は減少傾向を示すが，相関性は女性のほうが高くなっている[7]．
- 中高年の女性に唾液分泌障害が多くみられることから，女性に細胞レベルの分泌機能障害が起きやすいことが考えられ，また女性ホルモンが唾液分泌機能に影響を与えることが推測される．
- 高齢者は加齢による分泌機能低下に加え，唾液分泌を低下しうる種々の薬剤を服用していることが多いので注意が必要である．
- また，口腔乾燥症状は示さないが唾液腺造影や血液検査などに異常を示すsubclinicalな初期シェーグレン症候群も存在することを常に念頭におかねばならない[8]．

> **症例**
>
> 舌痛と口腔内乾燥に対してセビメリン塩酸塩水和物，ニザチジン，麦門冬湯が有効だった症例を呈示する．
> **症例**：67歳，女性．
> **主訴**：舌がしみる．
> **現病歴**：H16年初め頃から，起床時の口腔内乾燥を自覚．H10年10月には舌がつるつるになり，乾いた感じと食事がしみるため来院．
> **初診時**：ガムテスト　4mL．舌は赤く平滑，溝も目立っていた（⑬）．検査よりシェーグレン症候群は否定され，加齢による原因が最も考えられた．

経過：セビメリン塩酸塩水和物 30mg/日を夕食後開始するも症状不変．粘性の後鼻漏が気になるとのことから，カルボシステイン，アンブロキソール塩酸塩の併用開始．自覚的に舌が潤った感じとなり改善傾向がみられたが，食後にはまだ舌痛を感じていた．ガムテストは 7mL と増加し，視診上乾燥感も目立たなくなってきた．さらに，セビメリン塩酸塩水和物 30mg を 2Cp/日と増量すると，乾燥症状の改善に反して，胃症状悪化がみられた．セビメリン塩酸塩水和物 30mg1Cp/日に減量，代わりに麦門冬湯 3 包/日，ニザチジン 75mg，2 錠/日に変更し症状は著明に改善した．

基本的な治療法のまとめ

1. 口腔環境の整備：うがい，デンタルケア
2. 唾液分泌を促進する食物摂取
3. 人口唾液（サリベート®），保湿剤（グリセリン塗布，オーラルバランスなど），当科ではレモン味やメンソール加グリセリン塗布を施行
4. 薬物療法
   1) 漢方薬：麦門冬湯，白虎加人参湯，滋陰降火湯など
   2) ムスカリン作動薬：セビメリン塩酸塩水和物（エボザック®，サリグレン®），ピロカルピン塩酸塩（サラジェン®）
   3) 抗 AchE・胃潰瘍薬：ニザチジン（アシノン®）
   4) 気道粘液分泌の改善：カルボシステイン，アンブロキソール塩酸塩，ブロムヘキシン塩酸塩など．ニザチジンはコリンエステラーゼ阻害作用を有することで唾液分泌促進作用を示すことが知られている[9]．

（吉原俊雄）

引用文献

1) Bahn SL. Drug-related dental destruction. Oral Surg Oral Med Oral Pathol 1972；33：49-54.
2) 木内宗輔ほか．^{99m}Tc-pertechnetate による唾液腺機能検査—口腔内放射能活性の診断的価値．日耳鼻 1981；84：618-26.
3) Mishkin FS. Radionuclide salivary gland imaging. Semin Nucl Med 1981；11：258-65.
4) Rubin P, et al. Secretory sialography in diseases of the major salivary glands. AJR Am J Roentgenol 1957；77：575-98.
5) 利波久雄ほか．Sjögren 症候群における MR—sialography の試み．臨床放射線 1997；42：1093-7.
6) シェーグレン症候群改訂診断基準．厚生省特定疾患免疫疾患調査研究班　平成 10 年度研究報告書．1999．p.135.
7) 森田　恵ほか．ヒト耳下腺組織の加齢変化における組織学的ならびに三次元構築による検討．東京女子医科大学雑誌 1996；43：393-401.
8) 吉原俊雄．口腔内乾燥の診断．JOHNS 2002；18：199-202.
9) Adachi K, et al. Nizatidine and cisapride enhance salivary secretion in humans. Aliment Pharmacol Ther 2002；16：297-301.

Topics

IgG4 関連疾患について教えてください．

IgG4 関連疾患の概念

　IgG4 関連疾患（IgG4-related disease）は，血清 IgG4 の高値と病変部への IgG4 陽性形質細胞浸潤を特徴とする新しい疾患概念である．日本から発信された疾患概念であり，血清 IgG4 高値を示す硬化性膵炎の報告[1]から始まった疾患群である．硬化性膵炎については現在，自己免疫性膵炎（autoimmune pancreatitis：AIP）として広く受け入れられている疾患である．膵臓のほか，後腹膜線維症，間質性腎炎，間質性肺炎，炎症性偽腫瘍，リーデル（Riedel）甲状腺炎などを含み，耳鼻咽喉科医に最も関連する疾患は従来から，日常診療で経験する Mikulicz disease（ミクリッツ病）と Küttner tumor（キュットナー腫瘍）[2]があげられる．

　ミクリッツ病については Johann von Mikulicz-Radecki[3]が両側性，無痛性の涙腺，耳下腺，顎下腺腫脹を伴う症例を報告して以来の呼称であるが，その後サルコイドーシス，白血病，悪性リンパ腫などの基礎疾患を有するものをミクリッツ症候群（Mikulicz syndrome）とし，基礎疾患の不明のものをミクリッツ病とした．1953 年に Morgan と Castleman[4]がミクリッツ病はシェーグレン（Sjögren）症候群の一亜型と結論して以後は，その相違について論じた耳鼻咽喉科医[5]を除き否定的な疾患概念であった．近年ミクリッツ病とされる症例において血清 IgG4 高値，腺組織中に IgG4 陽性形質細胞浸潤，腺分泌障害軽度，ステロイド治療反応性であるなどを特徴とし，シェーグレン症候群とは異なる独立疾患として IgG4 関連疾患の一つに含まれることが提唱された[6]．

診断の要点

　両側性の対称性，無痛性の涙腺，耳下腺，顎下腺の 3 腺の腫脹あるいは，涙腺，顎下腺の 2 腺の腫脹を認める場合は IgG4 関連ミクリッツ病を（❶），顎下腺のみの場合は IgG4 関連キュットナー腫瘍を疑う（❷）．腺腫脹は唾液腺症や木村病のようなびまん性弾性軟腫脹と比較して弾性硬である．シェーグレン症候群のような顕著な乾燥症状はみられず，抗 SS-A 抗体や抗 SS-B 抗体は通常陰性である．血清 IgG4 は高値で示す．ただし，将来的にはミクリッツおよびキュットナーという用語は使用されなくなると考えられる．合併症として AIP その他 IgG4 関連疾患を有することが多い．合併症としての意義は確定していないが，喘息やアレルギー性鼻炎などのアレルギー疾患が多くみられる．

　生検については顎下腺あるいは涙腺の生検（涙腺は眼科医が行っているが必須ではない）が行われている．顎下腺生検も摘出の標本と腺辺縁の一部生検では時に IgG4 陽性形質細胞浸潤（❸）の染色性に差が生ずる．口唇腺生検の診断に対する意義はまだ明らかでなく，現在顎下腺および口唇腺の両者同時生検を行っているが，IgG4 陽性細胞浸潤を認めるものの，現行の診断基準には達しない例が存在する．シェーグレン症候群における口唇腺生検のよう

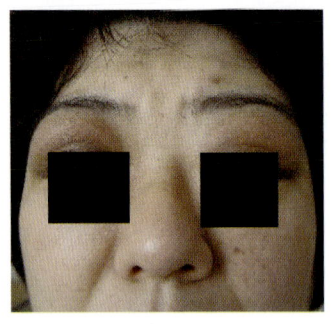

❶ミクリッツ病
涙腺腫脹を認める．

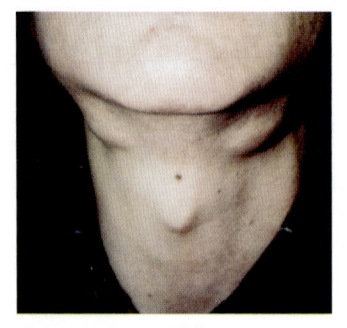

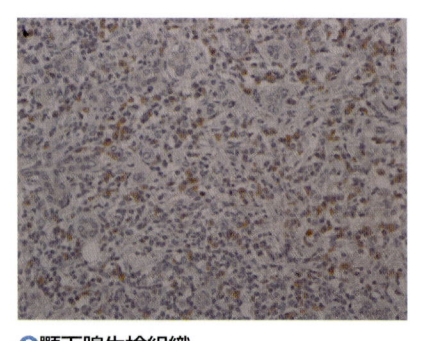

❷キュットナー腫瘍
両側顎下腺腫脹が著明である．

❸顎下腺生検組織
IgG4 陽性形質細胞浸潤を認める．

❹ IgG4 関連唾液腺疾患診断基準

II. Comprehensive clinical diagnostic criteria for IgG4-RD

1. Clinical examination showing characteristic diffuse/localized swelling or masses in single or multiple organs.
2. Hematological examination shows elevated serum IgG4 concentrations (≧135 mg/dL).
3. Histopathologic examination shows:
   (1) Marked lymphocyte and plasmacyte infiltration and fibrosis.
   (2) Infiltration of IgG4 + plasma cells : ratio of IgG4 + /IgG + cells > 40% and > 10 IgG4 + plasma cells/HPF

   Definite : 1)+2)+3)
   Probable : 1)+3)
   Possible : 1)+2)

However, it is important to differentiate IgG4-RD from malignant tumors of each organ (e.g. cancer, lymphoma) and similar diseases (e.g. Sjögren's syndrome, primary sclerosing cholangitis, Castleman's disease, secondary retroperitoneal fibrosis, Wegener's granulomatosis, sarcoidosis, Churg-Strauss syndrome) by additional histopathological examination.

Even when patients cannot be diagnosed using the CCD criteria, they may be diagnosed using organ-specific diagnostic criteria for IgG4RD.

(Umehara H, et al. Mod Rheumatol 2012[8]) より)

には確立していない．また臨床所見から本疾患に疑いの余地のない症例でも血清 IgG4 値や組織中の IgG4 陽性細胞浸潤が 40% に満たない（当初は 50% であったがその後基準を下げている）例も存在する[7]．症例による現在用いられている診断基準を❹[8] に示す．

治療について詳細は省略するが副腎皮質ステロイドが中心となる．症例によっては経過観察でよいもの，顎下腺摘出により涙腺腫脹が軽快する例も存在する[7]．

〔吉原俊雄〕

引用文献

1) Hamano H, et al. High serum IgG4 concentrations in patients with sclerosing pancreatitis. N Engl J Med 2001 ; 344 : 732-8.
2) Küttner H. Über entzündliche Tumoren der submaxillar Speicheldrüse. Bruns Beitr Klin Chir 1886 ; 8 : 815-28.
3) Mikulicz J. Über eine eigenartige symmetrishe Erkrankung der Tranen und Mundspeicheldrusen. Beitr Z, Chir Fesrschr F, editors. Theodor Billroth ; 1892. p.610-30.
4) Morgan WS, Castleman B. A clinicopathologic study of Mikulicz's disease. Am J Pathol 1953 ; 29 : 471-503.
5) 今野昭義．特殊疾患．斎藤英雄編．口腔・咽頭・他(2)．臨床耳鼻咽喉科・頭頸部外科全書 7B．東京：金原出版；1987．p.348-83．
6) 山本元久ほか．ミクリッツ病における疾患独立性の意義—Revival of interest in Mikulicz's disease．日臨免疫会誌 2006 ; 29 : 1-7.
7) 宮本真理子ほか．IgG4 関連疾患としてのミクリッツ病，慢性硬化性顎下腺炎（キュットナー腫瘍）の血清学的および臨床病理学的検討．耳鼻臨床 2012 ; 105 : 267-76.
8) Umehara H, et al. Comprehensive diagnostic criteria for IgG4-related disease（IgG4-RD），2011. Mod Rheumatol 2012 ; 22 : 21-30.

第1章 口腔疾患を診る

口腔疾患の診療の進め方
味覚障害

味覚障害の原因

- 味覚障害(taste disorder)の原因はさまざまであり❶に示した．さらに，味覚障害の原因とその障害部位について❷に示した．
- 味覚障害の診断にあたってはそれらの原因を想起して問診や検査を進める必要がある．
- 原因は多様であるが，多くの例で直接的あるいは間接的に亜鉛欠乏の関与があるものと考えられる．

> 診断にあたって，原因を想起して問診や検査を進める

味覚障害の診断手順

- 味覚障害を訴える症例に対応する診療のアルゴリズムを❸に示した．これに従って，診断手順を示す．

❶味覚障害の多様な原因

- 特発性：原因不明．血清亜鉛値も正常範囲内にある．
- 亜鉛欠乏性：血清亜鉛の低値がみられる．ほかに異常所見がない．
- 薬剤性：味覚障害を引き起こす可能性のある薬剤を服用している．
- 全身疾患に伴うもの：肝障害，腎障害，糖尿病，消化器疾患（消化管切除，炎症性腸疾患），貧血，甲状腺機能低下症など
- 口腔・唾液腺疾患に伴うもの：舌炎，舌苔，唾液分泌障害
- 心因性・精神疾患性：うつ病，神経症
- 中枢神経障害：脳血管障害，聴神経腫瘍
- 末梢神経障害：真珠腫性中耳炎，中耳手術後，顔面神経障害，扁桃摘出術後
- 頭部外傷後
- 感冒後
- 風味障害（嗅覚障害）：嗅覚は「広義の味覚」に深くかかわっており，その障害は食事の総合的な味を不良とし，風味障害といわれる．嗅覚障害を口腔で感じる「狭義の味覚」の障害と勘違いして受診する例は珍しくない．

■ 問診

罹病期間について

- 予後を推測するうえで重要である．発症後，短期間で受診してきた症例では治療の有効率が高い．しかし，1年を超える例では治療の有効例が減少する．

発症時の状況について

- 感冒後の発症，他疾患に対する薬剤の服用後の発症や，頭部外傷などに続いて生じた例などに注意する．

併存疾患について

- 糖尿病，肝障害，腎障害，消化管疾患，胃・十二指腸切除，口内乾燥症など．
- 胃・十二指腸切除例では亜鉛吸収障害や悪性貧血による舌炎．

服用薬剤について

- 併存疾患に対する服用薬剤の種類，服用期間や味覚障害発症との時間的関係などに注意する．

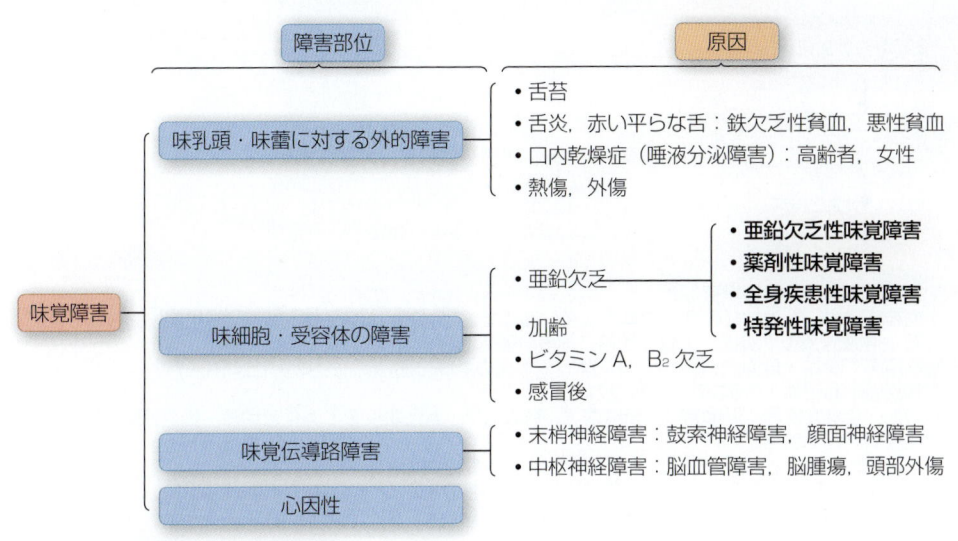

```
                                障害部位                    原因
                                              ・舌苔
                          味乳頭・味蕾に対する外的障害        ・舌炎，赤い平らな舌：鉄欠乏性貧血，悪性貧血
                                              ・口内乾燥症（唾液分泌障害）：高齢者，女性
                                              ・熱傷，外傷
                                                            ・亜鉛欠乏性味覚障害
                                              ・亜鉛欠乏      ・薬剤性味覚障害
 味覚障害        味細胞・受容体の障害                         ・全身疾患性味覚障害
                                              ・加齢         ・特発性味覚障害
                                              ・ビタミン A, B₂ 欠乏
                                              ・感冒後
                          味覚伝導路障害        ・末梢神経障害：鼓索神経障害，顔面神経障害
                                              ・中枢神経障害：脳血管障害，脳腫瘍，頭部外傷
                          心因性
```

❷ 味覚障害の原因とその障害部位

嗅覚障害
● 嗅覚障害を味覚障害と誤って受診する例（風味障害）がある．

■ 局所の視診
口腔内の視診
● 赤い平らな舌，舌炎，舌苔，口内乾燥などに注意する．
鼻腔の内視鏡検査
● 味がわからないという訴えであるが，嗅覚障害に基づく訴えと推察される症例に行う．慢性副鼻腔炎の所見に注意する．

■ 一般臨床検査
● 一般臨床検査としては，血液・尿一般検査，肝機能検査，腎機能検査，血糖値，血清亜鉛，血清鉄，血清銅などの項目を行うことが望ましい．
● 鉄欠乏性貧血や悪性貧血，肝機能障害，腎機能障害，糖尿病，亜鉛欠乏などは味覚障害の原因となる．血清銅値は血清亜鉛値と逆相関を示すといわれ，血清銅の高値は亜鉛欠乏状態の一つの指標とされる．血清亜鉛値が 70 µg/dL 未満の場合は低亜鉛血症と評価される．

■ 機能検査
● 味覚検査として濾紙ディスク検査および電気味覚検査が行われる．両検査とも，左右の鼓索神経領域と舌咽神経領域の味覚閾値を検査する（❹）．必要に応じて，他の機能検査も行う．

濾紙ディスク検査と電気味覚検査

濾紙ディスク検査
● 市販の検査キット（テーストディスク®：三和化学研究所（株））（❺）を用いて行う[1]．

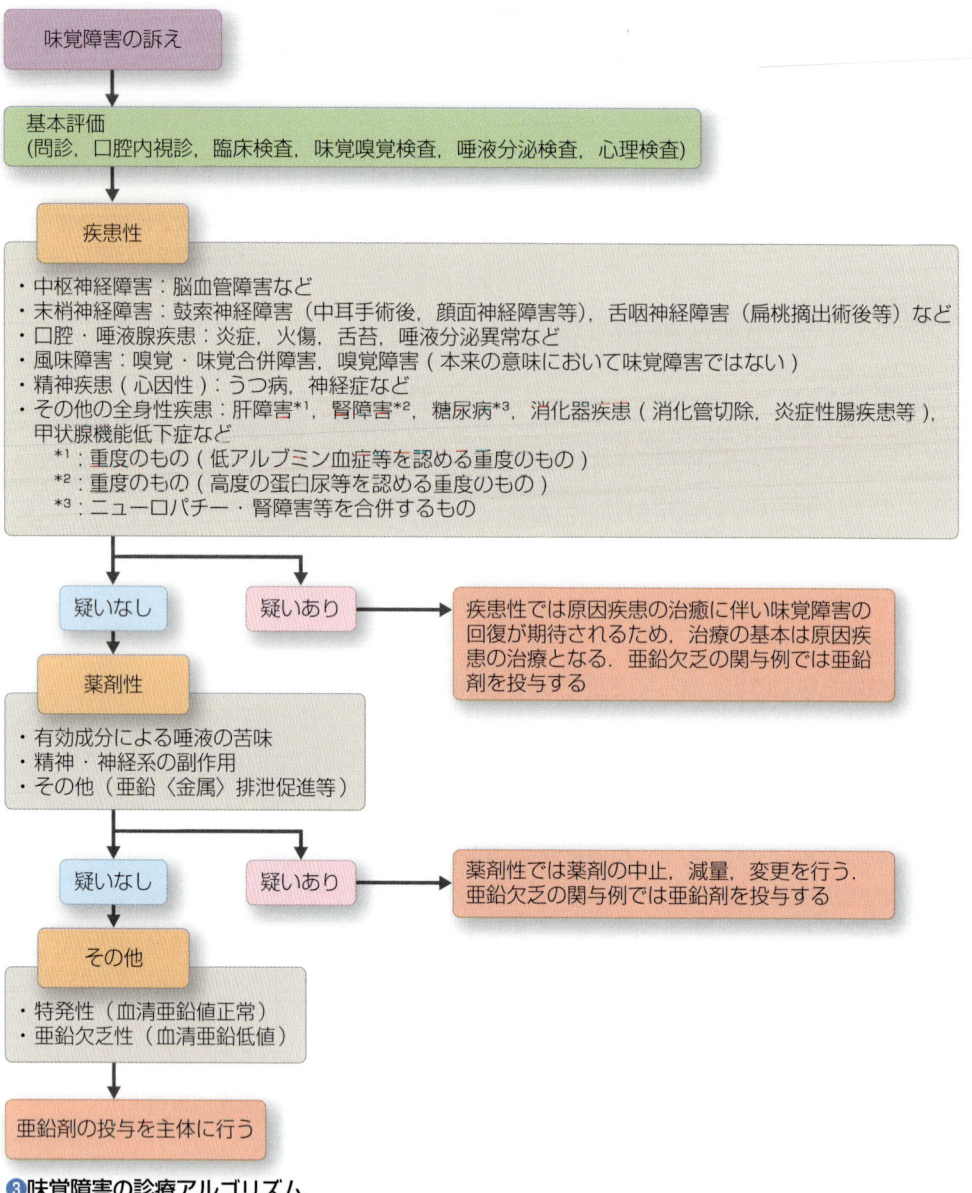

```
味覚障害の訴え
    ↓
基本評価
(問診，口腔内視診，臨床検査，味覚嗅覚検査，唾液分泌検査，心理検査)
    ↓
疾患性
・中枢神経障害：脳血管障害など
・末梢神経障害：鼓索神経障害（中耳手術後，顔面神経障害等），舌咽神経障害（扁桃摘出術後等）など
・口腔・唾液腺疾患：炎症，火傷，舌苔，唾液分泌異常など
・風味障害：嗅覚・味覚合併障害，嗅覚障害（本来の意味において味覚障害ではない）
・精神疾患（心因性）：うつ病，神経症など
・その他の全身性疾患：肝障害*1，腎障害*2，糖尿病*3，消化器疾患（消化管切除，炎症性腸疾患等），
　甲状腺機能低下症など
　　*1：重度のもの（低アルブミン血症等を認める重度のもの）
　　*2：重度のもの（高度の蛋白尿等を認める重度のもの）
　　*3：ニューロパチー・腎障害等を合併するもの
```

疑いなし ← → 疑いあり → 疾患性では原因疾患の治療に伴い味覚障害の回復が期待されるため，治療の基本は原因疾患の治療となる．亜鉛欠乏の関与例では亜鉛剤を投与する

薬剤性
・有効成分による唾液の苦味
・精神・神経系の副作用
・その他（亜鉛〈金属〉排泄促進等）

疑いなし ← → 疑いあり → 薬剤性では薬剤の中止，減量，変更を行う．亜鉛欠乏の関与例では亜鉛剤を投与する

その他
・特発性（血清亜鉛値正常）
・亜鉛欠乏性（血清亜鉛低値）
    ↓
亜鉛剤の投与を主体に行う

❸味覚障害の診療アルゴリズム

- 濾紙ディスク検査は4種類の味溶液（甘，塩，酸，苦）について，5段階の濃度系列で構成されており，濃度3以下が正常である．各検査部位の閾値を平均して味覚障害の程度を評価することが多い[2]．その際，濃度5で無反応のときは"6"として平均値を求める．
- 経過を追って検査することで，治療効果が評価できる．

電気味覚検査
- 電気味覚計（リオン（株））（❻）を用いて陽極直流電流（4〜400μA）で舌を刺激する検査である[3]．
- 金属味が感じられる最小電流量を電気味覚閾値として評価する．

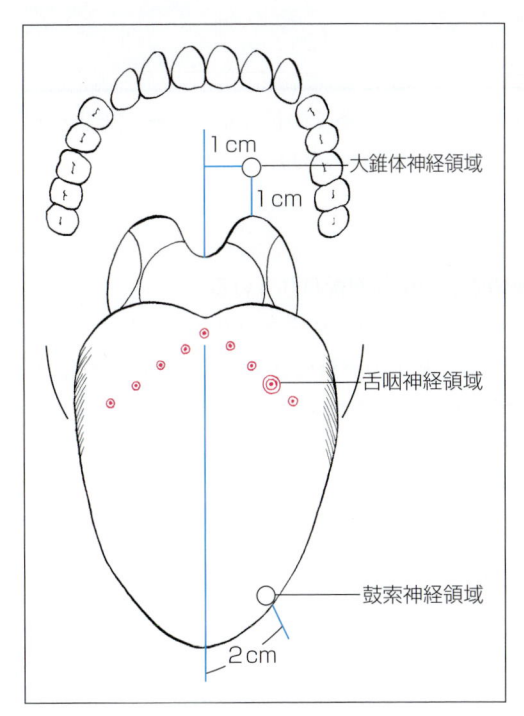

❹味覚検査の測定部位

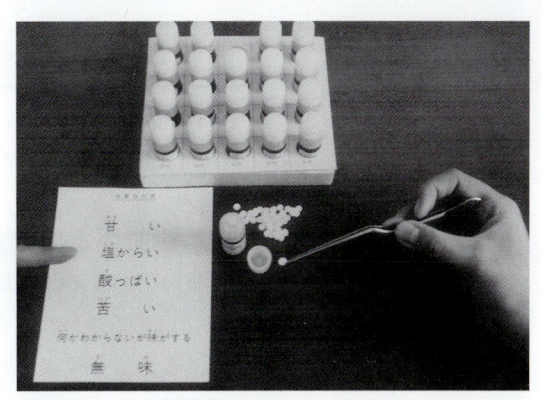

❺濾紙ディスク検査キット：テーストディスク®（三和化学研究所（株））

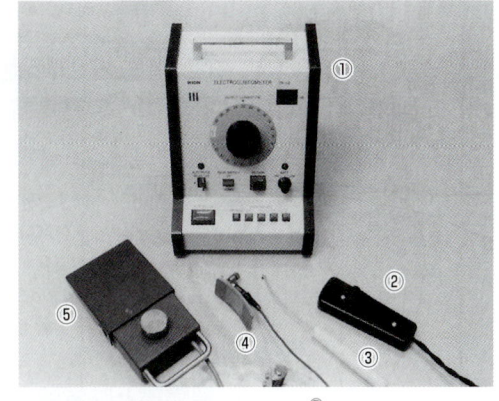

❻電気味覚計：リオン TR-06®型（リオン（株））
①本体，②応答ボタン，③刺激端子，④不感電極，⑤フットスイッチ

嗅覚検査
- 味がわからないという訴えであるが，嗅覚障害の関与が疑われる症例に対して行う．
- 5種類の臭い液を用いた T&T オルファクトメータ®（第一薬品産業（株））による基準嗅力検査がある．
- また，アリナミン®を使用した経静脈的嗅覚検査であるアリナミン®テストも行われる．

唾液分泌検査
- 口内乾燥の訴えがあったり，口腔内の乾燥がみられる症例で行う．
- ガムを10分間かませて唾液を採取し，その量で評価するガムテストがよく行われる．10 mL/10 分未満が分泌低下と評価される．

■ その他の検査

心理学的検査
- 機能検査ではないが，心因性の関与が疑われる症例に対して行う．
- SDS（self-rating depression scale；うつ性自己評価尺度）が行われることが多い．

側頭骨 CT
- 真珠腫性中耳炎などによる鼓索神経障害が疑われる症例で行う．

頭部 MRI
- 脳血管障害，聴神経鞘腫などの頭蓋内病変が疑われる症例に対して行う．

診断のポイント

- ❸の診療のアルゴリズムに示したように，多くの併存疾患が味覚障害の原因となる．それぞれの疾患における味覚障害の発現機序を示す．

■ 亜鉛欠乏と味覚障害

- 味覚障害の多くの原因で，亜鉛欠乏の関与が疑われている．
- 亜鉛は必須微量元素の一つとして，多くの金属酵素の働きを介して，さまざまな重要な代謝に関与している．ヒトの亜鉛欠乏の症状は多彩であるが，味覚障害もその一つである[4]★1．亜鉛欠乏性味覚障害の診断基準となる血清亜鉛値は，一般に $70\,\mu g/dL$ 未満とされている．
- 亜鉛剤の内服治療の有効性が多く報告されている．

■ 疾患性の味覚障害と亜鉛

肝障害と味覚障害

- 急性あるいは慢性肝障害により味覚障害が生じるが，肝炎では血清亜鉛値の低下がみられ，その機序として，尿中への亜鉛排泄量の増加や，消化管における亜鉛吸収能の低下，血清中のアルブミンの減少など，複数の要因の関与が考えられている．味覚障害はそのような肝障害でみられる亜鉛欠乏状態の一症状として生じてくることが推察される．

腎障害と味覚障害

- 腎障害による味覚障害の一つの原因は尿毒症性神経症と思われるが，さらに体内の亜鉛栄養状態の不良による影響もその原因として推察されている．
- 腎機能障害で出現する蛋白尿は，尿中への亜鉛排泄量を増加させ，また，腎障害の食事療法は蛋白質の摂取制限を伴うため，体内亜鉛量を減少させるものと考えられる．
- 血清亜鉛値の減少した尿毒症患者にみられた味覚障害に対し，亜鉛剤の内服治療が有効であることが報告されている．

糖尿病と味覚障害

- 糖尿病性ニューロパチーが味覚障害の一つの原因と思われる．
- さらに，糖尿病患者では重症度に比例して尿中への亜鉛排出量が増加するため，本症における味覚障害の発症にも亜鉛欠乏の関与が存在しているものと推測される．

消化器疾患と味覚障害

- 慢性膵炎や消化管疾患では亜鉛の吸収障害が生じる．味覚障害の原因として指摘されている消化管疾患としては，先天性の亜鉛吸収障害である腸性肢端皮膚炎，セリアック病，クロンカイト-カナダ（Cronkhite-Canada）症

味覚障害の多くの原因で亜鉛欠乏の関与が疑われている

★1
ラットを亜鉛欠乏飼料で飼育することで味覚障害が発現する[5]．また，そのようなラットでは，味乳頭の減少，乳頭の扁平化，味細胞先端の微絨毛の減少や断裂，味細胞の空胞化などの形態学的変化がみられる．正常ラットの味細胞は新生・交代を繰り返し，味覚の受容器としての機能を維持しているが，亜鉛欠乏ラットでは，味細胞の増殖能が低下し[5]，新生・交代が遅延する．

候群，クローン（Crohn）病，胃や腸管の手術後などがあげられる．亜鉛は主に十二指腸で吸収される．

■ 薬剤と味覚障害

- 薬剤性味覚障害は，他疾患に対する服用薬剤が味覚障害の原因と思われる例である．
- 原因となる薬剤には，抗悪性腫瘍薬，降圧薬，冠拡張薬，鎮痛・解熱薬，高脂血症治療薬，肝治療薬，消化性潰瘍治療薬，甲状腺疾患治療薬，パーキンソン病治療薬，抗菌薬，抗ウイルス薬，抗真菌薬，抗精神病薬，抗アレルギー薬，痛風治療薬，インターフェロンなどの生物学的製剤などが知られており，その種類は多種多様である．
- 発症に関する要因として，一部の薬剤では薬剤のもつ金属キレート作用が指摘されている[6,7]．しかし，多くの例ではその発現機序は明らかではない．

■ 特発性味覚障害と亜鉛欠乏

- 特発性味覚障害は，血清亜鉛値が正常であり，問診や種々の臨床検査で味覚障害の原因や誘因を明らかにできない原因不明の症例群である★2．
- このような症例は亜鉛内服治療が有効な例が多いため，血清亜鉛値では評価できない潜在性亜鉛欠乏が原因として推察されている．

■ 一側性味覚障害

- 真珠腫性中耳炎では一側性の鼓索神経障害がみられる．聴神経鞘腫では，一側の鼓索神経と大錐体神経領域の障害がみられる．
- CTやMRIによる精査が必要である．

治療

- 治療の主体は亜鉛内服治療である．しかし，味覚障害の原因・病態は多様であり，治療はその原因・病態により異なったものとなる．
- 診療のアルゴリズム（❸）を参考に治療の選択について示す．

■ 亜鉛内服治療

- 味覚障害の治療は亜鉛内服治療が中心である．

ポラプレジンク

- 亜鉛剤としてはポラプレジンク（プロマック®）が広く使用され，その有効性が報告されている．投与量は150 mg/日（朝夕食後に分2）が適当である．
- ポラプレジンク（プロマック®）150 mg中には，亜鉛として約34 mgが含まれている．その有効率は約70％であり，高齢者にも同様の高い有効率が

★2
ヒトの全身の亜鉛量は体重70 kgの場合約1.4〜2.3 gといわれているが，血液中に含まれるのはその1％以下である．血清中の亜鉛量はさらにその10〜20％となりきわめて微量である[8]．そのため，血清は生体内の亜鉛栄養状態を正確に把握するための理想的なサンプルとは必ずしも言い難い．血清亜鉛値が正常範囲内にある症例においても，体内の亜鉛栄養状態が不良な例があるものと推察される．

治療の主体は亜鉛剤の内服治療

ポラプレジンクが広く使用され，有効性が報告されている

報告されている[9].

- 最近,多施設におけるランダム化比較試験(randomized controlled trial:RCT)で,味覚障害に対しポラプレジンク(プロマック®)が有効であると報告がなされている[10].
- また,最近,「原則として,『ポラプレジンク【内服薬】』を『味覚障害』に対して処方した場合,当該使用事例を審査上認める」とする審査情報が社会保険診療報酬支払基金より提供された.

亜鉛剤の投与期間

- 臨床研究(RCT)において,ポラプレジンク(プロマック®)がプラセボに対して有意に高い有効性を示すのは,内服期間が3か月となった時点である.ポラプレジンク(プロマック®)の有効性をみるためには,3か月間は内服を継続することが必要と思われる.

> 3か月間は内服を継続

- また,ポラプレジンク(プロマック®)が有効な症例では,内服6か月以内に80%の症例が改善を示す.内服期間が1年をすぎても効果がみられない症例は,治療継続の意義は少ないものと思われる.

■ 亜鉛欠乏性および特発性味覚障害

- 亜鉛剤の内服治療が有効なことが多く,亜鉛剤の内服治療の最も良い適応となる症例である.

■ 疾患性の味覚障害

- 併存疾患による味覚障害の場合,治療は原疾患への対応が優先される.しかし,前述した糖尿病,肝障害,腎障害などのように,亜鉛欠乏の関与も疑われる例には亜鉛剤の内服投与も行われる.

■ 薬剤性味覚障害

- 他疾患に対する服用薬剤が原因と思われる例では,できれば疑わしい薬剤の変更や中止が望まれる.
- また,亜鉛欠乏の関与が推察される例では同時に亜鉛剤の投与が勧められる.

■ 舌炎による味覚障害

- 鉄欠乏性貧血に伴う舌炎では,クエン酸第一鉄ナトリウム(フェロミア®)など鉄剤の内服を行う.
- ハンター(Hunter)舌炎ではメコバラミン(メチコバール®)の筋注を行う.
- 真菌症では抗真菌薬の含嗽・内服を行う.

その他の治療

- 以前からビタミンA，ニコチン酸，ビタミンB_2などのビタミン薬が使用されてきたが，その有効性に関する十分な評価は行われていない．

症例提示

77歳，男性，3週間前から味がわからなくなったとのことで，近医より紹介受診となる．問診上，とくに味覚障害の原因らしいものはない．数年来，前立腺肥大で内服治療を行っている．その他，問題となる併存疾患はみられなかった．

所見：血液・尿一般，肝・腎機能，血糖値，血清鉄，血清銅に問題となる異常所見はみられなかった．血清亜鉛値は72μg/dLと正常範囲内であった．両側の鼓索および舌咽神経領域における濾紙ディスク検査では，全味質とも無反応と味覚閾値の高度上昇がみられた．

診断：味覚障害の原因は明確でなく特発性味覚障害と診断した．

治療：ポラプレジンク（プロマック®）150 mg/日の内服治療とビタミンB_2（フラビタン®）30 mg/日の内服治療を開始した．2か月半の治療で濾紙ディスク検査の平均閾値は正常範囲にはないものの比較的良好に改善した．自覚的には味覚は以前の状態に改善し，また日常生活に不便はないとのことであり，上記治療を終了とした．

ポイント

味覚障害患者を治療するにあたり重要と思われるポイントをあげる．
①まず味覚障害の原因・病態を検討することが重要である．そのためには問診，亜鉛や鉄などの微量栄養素の検討を含めた血液検査を行う．
②必ず味覚検査を行い味覚障害の程度を評価し，治療の必要性の有無などを判断する．
③嗅覚障害の関与が疑われる例では嗅覚検査を，また，口内乾燥の例などではガムテストを行う．
④最後に，原因に合わせて治療を選択することになる．治療の主体は亜鉛剤の内服治療である．必要があれば鉄剤，口内乾燥症状改善薬などを投与する．亜鉛治療は少なくとも3か月は継続する必要がある．

（池田　稔，野村泰之）

引用文献

1) Tomita H, et al. Basis and practice of clinical taste examinations. Auris Nasus Larynx（Tokyo）1986；13（Suppl）：1-15.
2) 愛場庸雅ほか．味覚障害の診断．池田　稔編．味覚障害診療の手引き．東京：金原出版；2006．p.26-36.
3) Tomita H, et al. Clinical use of electroguatometry：Strength and limitations. Acta Otolaryngol 2002；（Suppl）546：27-38.
4) Prasad AS. Deficiency of zinc in man and its toxicity. In：Prasad AS, et al, editors. Zinc and Copper. Trace Elements in Human Health and Disease, Vol 1. New York：

Academic Press ; 1976. p.1-20.
5) Hamano H, et al. Effect of polaprezinc on taste disorders in zinc-deficient rats. Biofactors 2006 ; 28 : 185-93.
6) Henkin RI, et al. Hypogeusia corrected by N^{++} and Zn^{++}. Life Sci 1970 ; 9 : 701-9.
7) Yoshikawa T. Experimental study on drug-induced taste disorders in rats. Nihon Univ J Med 1997 ; 39 : 353-67.
8) 桑山 肇. 亜鉛の臨床的意義. 消化器の臨床 1999 ; 2 : 15-9.
9) Ikeda M, et al. Causative factors of taste disorders and therapeutic effects of zinc agents among aged people. J Laryngol Otol 2008 ; 122 : 155-60.
10) Sakagami M, et al. A zinc containing compound, polaprezinc, is effective for patients with taste disorders : Randomized, double-blind, placebo-controlled, multi-center study. Acta Otolaryngol (Stockh) 2009 ; 129 : 1115-20.

電気味覚検査の方法と注意点を教えてください．

　舌を陽極の直流電流で刺激すると金属味と酸味の混じったような独特の味がする．この現象を用いて検査するのが電気味覚検査である．この電気味覚の発生機序については，唾液の電気分解によって産生されたイオンによるとする説や，味覚を司る神経の終末を直接電気的に刺激したことによるとする説，あるいはこの両者が同時に起こるためとする考えがある．

検査方法

　現在わが国で使用されている電気味覚計（リオンTR-06®型：❶）は，直流電流を用い，直径5 mmのプローブ（陽極）を検査部位に押し当てて通電し，味を感じたときにボタンを押してもらい，通電流量を記録していく[1]．

　不関電極は被験者の頸部に装着する．フェヒナー（Fechner）の法則に基づいて表示スケール（dB）と出力電流量の対数値は比例関係にあり，電流量8 μA時が0 dBとなるよう設定されている（❷）．左右の鼓索神経，舌咽神経，大錐体神経領域の計6か所で測定する（❸）．左右の鼓索神経，舌咽神経領域の4か所で測定する簡便法もある．刺激時間は0.5～1秒とし，刺激の間隔は3秒以上とする．検査はまず10～20 dB程度の通電で電気味覚の味を体験させた後で低電流より刺激を開始し，上昇法で検査する．刺激部位になんらかの味覚あるいは刺激感を感じたらボタンを押させる．味覚支配神経領域別の電気味覚正常範囲閾値は鼓索神経領域8 dB以下，舌咽神経領域14 dB以下，大錐体神経領域22 dB以下である．左右の電気味覚閾値が6 dB以上の場合に有意な差と評価する．

注意点

　中里らは正常人461人において詳細に電気味覚検査における加齢の影響を分析し，鼓索神経領域と舌咽神経領域では60歳代から，大錐体神経領域では70歳代から有意に閾値上昇することを報告した[2]．そのなかでは検査実施に際して具体的にどの程度加齢による閾値上昇を見込むのかについては言及がないが，男性の鼓索神経領域の電気味覚閾値が40歳代で0.05 dB，50歳代で0.47 dBに対して，60歳代で9.93 dB，70歳代で16.5 dBであることから，筆者らは60歳以上ではおおむね10 dB高い閾値を採用している．

　また，電気味覚検査は，神経刺激の要素も含んでおり，刺激に定量性をもち合わせているので，鼓索神経，舌咽神経などの味覚伝導路の障害の評価，経過観察，予後判定に適しており，支配神経の領域ごとに検査することができるので顔面神経の障害部位診断にも用いられる．ただし，この検査法は独特の金属味の検査にとどまっており，基本味の味質に関

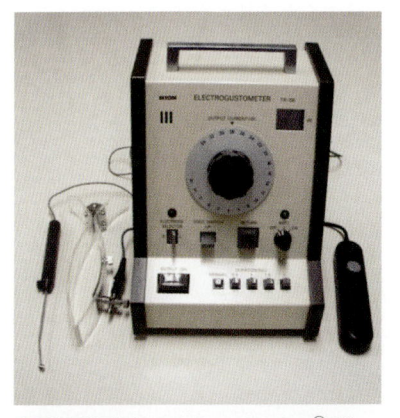

❶電気味覚計（リオン TR-06®型） 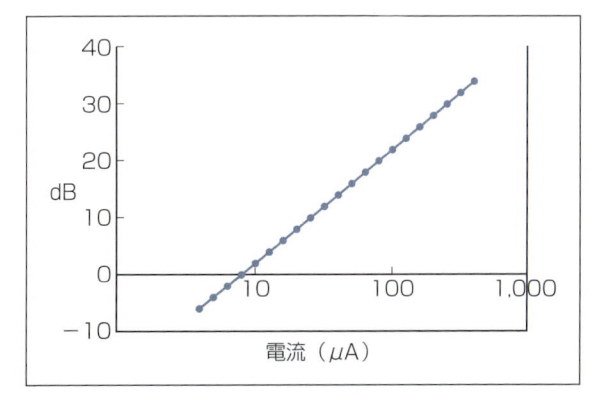　❷表示スケール（dB）と出力電流量（μA）の関係

する情報が得られない．中等度以上の電流では三叉神経刺激で引き起こされる一般体性感覚との区別が難しいといった問題点がある．

北郷ら[3]は受容器型味覚障害患者に対して濾紙ディスク検査と電気味覚検査を行い，中等症以上の重症度であった症例で29％の症例が電気味覚検査では正常値を示し，66％の症例で電気味覚検査値の経過が濾紙ディスクスコアの経過と並行しなかったことを報告した．以上のことから，受容器型味覚障害の診断ならびに治癒過程の評価に電気味覚検査を用いることは適当でなく，濾紙ディスク検査で評価することが適当であると考えられる．

最新の電気味覚計の取扱説明書では，ペースメーカー装用者には原則禁忌との記載が示されている．また，日本循環器学会を中心にまとめられた「ペースメーカ，ICD，CRT を受けた患者の社会復帰・就学・就労に関するガイドライン」[4]には電気味覚計に関する記載はないが，類似の出力電流を備える根管長測定器や電気歯髄診断器については原則使用禁忌となっている．通電されているあいだに干渉が発生し，ペースメーカーのパルス発振が抑制される可能性があるためと説明されている．どうしても測定が必要な場合はペースメーカーの感度は 40 μA 程度であるので，表示スケール 12 dB までに限るほうが安全である．また，「不関電極は必ず頸部に装着し，単極導子は舌以外に使用しないでください．」との注意項目がある．不関電極を前腕部などに使用し，通電範囲が広がることは避けなければならない．

（井之口　昭，倉富勇一郎）

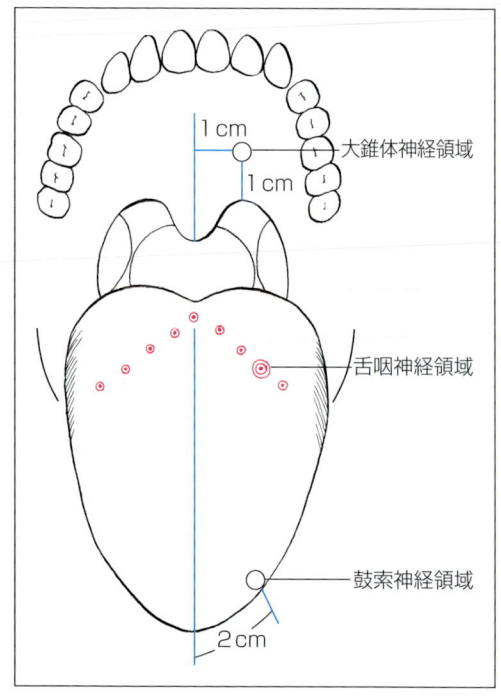

❸電気味覚検査の測定部位

引用文献
1) 冨田　寛．デシベル単位の電気味覚計．医学のあゆみ 1971；77：691-6．
2) 中里真帆子ほか．電気味覚閾値の加齢変化について．日耳鼻 1995；98：1140-53．
3) 北郷秀人，冨田　寛．受容器型味覚障害の治癒過程に関する研究．日耳鼻 1995；98：267-80．
4) 奥村　謙ほか．循環器病の診断と治療に関するガイドライン（2006-2007 年度合同研究班報告）．ペースメーカ，ICD，CRT を受けた患者の社会復帰・就学・就労に関するガイドライン．Circulation J 2008；72 Suppl IV：1133-73．

第1章 口腔疾患を診る

口腔疾患の診療の進め方
口臭症

- 口臭とは「原因のいかんにかかわらず呼気から感じとられる不快な臭い」と定義される[1,2]．
- 宮崎ら[3]は口臭症（halitosis）を真性口臭症，仮性口臭症，口臭恐怖症に分類し，社会的容認限度を超える明らかな口臭が認められる状態を真性口臭症とした．さらに真性口臭症は生理的口臭と病的口臭に分類される．
- 欧米の報告では[4]一般人口の約10～30％が真性口臭症と考えられ，そのほぼ90％が歯周病，大量の舌苔付着，唾液分泌減少（口腔乾燥症），う蝕，義歯の清掃不良，口腔癌などの口腔関連疾患による口臭症で，残りの10％が口腔疾患以外の口臭症とされる．
- 口腔以外の全身疾患に由来する口臭症は，直接口腔を介して検出される疾患群と，血中を介し肺でガス交換し気道から発生する疾患群に分けられる．
- 直接口腔を介して検出される疾患群は主に上気道関連の耳鼻咽喉科疾患であり，下気道疾患としては，気管支炎，気管支拡張症，肺炎，肺膿瘍，肺癌が主な原因である．以前は，消化器疾患は直接口腔を介して口臭の原因とはならないとされていた[5,6]が，近年，ヘリコバクター・ピロリ（Helicobacter pylori）感染者や胃食道逆流症患者において硫化水素やメチルメルカプタンを産生することが証明され，直接口腔を介する可能性も示唆されている[7-11]．
- 血中から肺胞を介して口腔から検出される疾患群としては，内分泌代謝疾患や肝疾患，腎疾患などがあげられる[12]．

口臭診療における問題点[13]

- 口臭診療を複雑にしている問題点として，
  ①医療機関を受診しても，その時点で口臭が認められないと不定愁訴とされてしまう．
  ②混合臭でその原因はさまざまである．
  ③ヒトの嗅覚には順応性があるため，客観的に評価することが難しい．
  ④官能検査においては，検者側の体調にも左右されやすく，また日内変動や患者側の体調によっても左右される．
  ⑤口臭専門医療機関は少なく，歯周病治療と考えている医師や歯科医師が多い．
  ⑥口臭が治ったかどうかは患者自身の主観的評価にゆだねられる．

⑦口臭の原因が除去されたとしても患者自身はほとんど治っていないと感じてしまう生理的現象（ウェーバー・フェヒナー（Weber-Fechner）の法則[★1]）があり，治療終了のゴール設定が難しい．
⑧診療単科だけで完結できない場合もあり，他科との綿密な連携が必要である．
⑨社会的ニーズから歯科大学を中心に口臭専門外来が設置されてきているがまだ確立された治療法がない．

などがあげられる．

> [★1] ウェーバー・フェヒナーの法則
> 一般的に生体刺激量と感覚量の関係について，次のような数式で表される．
> $I=K \log C$（I：感覚量，K：定数，C：刺激の量〈強さ〉）．
> つまり，ヒトの主観的感覚は，その感覚を引き起こすのに必要な刺激の強さと対数的関係をもつことになる．この対数的関係をウェーバー・フェヒナーの法則という（Weberが最初に提唱し，Fechnerが法則として発表）[14,15]．したがって刺激を量的に大きく減らしても（弱くしても），主観的感覚にはあまり低下（症状としての軽快）がない，ということが起こりうる．たとえば，臭刺激量が，もとの1％まで減ったとしても，感覚的には70％程度の減少（軽快）としか感じない，ということがありうる．

口臭の分類と原因 （❶）[6,13]

- 口臭症は他覚的口臭症（他臭症）と自覚的口臭症（自臭症）に分類される．
- 他臭症には生理的口臭と病的口臭があり，病的口臭はさらに局所的要因と全身的要因がある．局所的要因の90％は口腔関連疾患による口臭である．
- 一方，他覚的に口臭が認められないにもかかわらず，自覚的に口臭があると妄想的に確信し，対人面で障害を有しているもの，いわゆる自己臭恐怖症（狭義の口臭症：自臭症）があり，心因性口臭とされている．

口臭物質

- 食物残渣や新陳代謝によって剝がれた口腔内粘膜，血液などの蛋白質がプロテアーゼ活性の強い，口腔内細菌，とくに *Porphyromonas gingivalis*，*Prevotella intermedia* などの歯周病原細菌に分解され，腐敗することによって発生する[16]．
- その主な成分は揮発性硫黄化合物（valatile suifer compounds：VSC）である硫化水素やメチルメルカプタン，ジメチルサルファイドの3種類であり[2]，約60％が舌苔からつくられているとされている．
- 生理的口臭で検出されるVSCのほとんどは硫化水素であるが，歯周病患者から検出されるVSCの場合は硫化水素やメチルメルカプタンも強く検出され，さらに重症になってくるとジメチルサルファイドも検出され口臭が強くなるとされている．
- 口腔関連疾患以外の全身疾患患者の口臭はジメチルサルファイドが主な原因と考えられている．
- ❷に口臭物質を示す．

口臭を主訴とする患者へのアプローチ[2]

■ 問診からのアプローチ

- 一般に口臭は自覚的には気づかないことが多い．そのため詳細な問診が重要である．

詳細な問診が重要

❶口臭症の分類とその原因

1. 生理的口臭
早朝時口臭，空腹時口臭，月経時口臭，加齢による口臭，ストレス性口臭

2. 飲食物，嗜好品，薬品などの摂取後口臭
ニンニク，ニラ，ネギ，ラッキョウ，エシャレットなどの摂取，喫煙，飲酒，長時間ミルク摂取による乳幼児口臭（ミルク臭），香辛料，抗うつ薬，降圧薬，抗ヒスタミン薬，スプラタストトシル酸塩，ビタミン薬などの薬剤

3. 病的口臭
1）歯科疾患 　　歯・歯周疾患：歯周病，う蝕，内歯瘻，智歯周囲炎，歯垢，不良補綴物 2）医科疾患 　　①耳鼻咽喉科疾患 　　　ⅰ）口腔疾患：舌苔付着，口腔乾燥症，潰瘍性口内炎，水疱症，アフタ，潰瘍，口腔真菌症，化膿性炎，口腔手術後，舌癌，口腔癌 　　　ⅱ）鼻・副鼻腔疾患：急性副鼻腔炎，慢性副鼻腔炎，慢性鼻炎，歯性上顎洞炎，副鼻腔真菌症，アレルギー性鼻炎，慢性萎縮性鼻炎（臭鼻症），ウェゲナー（Wegener）肉芽腫，上顎癌，鼻腔異物，鼻出血 　　　ⅲ）咽・喉頭疾患：アデノイド増殖症，慢性咽頭炎，慢性扁桃炎，急性扁桃炎，扁桃周囲炎，扁桃周囲膿瘍，咽後膿瘍，副咽頭間隙膿瘍，ジフテリア，伝染性単核球症，咽頭手術後，上咽頭癌，中咽頭癌，下咽頭癌，喉頭癌 　　　ⅳ）唾液腺疾患：化膿性唾液腺炎，流行性耳下腺炎，放射線治療後 　　②呼吸器疾患：気管支拡張症，肺壊疽，肺結核，肺膿瘍，肺癌 　　③消化器疾患：食道癌，食道憩室，アカラシア，逆流性食道炎，慢性胃炎，胃拡張，胃癌，腸閉塞，便秘，下痢，慢性肝炎，肝硬変，肝性昏睡（ねずみ臭） 　　④血液疾患：白血病，悪性リンパ腫，悪性貧血 　　⑤内分泌・代謝疾患：糖尿病（アセトン臭），甲状腺機能亢進症，尿崩症，痛風，アミロイドーシス，トリメチルアミン尿症（魚臭症） 　　⑥腎疾患：尿毒症（アンモニア臭），慢性腎不全 　　⑦膠原病：シェーグレン（Sjögren）症候群，リウマチ熱，慢性関節リウマチ 　　⑧神経・筋疾患：脳血管障害後遺症，筋萎縮性側索硬化症 　　⑨薬物中毒：金属中毒 　　⑩その他：高熱疾患，脱水症，発汗，栄養障害（飢餓）

4. 心因性口臭
神経症，統合失調症，対人関係の悩み

（望月高行．JOHNS 2007[6] より一部改変）

- 口臭を意識したきっかけ，どのようなときに主に口臭を感じるのか（起床時，空腹時など），常に意識するのか．
- 口腔内乾燥感として，のどの渇き，ヒリヒリ感，ベタつき，痰のからみ，飲み込みにくいなどの訴えがないか．

> **Advice　口臭患者への対応**
>
> 　口臭を主訴に医療機関を受診する患者の多くは，局所的な要因による"健康な患者"が圧倒的に多い．また，約70％は女性で，対人関係に深刻に悩んでいる場合が多く，精神的なフォローが必要なこともある．また複数の医療機関を受診したあげく満足した結果が得られず，医療機関に不信感を募らせて来院していることもある．何よりも患者の悩みを真摯に聞いてあげることが治療への第一歩として大切である．

❷口臭物質

揮発性硫黄化合物
硫化水素
メチルメルカプタン
ジメチルサルファイド

アミン・窒素系
スカトール
インドール
フェノール
カダベリン
プトレシン
トリプトファン
アンモニア
グルタミン酸

低級脂肪酸（酢酸・酪酸）
アルコール
アセトン
アセトアルデヒド

- ・睡眠時間は十分か，生活リズムは規則正しいのか，食事はしっかり摂取しているのか．
- ・口腔乾燥を引き起こしやすい薬剤や口臭を発生しうる薬剤の服用の有無，既往歴，嗜好品，対人関係の悩み，ストレスについて．
- ・歯磨きで出血するのか，う歯の有無など．
- 問診で単純に生理的口臭を気にしているだけであるのか，全身的な要因の可能性があるのか，患者の性格は神経質なのかを判断する．

■ 視診からのアプローチ

- 次のような詳細な視診を行う．
  - ・口腔内は乾燥していないのか，唾液の分泌は正常か．
  - ・口腔粘膜は正常か，舌苔付着の程度，とくに舌背部付近，舌の色，形など，溝状舌，黒毛舌，カンジダなどの感染症の有無，器質的病変の有無．
  - ・舌の動きや咽頭の動きに制限はないか，喉頭麻痺の有無，嚥下機能は正常か．
  - ・歯の衛生状態，歯周疾患の有無，う蝕，義歯など．
  - ・鼻・副鼻腔疾患，鼻閉，後鼻漏，鼻内異物．
  - ・咽頭・喉頭疾患，膿栓の付着，口呼吸か，アデノイド，悪性腫瘍の有無など．
- 唾液分泌異常に対しては視診のみで判断し対応することは危険ともされ，CMI（Cornell Medical Index）や自律神経検査などを組み合わせて総合的に判断する必要があるともされる[17]．

■ 口臭の客観的評価からのアプローチ[18-22]

官能検査：検者の嗅覚による検査

- 検者側のその日の体調にも左右される欠点があるがVSC以外の口臭診断にも有用で，客観性に欠けると思われがちであるが，実際には最も信頼できる検査法である．検査条件と判定基準が定められている（❸，❹-a，b）．

機械的口臭検査

- VSC検出を目的とした市販されている簡易型口臭チェッカーは患者のセルフケアに役立つ．
- ガスクロマトグラフィーによる検査は煩雑であり，一般には普及していない．

Column　窓

「眼底が脳血管観察の窓であれば，口腔は全身疾患の窓である．口腔粘膜病変は耳鼻咽喉科と他科（皮膚科，内科，小児科，歯科）との境界領域であって，単なる局所病変の診療にとらわれず，全身疾患の部分的現象としてとらえるべきである」[23]．

耳鼻咽喉科専門医であるがゆえに常に印象に残っているフレーズである．

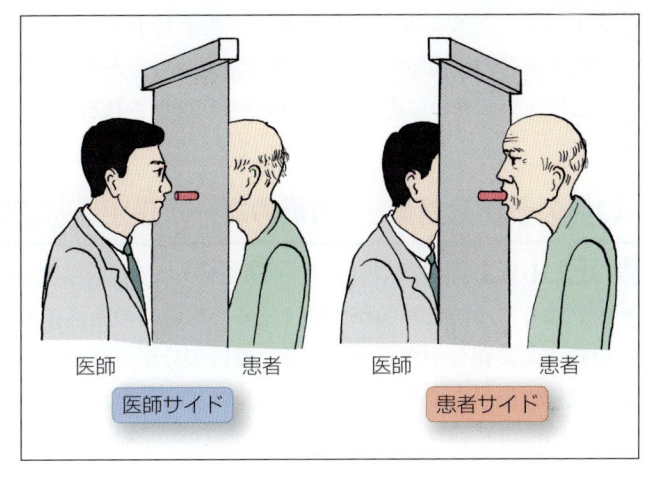

❸ **USB 式官能検査**
（五十嵐文雄．Monthly Book ENTONI 2009[18]／八重樫健ほか．臨床家のための口臭治療のガイドライン．クインテッセンス出版；2000[20] より）

❹ **官能検査の検査条件と判定基準**

a. 検査条件

検査当日	前日以前
1. 飲食の禁止 2. 歯口清掃の禁止 3. 禁煙（12時間前より） 4. 洗口の禁止 5. 口中清涼剤の禁止	6. 香料入り化粧品使用の禁止（24時間前より） 7. ニンニクなどの揮発成分含有食品の摂取禁止（48時間前より） 8. 抗菌薬などの投与禁止（3週間前より）

b. 判定基準

スコア		判定基準
0	臭いなし	嗅覚閾値以上の臭いを感知しない
1	非常に軽度	嗅覚閾値以上の臭いを感知するが，悪臭と認識できない
2	軽度	かろうじて悪臭と認識できる
3	中等度	悪臭と容易に判定できる
4	強度	我慢できる強い悪臭
5	非常に強い	我慢できない強烈な悪臭

- ポータブルのガスセンサー口臭測定機としては，ハリーメーター®（揮発性硫黄化合物測定器），ブレストロン®（高感度半導体式ガスセンサー），オーラルクロマ®（簡易型ガスクロマトグラフィー）が一般には普及されている．
- 最近，化学物質受容体を感知するセンサー，FF-2A（エレクトリック・ノーズ，におい識別装置）が開発された．VSCの硫化水素，硫黄系以外にア

> **Topics　口臭診療の新たな展開――口臭測定から呼気分析**
>
> 　呼気の中に含まれる揮発性有機化合物が，生体内の代謝の変化や酸化ストレスよりつくられたものと考えられ，悪性腫瘍などさまざまな疾患のバイオマーカーとして測定することで非侵襲的な早期診断や鑑別診断に近い将来応用されることが期待される．

ンモニア，アミン系，有機酸系，アルデヒド系，エステル系，芳香族系，炭化水素系の9種類のにおいを発する成分分析ができ，将来的に，口腔・咽頭悪性腫瘍の検出に応用できる可能性が期待される．

口臭の予防と対策——治療のゴール設定をどこにおくのか？

■ 正しい口腔内ケア

- 口臭はその予防と対策が大切である．患者への生活指導と口腔内環境をいかに清潔に保つかが重要となる．唾液の分泌が減少することで，自浄作用や緩衝作用がなくなり，口腔内環境は悪化し口臭も増加すると考えられている．

> 患者への生活指導と口腔内環境をいかに清潔に保つか

- 一方，口臭治療のゴール設定をどこにおくかを治療の前に決めておくことも重要であろう．

- 唾液分泌と口臭の強さは相関しないという報告もあり[24]，嫌気性菌増殖が口臭の最大要因と考えられ，口腔内のケアを行うことが重要と考えられる．誤った口腔内ケアはかえって口臭を悪化させる原因となりうるため，口腔を清潔に保つための歯科衛生指導が大切である．

> 口腔を清潔に保つための歯科衛生指導

- 正しいブラッシングはもちろん，歯間ブラシ，デンタルフロス（糸ようじ），舌クリーナー，歯垢染め出し液，各種洗口液など，さまざまな口腔ケアグッズが販売されているが，使用法など詳しいことは一度歯科専門医に相談したほうがよい．

- 口腔内浄化には舌苔の物理的除去のほかに，ざらつき素材を含んだキャンデー[25]やプロテアーゼを含むタレットなどによる舌苔除去[26]が報告されている．

■ 口臭症の種類に応じた対処法

- 口臭の治療の必要性を考えるうえでは❺に示した口臭の国際分類[3,18,19]が口臭症の種類に応じた対処法の基本とされる．

- 患者への対応として，口臭は混合臭であり日内変動や体調にも左右されることを患者自身にもよく理解してもらう．医療機関を受診する患者の多くは相当悩んで受診しているので，患者の訴えに真摯に耳を傾け対応する．

> 口臭は混合臭であり日内変動や体調にも左右される

- その原因が社会的に容認できる生理的口臭だけの場合であっても丁寧な対応と的確な生活指導の提案を行うことが大切である．具体的には，睡眠を

> 患者の訴え・悩みに真摯に耳を傾けることが治療の第一歩

Column　現代人のライフスタイル

　現代人は口臭，腋臭，加齢臭など臭いに関し異常なほど過敏である．一方，現代人のライフスタイルは食生活の欧米化，日々ストレスや緊張の連続，生活習慣病の増加など，口臭発生のリスクファクターが非常に高い環境といえる．口腔内環境は体のバランスが崩れたときに悪化するといえるので，口臭は健康のバロメーターとして，その対策および治療はますます重要といえる．

十分にとる，ストレスの回避に努める，食事は3食とり，よくかんで食べる，暴飲暴食は避ける，夜食はしない，食後の歯磨きを行う，頻繁な歯磨きや誤った舌苔ケアおよび洗口液の乱用はかえって口臭の原因になる，食事は和食，野菜中心にし，油っこいものは避ける，水分は適度にとり，コーヒーやお茶を飲みすぎない，適度な運動を行い便秘や生活習慣病の予防を行う，定期的な歯科医による口腔ケア PMTC（professional mechanical tooth cleaning）が歯石や歯垢除去に有効で口臭対策にも有効である，口呼吸をやめ，鼻呼吸を促し，舌をよく動かす，などを説明する．このような説明によって仮性口臭症の場合は症状の改善が期待できる．

- 自己臭恐怖症である心因性口臭（狭義の口臭症：自臭症）では改善が期待できず，"口臭に対する誤った認知の修復"が治療の目標となり，カウンセリングが主体となるが，この場合は心療内科にコンサルトを行う．
- 病的口臭の場合では，歯・歯周疾患であれば原因が除去されれば口臭は軽減される．う蝕，辺縁性歯周炎，不適合な金属冠，腐骨，義歯の不潔などがこれに相当する．
- 鼻・副鼻腔疾患では慢性副鼻腔炎に限らず，口呼吸になることで口腔内が乾燥し口臭が発生する．
- 耳鼻咽喉科疾患や内科的疾患である消化器，呼吸器，内分泌代謝疾患などはその原疾患の治療を優先する．
- 原因が薬剤の場合などはっきりしているようであれば主治医に相談するとよい．ニンニクなどの食事による口臭の場合はブレスケアなどが有効である．
- 納得されない患者にはさらに専門的に歯科大学病院などに併設されている口臭外来に詳しい口臭測定検査をしてもらうとよい．

■ 口臭の薬物療法[27, 28]

- 薬物療法は補助的手段であり，原因疾患の究明とその治療を最優先とする

❺ 口臭症の国際分類

I. 真性口臭症
社会的容認限度を超える明らかな口臭が認められるもの
　a. 生理的口臭………TN1
　　器質的変化，原因疾患がないもの
　　（ニンニク摂取など一過性のものは除く）
　b. 病的口臭
　　1. 口腔由来の病的口臭………TN2
　　　口腔内の原疾患，器質的変化，機能低下などによる口臭
　　　（病的な舌苔，プラークなどを含む）
　　2. 全身由来の病的口臭………TN3
　　　耳鼻咽喉・呼吸器系疾患など

II. 仮性口臭症………TN4
患者は口臭を訴えるが，社会的容認限度を超える口臭は認められず，検査結果などの説明（カウンセリング）により訴えの改善が期待できるもの

III. 口臭恐怖症………TN5
真性口臭症，仮性口臭症に対する治療では訴えの改善が期待できないもの

治療必要度（Treatment Needs：TN）

TN1：説明および口腔清掃指導（セルフケア支援）
　　　（以下のTN2～TN5にはいずれもTN1が含まれる）
TN2：専門的清掃（PMTC），歯科疾患の治療（歯周治療など）
TN3：医科での治療
TN4：カウンセリング（結果の提示と説明）
　　　（専門的）指導・教育
TN5：精神科，心療内科（心療歯科）などへ紹介

ニンニクなどの一過性のもの，たばこなどの嗜好品による口臭は上記のカテゴリーに含まれない．
（宮崎秀夫ほか．新潟歯学会雑誌 1999[3] より）

Advice　舌苔の清掃について

舌苔除去に関しては賛否両論がある．舌診を重視する漢方医は舌苔の厚さや色調，乾湿を観察することにより，患者の全身状態，体液バランス，治癒反応の有無を把握している．また舌苔を取り過ぎることによって舌乳頭の粘膜などが剥がれ落ち，かえって口臭が悪化する．しかしながら，VSCの約60％が舌苔から発生していることを考えると，適度な除去は口臭予防に有効である．

原因疾患の治療が最優先

> **Advice　高齢化社会からみた口臭治療・口腔ケア**
>
> 高齢者は，糖尿病や肝疾患，腎疾患，脳梗塞，癌など全身的疾患がベースに口臭に悩んでいる患者も潜在的には多い．原因疾患の治療を最優先することが大切であるが，QOL向上のためにも積極的に口腔ケアを実施することが望ましい．また長期入院患者や要介護患者は年々増加している．このような患者は口腔内ケアがおろそかになりやすい．口腔内が不潔になることは，口臭のみならず口腔細菌が不顕性に喉頭流入し肺炎となり生命予後にもかかわることもある．

こと．

内服薬

- 急性炎症性疾患は抗菌薬の投与．
- 慢性炎症性疾患で口腔清掃が不良である歯周疾患は，まず口腔内の清掃を最優先とする．口腔清掃が十分に行き届いた状態で歯肉に炎症所見が認められない，口腔常在菌の菌叢に問題があると思われるケースの薬物療法として，

内服薬：メトロニダゾール（抗トリコモナス薬：嫌気性細菌や原虫類に著効）1日1回1T（250 mg）5日間，改善が少ない場合，さらに5日間追加投与．

漢方薬：半夏瀉心湯　1日7.5 gを2～3回に食前または食間，胃腸症状と舌苔が付着しているケースに投与することがある．

外用薬

- 消毒薬・洗口剤・液状歯磨剤などに抗菌効果のあるクロルヘキシジン（Chlorhexidine），塩化セチルピリジニウム（Cetylpyridinium chloride），塩化ベンゼトニウム（Benzethoniumchloride），オキシドール（Oxydol）など．弱い抗菌効果なので直接的な消臭効果は少ないが，長期間の使用により細菌であるプラークの抑制効果がある．

その他

- 食品：カテキン（Catechin）やハーブオイル（Herb oil）は強い消臭効果が認められている．発生した臭気であるVSCを不揮発性の物質に変化させると考えられている．
- 心因性口臭の場合は向精神薬も用いられる．
- また，個々の体質などによりさまざまな漢方薬を併用し治療することもある．

（望月高行）

引用文献

1) Ceravolo FJ, et al. Halitosis. Periodontal Abstr 1973；21：151-4.
2) Tonzetich J. Production and origin of oral malodor：A review of mechanisms and methods of analysis. J Periodontol 1977；48：13-20.
3) 宮崎秀夫ほか．口臭症分類の試みとその治療必要性．新潟歯学会雑誌 1999；29：11-5.
4) van den Broek AM, et al. A review of the current literature on aetiology and measurement methods of halitosis. J Dent 2007；35：627-35.
5) Attia EL, et al. Halitosis. Can Med Assoc J 1982；126：128-35.
6) 望月高行．訴えの多い病態　口臭症．JOHNS 2007；23(12)：1817-20.
7) Hoshi K, et al. Gastrointestinal diseases and halitosis：Association of gastric Helicobacter pylori infection. Int Dent J 2002；52：207-11.

8) Lee H, et al. Volatile sulfur compounds produced by Helicobacter pylori. J Clin Gastroenterol 2006；40：421-6.
9) Katsinelos P, et al. Eradication therapy in Helicobacter pylori-positive patients with halitosis：Longterm outcome. Med Princ Pract 2007；16：119-23.
10) Moshkowitz M, et al. Halitosis and gastroesophageal reflux disease：A possible association. Oral Dis 2007；13：581-5.
11) Di Fede O, et al. Oral manifestations in patients with gastroesophageal reflux disease：A single-center-case-control study. J Oral Pathol Med 2008；37：336-40.
12) 坂巻達夫．内科疾患と口臭．Monthly Book ENTONI 2009；108：44-51.
13) 望月高行ほか．口臭への対策と治療．Monthly Book ENTONI 2009；108：58-63.
14) Weber EH. Der Tastsinn und das Gemeingefuhl. "In Wagner's Handworterbuch der Physiologie, iii. 1846.
15) Fechner G. Elemente der Psychophysik. 1860.
16) 鈴木幹男ほか．舌苔と口臭．Monthly Book ENTONI 2009；108：18-22.
17) 井野千代徳．口腔に関する不定愁訴　唾液分泌異常．JOHNS 2007；23(7)：989-93.
18) 五十嵐文雄．生理的口臭．Monthly Book ENTONI 2009；108：8-11.
19) 川口陽子．特集　不定愁訴とその対応．口臭．JOHNS 2007；23：1004-8.
20) 八重樫　健ほか．臨床家のための口臭治療のガイドライン．東京；クインテッセンス出版；2000. p.9-12, 35-51.
21) 宮崎秀夫編．口臭診療マニュアル．EBMに基づく診断と治療．東京；第一歯科出版；2007. p.10-66.
22) 丹羽秀夫．口臭の評価．Monthly Book ENTONI 2009；108：1-6.
23) 口腔．野末道彦ほか編．専門医コース　耳鼻咽喉科診療マニュアル．増補第2版．東京；金原出版；1992. p.265.
24) Bosy A. Relationship of oral malodor to periodontitis：Evidence of independence in discrete subpopulations. J Periodontol 1994；65(1)：37-46.
25) 角田正健ほか．試作キャンディによる口臭抑制および舌苔除去効果．日本歯周病学会会誌 2006；48：182-91.
26) 吉松大介．プロテアーゼによる口腔ケア・口臭予防．FOOD Style 2007；21, 2：64-7.
27) 角田正健．口臭の診断と治療．Dental Magazine 2002；105（Summer）：32-41.
28) 宮崎秀夫編．口臭診療マニュアル．EBMに基づく診断と治療．東京；第一歯科出版；2007. p.90-6.

第1章 口腔疾患を診る

口腔疾患の診療の進め方
繰り返す耳下腺腫脹

非腫瘍性疾患と腫瘍性疾患

詳細な医療面接→診察所見→むだのない検査計画

- 繰り返す腫脹は一般的に非腫瘍性病変が多いと考えられるが，腫瘍性病変でも感染が加わった場合にも起こりうる．医療面接を詳細にとって，診察所見をとり，むだのない検査計画を立てる必要がある（❶）．
- 大唾液腺に起こる腫脹の病態は，耳下腺，顎下腺にほぼ共通であるが，耳下腺と顎下腺のどちらに起こりやすいかはそれぞれの疾患によって異なる．
- 腫瘍性病変では，良悪性，組織型の診断に努める．また感染を併発することのある組織型と起こしにくい組織型があることを知っておく必要がある．感染が治まったあと精査して初めて腫瘍が見つかることがある．
- 非腫瘍性疾患はさらに，炎症（急性炎症，慢性炎症）とその他（自己免疫疾患，IgG4関連疾患など）に分けることができる．
- 本項では多くの唾液腺疾患のうち，頻度の高い疾患について，非腫瘍性疾患と腫瘍性疾患に分けて述べる．

非腫瘍性疾患

反復性耳下腺炎，SS，唾石症による唾液腺炎が重要

- 唾液腺腫脹をきたす非腫瘍性疾患を❷に示した．表のように耳下腺にきたしやすい疾患と顎下腺にきたしやすい疾患がある[1]．このうち「繰り返す腫脹」

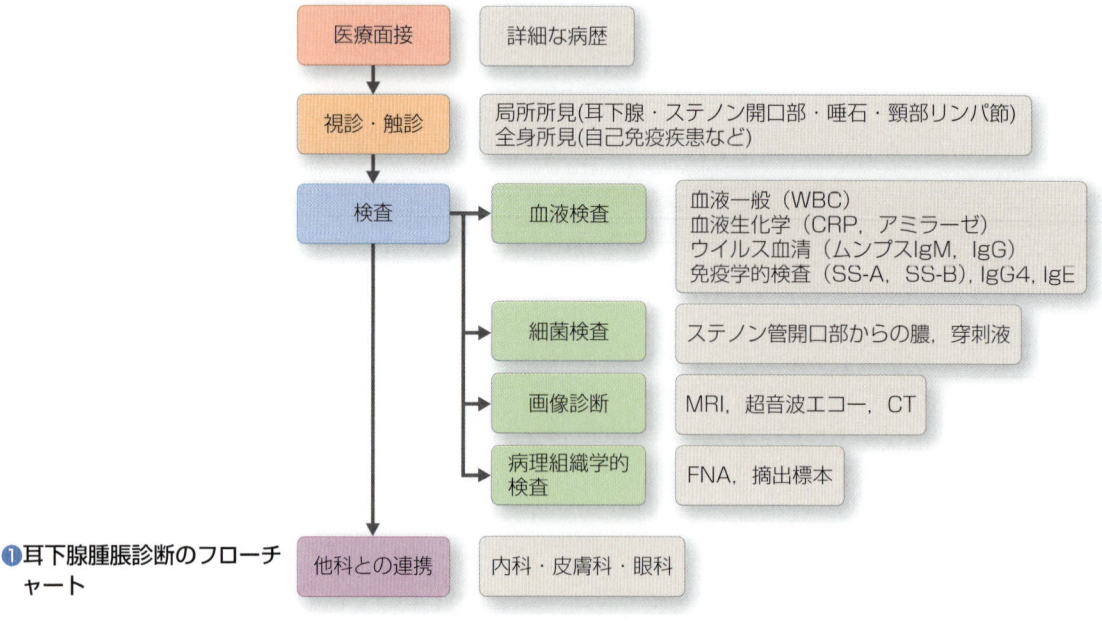

```
医療面接 → 詳細な病歴
   ↓
視診・触診 → 局所所見(耳下腺・ステノン開口部・唾石・頸部リンパ節)
              全身所見(自己免疫疾患など)
   ↓
検査 →  血液検査 → 血液一般（WBC）
                  血液生化学（CRP，アミラーゼ）
                  ウイルス血清（ムンプスIgM, IgG）
                  免疫学的検査（SS-A，SS-B），IgG4, IgE
       → 細菌検査 → ステノン管開口部からの膿，穿刺液
       → 画像診断 → MRI，超音波エコー，CT
       → 病理組織学的検査 → FNA，摘出標本
       
他科との連携 → 内科・皮膚科・眼科
```

❶耳下腺腫脹診断のフローチャート

という点では，反復性耳下腺炎(recurrent parotitis)，シェーグレン症候群(Sjögren syndrome：SS)，唾石症(sialolithiasis)による唾液腺炎が重要である．

❷唾液腺腫脹をきたす非腫瘍性疾患

1. 炎症性疾患
1) 急性炎症
急性化膿性唾液腺炎（耳下腺＞顎下腺）
ウイルス性唾液腺炎（ムンプス）（耳下腺＞顎下腺）
2) 慢性炎症
慢性化膿性唾液腺炎（唾石症）（顎下腺＞耳下腺）
耳下腺結核（耳下腺）
放線菌症（耳下腺＞顎下腺）
反復性耳下腺炎（耳下腺）
線維素性唾液管炎（耳下腺＞顎下腺）
2. 自己免疫疾患・IgG4関連疾患・その他
シェーグレン症候群（耳下腺＞顎下腺）
ミクリッツ病（耳下腺＞顎下腺）
キュットナー腫瘍（顎下腺）
木村病（耳下腺＞顎下腺）
サルコイドーシス（耳下腺＞顎下腺）
唾液腺症（耳下腺＝顎下腺）

■ 急性化膿性唾液腺炎

● 唾液は抗菌作用を有する免疫グロブリンやリソソームなどを含むため，唾液分泌低下の状態で発症しやすい．また多くは唾液腺管からの逆向性感染が原因であるから，口腔内不衛生とも関係する．顎下腺炎の場合，唾石を伴うことも多い．

● 主な起炎菌は黄色ブドウ球菌，A群レンサ球菌，嫌気性菌である．症状は同部位の疼痛，圧痛，皮膚の発赤，ステノン管(Stenon duct)やワルトン管（Wharton duct）開口部の発赤，浮腫，膿汁分泌，重症例では開口障害を伴うことがある．

● 上記症状，所見のほか，血液検査でWBC（白血球数），CRP（C反応性蛋白）上昇，血清アミラーゼ上昇を認める．CTでは唾液腺のびまん性腫脹を認めるが，膿瘍形成を示すこともある．穿刺吸引細胞診（fine needle aspiration：FNA）では多数の好中球を認める．

● 細菌感染であるから感受性のある抗菌薬が有効である[*1]．一般には内服でよいが，重症例では点滴静注を行い，ステロイド投与もよい．膿瘍形成例では切開排膿を要することもあるが，顔面神経の走行に注意する必要がある．

■ ウイルス性唾液腺炎（ムンプス，流行性耳下腺炎）

● 唾液を介したムンプスウイルス（パラミクソRNAウイルス）の飛沫感染による．ムンプスウイルス以外のウイルス感染は，免疫不全の状態を除けばまれである．2～14歳が80％を占め，5歳にピークを認める．

● 2～3週間の潜伏期を経て，発熱，耳下腺腫脹（80％は両側性，顎下腺腫脹も時にあり），疼痛を認める．このような症状が1～2週間続いて他臓器（精巣，卵巣，膵臓，腎臓，内耳）にも炎症が波及することがある．約半数は不顕性感染であるが，唾液腺腫脹の6日前から9日後まで感染性があるといわれている．腫脹が消失するまで登校は禁止しなければならない．

● 同疾患の既往を聞くことが重要であるが，急性化膿性耳下腺炎や反復性耳下腺炎と区別がついていないことがある．予防接種の有無も確かめる．上記症状から診断は比較的容易であるが，血液検査ではWBCやや減少，血清アミラーゼ上昇を認める．ムンプスIgM抗体が上昇していれば確実であるが，一般に結果がでるまで時間がかかる．

★1 処方例
内服：セフジトレンピボキシル（メイアクトMS®）3錠，ロキソプロフェンナトリウム水和物（ロキソニン®）3錠：分3後．
点滴（重症例）：生食100 mL，セファゾリンナトリウム（セファメジンα®）2 g，プレドニゾロン（プレドニン®）20 mg.

- 予防にはワクチン接種は有効であるが，発症後は対症療法になる．青年以降での感染では約30％が不妊になるが，女性には少ないとされている．ムンプス難聴は一般に高度感音難聴であり予後不良である．感染により永久免疫を獲得する．

■ 反復性耳下腺炎

- ムンプスに次いで多くみられる疾患である．初発年齢は早いと乳児期であるが，遅くとも就学前までといわれている[*2]．5歳以上になってから反復性耳下腺炎を発症する患者ではシェーグレン症候群を考慮に入れる必要がある[2,3]．
- 反復の頻度は年に数回程度であり，9歳までに90％が治癒するといわれている．男児にやや多い．
- 原因はステノン管から逆行性に細菌感染をきたすためと考えられている．病態として末梢導管が囊状に拡張している．その成因は明らかでないが，先天性形態異常があるという説と，反復感染によって末梢導管が拡張したという説がある．ムンプスと異なり人から人への感染はない．
- 腫脹は一側性のことが多いが，両側性や左右交互に腫脹することもある．ステノン管開口部から膿汁を認めることがある．腫脹は比較的硬く境界明瞭である．疼痛は軽度で発熱を伴わないことが多い．
- 診断には超音波エコーが有用である．末梢導管の拡張に対応した直径数mmの低エコー領域を描出できる．この変化は腫脹は一側性でも両側にみられることが多い．ムンプスではびまん性の均一な低エコー領域として描出される[*3]．
- 治療は一般的に抗菌薬が投与される[*4]が，自然治癒も期待できる．大半の症例では，1週間程度で腫脹は消退する．

■ 唾石症

- 唾石症とは結石を生じた結果，唾液の排泄障害や唾液腺の炎症症状をきたす疾患である．顎下腺に好発し，管内，移行部，腺内の順に多い．唾石は複数存在することもある．まれに耳下腺に生じることがあり，繰り返す腫脹の原因となる．
- 無症状のものから急性化膿性唾液腺炎の症状を示すものまである．ワルトン管（ステノン管）開口部の発赤や膿汁排出を認めることがある．
- 顎下腺では双手診にて唾石を触れれば診断は容易である．開口部からブジーを挿入し，唾石を確認するのもよい．単純X線で唾石を確認できることもあるが，骨との重なりや唾石が複数個存在する症例もあることから，単純CTを撮影するのが確実である．
- 無症状なら経過観察でもよい．小さい唾石なら自然排出することもある．炎症が強い症例，繰り返す症例は手術的摘出の適応である．管内唾石で口腔底前方にある唾石は，局所麻酔下に外来手術が可能である．移行部から

★2
小児反復性耳下腺炎と書かれている成書もある．

5歳以上の反復性耳下腺炎発症はSSを考慮に

★3
侵襲のない検査であるので子どもにも施行でき，鑑別診断に有効である．

★4 処方例
内服：セフカペンピボキシル塩酸塩水和物（フロモックス®）3錠，ロキソニン3錠：分3後．

単純CTが確実

腺内唾石は，全身麻酔下に外切開による顎下腺摘出術が行われる．炎症を繰り返している症例では，周囲と癒着していて摘出に難渋することがある．顔面動脈，顔面神経下顎縁枝，舌神経，舌下神経に注意する．一方，耳下腺唾石は症例数が少ないこともあり，手術治療になるものは少ない．炎症の手術であるから，腫瘍より困難なことがあり，顔面神経の保護に注意しなければならない．

シェーグレン症候群

- 涙腺，唾液腺をターゲットとした自己免疫疾患であり，時に他の自己免疫疾患（関節リウマチが最も多い）を合併する．口内乾燥，眼乾燥を主症状とする．性比では圧倒的に女性に多い．他の自己免疫疾患を合併しない一次性（70％）とSLE（全身性エリテマトーデス）などの自己免疫疾患を合併する二次性（30％）がある．
- 自己免疫疾患であるから寛解，増悪があり，繰り返す耳下腺腫脹の代表といえる．
- 厚生省特定疾患免疫疾患調査研究班の診断基準がある．それによると，①口唇腺組織にリンパ球浸潤を認める，②口腔検査（唾液腺造影，唾液分泌量検査）で異常を認める，③シルマー試験（Schirmer test）で異常を認める，④血清検査（SS-A抗体，SS-B抗体）で陽性を認める，これら4項目のうち2項目以上が陽性の場合SSと診断する．SS-A抗体は70％，SS-B抗体は30％で陽性を示すとされている．
- 主に対症治療になる．眼乾燥に対して，涙の補充として人工涙液や点眼薬を使用する．口腔乾燥に対して，セビメリン塩酸塩水和物が有効であるが，消化器症状や発汗に副作用を伴うことがある．唾液の補充として人工唾液が用いられる★5．また口内ケア，う歯の予防に努める．

IgG4関連唾液腺疾患

- IgG4関連唾液腺疾患は耳下腺より顎下腺に多い．両側性で慢性の腫脹を示すことが多い．
- 近年，血清IgG4高値を示し組織中にIgG4陽性細胞浸潤を認める疾患群が提唱され，唾液腺疾患では，キュットナー（Küttner）腫瘍（慢性硬化性唾液腺炎）やミクリッツ（Mikulicz）病がこれにあたる[4]．
- ミクリッツ病の診断基準として，①涙腺，耳下腺，顎下腺の持続性（3か月以上），対称性の2ペア以上の腫脹を認める，②血清IgG4＞135 mg/dLを認める，③涙腺，耳下腺，顎下腺組織中に著明なIgG4陽性細胞浸潤を認める．この3項目のうち，①は必須で，②または③を認めることを基準とする案が提唱されている．
- キュットナー腫瘍の診断基準は今のところないが，硬い腫瘍性の対称性顎下腺腫脹が特徴であり，血清IgG4高値，組織中IgG4陽性細胞浸潤を認めることが多い．

▶シェーグレン症候群については，p.38参照．

★5 処方例
外用：サリベート®エアゾール　口腔内噴霧（適宜）
内服：ピロカルピン塩酸塩（サラジェン®）（5 mg）3錠，分3後．
内服：セビメリン塩酸塩水和物（エボザック®）（30 mg）3錠，分3後．

▶IgG4関連疾患については，p.42参照．

★6
従来ミクリッツ病はシェーグレン症候群の一部であるとされてきたが、今ではIgG4関連疾患としてシェーグレン症候群とは別の病態であると理解されている。一方、キュットナー腫瘍は腫瘍を思わせる硬い対称性顎下腺腫脹が特徴であるが、ミクリッツ病との類似性について今野がいち早く提唱していた[3]．今後両者が同一のものなのか類縁疾患であるのかの研究が待たれる．

- このように，キュットナー腫瘍やミクリッツ病はIgG4陽性細胞浸潤を認める線維化を主体とする病態と考えられ，IgG4関連硬化病変と命名すべき疾患群に含まれる[★6]．
- IgG4関連疾患の代表である自己免疫性膵炎は約40％に涙腺，唾液腺腫脹が認められる．しかし，IgG4関連疾患でもIgG4高値を示さない例，血清IgG4値と組織中IgG4陽性細胞浸潤が乖離している例，キュットナー腫瘍と臨床像が異なる顎下腺腫脹症例で血清IgG4高値を認めることがあるなど今後この疾患概念の整理を必要としている．

腫瘍性疾患

- 耳下腺腫瘍の発生率は10万人に2人程度であり頻度は高くない．良性：悪性は約8：1である．
- WHO分類（2005年版）によれば，良性腫瘍は10種類，悪性腫瘍は23種類に分類されている[6]．
- 顎下腺腫瘍は耳下腺腫瘍より頻度は低く，唾液腺腫瘍全体の5〜10％である．
- 腫瘍であるから，「繰り返す腫脹」は少ないが，腫瘍に感染を起こす場合があるので注意を要する．

ワルチン腫瘍

- 多形腺腫（pleomorphic adenoma）が最も多く，次いでワルチン腫瘍（Warthin tumor）であり，両者で約90％を占める．多形腺腫が感染を合併することはまれであるが，ワルチン腫瘍では時に感染の合併を経験する．ワルチン腫瘍は囊胞を伴うことがあるのが一つの原因と思われる．
- 症状は耳前部あるいは耳下部の無痛性腫瘤であることが多い．多形腺腫は弾性硬，ワルチン腫瘍は弾性軟である．ワルチン腫瘍は高齢男性に多く，好発部位は耳下腺下極である．
- 穿刺吸引細胞診（FNA）の正診率は多形腺腫で80〜85％，ワルチン腫瘍で

Column　耳下腺に対する穿刺吸引細胞診

- 穿刺吸引細胞診（FNA）は，術前の組織型診断の唯一の方法であり，唾液腺腫瘍（腫脹）に対してきわめて有効な方法である．
- 21〜22G針を使用するため，細胞播種の危険性はほとんどないとされている．少なくとも，断然有益性のほうが多く，唾液腺腫瘍に対しては必須の検査になっている．
- 超音波エコーガイド下に施行することが推奨される．超音波エコーで針先を確認することができる．
- 多形腺腫に対する正診率は80〜85％，ワルチン腫瘍に対する正診率は70〜75％と良好であるが，悪性腫瘍に対する組織型正診率は不良である．
- 一方，多形腺腫に対する切開生検は禁忌である．また摘出術においても核出術は行ってはならない．多形腺腫の再発は，多形腺腫由来癌の頻度が高く，たとえ組織学的に癌を認めなくても多発性再発は「臨床的悪性」と考えられる．

70〜75％である．CTよりMRIのほうが腫瘍の描出が良好である．ワルチン腫瘍では^{99m}Tc唾液腺シンチグラムで約80％の症例で集積を認める．以上の診断で多形腺腫とワルチン腫瘍はほぼ術前診断可能である★7（❸）[7,8]．
- ワルチン腫瘍の感染を起こした場合，一般的な炎症の症状，検査所見を示す．穿刺すると膿汁を確認できる．
- 感染を起こした場合は，十分に消炎してから手術に臨むのがよい．しかし，ワルチン腫瘍は，組織学的に確定しているならば，経過観察でもよい．
- 術後合併症で最も問題となるのは顔面神経麻痺である．良性腫瘍手術で神経の切除，すなわち永久顔面神経麻痺になることはまずないが，一時麻痺は浅葉手術で15〜20％，深葉手術で約50％に起こる．その多くは一部麻痺（下顎縁枝麻痺が多い）であり，回復までの期間は平均2か月程度である．

■ 第一鰓弓由来嚢胞

- 第一鰓弓由来の嚢胞は耳下腺内や周囲に発生するので，良性腫瘍との鑑別を要する．病理組織学的に腫瘍ではないが，手術では腫瘍と同様に扱うことになる．
- 一般に嚢胞は感染を起こすことがあり，第一鰓弓由来嚢胞にも当てはまる．
- 感染を起こしていないときの内容液は透明であるが，感染を起こすと膿汁が引ける．
- 感染を起こした場合は，ワルチン腫瘍と同様に十分に消炎してから手術に臨むのがよい．

（河田　了）

❸ 多形腺腫とワルチン腫瘍の鑑別

	多形腺腫	ワルチン腫瘍
年齢	中〜高齢	高齢
性	女性≧男性	男性≫女性
硬さ	弾性硬	やや軟
位置	さまざま	下極
両側発生	まれ	20％
FNA正診率	80〜85％	70〜75％
^{99m}Tcシンチグラム	集積なし	集積あり

（河田　了．日本医事新報2012[7]より）

★7
多形腺腫やワルチン腫瘍が否定的な場合，低悪性癌も考慮する必要がある．

引用文献

1) 河田　了．顎下腺炎症．口腔咽頭の臨床．東京：医学書院；2009．p.66-7．
2) 宮崎菜穂．反復性耳下腺炎を契機に診断されたシェーグレン症候群の11歳女児例．小児科臨床2003；56：337-41．
3) 藤林孝司ほか．厚生省特定疾患免疫疾患調査研究班平成10年度研究報告．1999．p.135-8．
4) 氷見徹夫ほか．ミクリッツ病とキュットナー腫瘍（慢性硬化性唾液腺炎）の新しい概念．耳鼻臨床2008；101：73-82．
5) 今野昭義ほか．IgG4関連疾患としてみたミクリッツ病，キュットナー腫瘍（硬化性唾液腺炎）の病態をめぐる問題点．アレルギーの臨床2010；30：141-7．
6) 長尾俊孝．唾液腺腫瘍の病理分類．唾液腺腫瘍アトラス．日本唾液腺学会編．東京：金原出版；2005．p.14-8．
7) 河田　了．耳下腺腫瘍の臨床．日本医事新報2012；4617：80-6．
8) 河田　了ほか．手術を施行した耳下腺良性腫瘍300例の検討．日耳鼻2012；115：618-24．

口腔疾患の診療の進め方
舌・軟口蓋麻痺

- 舌，軟口蓋は音声言語活動と嚥下活動に重要な役割を果たしており，舌・軟口蓋の運動麻痺は構音，嚥下の異常としてみられる．
- 舌麻痺（glossoplegia）は舌下神経（XII），軟口蓋麻痺（paralysis of soft palate）は舌咽神経（IX）および迷走神経（X）が関与する．複数の脳神経麻痺が同時に障害されることも少なくない．

> 舌・軟口蓋麻痺の運動麻痺は構音，嚥下の異常としてみられる

舌麻痺

舌の機能と解剖

- 舌の主要機能は，①食物を捕捉すること，②咀嚼中粉砕した食物を食塊に形成し，嚥下できる位置に食塊を運ぶことであり，また③音声の質を調整変化させること，④味覚，触覚などもつかさどっている[1]．
- 舌を構成しているのは外舌筋群と内舌筋群である．すべて舌下神経により支配される．外舌筋は一方だけが骨に付着し，他端は舌中に終わり，内舌

Column　構音[2]

口唇，歯，舌，口蓋，の運動機能は構音に関与する．舌は構音において中心的役割を果たす．母音では主に外舌筋が関与し，子音では舌の形状を部分的に変化させ，内舌筋が関与する．

構音で軟口蓋の役割は声道と鼻咽腔との閉鎖である．発声時，軟口蓋が後上方に挙上し鼻咽腔や鼻腔での共鳴を遮断する．

共鳴を必要とする鼻音，すなわちマ行，ナ行の発声では軟口蓋は挙上しない．軟口蓋麻痺においては発音時に過度な鼻腔共鳴が起こる開鼻声となる．

Column　嚥下[3]

嚥下は口腔期・咽頭期・食道期に大別される．
①口腔期は舌の舌筋の作用により食物塊を口腔から咽頭に送り込む．
②咽頭期は咽頭から食道までの過程で咽頭粘膜の反射運動である．このとき，
　1) 口蓋部下部が働いて口峡を狭め，口腔への逆流を防ぐ．
　2) 口蓋筋が軟口蓋を挙上し咽頭後壁の突起で鼻への逆流を防ぐ．
　3) 舌骨筋や咽頭挙筋が咽頭・喉頭・口腔底を挙上し喉頭を閉鎖する．
　4) 咽頭収縮筋によって食物塊を食道へ送る．
③食道期は食道平滑筋の蠕動運動で食物塊を胃に送る．

骨筋は骨には直接付着しておらず舌のいろいろな方向にいろいろの面に走る．これらにより容易にその形や大きさを変えることができ早い運動が可能である（❶）[4]．

- 舌下神経は延髄内（背内側）を下側方に走り，大後頭孔側方の舌下神経管から頭蓋外へ出る．頸部においては内頸動脈と内頸静脈のあいだを下行し，頸動脈分岐部の上方で内方に向かう．走行は舌咽神経と近似している．この後，茎突舌骨筋と顎二腹筋後腹の深部で顎下腺の裏側に進み内外舌骨筋に分布する．

❶舌筋と運動機能

外舌筋	：舌全体を動かす（付着部を示す）
	オトガイ舌筋（下顎骨内面オトガイ棘←→舌）：舌を突き出す
	舌骨舌筋（舌骨大角←→舌）：舌を後方に引く
	茎突舌筋（茎状突起←→舌）：舌を後方に引き舌背を高める
	口蓋舌筋（軟口蓋口蓋腱膜←→舌外側）：舌後部を挙上
内舌筋	：舌自体の運動
	上（浅）縦舌筋（舌根←→舌尖）：舌の短縮
	下（深）縦舌筋（舌根←→舌尖）：舌の短縮
	横舌筋（舌中隔←→舌外側縁）：舌骨をすぼめるとともに伸長させる
	垂直舌筋（舌下粘膜下←→舌上面粘膜下）：舌を平らにする

（切替一郎．新耳鼻咽喉科学．改訂10版．南山堂；2004[4]より）

■ 舌麻痺の原因[5]

- 舌下神経麻痺単独症例は少なく，他の脳神経の麻痺を合併することが少なくない．迷走神経の麻痺（喉頭および軟口蓋麻痺）の合併が多い．

腫瘍

- 舌麻痺の原因として最も多い．
- 転移性腫瘍が多く，原発では上咽頭腫瘍が多い．
- 上咽頭腫瘍の頭蓋底浸潤，舌下神経管の破壊により舌麻痺を起こす．

外傷

- 海外では銃創，顎下腺摘出など頭頸部手術時の損傷．

脳血管障害

- 延髄出血など．

運動ニューロン疾患

- 延髄から橋にかけての運動性脳神経諸核が両側性に障害されるものは球麻痺とよばれ，顔面神経（VII），舌咽神経（IX），迷走神経（X），舌下神経（XII）の両側性運動障害を主体とする．舌の著明な筋萎縮がみられる．
- これに対し同じ領域の脳神経の核上性の両側運動神経麻痺を仮性球麻痺とよぶ．この場合，舌の筋萎縮を伴わない．

炎症性

- 頭蓋底部や脳底部の細菌性・ウイルス性炎症．

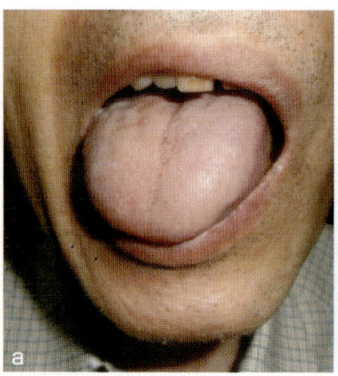

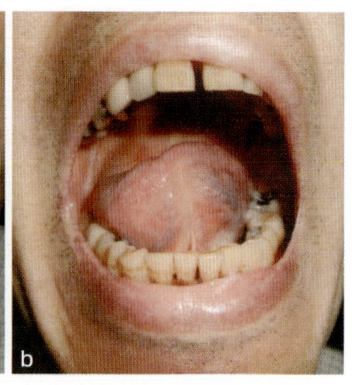

❷ 舌麻痺（舌下神経麻痺）
a：舌を前に出させたとき右舌下神経麻痺により右側に偏る．
b：舌を上方に反転させたとき右側が反転できない．

■ 舌麻痺の症状

- 舌下神経が障害されると，舌を前方に突き出したとき麻痺側に偏位する．また舌の萎縮による構音障害，嚥下障害も起こる．

■ 麻痺の検査・診断法

- 耳鼻咽喉科検査のみならず神経学的検査も重要であり，他科との連携も必要となる．

耳鼻咽頭科的検査のみならず神経学的検査も重要

視診および筋電図

片側麻痺（❷）
- 舌を出させると麻痺側に偏位するが，末梢性では自覚症状が乏しい．
- 偏位が疑わしい場合には，鼻をなめるように舌を上げさせると，舌下面の縫合線が偏位するので判定しやすい．

両側麻痺
- 突出困難，とくに筋萎縮を伴えば歯列を越えられない．
- 舌に萎縮があるとその側にしわが認められる．
- 嚥下障害は口腔期嚥下障害で食塊の形成や咽頭への送り込みが障害される．
- 構音障害では舌性の子音全体の弱音化がみられる．

舌の早い細かい運動
- 舌の早い細かい運動は構音・咀嚼・嚥下に不可欠である．
- 舌のすみやかな出し入れ，両側口角間の左右運動は5秒に10回以上が正常である．速度の低下，リズムの乱れに注意する[4]．

採血検査

- 末梢血液検査，CRP検査，ウイルス抗体価検査など．

放射線学的検査

- 中枢疾患や神経の走行の病変に対しCT，MRI検査を行う．

■ 舌麻痺の治療

- 原因疾患対策が重要となり原疾患の治療を行う.
- 舌麻痺そのものに対しては片側性では治療の必要性はない.
- 両側性の場合積極的対策はなく,構音障害,嚥下障害に対する構音リハビリ,嚥下リハビリとなる.

軟口蓋麻痺

■ 軟口蓋の機能と解剖

- 軟口蓋の機能は非鼻声の構音時や嚥下時,吹くときなどに際して咽頭後壁に向かって挙上し鼻咽腔を閉鎖することである.軟口蓋麻痺が生じると開鼻声となり嚥下障害,とくに流動物が鼻腔に逆流する.
- 口蓋麻痺は局所の運動制限との鑑別が重要で,急性扁桃炎や扁桃周囲膿瘍や梅毒,猩紅熱後の瘢痕,口蓋扁桃摘出,アデノイド切除術後の瘢痕形成による運動制限と鑑別が必要となる[3].
- 軟口蓋は口蓋後方の骨を含まない部分で,口蓋垂筋,口蓋帆張筋,口蓋帆挙筋,口蓋咽頭筋,口蓋舌筋を含み,後端は遊離縁となり口蓋帆とよばれる. ❸に口蓋の筋を示す.
- 軟口蓋は挙上,下制,緊張,伸展する.口蓋舌筋と口蓋咽頭筋は下制-弛緩筋,口蓋帆挙筋と口蓋垂筋は挙上筋,口蓋帆張筋は下制と緊張筋,上咽頭収縮筋は伸展-緊張筋である.口蓋帆挙筋は口蓋帆を引き上げることにより鼻咽腔を閉鎖する.そのほか上咽頭収縮筋も鼻咽腔閉鎖に関与する[6-8].
- 軟口蓋と咽頭の筋の機能は主に迷走神経に支配され舌咽神経も関与する.舌咽神経は,機能的にも走行路・分布域も迷走神経に類似している.両神経が同時に障害されることが多い.運動枝は茎突咽頭筋,耳管咽頭筋に分布し,知覚枝は軟口蓋後部,口蓋垂,喉頭蓋,扁桃,舌後方1/3の味覚をつかさどる.舌咽神経障害の有無を確かめるには,同部位の知覚神経障害の検査を行う.また舌後半1/3の味覚検査が有用である[9].
- 迷走神経は軟口蓋,咽頭,喉頭のほとんどの筋を支配する.知覚枝は咽頭,喉頭の味覚および知覚をつかさどる.反回神経麻痺を起こすと声帯は内転位または中間位に固定する.

■ 軟口蓋麻痺の原因

- 軟口蓋麻痺は一側性,両側性に起こる.
- 先天性のものもあり両側性軟口蓋挙上障害としてみられる.多くは後天性であり,舌麻痺同様である.
- 中枢性としては球麻痺,脊髄癆,筋萎縮性側索硬化症などがあり,軟口蓋麻痺単独に起こるよりも,むしろⅦ,Ⅹ,Ⅻ脳神経麻痺,とくに喉頭麻

---

❸軟口蓋構成筋の運動機能と支配神経

- 咽頭鼻部閉鎖に働く筋
  - 口蓋垂筋:咽頭神経叢支配
  - 口蓋帆張筋(三叉神経支配)
  - 口蓋帆挙筋:咽頭神経叢
- 口峡の閉鎖に働く筋
  - 口蓋咽頭筋:咽頭神経叢
  - 口蓋舌筋:咽頭神経叢
- このほか,上咽頭収縮筋(咽頭神経叢支配)も軟口蓋運動に関与する

咽頭神経叢は,舌咽神経,迷走神経,交感神経で構成され,迷走神経が主とされている.
(松村讓兒.イラスト解剖学.第7版.中外医学社;2011[3] より)

❹ 右軟口蓋麻痺の咽頭所見
a：右軟口蓋麻痺シェーマ．
b：右軟口蓋麻痺症例口腔所見．左健側は「アー」と発声時に軟口蓋が挙上し，口蓋帆挙筋付着部に窪みがみられる（→）．右麻痺側にはみられない．

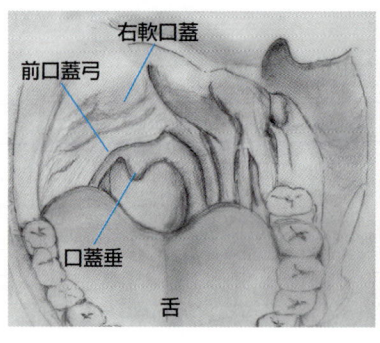

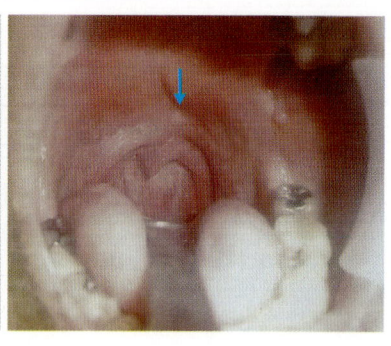

外来ではウイルスの感染に起因する一側性麻痺が多い

痺と合併することが多い．
● 末梢性麻痺は，頭蓋底付近の頸動脈孔が腫瘍に侵された場合や，口蓋筋や神経の中毒性あるいは炎症性の障害による[4]．
● 耳鼻咽喉科外来ではウイルスの感染に起因する一側性麻痺が多い．他の脳神経麻痺の合併（混合性麻痺）もみられる．神経炎による麻痺ではベル（Bell）麻痺に準じた治療が奏功することも多いし自然回復も多い[7]．

■ 軟口蓋麻痺の症状
● 鼻咽腔閉鎖不全により開鼻声，鼻からの息漏れや食物とくに液体の鼻腔への逆流を起こす．ストローでの吸引や吹き出しが困難となる．

■ 検査と診断
診察所見
● 「アー」の発音時軟口蓋は挙上する．軟口蓋の後ろ1/3の部分が顕著に挙上し陥凹を生じる．この陥凹が患側は消失する．健側のみ挙上する（❹）．
● 迷走神経障害により咽頭収縮筋も同時に障害されていることが多く，そのときには咽頭後壁が健側にずれ動くカーテン徴候がみられる[9]．
● 咽頭絞扼反射は起こらず嚥下性肺炎になりやすい．咽頭反射は舌咽神経を求心路，迷走神経を遠心路とする．麻痺側の反射が欠如する．
● 後鼻鏡，鼻咽腔ファイバースコープで鼻咽腔閉鎖不全がみられる（❺-a）．

血液学的検査
● ウイルス感染による神経炎，細菌感染などの検索を行う．

放射線学的検査
● CT検査，MRI検査で原因疾患を検索する．
● とくに頸動脈孔周囲の腫瘤性病変を検索する．

筋電図検査
● 口蓋帆挙筋の筋電図検査を行う．

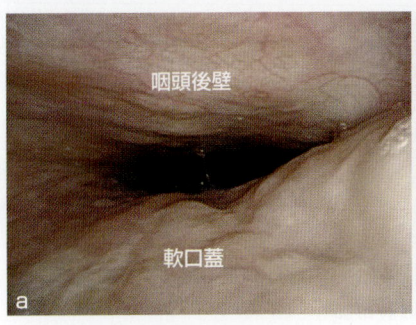

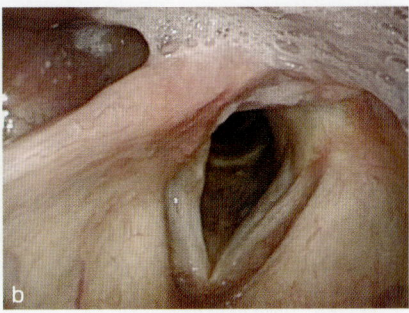

❺**右混合性麻痺患者の経鼻ファイバースコープ所見**
a：鼻咽腔所見．経鼻ファイバースコープで軟口蓋麻痺による右鼻咽腔閉鎖不全がみられる．
b：喉頭所見．右声帯は弓状で中間位固定．下咽頭に多量の唾液貯留がみられる．

聴覚印象に基づく構音検査
- 患者に「アーイー」，「アーイー」と数回連続して発声させて1回ごとに両側鼻腔を指で圧迫して閉じるアーイー検査を行うと，正常者および閉鼻声では，鼻腔が閉じても開いても音色に大差ないが，開鼻声ではとくに「イ」の音色が著明に変化する[4]．
- 開鼻性のために「パピプペポ」が「マミムメモ」に「カキクケコ」が「ハヒフヘホ」と発音される[9]．

> アーイー検査を行う

器具を用いる鼻咽腔閉鎖度の検査
①鼻息鏡：鼻腔からの呼気漏出を前鼻腔の直前に置いた鏡の曇りで観察する．
②ブローイング（blowing）検査
③肺活量計による検査

■ 軟口蓋麻痺の治療
- 原因疾患があればその治療を行う．
- 中枢性より末梢性は予後が良い．
- 重症例では鼻腔経管栄養が必要となり，誤嚥に対し気道確保も重要となる．

保存的治療
①軟口蓋マッサージ
②ブローイング：笛，ハーモニカ，ゴム風船吹き，含嗽練習がある．
③軟口蓋挙上装置
④末梢性神経炎の場合はステロイド薬，ATP製剤，ビタミンB_{12}投与．

手術的治療
咽頭弁形成術
- 軟口蓋の挙上運動と咽頭側壁の内方運動によっても閉鎖できない咽頭の不完全部分を，咽頭弁によって狭小化する方法である．

咽頭形成術
- 粘膜弁や筋肉弁によって咽頭を狭小化，あるいは特殊な材料を咽頭後壁の

椎前筋膜と上咽頭収縮筋のあいだに注入して狭小化する．
● 咽頭弁形成術との相違は，軟口蓋と咽頭後壁のあいだに空間があるのが咽頭形成術で，その空間を咽頭弁組織で充填するのが咽頭弁手術である．

症例 1　下位脳神経混合性麻痺

70歳，男性．

主訴：嗄声，嚥下困難．風邪をひいた後に嚥下困難，舌のもつれ，嗄声が出現し受診，水を飲むとむせる，ゼリーは摂取可能．

診察所見：アーと発声時右軟口蓋挙上せず．舌前方突出時右偏位，右胸鎖乳突筋萎縮，喉頭ファイバースコープで右声帯中間位固定，下咽頭唾液停留あり．IX，X，XI（副神経），XII の神経麻痺と考えられた（舌，口腔，喉頭：発声時・吸気時所見を提供）．音声検査で最長発声時間3秒であった．

症例所見

①右舌麻痺：舌突出（❷-a）
②　　　　　舌上方反転（❷-b）
③右軟口蓋麻痺：口腔内シェーマ（❹-a）
④　　　　　口腔発声時写真（口蓋垂偏位）（❹-b）
⑤　　　　　鼻腔からのファイバースコープ所見（❺-a）
⑥右反回神経麻痺：声帯弓状，下咽頭唾液貯留（❺-b）

　　　　　　　　　　　　　　　　　　（大越俊夫，大久保はるか，石井祥子）

引用文献

1) 河村洋二郎．舌とその機能．斎藤英雄編．口腔・咽頭・扁桃・唾液腺(1)．臨床耳鼻咽喉科・頭頸部外科全書7-A．東京：金原出版；1990. p.28-33.
2) 牧山　清．構音の仕組み．日本口腔・咽頭科学会編．口腔咽頭の臨床．第2版．東京：医学書院；2009. p.146-53.
3) 松村讓兒．口から食道まで．内臓系．イラスト解剖学．第7版．東京：中外医学社；2011. p.310-23.
4) 切替一郎．舌．言語医学．混合性喉頭麻痺．野村恭也編．新耳鼻咽喉科学．改訂10版．東京：南山堂；2004. p.372, 550, 645.
5) 廣瀬　肇．舌・軟口蓋麻痺　野村恭也ほか編　口腔・咽頭．CLIENT 21 13．東京：中山書店；2001. p.145-51.
6) 廣瀬　肇．目でみる耳鼻咽喉科臨床検査—軟口蓋麻痺とその検査．JOHNS 1992；8：235-40.
7) 牛嶋達次郎．耳鼻咽喉科領域の運動障害—軟口蓋運動異常．JOHNS 1991；7：1030-6.
8) Fritzell B. The velopharyngeal muscles in speech. Acta Otolaryngol (Suppl) 1969；250：5-81.
9) 光畑由美子，古川哲雄．舌咽神経障害の診断法—特に迷走神経障害との鑑別．Clinical Neuroscience 1991；9：718-20.

第1章 口腔疾患を診る

私が薦める治療法
再発を繰り返すアフタ性口内炎

- 口腔粘膜に発生する炎症性疾患のなかで，再発性アフタ性口内炎は日常臨床で最も遭遇する機会の多い疾患の一つである．
- アフタの形態を呈する原因疾患のなかで，鑑別を要する主な疾患はウイルス性口内炎，ベーチェット病，難治性口腔咽頭潰瘍である．これらのアフタ性潰瘍は肉眼的，病理学的には鑑別が困難であるが，合併症の有無や慎重な臨床経過観察で鑑別は可能である．
- 以下に再発を繰り返すアフタ性疾患の臨床像，鑑別診断，治療について概説する．

> 再発性アフタ性口内炎の主な鑑別疾患はウイルス性口内炎，ベーチェット病，難治性口腔咽頭潰瘍

アフタとは

- アフタ（aphtha）は，「直径が約10mm以下の境界鮮明な類円形の潰瘍で，表面は黄白色の偽膜で覆われ，潰瘍周囲は炎症性の紅暈で取り囲まれた病変」と定義される．口腔粘膜に発生する肉眼的病変を表現する一つの症状名で，疾患名ではない．
- 代表例は再発性アフタ性口内炎とベーチェット病である．
- 皮膚科的疾患や内科的疾患に伴う口腔・咽頭潰瘍（❶）で，病変が大きく，不整形のものはアフタの範疇には含まれない．

> 口腔粘膜にアフタを形成する疾患は多い

再発性アフタ性口内炎

■ 再発性アフタ性口内炎

- 再発性アフタ性口内炎（recurrent aphthous stomatitis）は，口腔内に単発性または多発性の境界鮮明な類円形の粘膜病変をつくり，表面に黄白色の偽膜が付着する．潰瘍の周囲に紅暈がみられることが多い．疼痛を伴う．病名のごとく，再発を特徴とする．

> アフタは単発が多く，多発性でも多くて数個である

■ 症状と所見

- 20歳代が最も多く，次いで30歳代で，高齢者，喫煙者には少ない．
- 好発部位は口唇粘膜（❷），舌先端（❸），舌側縁，頰粘膜（❷），歯肉などであるが，口腔のどこにでも発生する（❹）．
- 再発を繰り返す．
- 病因は細菌やウイルス感染，免疫異常，精神的情緒的障害，栄養障害，胃

❶口腔・咽頭に発生する潰瘍性疾患

1. 化学的ならびに物理的障害	3. アフタ性疾患
1) 化学的障害 2) 物理的障害 　　リガ・フェーデ（Riga-Fede）病 　　ベドナー（Bednar）アフタ 　　褥瘡性潰瘍	1) 再発性アフタ性口内炎 2) ベーチェット（Behçet）病 3) 難治性口腔咽頭潰瘍
	4. 内科的疾患
	1) ウェゲナー（Wegener）肉芽腫 2) 全身性エリテマトーデス 3) クローン（Crohn）病
2. 感染症	5. 腫瘍
1) 細菌感染症 　　非特異的炎症 　　　　（壊死性潰瘍性口内炎） 　　特異的炎症 　　　　（結核，梅毒） 2) 真菌症 3) ウイルス性疾患 　　ヘルペスウイルス 　　　　（単純，帯状ヘルペスウイルス） 　　小児ウイルス感染症 　　　　（ヘルパンギーナ，手足口病）	1) 白板症 2) 上皮性悪性腫瘍 3) 非上皮性悪性腫瘍 4) 悪性リンパ腫，白血病
	6. 皮膚科的疾患
	1) 天疱瘡 2) 類天疱瘡 3) 多形滲出性紅斑 4) 扁平苔癬
	7. 薬剤アレルギー

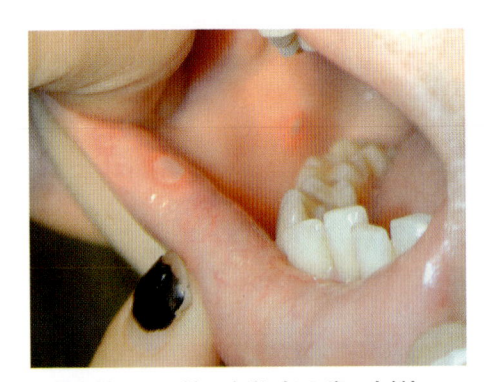

❷再発性アフタ性口内炎（22歳，女性）
5日前に右口唇粘膜と右頬部にアフタが出現した．

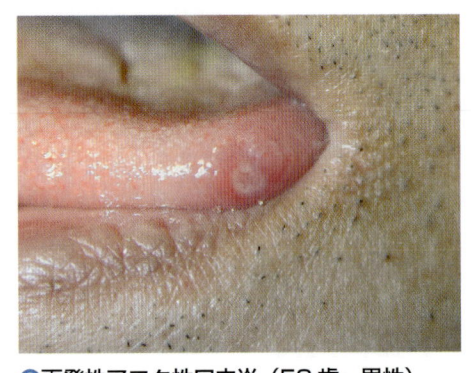

❸再発性アフタ性口内炎（58歳，男性）
1週間前に左舌先端にアフタが出現した．

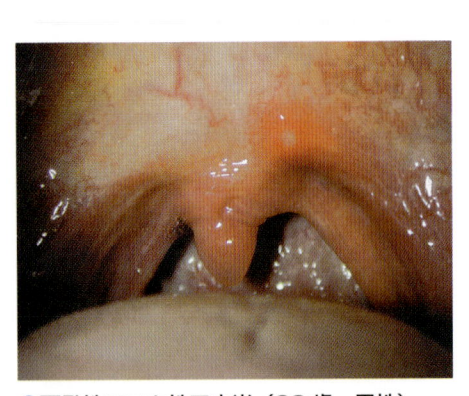

❹再発性アフタ性口内炎（60歳，男性）
軟口蓋に発生したアフタ．咽頭痛のため受診．

腸障害，ホルモン異常などがあげられるが，不明である．

●鑑別診断：
　①ウイルス性口内炎（単純ヘルペスウイルス，帯状ヘルペスウイルス〈❺〉，ヘルパンギーナや手足口病〈❻〉などの小児ウイルス感染症）
　②ベーチェット病
　③難治性口腔咽頭潰瘍

●予後は通常，1週間，長くとも2週間で治癒して瘢痕を残さない．

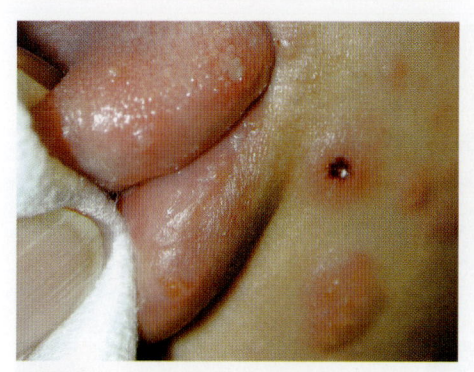

❺帯状ヘルペスウイルス感染症（16歳，男性）
左側の舌，口唇，顔面に発疹を認める．

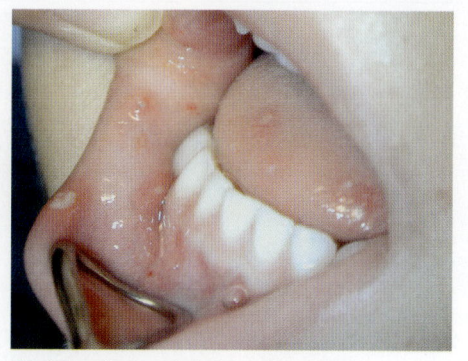

❻手足口病の口腔病変（3歳，女児）
舌，口唇粘膜にアフタ性病変を認める．

■ 病理所見

- 潰瘍底表面は滲出液，フィブリノイド壊死，その下層には急性炎症細胞の好中球，マクロファージの浸潤がみられる．
- 潰瘍底深部ではマクロファージやリンパ球，形質細胞などの慢性炎症細胞浸潤を中心とする肉芽組織の発達がみられる．

■ 治療

①硝酸銀による焼灼
②ステロイド軟膏や粘膜貼付剤などの患部処置
③ビタミンC，E，パントテン酸の内服

> 硝酸銀やステロイド軟膏による局所処置で2週間以内に治癒する

症例1 再発性アフタ性口内炎の治療例

患者：64歳，女性．
主訴：5日前から出現した口腔痛．
肉眼所見：視診で舌左側腹側面に類円形のアフタを認めた（❼-a）．
治療：病変部を20％硝酸銀で焼灼し（❼-b），生理食塩水で硝酸銀を希釈洗浄後，ステロイド軟膏（デキサルチン®軟膏）を塗布した（❼-c）．
経過：自宅で，1日2回，同軟膏の塗布を指示し，初診から5日目の再診時にはアフタはほぼ消失し，瘢痕を残さず治癒過程にある（❼-d）．病変の縮小に伴い，疼痛も消失した．

ベーチェット病

■ ベーチェット病

- ベーチェット病（Behçet disease）は，1937年にBehçetによって提唱された多臓器侵襲性の反復性炎症疾患で難治性である．
- 経過中に口腔粘膜の再発性アフタ性潰瘍（❽）[1]，皮膚症状，眼症状，外陰部潰瘍の4主症状（四主徴）が出現するものを完全型といい，記載の順に，

▶ベーチェット病については，p.12も参照．

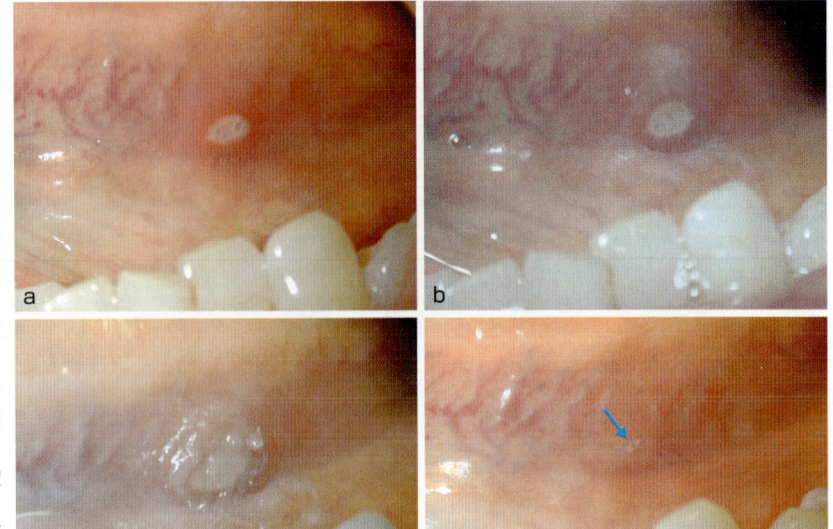

❼ 再発性アフタ性口内炎（64歳，女性）
a：受診5日前から口腔痛を訴え，受診時に左舌腹側面にアフタを認めた．
b：アフタ病巣を20％硝酸銀で焼灼．
c：アフタ病巣にステロイド軟膏を塗布．
d：アフタは瘢痕を残さず消失しつつある．

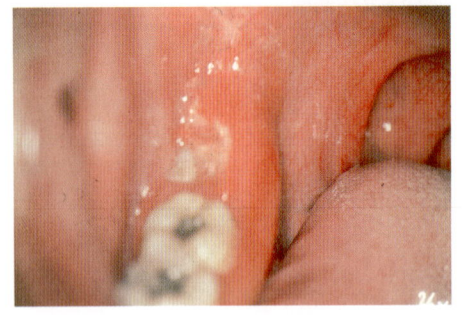

❽ベーチェット病（17歳，男性）
右臼後部に生じた潰瘍．
（山本祐三ほか．Monthly Book ENTONI 2003[1]より）

再発性アフタ性口内炎とベーチェット病のアフタ性潰瘍の鑑別は不可能

発現頻度が高い．
- 副症状として関節炎，副睾丸炎，消化器症状，血管病変，中枢神経病変，呼吸器疾患などが発症する．通常，主症状が先行し，副症状は遅発性である．
- 古代シルクロードに一致した地中海沿岸，中央アジア，極東に多く，好発年齢は20歳後半から40歳代で，男女比はほぼ同数である．

■ ベーチェット病の再発性アフタ性潰瘍

- ベーチェット病の診断に必須条件で，ほぼ全例に出現し，初発症状として最も発現頻度が高い．
- 10 mm以下の小潰瘍が85％の患者にみられ，それ以上の大きいものやヘルペス型の病巣は多くない．単発性のものや多発性のものがあり，口腔のどこにでも出現する[2]．
- 通常の再発性アフタ性口内炎と同様，2週間以内に瘢痕を残さず治癒することが多いが，再発性である．
- 再発性アフタ性口内炎と肉眼的，病理組織学的に鑑別は不可能である．

■ 診断

- 主症状と副症状の臨床所見，検査所見（皮膚の針反応，レンサ球菌ワクチンによるプリックテスト，炎症反応，HLA-B51陽性）を参考にする．

■ 病態
- 病態の基本は好中球機能異常，すなわち好中球の機能亢進で，病理所見は著明な好中球浸潤を主体とする急性滲出性炎症，全身性の血管周囲炎である[2]．

■ 病因
- 遺伝性素因としてHLA-B51陽性率が高い（約6割）．この遺伝子は好中球の機能制御に関与していることが明らかになり，好中球機能異常が病態形成に関与している．
- 自己由来や口腔内 *Streptococcus sanguis* 由来の熱ショック蛋白（heat shock protein）に対する免疫異常が関与している．

■ 鑑別診断
- 再発性アフタ性口内炎（❷，❸），口腔ヘルペス感染症．

■ 治療
- ステロイド軟膏の塗布，コルヒチン[3]★1，副腎皮質ホルモン，免疫抑制薬（アザチオプリン，シクロスポリン）の内服．

★1 とくに粘膜皮膚症状に奏効する．

■ 予後
- 病状が変動し，再発性できわめて長い経過をとる難治性疾患である．
- 眼，神経，血管などの重篤症状は男性に多い．

難治性口腔咽頭潰瘍

■ 難治性口腔咽頭潰瘍
- 難治性口腔咽頭潰瘍（intractable recurrent ulcer of the oral cavity and pharynx）は，「口腔咽頭に限局し，明らかな原因を見いだすことができず，再発傾向をもち，適切な治療が行われないと1か月以上も治癒しない潰瘍性疾患」と定義される．
- 現時点では原因不明で，症状名をそのまま病名に使用している．したがって，病因的には未知の独立疾患と既知の疾患が含まれる可能性がある．

> **Topics** ベーチェット病と難治性口腔咽頭潰瘍の類縁性
>
> ベーチェット病の口腔潰瘍の一部にはアフタの範疇に含まれない難治性口腔咽頭潰瘍と類似した大型で不整形の潰瘍が出現し，両疾患の類縁性が示唆される．難治性口腔咽頭潰瘍の治療にベーチェット病治療薬のコルヒチンが奏効する場合がある[1,4,5]．

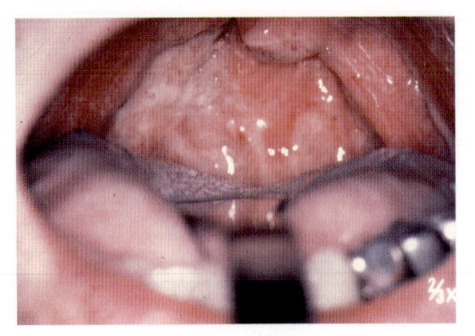

❾難治性口腔咽頭潰瘍（63歳，男性）
咽頭後壁，咽頭側索，口蓋垂に広範な潰瘍を認める．
（山本祐三ほか．Monthly Book ENTONI 2003[1]より）

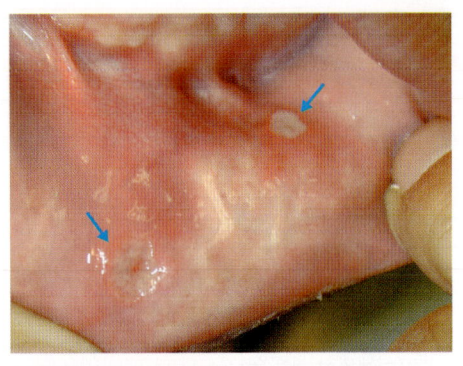

❿難治性口腔咽頭潰瘍（33歳，男性）
口唇粘膜に2つのアフタ性潰瘍を認める．
（山本祐三．すぐに役立つ外来耳鼻咽喉科疾患診療のコツ．全日本病院出版会；2008[4]より）

■ 臨床所見（症状と所見）

- 成人の男性に多く，難治性で再発性である．
- 肉眼的には非特異的な潰瘍所見を呈し，大きさ，形状，深度はさまざまで，多くは1つの連続した病変（❾）[1]であるが，孤立した病変が多発することもある（❿）[4]．アフタの形状を呈しない病変が多く，深い潰瘍は治癒後，瘢痕を残すこともある．
- 発生部位は咽頭に多く（❾），とくに，口蓋扁桃，後口蓋弓，前口蓋弓，咽頭壁の順である．
- 疼痛を伴う．発生部位により嚥下痛を伴う．
- 予後は難治性で再発を繰り返す．

■ 病理組織所見

- 難治性口腔咽頭潰瘍に特徴的な病理組織学的所見はなく，口腔，咽頭を含めた消化管粘膜にみられる通常の潰瘍所見と異なるものではない．

■ 難治性口腔咽頭潰瘍の臨床検査所見

- 難治性口腔咽頭潰瘍に特異的な検査所見はないが，炎症所見や補体価の高値，免疫グロブリン（immunoglobulin）の上昇，自己抗体陽性などの免疫学的所見に異常がみられることが特徴といえる[6]．

■ 鑑別診断

- 再発性アフタ性口内炎（❷，❸），ベーチェット病（❽），膠原病．

■ 治療

- ステロイド軟膏の塗布，副腎皮質ホルモン，コルヒチン[1,4,5]，免疫抑制薬の内服．

アフタ性潰瘍の鑑別点

- 口腔咽頭に発生する潰瘍疾患は多いが（❶），アフタの形態やそれに類似する小潰瘍を呈する疾患は限られており，それぞれ原因疾患の特徴を理解していれば再発性アフタ性口内炎の鑑別は困難ではない．
- 以下に，再発性アフタ性口内炎，ウイルス性口内炎，ベーチェット病，難治性口腔咽頭潰瘍の鑑別の要点を記載する．

> **ポイント**
> ①再発性アフタ性口内炎は肉眼的に 10 mm 以下の類円形の浅い潰瘍で，多くの場合は単発で（❸，❹），多発性の場合でも数個である（❷）．
> ②ウイルス性口内炎は多発性で，初期には発赤から小水疱が生じ，直ちに破裂して浅い潰瘍が生じる．口腔のみならず，口唇やそれ以外の部位にも発生し，全身症状を伴うことがある（❺，❻）．
> ③難治性口腔咽頭潰瘍は咽頭に発生することが多く（❾），大きさ，形状とも不特定，潰瘍の深度もさまざまで，治癒に1か月以上要する．
> ④ベーチェット病の口腔潰瘍は再発性アフタ性口内炎の症状に近いものが多く，口腔病変だけでは鑑別は不可能である．ただし，ベーチェット病の一部にはアフタの範疇に含まれない難治性口腔咽頭潰瘍と類似した大型で不整形の潰瘍所見が出現する．
> ⑤皮膚科や内科疾患，免疫関連疾患等に合併する口腔咽頭潰瘍は，通常，病変が大きく，不整形であるが，時にアフタの症状を示すものもみられるので注意を要する．
> ⑥病理組織像から再発性アフタ性口内炎，ベーチェット病，難治性口腔咽頭潰瘍の鑑別診断は不可能である．

ベーチェット病はアフタの症状を示すものが多く，難治性口腔咽頭潰瘍は少ない

皮膚科や内科疾患に合併する口腔潰瘍の一部には，アフタの症状を示すものもみられる

▶再発を繰り返すアフタ性口内炎の患者説明例については，p.280 参照．

（山本祐三，牧本一男）

引用文献

1) 山本祐三，牧本一男．口内炎・難治性口腔咽頭潰瘍．Monthly Book ENTONI 2003；32：1-6.
2) Moutsopoulos HM. Behçet's syndrome. In：Dan Longo, et al, editors. Harrison's Principles of Internal Medicine. 18th edition. New York：McGraw-Hill Medical；2012. p.2801-2.
3) Sakane T, et al. Behçet's disease. N Engl J Med 1999；341：1284-91.
4) 山本祐三．難治性口腔咽頭潰瘍への対応．肥塚　泉編．すぐに役立つ外来耳鼻咽喉科疾患診療のコツ．東京：全日本病院出版会；2008. p.263-5.
5) 山本祐三，牧本一男．難治性口腔咽頭潰瘍．JOHNS 2005；21：1347-50.
6) 山本祐三ほか．難治性口腔咽頭潰瘍の臨床病理学的検討．口腔・咽頭科 1998；10：225-34.

第1章　口腔疾患を診る

私が薦める治療法

視診で異常がない舌痛症

口中に両刃の刃刺さりそう

- 視診で異常のない疾患は耳鼻咽喉科領域には少なくないが，身体医学的に説明できない症状（medically unexplained symptoms：MUS）を自覚する口腔疾患の中で，舌痛症（glossodynia）はその代表的疾患である．
- その舌痛症は，うつ病などの気分障害，不安障害などを背景とする身体化症状と捉えることができる．何故に口の中に症状が出るか後述する．
- 本項では，舌痛症患者の背景とその症状・所見と心理検査上の特徴を述べ，筆者が行っている治療法に言及する．

背景からみた舌痛症患者の特徴

舌痛と縁が切れずに十余年

- 舌痛症患者の年代は中高年の女性に多い．そして，必然的に独居患者が多くなる．病悩期間の長い症例が多いことも特徴である．
- 長く続く舌痛，そして高齢・独居であれば落ち込み，不安から無縁でいることはほとんど不可能であろうことは容易に想像できる．

症状からみた舌痛症患者の特徴

■ 部位と食事との関係

あら不思議
食べてるときだけ痛みなし

- 舌痛症患者の訴える症状の多くは「ヒリヒリ」「ピリピリ」と表現される．これを多くの患者は「痛み」ととらえている．
- 症状の部位は舌先部に最も多い．舌縁，舌背とする症例もあるが口腔底に痛みを訴える症例は皆無である．
- 痛みは食事との関係で特徴的に変化することが知られている．多くの症例が食事中にはその痛みが消失するか軽減する（❶）．

■ 味覚との関係

痛さゆえ時間稼ぎに飴なめる

- 味覚との関係もしばしば訴える．多いのものは自発性異常味覚症である．
- 苦味を訴える症例も多いが渋味と表現する例もある．渋味は厳密には味覚ではないが表現の違いのみで本質的な違いはないととらえている．「舌の痛みは消えたが苦味・渋味が出てきた」というように異常味覚はしばしば舌痛と入れ替わることが知られている．逆の例もある．したがって，舌痛症と自発性異常味覚症は本

❶舌痛と食事との関係

Type 1	食事中は痛みなし	69.1 %
Type 2	食事中も痛みあるが軽減する	20.4 %
Type 3	食事中に痛みが増強する	6.8 %
Type 4	食事中のみ痛みがある	3.7 %

質的には同じ疾患かきわめて近い疾患である可能性がある.

- 舌痛に加えて自発性異常味覚と自覚的味覚低下を合併する割合は❷に示した．舌痛に加えて異常味覚と味覚低下の両者を自覚する比率は30.6％，異常味覚のみ自覚する比率は22.9％，味覚低下のみ自覚する比率は8.2％，舌痛のみである症例は38.2％であった．
- 自覚的に味覚低下を訴えた患者に，電気味覚試験（electrogustometry：EGM）と濾紙ディスク検査（paper-disc method：PD）を行った．両者ともにほぼ正常と判定された例が最も多く約50％，両者ともに低下となった例は少なく約5％であった．EGMで中程度以上の低下があり，PDがほぼ正常である例も多い．したがって，EGMのみの検査であれば味覚低下症との誤った診断を付記することになる．舌痛症患者のいう味覚低下はあくまで自覚的なもので実際に低下している症例は少ないととらえている.
- EGMが中程度以上の低下でPDでは正常であるパターンは舌前方の知覚低下の可能性がある．その延長でとらえれば，舌の不快な症状を「痛み」と表現されているが，実際は「しびれ」である可能性も否定できない．

■ 氷食症との関係

- 多くはないが，舌痛症患者には時に氷食症を合併する．
- 氷食症は異食症の一つであるが，貧血と背景に精神的問題を抱えている例に発症する[*1]．

局所所見からみた舌痛症の特徴

- 口腔内には主訴を支持する所見がなく，それゆえにMUSととらえられているが，しばしば舌に歯列圧痕が確認できる．これは，舌痛症に限らず神経症などの症例にしばしば確認できる所見であるが，舌痛症患者では舌先に診られることが多い．舌を押し当てている状態（緊張している状態）を反映しているものと思えるが，長い症例では一部が硬くなって線維腫様の所見を呈することもある（❸）．
- 舌痛を舌の所見と関連づけて訴えることもある．多くは舌痛の原因を探るうちに「異常」を発見する．そして心理的固着を生み症状が強固となっていく．標的になるのは溝状舌が多く，それを「舌が割れている」と訴える．地図状舌，正中菱形舌炎，舌扁桃である場合もある．心理的固着が強い症例は難治となる．

❷舌痛症と味覚障害との関係

舌痛＋自発性異常味覚＋自覚的味覚低下	30.6％
舌痛＋自発性異常味覚	22.9％
舌痛＋自覚的味覚低下	8.2％
舌痛のみ	38.2％

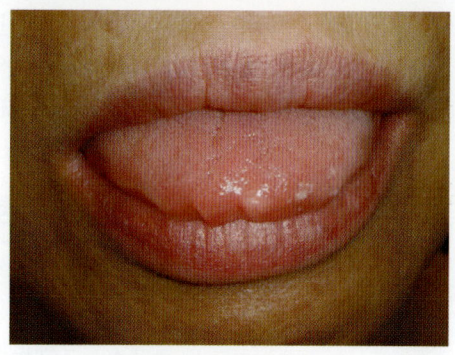

❸舌先に歯列圧痕と線維腫様に変化した組織

★1
異食症はcommon, but commonly missedとされ，患者に問うて初めて発見できるものが多い．硬い氷を100個以上食べる症例を5例経験している．すべての症例は硬い氷をかみ割ることで安心と安らぎを得ることができるという．

心理検査からみた舌痛症の特徴

- CMI（Cornell Medical Index）の型分類ではⅢ＋Ⅳ型が52％で，他の心因性疾患とされる耳鳴症，めまい症そして咽喉頭異常感症より高い．
- 特筆すべきは「いっそ死んでしまいたいと思うことがよくありますか」の問いで18％の症例が「Yes」と答えていることである．この事実は非常に重いものであり，治療側にも覚悟が要求される．
- 「自分の健康が気になってしかたがない」「そばに相談する人が欲しい」とする患者が他疾患より多い事実も舌痛症の本質を映しとっている．

舌痛症の治療

- 上記をふまえて患者に向き合うことになる．初診時の対応が重要ととらえている．
- ストレス性疾患は「初診で治療の成否が決まる」とされており，初診時で患者が不信を抱けばその後に不信を払拭することはきわめて困難となる．「患者も自分を見ている」ということを常に心して，患者との信頼関係の構築に努めることである．そのためには，「患者の話をよく聞き話の腰を折らない」「苦痛を理解しているというメッセージを送る」「心因性を強調しない」ことである．
- 初診時に行うべきは口腔内の詳細な観察である．要すれば症状のある部位を顕微鏡でみることにちゅうちょしない．触診も重要で，痛みの部位のみならず口腔底を含めて行う必要がある．舌痛を主訴とした舌下腺の小さな腺様嚢胞癌例を経験している．
- 使用する薬剤は，マイナートランキライザー，SSRI（選択的セロトニン再取込み阻害薬），SNRI（セロトニン・ノルアドレナリン再取込み阻害薬），スルピリド（ドグマチール®），三環系抗うつ薬，四環系抗うつ薬，漢方などである★2．
- 再燃する例も少なくないが，軽快する症例は70％を超える．しかし，難治な症例が20％前後あり，症例によってはカウンセリングで対応する．カウンセリングでは指示的なことはほとんど言わず，患者の話を聞くことにしている．舌痛症に限らず，難治性の心因性疾患に対してフランクル（Frankl）の言う「己が疾患，症状を揶揄する」という距離化の目的で川柳をつくっていただいている．欄外に記した川柳（？）は病悩期間が12年と長く，約1年前より当科で治療を行っている患者の作である．その患者も現在は軽快傾向に入っている．患者も筆者も1か月に1度のカウンセリングを楽しみにするまでになっている．

（井野千代徳）

うつ同然
明かり差さない闇の中

舌痛を
気のせい神経と言うならば
なってみなはれお医者ハン

★2
舌痛症患者の60％以上は不眠で悩んでいる．その不眠パターンを考慮して睡眠導入薬を投与する．実際の処方例を示す．

処方例①
クロチアゼパム（リーゼ®）
　2T，朝・夕
スルピリド（ドグマチール®）1T，夕
ゾピクロン（アモバン®）
　1T，眠前

処方例②
エチゾラム（デパス®）2T，
　朝・夕
スルピリド（ドグマチール®）
　2T，朝・夕
デュロキセチン塩酸塩（サインバルタ®）1C，朝
ニトラゼパム（ベンザリン®）
　1T，眠前

痛み消え
食事が美味しくなったのか
食事が美味しくなったので
舌の痛みが消えたのか
またまた悩みが増えました

▶舌痛症の患者説明例については，p.281参照．

第1章　口腔疾患を診る

私が薦める治療法
難治性の口腔カンジダ症

- カンジダ（*Candida*）は人体に広く存在し，健康人の口腔からも 30～50 % の頻度で検出される[1]．
- 真菌症は病変の存在部位により表在性と深在性に分類される．深在性カンジダ症は悪性腫瘍などのように全身状態の悪化をきたす疾患や，HIV（ヒト免疫不全ウイルス）のような免疫機能低下をきたす疾患に伴うのが一般的である．したがって，耳鼻咽喉科医が治療対象として扱うのは表在性の口腔・咽頭カンジダ症（oropharyngeal candidiasis）が大半であろう．

口腔・咽頭カンジダ症の種類

> 視診により病型を想定する

偽膜性カンジダ症（❶）
- 急性，慢性いずれもありうるが，白斑状のものが口腔・咽頭粘膜表層に付着し，組織深部への進展はない．
- 白斑は綿棒などの擦過で容易に除去でき，除去時には時に軽度の出血を認め，発赤した粘膜面が露出する．
- 全身状態の低下，免疫機能不全状態の患者では高頻度に生ずるほか，最近の日常診療では吸入ステロイドを頻用する喘息患者にもしばしば認める．

> 白斑のない，赤いカンジダ症がある

萎縮性カンジダ症（❷）
- 発赤を生じるカンジダ症（赤いカンジダ症）として指摘されている．
- 抗菌薬治療にて細菌が減少することで真菌がより増殖しやすくなった結果といわれており，舌は発赤し，舌痛や灼熱感が生じる[2]．
- 慢性のものはしばしば義歯の接触面粘膜に生ずる[1]．
- 口内炎と誤診されてステロイド軟膏が漫然と使用された結果，すでに難治化している例や，口腔心身症の一つである舌痛症として精神安定薬や向精神薬が処方されている例もあり[3]，耳鼻科としても誤診には十分に注意を払わねばならない．

口角炎（❷）
- ビタミン B_2 などの欠乏症や，なめる，かむなどの習慣性の刺激，皮膚のたるみや不適切な義歯使用が原因の唾液の口角貯留，あるいはステロイド薬使用などによる局所，全身の免疫不全が誘因と

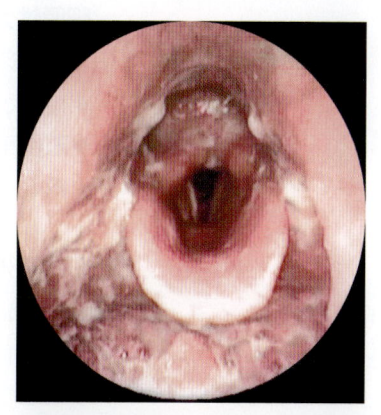

❶反復する口腔から咽頭に及ぶ白斑（47歳，女性）
6か月前からの味覚障害，嚥下時痛，喘息にて吸入ステロイド常用．舌擦過標本培養にて *Candida albicans* を検出．ファンギゾン®シロップ300 mg14日投薬にて治癒．

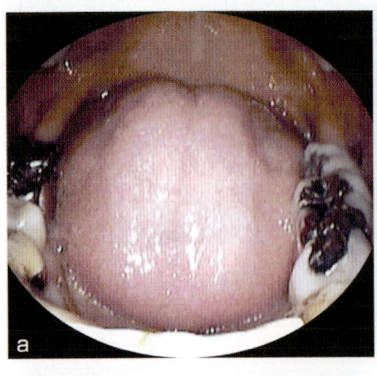

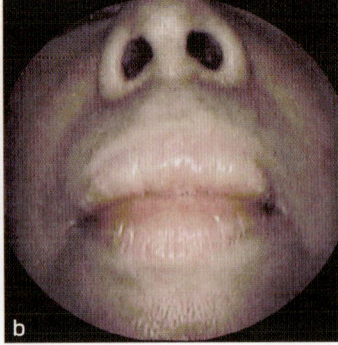

❷ 赤い舌（a），口角炎（b）（63歳，女性）
2週間前より口内痛，軽度嚥下障害．近医にてステロイド軟膏処方で改善なし．舌擦過標本培養にて Candida albicans を検出．フロリード®ゲル経口用20g，4日投薬にて舌，口角とも治癒．

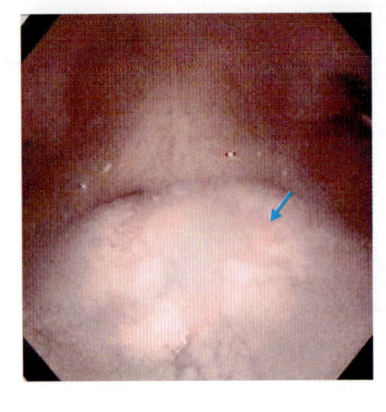

❸ 菱形舌炎（→）（83歳，女性）
3年前より味覚障害，口内乾燥．ステロイド軟膏塗布，亜鉛製剤，サリグレン®投薬は無効．フロリード®ゲル経口用20g，7日投薬にて症状軽減．

> 原因不明の難治な舌痛，口角炎ではカンジダ症を疑う

- なる[4]．
- カンジダも口角炎の原因となることを耳鼻科医はあまり知らないと思われる．ゆえに本病態が念頭にないと誤診される可能性が高く，ステロイド軟膏などが誤って投薬され，難治化している例が想定される．

肥厚性カンジダ症

- カンジダ白斑症（candidal leukoplakia）ともいわれる．
- 擦過で除去することができない[★1]．
- 悪性腫瘍のような重篤な病変が付着部位に潜んでいる場合がある．また単純な白斑症に比較して悪性腫瘍に発展する可能性が高いと考えられている．

★1 カンジダ症による白斑は擦過により除去でき，これは他疾患との鑑別に有用な所見である．

正中菱形舌炎 ❸

- 以前から発生異常により生じると考えられていた．
- 舌背中央に生じ，乳頭の欠如による赤い平滑な部分として認められる．
- 最近ではカンジダ感染が原因，あるいは同所に併発していることが指摘されている[5]．

口腔・咽頭カンジダ症の診断

- 診断の確定には病原体の検出・同定が必要であるが，口腔カンジダのような

- 表在性真菌症では通常，組織検査は不要で，病変粘膜の擦過などにより得た標本の直接検鏡，あるいは培養により菌体を検出する．
- 直接検鏡ではKOH法[★2]が簡便で迅速に結果を得ることができ有用である．
- 培養する場合，クロモアガーカンジダ培地[★3]を用いればカンジダの菌種，すなわち *C. albicans*, *C. tropicalis*, *C. krusei* の判別も可能となる．
- カンジダは口腔常在菌なので，菌体の証明だけでは確定診断とはならず，臨床所見と併せて診断する[★4]．
- 肥厚型では，悪性腫瘍など粘膜自体の病変も考慮すべきなので，生検すべきである．
- 通常用いられるHE染色ではカンジダを含め多くの真菌は染色されず，PAS染色，グラム染色やグロコット（Grocott）染色などが有用である．
- カンジダ診断を目的にした検査法は以上のようにいくつかあるので，感染を疑う場合は検査側へカンジダ感染の可能性について十分な情報を伝達して適切な検査を依頼すべきである．

推薦する対処法

共通事項

- 歯牙のみならず，舌のブラッシング，歯科衛生士などによる半年ごとのケアが推奨される．口腔カンジダ症の発症危険因子を有する患者，とくに義歯の例では口内を清潔に保つことは発症予防に重要である．
- 消毒薬のクロルヘキシジングルコン酸塩（ヒビテン®）の含嗽は，バイオフィルムに対する効果から有効とする報告もあるが[4)]，わが国では口腔への使用は禁忌である．
- 口内乾燥症が併存する例ではその対処が必要である．
- 日常外来で遭遇する一般的な口腔・咽頭カンジダ症では，全身には吸収されない，かつ局所でのみ効果を発現する治療薬が第一選択である[★5]．

偽膜性カンジダ症

- 最も頻度が高い病型で，カンジダは口腔あるいは咽頭粘膜の深部に進展することなく，表層に菌塊として集簇している．
- 急性のものは抗真菌薬を口腔内に含むことで容易に治癒する．しかし慢性化してくるとバイオフィルム形成と，菌自体の耐性が進むことで，抗真菌薬の効果が減弱する傾向があり，主力であるイミダゾール系やトリアゾール系のアゾール系抗真菌薬で問題になっている[2)]．
- 抗真菌薬に先立って，あるいは併用して，バイオフィルム除去を目的に，物理的に偽膜を除去することを推奨する．
- Pappasらを中心に策定された米国感染症学会のガイドラインを参考に，わが国の実情を加味した投薬方針を以下に示す（④）[6-8)]．

★2 KOH法
簡便な真菌検出法である．スライドグラスに載せた検体を，水酸化カリウム溶液で浸し必要により加熱を加えて検体を溶かして直接検鏡すると，菌糸を観察できる．

★3 クロモアガーカンジダ培地
栄養源としてのクロモペプトンと，また菌が産生する酵素で分解されることにより発色する混合物が含まれる．*C. albicans*, *C. tropicalis*, *C. krusei* の鑑別が可能となる．

★4
深在性カンジダ症を伴わない，口腔に限局するカンジダ症で血清学的検査は不要である．

検査側への情報伝達が重要

★5
薬効の問題のほかに，口腔に使用することの特殊性も考慮すべきである．味覚の問題，患部での十分な接触時間の確保，そのための頻回投薬の必要性が問題となる．

```
┌─────────────────┐
│ 第一選択薬*       │
│ フロリード®ゲル経口用 │
│ ファンギゾン®シロップ │
│ エンペシド®トローチ  │
│ ナイスタチン®錠    │
└─────────────────┘
        ↓ 治癒しない，反復
┌─────────────────┐
│ 第二選択薬        │
│ ジフルカン®カプセル │
│ イトリゾール®     │
└─────────────────┘
        ↓ 治癒しない
┌─────────────────┐
│ 難治例           │
│ ブイフェンド®     │
│ ファンガード®     │
└─────────────────┘
```

❹口腔・咽頭カンジダ症治療薬選択

＊：第一選択薬ではフロリード®ゲル経口用とファンギゾン®シロップの推奨度が高い．

★6
有効性の点から，ファンギゾン®シロップ，フロリード®ゲル経口用が推奨できる．

アゾール系は併用薬と耐性菌に注意

第一選択薬

- いずれも消化管からは吸収されない．

クロトリマゾールトローチ

- エンペシド®トローチ1錠/回，5回/日で1〜2週間．
- HIV感染患者の口腔カンジダのみ適応がある．

ナイスタチン経口薬

- ナイスタチン®錠1錠/回，3回/日．
- 治療効果の点でミコナゾールのゲル剤に劣る[6]．

アムホテリシンB含嗽液

- ファンギゾン®シロップ50〜100 mg/回，2〜4回/日[★6]．難治舌で患部に行き渡らせ，できるだけ長く口腔内に含んだ後に飲み込む．

ミコナゾール

- フロリード®ゲル経口用1/2〜1本/回（ミコナゾール50〜100 mg），4回/日[★6]．毎食後および就寝前に口腔内にまんべんなく塗布し，できるだけ長く口内に含んだ後に飲み込む．

第二選択薬，反復例

- 容易に治癒しない例では，抗真菌薬の内服薬を検討する．代表薬は以下に示すアゾール系の抗真菌薬である．
- しかしアゾール系の抗真菌薬は肝チトクロームP450・3A4（CYP3A4）にて代謝され，CYP3A4およびP糖蛋白に対して阻害作用があるので，多くの他剤の代謝に影響し，併用に注意が必要である．最近では耐性化が問題となっている[2]．

フルコナゾール

- ジフルカン®カプセル50〜100 mg/回，1回/日．
- HIV患者を対象としたCochrane reviewではナイスタチン，クロトリマゾールよりも治療効果が優れていると報告されている[9]．
- non-albicansに対する感受性の低下が指摘されている[2,6,7]．
- 腎機能障害例では用量の調節が必要である．

イトラコナゾール

- イトリゾール®内用液20 mL（イトラコナゾール200 mg）/回，1回/日．空腹時服用．口腔内に数秒含んだ後に嚥下する．
- フルコナゾールが無効な口腔カンジダ症に試みてもよい．
- 本剤は口腔粘膜に対する直接作用もあるが，主体は消化管からの吸収による作用なので，併用禁忌・注意薬の併用には十分注意を払わねばならない．

難治例

- 以上でも治癒しない場合に検討する．

ボリコナゾール（ブイフェンド®）

- 本来，消化管カンジダ症には適応がないが，他の抗真菌薬が無効な場合に

限り使用可能で，non-albicans にも有効である[7]．
- 腎・肝障害例では投薬量の減量が必要である．

ミカファンギンナトリウム（ファンガード®）
- わが国で唯一使用可能なキャンディン系抗真菌薬である．
- 腎機能に応じた用量調節が不要である．
- non-albicans に対する有効性が示されている[7]．

■ 萎縮性カンジダ症
- 前述のように，カンジダ感染が見逃されている可能性があるので，原因不明の舌痛や灼熱感を訴える例には，積極的に舌粘膜を擦過・標本採取して診断に努めるべきである．
- 治療は偽膜性カンジダ症に準ずる．適切に診断できれば比較的容易に治癒する．

■ カンジダ性口角炎 ❷
- 口角炎は原因疾患に応じた治療が必要であるが，カンジダによる場合は，抗真菌薬の軟膏が有効である．
- しかし併発していることが多い口腔内のカンジダ症に対して治療を行う場合は，その効果をみてから，追加治療の要否を判断する．
- 口角炎単独の場合，抗真菌薬の塗布薬を使用する．
- クロトリマゾール（エンペシド®クリーム 10 g）2～3 回/日，テルビナフィン塩酸塩（ラミシール®クリーム）10 g 1 回/日，ビホナゾール（マイコスポール®クリーム）10 g 1 回/日．
- 再発防止にはワセリンやリップクリームを塗布する．

■ 肥厚性カンジダ症
- まずは悪性腫瘍を鑑別するため生検を考慮する．
- 治療は偽膜性カンジダに準ずる．

■ 菱形舌炎
- 赤いカンジダ症同様の投薬でよい．
- 他の原因不明の舌痛を訴える場合は，カンジダ感染を疑うことが重要である．

> **ポイント**
> ①視診上，白斑のないカンジダ症（萎縮性，口角炎，肥厚性，菱形舌炎）の存在を認識する．
> ②原因不明の舌痛ではカンジダ症を鑑別する．
> ③治療薬はできるだけ消化管吸収の少ないものから選択する．

（加瀬康弘）

▶口腔カンジダ症の治療についての患者説明例は，p.282 参照．

引用文献

1) Vazquez JA, Sobel JD. Mucosal candidiasis. Infect Dis Clin North Am 2002 ; 16 : 793-820.
2) Niimi M, et al. Antifungal drug resistance of oral fungi. Odontology 2010 ; 98 : 15-25.
3) 寺井陽彦ほか. 舌痛患者における口腔カンジダ症と舌痛症. Pharma Medica 2009 ; 27 : 129-36.
4) Sharon V, Fazel N. Oral candidiasis and angular cheilitis. Dermatol Ther 2010 ; 23 : 230-42.
5) Budtz-Jörgensen E. Etiology, pathogenesis, therapy, and prophylaxis of oral yeast infections. Acta Odontol Scand 1990 ; 48 : 61-9.
6) Pappas PG, et al. Infectious Diseases Society of America. Guidelines for treatment of candidiasis. Clin Infect Dis 2004 ; 38 : 161-89.
7) Pappas PG, et al. Infectious Diseases Society of America. Clinical practice guidelines for the management of candidiasis. Clin Infect Dis 2009 ; 48 : 503-35.
8) 加瀬康弘. カンジダ. 耳鼻咽喉科・頭頸部外科 2011 ; 83 : 136-40.
9) Pienaar ED, et al. Interventions for the prevention and management of oropharyngeal candidiasis associated with HIV infection in adult and children (review). Cochrane Database Syst Rev 2010 ; 10(11).

第1章 口腔疾患を診る

私が薦める治療法

血清亜鉛値正常の味覚障害

- 味覚障害（taste disorder）の原因の一つに亜鉛欠乏が関与していることは一般的に知られている．しかし，血清亜鉛値が正常の味覚障害例も多く存在する．当科では味覚障害患者の45.8％（550/1,200）で血清亜鉛値が正常であった．
- 外来診療において初診時にこのような味覚障害患者に遭遇した場合，亜鉛製剤を処方するべきか迷うことも多い．
- ここでは血清亜鉛値を含む諸検査が正常範囲にあり，心因的要因，全身性疾患，薬剤などの味覚障害の原因を特定できない特発性味覚障害について主に言及する．

味覚障害の原因

- 1999年1月～2012年9月までの当科における味覚障害患者1,200例の原因別頻度について❶に示した．亜鉛欠乏性は欠乏を引き起こす原因が明らかでなく，そのうち血清亜鉛値が70μg/dL以下のもの[1]を分類した．
- 味覚障害の原因と障害部位について❷に示した．多くの味覚障害は末梢受容器障害に該当し，亜鉛欠乏などによる味細胞のターンオーバーの延長が原因とされている．
- 薬剤性や全身疾患性も亜鉛欠乏が関係する．薬剤性は機序の一つとして亜鉛に対する薬剤のキレート作用の関与が指摘されているが，血清亜鉛値正常例も存在する．全身疾患性は原疾患の影響で亜鉛吸収能の低下，または排泄増加のため亜鉛欠乏が生じ，血清亜鉛値の低下を認める場合が多い．
- 味蕾への外的障害，味覚伝導路障害，心因性など，直接亜鉛欠乏が関与していない味覚障害も存在する．
- 原因診断として，発症のきっかけ，服薬，加療中の疾患などの問診，血液検査（Zn，Fe，Cu），神経症，うつ病の除外診断のためのSDS（self-rating depression scale；自己評価式抑うつ性尺度）を施行することは重要である．

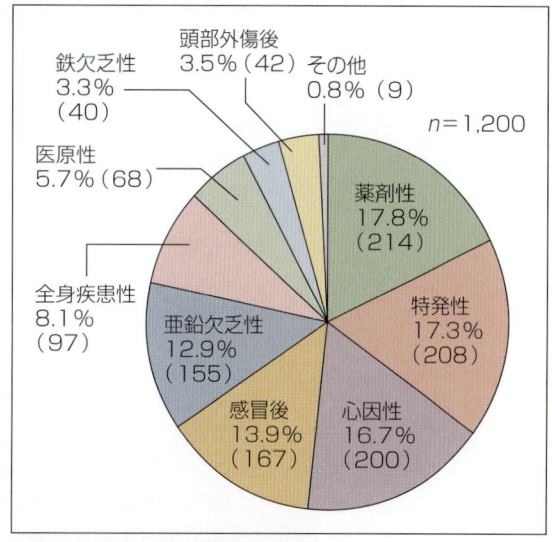

❶当科における味覚障害の原因
薬剤性が17.8％と最多で，特発性17.3％，続いて心因性16.7％であった．亜鉛欠乏性は12.9％であった．

❷味覚障害の障害部位と原因

①舌乳頭・味蕾への外的障害……炎症（舌炎，軟口蓋炎）
②末梢受容器レベルの障害 ┬ 特発性
　　　　　　　　　　　　├ 亜鉛欠乏性
　　　　　　　　　　　　├ 薬剤性
　　　　　　　　　　　　├ 全身疾患性
　　　　　　　　　　　　├ 感冒後
　　　　　　　　　　　　└ 貧血（鉄欠乏性，大球性）
③味覚伝導路障害 ┬ 末梢神経障害：鼓索神経障害，顔面神経障害
　　　　　　　　└ 中枢神経障害：頭部外傷後，脳血管障害，脳腫瘍
④心因性

多くの味覚障害は末梢受容器障害に該当し，味細胞のターンオーバーの延長が原因とされている．

特発性味覚障害は潜在性亜鉛欠乏の関与例が多い

特発性味覚障害

- 血清亜鉛値や種々の臨床検査が正常であり，原因が明らかでない症例である．
- 特発性味覚障害は亜鉛欠乏性味覚障害と同様に，亜鉛内服治療による改善率が良好であることから，潜在性亜鉛欠乏の存在が関与しているものと推測されている．
- 全身の亜鉛量は体重70kgのヒトで約1.4～2.3gといわれ，そのうち，骨格筋および骨に90％が含有される．血液中にはわずか0.3％が含まれるのみであり，血清中の亜鉛量はさらにその10～20％となりきわめて微量である．そのため血清亜鉛値が生体内の亜鉛栄養状態を正確に把握する指標とはいいにくい．このことから，血清亜鉛値が正常範囲でも亜鉛栄養状態が不良な例があると考えられる[2]．
- 微量金属では亜鉛の吸収をカルシウム，銅，カドミウム，3価の鉄イオンが抑制するといわれている．とくに亜鉛／銅比0.7以下の場合，または銅／亜鉛比1.5以上の場合は潜在性亜鉛欠乏を考える[3]．
- 若年層で最も多いのが特発性味覚障害であり，特発性味覚障害は高齢者に比べて若年層で多かった[4]．よって特発性味覚障害に加齢性変化は関与していないと考えられる．

味覚障害の検査と治療について

- 近年メディアの影響や quality of life（QOL）を重視するようになり，耳鼻咽喉科医の日常診療で，味覚障害患者に遭遇する機会は増加している．
- 味覚障害は原因によっては治療期間が長期に及ぶ場合も多く，患者が不安を抱きしばしば途中で治療をやめてしまうことがある．患者に十分に説明をし，理解してもらったうえで治療を継続することが重要である．
- 味覚障害の診断，治療にあたる際，巻末p.283，284に示すように患者へ説明を

患者の理解を得たうえでの治療の継続が重要

> **Column　血清亜鉛の正常値**
>
> 筆者らは味覚障害診療の手引きに準じて，血清亜鉛値70μg/dL未満を亜鉛欠乏症と分類し，臨床統計を行った．血清亜鉛値の正常値は測定方法や検査機関により異なっており，正常値下限の設定も検査機関によりばらつきがある．
> 冨田らは血清亜鉛値59μg/dL以下を真の亜鉛欠乏，60～79μg/dLの範囲を境界値（潜在性亜鉛欠乏），80μg/dL以上を正常と規定している[5]．また，血清亜鉛値には日内変動があるため，この基準値は午前採血の値とし，午後の採血の場合は20μg/dLほど低値となる[1]．

行う．

特発性味覚障害の治療

- 亜鉛欠乏性味覚障害と同様に特発性味覚障害においても亜鉛製剤によって治療する．
- 亜鉛製剤は硫酸亜鉛カプセル100～300 mg/日分1～分3，またはポラプレジンク（プロマック®錠）[★1]を通常用量150 mg/日分2で3か月から6か月間服用させる．しかし，それ以上の投与継続で効果の出る例は多くない．
- 亜鉛の吸収にはホメオスタシスが働き，不足分だけ小腸から吸収されるので，経口摂取である限り過剰摂取は少ないといわれている．しかし，過剰摂取により銅欠乏，鉄欠乏を引き起こすことが知られており，長期連用する場合は定期的に血清亜鉛値を測定する必要がある．

特発性味覚障害の亜鉛内服療法による治療効果

- 当科における亜鉛内服治療終了時の治療効果は治療終了時のvisual analogue scale（VAS）で評価し，3か月以上経過を追跡しえたものとした．改善率（VASが80％以上に改善したもの）は特発性味覚障害86.3％（120/139），亜鉛欠乏性89.6％（104/116）で，ともに高い治療効果を得た．
- これらの平均改善期間は特発性で28.8週，亜鉛欠乏性で26.5週と有意差を認めなかった．
- 亜鉛治療無効例は再度，薬剤性，心因性，全身疾患性，鉄欠乏などの原因の見直しを考慮する必要があると考えられる．

症例 特発性味覚障害

37歳，女性．

現病歴 2か月前から味覚を感じない．感冒，服薬などの発症前の考えられる原因はない．舌痛，異味，錯味，嗅覚障害の自覚を認めなかった．既往歴，常用薬はない．

初診時所見 舌所見：明らかな異常なし．VAS 42%．
安静時唾液量2.5mL．ガムテスト24.4mL．SDS 40．
血液検査：亜鉛78.8μg/dL，鉄56μg/dL，銅81μg/dL．
味覚検査：

	電気味覚(dB)		濾紙ディスク法						
			甘		塩		酸		苦	
	R	L	R	L	R	L	R	L	R	L
鼓索	22	28	5	S.O.	S.O.	S.O.	4	4	S.O.	S.O.
舌咽	S.O.	S.O.	4	5	5	S.O.	4	4	S.O.	S.O.
大錐体	S.O.	S.O.								

特発性味覚障害も亜鉛製剤によって治療

[★1] プロマック®は味覚障害に対し保険適用はとれていないが，2011年（平成23年）9月28日に医薬品の適用外使用にかかわる保険診療上の取り扱いで，味覚障害に対して保険審査上使用が認められるようになった．

長期連用する場合は定期的に血清亜鉛値の測定を

治療経過 硫酸亜鉛カプセル 200mg/日内服し，自覚症状は徐々に改善を認めた．治療開始 5 か月で VAS 100%となり，治療終了とした．

治療経過中検査結果 血液検査（治療後 3 か月）：亜鉛 89.3μg/dL，鉄 49μg/dL，銅 71μg/dL．

味覚検査（治療後 4 か月）：

	電気味覚 (dB)		濾紙ディスク法							
			甘		塩		酸		苦	
	R	L	R	L	R	L	R	L	R	L
鼓索	8	8	2	2	4	4	2	3	S.O.	S.O.
舌咽	20	24	2	2	5	S.O.	3	3	S.O.	S.O.
大錐体	S.O.	34								

> **ポイント**
> - 血清亜鉛値正常の味覚障害も多く存在する．
> - 特発性味覚障害は潜在性亜鉛欠乏が関与している例が多く，亜鉛欠乏性味覚障害と同様に，亜鉛内服療法の効果が高い．

（坂口明子，阪上雅史）

▶味覚障害に対する検査についての患者説明例は，p.283 参照．
▶味覚障害の治療についての患者説明例は，p.284 参照．

引用文献

1) 池田　稔．味覚障害の原因．池田　稔編．味覚障害診療の手引き．東京：金原出版；2006. p.14.
2) 池田　稔，田中真琴．味覚障害の治療．Monthly Book ENTONI 2010；117：19-24.
3) 冨田　寛．亜鉛欠乏と味覚障害．Japanese Journal of Parenteral and Enteral Nutrition 2000；22：97-104.
4) 坂口明子，阪上雅史．味覚障害．JOHNS 2012；28：1362-5.
5) 冨田　寛．味覚障害の臨床統計．味覚障害の全貌．東京：診断と治療社；2011. p.208-21.

第1章 口腔疾患を診る

私が薦める治療法
小児の反復性耳下腺炎

- 反復性耳下腺炎（recurrent parotitis）は，小児における炎症性唾液腺疾患のなかで流行性耳下腺炎（ムンプス）に次ぐ頻度である．
- その成因は不明であり，診断は片側ないしは両側の反復する耳下腺腫脹と画像検査による非閉塞性の唾液腺管拡張の確認による．

> 小児の炎症性唾液腺疾患ではムンプスに次ぐ頻度

反復性耳下腺炎の成因

- 病因は，なんらかの唾液腺管異常から細菌の逆行性感染により急性増悪を反復する，という仮説が浸透していると思われるが，いまだ不明である．
- 唾液腺管の先天的形態異常（拡張ないし奇形など）や，一部に家族性があることから遺伝性要因や全身免疫異常（選択的IgA欠損など）など先天的要因を主とするもの，感染の反復からの慢性炎症により唾液腺管の異常を生じるとした後天的要因を主とする説もある．そのほかアレルギー因子，咬合異常など先天・後天的要因が混合したものなどさまざまな説がある[1-5]．

好発年齢と臨床症状

- 約8割が3～6歳の幼小児期に初発するが，1歳未満の場合もあり，やや男児に多い傾向がある[6,7]．
- 感冒や疲労を原因とする場合があるが，誘因のないことも多い．
- 約8割が両側交互ないしは両側同時に腫脹するが，約2割は一側のみの腫脹である[6]．
- 年間30回以上繰り返す例が報告されているが，平均は1.5回/年である[7]．
- 発症は突然のことが多く，圧痛を伴う耳下腺の腫脹は数日程度が多い．しかし数週間持続する場合もあり，時に皮膚発赤を伴うことがある．また発熱を伴うことも多い[★1]．

> 繰り返しの平均は1.5回/年

> ★1
> 発熱は38℃程度のことが多く，それほど高熱でない点もムンプスと類似する．

診断および検査

- 診断のポイントは問診[★2]に加え，①触診，②口腔内所見とくにステノン管（Stenon duct）開口部からの排膿，③超音波所見である．
- 発症年齢や症状・所見などムンプスとの類似点が多いため初回例の鑑別は難しい．触診のみでムンプスと鑑別はできないが，反復性耳下腺炎ではムン

> ★2 問診のポイント
> これまでの耳下腺腫脹の既往，周囲のムンプス流行の有無，家族歴の聴取である．

私が薦める治療法／小児の反復性耳下腺炎 ●97

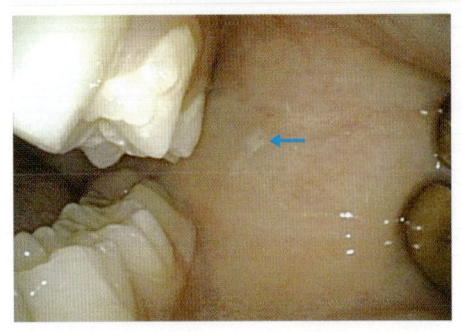

❶反復性耳下腺炎例（5歳，男児）
耳下腺圧迫にて左上顎第二乳臼歯の対向の頬粘膜にあるステノン管開口部*から白色の膿汁が流出している．（*小児ではステノン管開口部は最も奥の上顎口歯〈第二乳臼歯か六歳臼歯〉の対向の頬粘膜に存在する．）

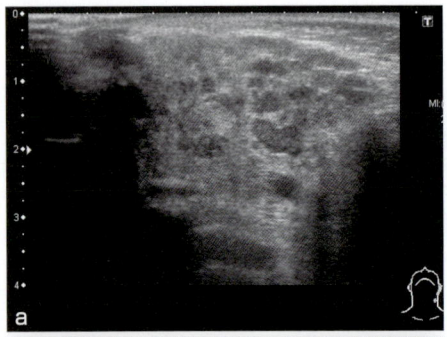

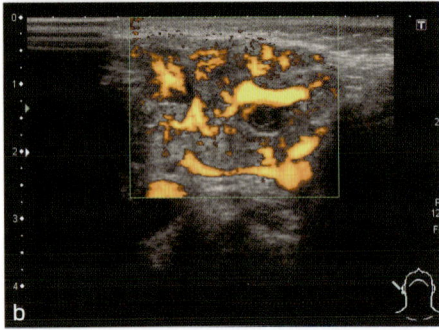

❷反復性耳下腺炎の超音波像（5歳，男児）
a：3歳から反復する耳下腺腫脹を生じる．左耳下腺に多数の低エコー域を認める．
b：カラードプラ像．疼痛を伴う腫脹のある急性期で，低エコー域周囲に豊富な血流を認める．

プスの約半数にみられる顎下腺腫脹がない．またムンプスよりもやや硬めで，耳下腺表面に凹凸不整な感触を得ることもある．
- ムンプスを含むウイルス性耳下腺炎は，反復性耳下腺炎でみられる耳下腺部圧迫によるステノン管開口部からの排膿（❶）がない．その際採取された膿汁を細菌培養検査へ提出するのがベターではあるが，常在菌のことが多い．

■ 超音波検査のポイント

- 超音波検査は最も簡便かつ侵襲がなく，低年齢にも施行しやすい．他の画像検査と比べて感度も遜色がなく，ポイントオブケア検査として第一選択といえる．ただし施行者依存性があるため，診察医自ら施行することをお勧めしたい．
- 幼小児は腫脹している臓器が耳下腺なのかリンパ節なのかを触診のみでは区別しにくいことがあり，膿瘍形成の有無やリンパ節腫脹・腫瘍などとの鑑別のうえでも，超音波検査の有用性は高い．顎下腺の腫脹の有無も確認しておくとよい．
- 所見は，内部不均一で耳下腺造影における点状陰影を反映しているとされる多発する低エコー域（小胞状）である（❷-a）．カラードプラによる血流の把握も有用で，急性期には低エコー域周囲の血流が非常に豊富になり（❷-b），休眠期には低血流となる．ただし，これらの所見はシェーグレン（Sjögren）症候群の超音波像と類似点が多いため注意が必要である．

■ その他の検査および鑑別診断における考え方

耳下腺造影
- 治療的意義があるという報告がある．しかし幼小児にはしばしば施行困難であり，まれではあるが造影剤アレルギー反応，施行後の感染・狭窄を生じることがあること，被曝といった点で，第一選択にはしにくい検査になってきている．

MRI検査
- 有用ではあるが，幼小児には鎮静が必要なことがあり，コスト面からも第一選択の検査ではない．
- 急性期ではT1で低信号，T2で高信号を示し，造影効果がみられる一方，

慢性期にはT1, T2ともに等信号となり, 造影効果はない[7,8].

採血検査
- 初回腫脹例に行うか悩む点であるが, ムンプス-IgG抗体（EIA）にてムンプスの既往の有無を確認しておくと, 以降の腫脹を反復性耳下腺炎とみなしやすい★3.

シェーグレン症候群などとの鑑別
- 小児シェーグレン症候群は10歳前後発症が多く女児に多いが, 反復回数の多い症例はシェーグレン症候群や全身免疫不全などを鑑別しておく必要がある.

★3 血清・尿中アミラーゼ
通常ムンプスでは, 血清や尿中アミラーゼは300IU以上の高値になるが, 反復性耳下腺炎では正常〜軽度高値程度のことが多い.

治療と予防

- 過去には重症例に対して耳下腺管結紮や摘出など外科的治療の報告があったが, 現在は保存的治療が一般的である★4.
- 治療ガイドラインは欧米にも存在せず, 口腔常在菌による炎症と考えられている面から, 一般に急性増悪期にはペニシリン系やセフェム系抗菌薬を数日投与する場合が多い. 予防的抗菌薬投与も含めて有効性にエビデンスはないが, 有熱症例などには抗菌薬投与は必要と思われる.
- 対症的に消炎鎮痛薬を投与しつつ, 耳下腺のマッサージにより排膿を促すことができれば, 抗菌薬を投与せずとも軽快する場合もある.
- 予防として耳下腺部のマッサージ, 水分摂取の励行, レモンなど酸っぱいものの摂取, チューインガムなどにより唾液流出および分泌促進を促す. 歯磨き, うがいによる口腔内清掃やう歯の治療も大切である.

★4 予後
学童期になると腫脹回数は減少する場合が多いとされ, 10歳までに9割が治癒するとされる.

症例
5歳男児.
現病歴：2歳時に初回の耳下腺腫脹を経験し, 当時はムンプスとの診断であった. 3歳ごろから急性耳下腺炎を繰り返し, ムンプス抗体価を測定したところ

Column　MRシアログラフィ

MRシアログラフィ（MR sialography）とは, 造影剤を注入することなく唾液腺導管を描出する方法で, 耳下腺造影が唾液腺管構造の4分枝まで確認することができるとされるが, MRシアログラフィでも2分枝程度まで確認できるといわれている[7,8]. 反復性耳下腺炎例でもMRシアログラフィにて点状陰影がみられる.

Topics　唾液管内視鏡検査

唾液管内視鏡検査（シアレンドスコピー〈sialendoscopy〉）は, 成人の唾石摘出に用いられはじめている唾液管内視鏡であるが, 現状の内径が1.3mmであり, 小児に用いるにはまだハードルがある. しかし, 欧米では小児反復性耳下腺炎の診断および治療に用いた報告がある. 管内が白っぽく通常みられる内部血管像がみられないことが特徴であり, 粘液栓を取り除き洗浄を行うことで治療効果は高いと報告されている[7].

IgG 陽性であった．腫脹のたびに抗生剤（セフェム系経口抗生剤）内服を処方され，1週間程度で軽快するものの，5歳になったころから月1回のペースで耳下腺腫脹疼痛が出現するため耳鼻咽喉科へ紹介された．受診2週間前に右耳下腺の腫脹にて近医でセフカペンピボキシル塩酸塩を処方され，いったん軽快するも4日前から左耳下腺の腫脹疼痛が出現し，アジスロマイシンを処方されたが，軽快せず両側耳下腺の腫脹疼痛および37～38℃の発熱を呈していた．

既往歴：特記すべきことなし．

家族歴：母親が幼少時に反復性耳下腺炎．

初診時所見：両側特に左耳下腺の腫脹圧痛を認め，❶のごとく，左耳下腺圧迫にて左ステノン管開口部から白色膿汁が排出された．超音波像は❷のように，多数の低エコー域を認めた．

経過：耳下腺の圧迫とステノン管開口部から生食による洗浄を行い，排膿を行った．セフジトレンピボキシル高用量3日間投与し，自宅での耳下腺部のマッサージ，歯磨き，うがいの励行を指示した．3日後には腫脹が軽減し，痛みは消失した．その後も耳下腺腫脹は数か月に1度繰り返したが，腫脹早期の耳下腺部のマッサージによる排膿にて病悩期間は短縮し，6歳半の現在は腫脹のエピソードはなくなってきた．

▶小児の反復性耳下腺炎の患者説明例については，p.285参照．

採血検査：初診時白血球数 10,600 /mm^3（好中球83%），CRP 3.12 mg/dL．3日後には白血球数 3,600 /mm^3，CRP 1.75 mg/dL と低下していた．

（八木正夫，友田幸一）

引用文献

1) Kaban LB, et al. Sialadenitis in childhood. Am J Surg 1978；135：570-6.
2) Konno A, Ito E. A study on the pathogenesis of recurrent parotitis in childhood. Ann Otol Rhinol Laryngol Suppl 1979；88：1-20.
3) Chitre VV, Premchandra DJ. Recurrent parotitis. Arch Dis Child 1997；77：359-63.
4) Fazekas T, et al. Selective IgA deficiency in children with recurrent parotitis of childhood. Pediatr Infect Dis J 2005；24：461-2.
5) Bernkopf E, et al. Is recurrent parotitis in childhood still an enigma? A pilot experience. Acta Paediatr 2008；97：478-82.
6) 工藤典代，笹村佳美．反復性耳下腺炎の臨床的検討．小児耳鼻咽喉科 1998；19：50-4.
7) Capaccio P, et al. Modern management of juvenile recurrent parotitis. J Laryngol Otol 2012；126：1254-60.
8) Gadodia A, et al. MRI and MR sialography of juvenile recurrent parotitis. Pediatr Radiol 2010；40：1405-10.

第2章 咽頭疾患を診る

第2章 咽頭疾患を診る

咽頭疾患の診療の進め方
外来でよくみるウイルス性咽頭炎

外来小児科での患者のウイルス学的検索と症状の記録

　筆者は感染症検査観測定点として北九州市環境科学研究所の協力のもとに，外来小児科を訪れる患児のウイルス学的検索とその症状を記録したので本項ではその報告をする．

検査対象

- 当院（佐久間小児科医院）を発熱・咳嗽・鼻汁など主に気道炎を主訴として訪れた患児である．

検査方法

- 北九州市環境科学研究所において施行される．
- 同所において分離培養には，発育鶏卵，乳のみマウス，HeLa，HEp-2，RD-18S，MDCK 細胞，その他[★1]を用いた．
- 抗原検出には蛍光抗体法，EIA（酵素免疫測定法），RPHA（逆受身血球凝集反応），LA（latex agglutination），PA（passive agglutination），IC（イムノクロマトグラフィ）法，その他を使用した．
- 遺伝子検出には，①非増幅ハイブリダイゼーション，PAGE（ポリアクリルアミドゲル電気泳動），その他．②増幅（PCR，PCR＋ハイブリダイゼーション，PCR＋シークエンス，LAMP（loop-mediated isothermal amplification），その他を使用した．
- 電顕と鏡検を使用してある．

[★1] human respiratory syncytial virus, rhinovirus, human metapneumovirus, parainfluenza virus を念頭において北九州市環境科学研究所に分離細胞を増やすように依頼したが，予算の関係で断られた経緯がある．

季節性，臨床所見（発熱），鼻汁などをよくみるべき

結果

- 非常に咽頭所見に特徴のあるウイルスとそうでもないウイルスがある．
- 咽頭所見だけでなく，季節性，臨床所見（発熱），鼻汁などをよくみるべきである．
- 咽頭所見に特徴のある疾患：adenovirus（アデノウイルス），herpes simplex virus 1（単純ヘルペスウイルス1型），enterovirus（エンテロウイルス）．
- 咽頭所見に特徴のない疾患：influenza virus（インフルエンザウイルス），human respiratory syncytial virus, rhinovirus（ライノウイルス），human metapneumovirus, parainfluenza virus（パラインフルエンザウイルス）．

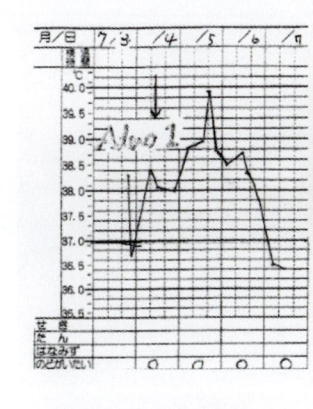

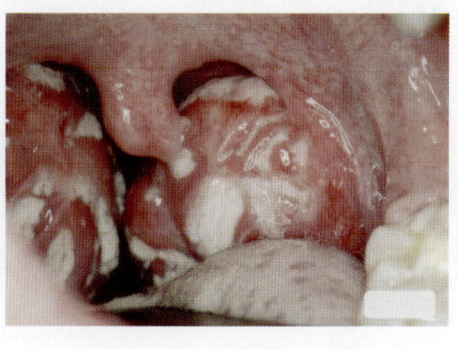

❶ 症例1：アデノウイルス感染症
　例（13歳1か月，女子）
adenovirus 1（HEp-2）による．写真は第4病日．左図は体温・症状経過表（以下同様）．

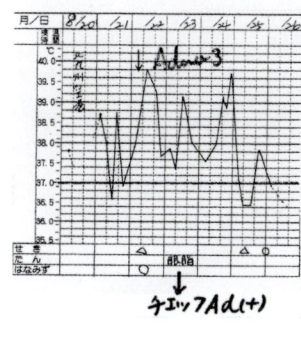

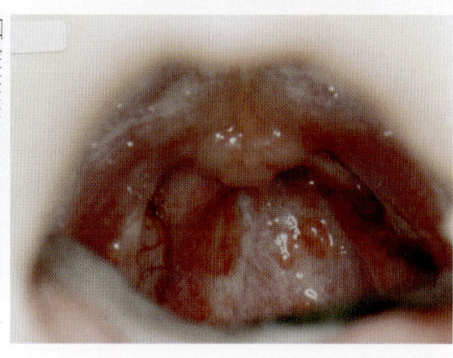

❷ 症例2：アデノウイルス感染症
　例（1歳10か月，男児）
adenovirus 3 による．

- 以下に咽頭所見に特徴のある疾患を述べ提示する．

■ アデノウイルス

- アデノウイルス（adenovirus）は，全例が特徴のある咽頭所見を呈するということではないが[1, 2]，その咽頭所見と全身状態，発病年齢，結膜炎，下痢，発疹など．
- 近年外来で診断を可能にした迅速診断により，かなり診断が容易になった．
- 結膜炎，発疹，消化器症状の合併については文献[1-3]を参照していただきたい．
- アデノウイルス感染で最も著明で目を引くのは，口蓋扁桃の病変である．局所の病変に比べ外来で follow できる程度に一般状態が悪くないのが脳炎などを併発していない証左と考えられる．

症例1
13歳1か月，女子．鑑別診断の溶血性レンサ球菌感染症でも後述するが，軟口蓋，口蓋垂の所見の差に注意されたい（❶）．

症例2
1歳10か月，男児．咽頭所見のあまりない例を例示する．発熱がかなり続いたが，チェック Ad（+）で保護者に納得させて外来で follow した（❷）．

■ 単純ヘルペスウイルス1型

- 単純ヘルペスウイルス1型（herpes simplex virus 1）の感染は，教科書にあるように歯肉口内炎を認めるときは診断は容易であるが，わずかの口内炎，

▶次頁「ウイルス性と細菌性の咽頭炎を見分けるコツを教えてください．」を参照（p.110）．

❸ **症例3：単純ヘルペスウイルス感染症例（2歳6か月, 女児）**
herpes simplex virus 1（RD-18s）による.

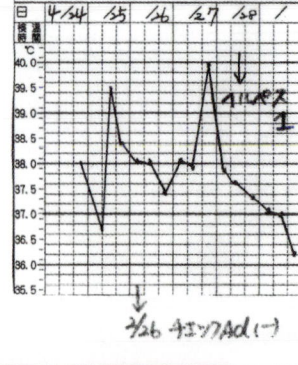

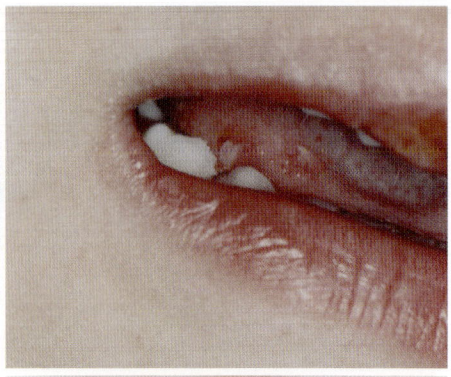

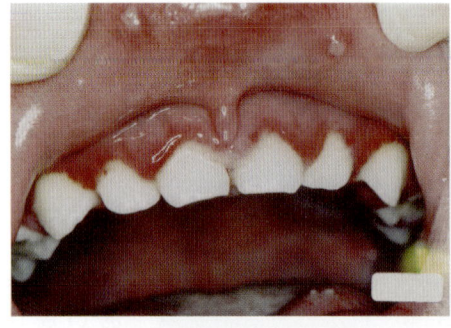

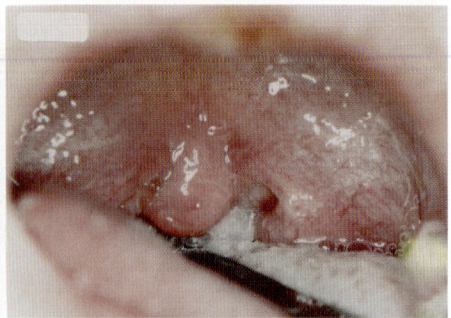

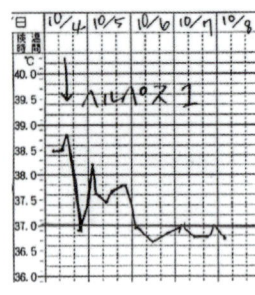

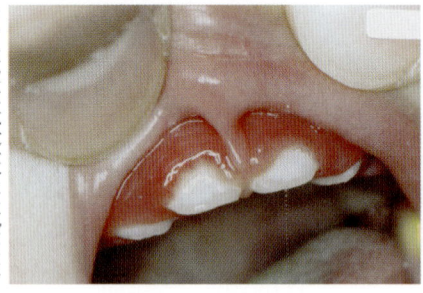

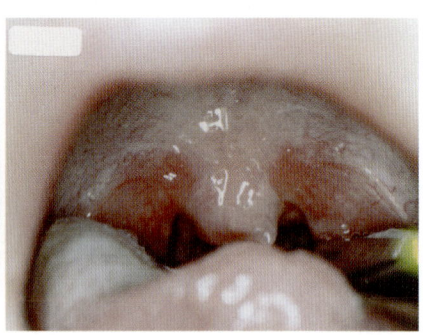

❹ **症例4：：単純ヘルペスウイルス感染症例（1歳3か月, 女児）**
herpes simplex virus 1による.

発疹のときは診断は難しい.

> 症例3

2歳6か月, 女児. 典型的な単純ヘルペスウイルス1型を提示する（❸）.

> 症例4

1歳3か月, 女児. 歯肉炎が著明である. 年齢性もあるが, 食思不振のほかは訴えはあまりなかった[1,2,4]（❹）.

■ エンテロウイルス

- エンテロウイルス（enterovirus）は, いわゆる夏かぜのウイルス群である.
- その分類は従来は血清型, 病原型, 病原性を使用してきたが, 近年はゲノム塩基配列情報の集積を基礎とした分子系統解析法により5つのウイルス種に細分類された. しかしここでは, 従来の血清型によりechovirus（エコ

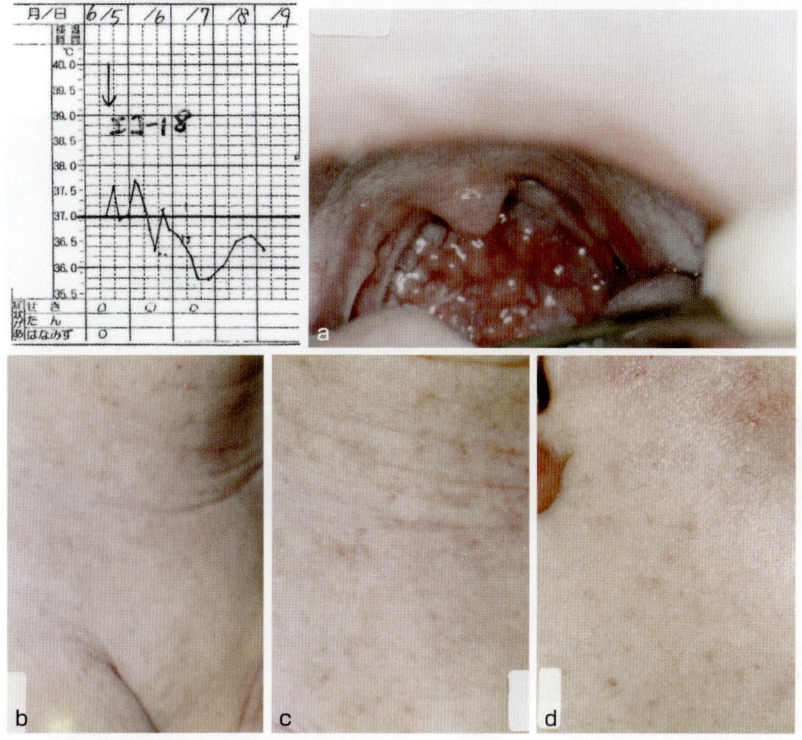

❺ **症例5：Echov. 発疹症例（10か月，男児）**
Echov.18 による．a，b：第1病日，c，d：第3病日．

ーウイルス），coxsackie virus A（コクサッキーウイルス A 群），coxsackie virus B（コクサッキーウイルス B 群）の順に報告する．

エコーウイルス

- エコーウイルス（echovirus：以下，Echov. と略す）は発疹を伴う．ただし，全年齢に発疹を伴うのではないので，文献[1,2,5]をよくご覧いただきたい．

症例5 Echov. 発疹症

Echov.18．10か月，男児．第1病日の咽頭，下腹部，第3病日の頬．添付の体温表をよくみていただきたい（❺）．

- 以下，Echov. の顔部と殿部の発疹の差を例示する．
  ①Echov. と突発性発疹（exanthema subitum：以下，E.S. と略す）の顔面の発疹の比較．E.S. は臨床診断だが，性状の差をご覧いただきたい（❻）．
  ②Echov. と E.S. の殿部の発疹の比較，性状の差，出現部位の差をご覧いただきたい（❼）．右上の E.S. は血清学的診断により右下の E.S. は臨床診断である．

コクサッキーウイルス A 群

- コクサッキーウイルス A 群（coxsackie virus A：以下，Cox. A と略す）は，ヘルパンギーナ（herpangina），手足口病（hand foot and mouth disease：以下，HFM disease と略す）の臨床症状を示すことが多いので，各例を示す．

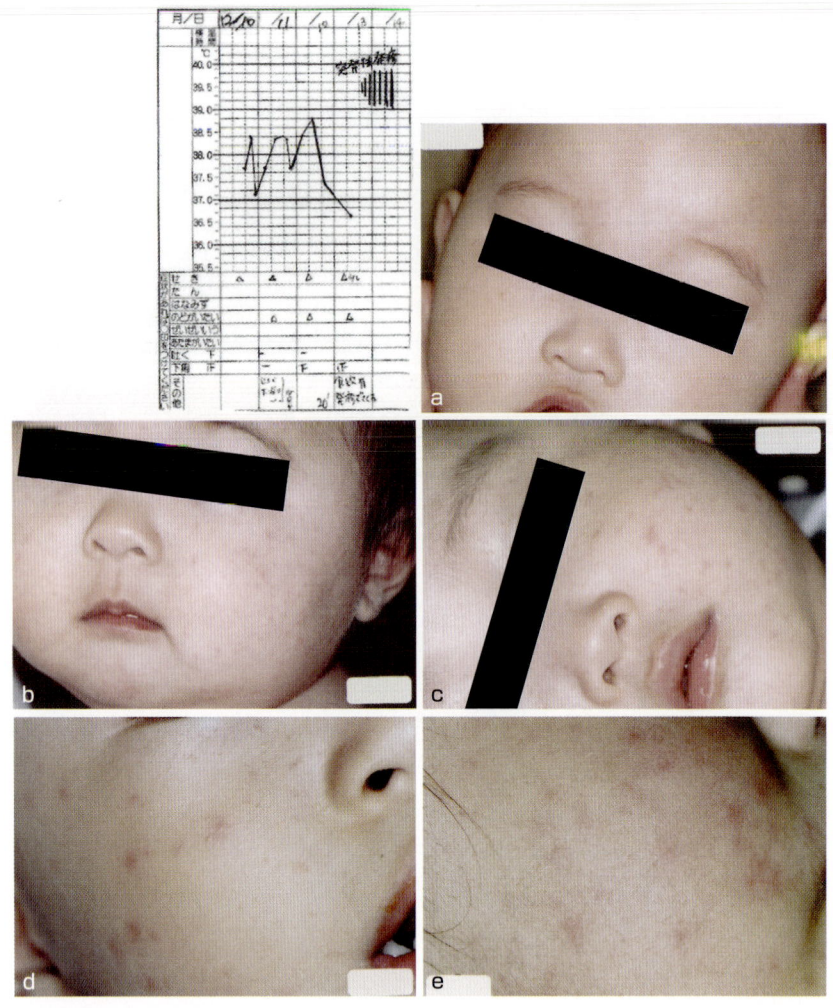

❻ Echov. 発疹症と突発性
発疹の顔面発疹の比較
a：E.S.(臨床診断), 7か月女児.
b：Echov.18, 7か月女児.
c：Echov.18, 6か月男児.
d：Echov.9, 2歳男児.
e：Echov.17, 3歳6か月女児.

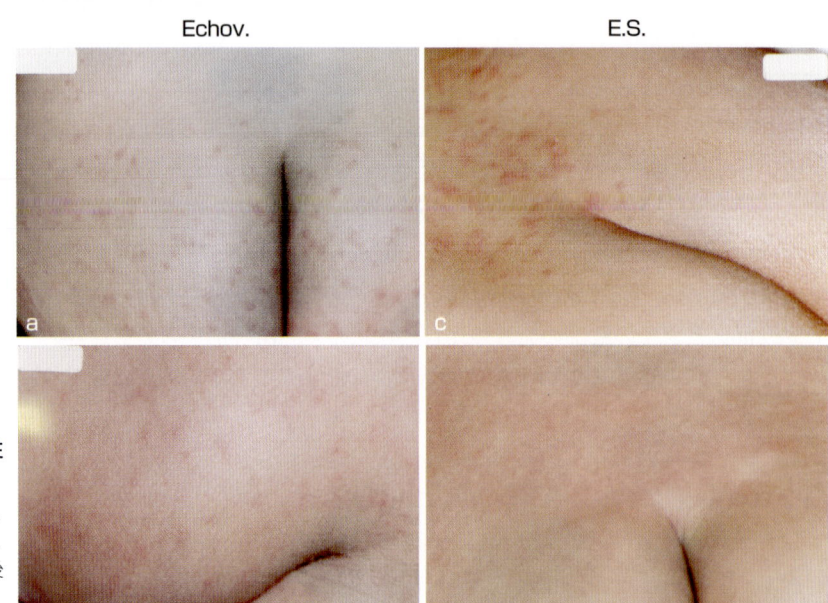

Echov.　　　　　E.S.

❼ Echov. 発疹症と突発性
発疹の殿部の比較
a：Echov.17, 1歳3か月女児.
b：Echov.18, 1歳3か月女児.
c：11か月男児. 発熱10日後
　　HHV-6 IgG[FA]—160.
d：1歳女児.

106 ○ 第2章　咽頭疾患を診る

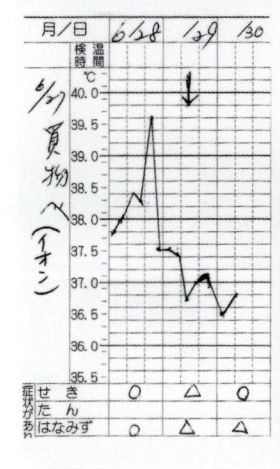

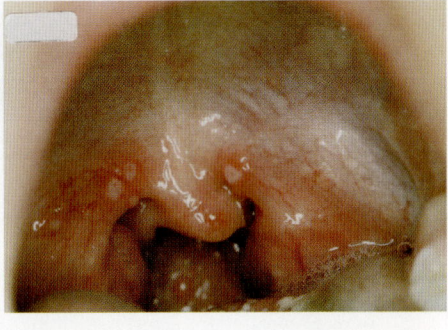

❽ 症例6：ヘルパンギーナ型の症例
（2歳4か月，男児）
Cox. A2（RD-18S）による．

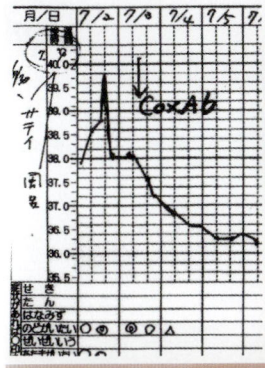

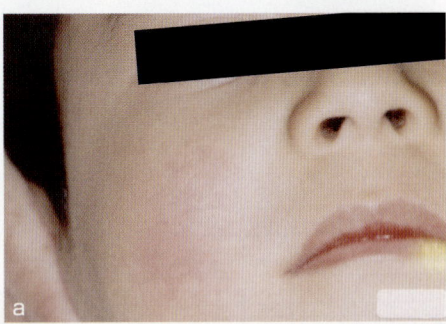

❾ 症例7：ヘルパンギーナ型の症例
（4歳1か月，男児）
Cox. A6(suckling mice)による．a：第3病日，b：第2病日，c：第3病日．

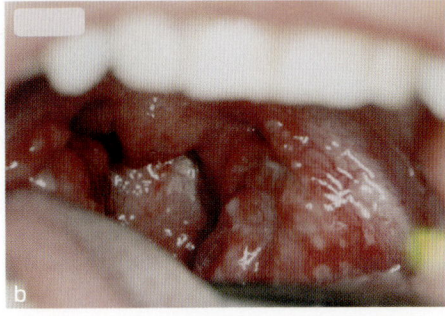

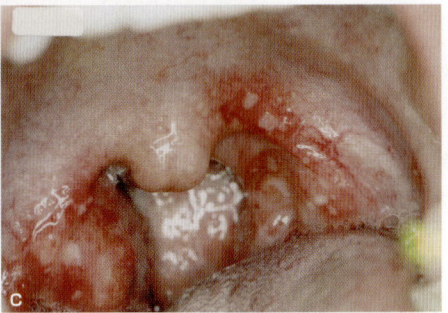

ヘルパンギーナ型
- Cox. A はよくみるとアンギーナ（angina）のみのこともある．筆者の文献では10％認められると報告している[1,2,6]．ヘルパンギーナは50％を超して認められる．
- Cox. A の No. により数と部位に特徴がある．

症例6 ヘルパンギーナ型
　Cox. A2．2歳4か月，男児．口蓋垂の周辺に数えられる口内疹をみる（❽）．

症例7 ヘルパンギーナ型
　Cox. A6．4歳1か月，男児．咽頭口蓋，前口蓋弓に沿って無数の口内疹をみる．顔面に発疹も認める（❾）．

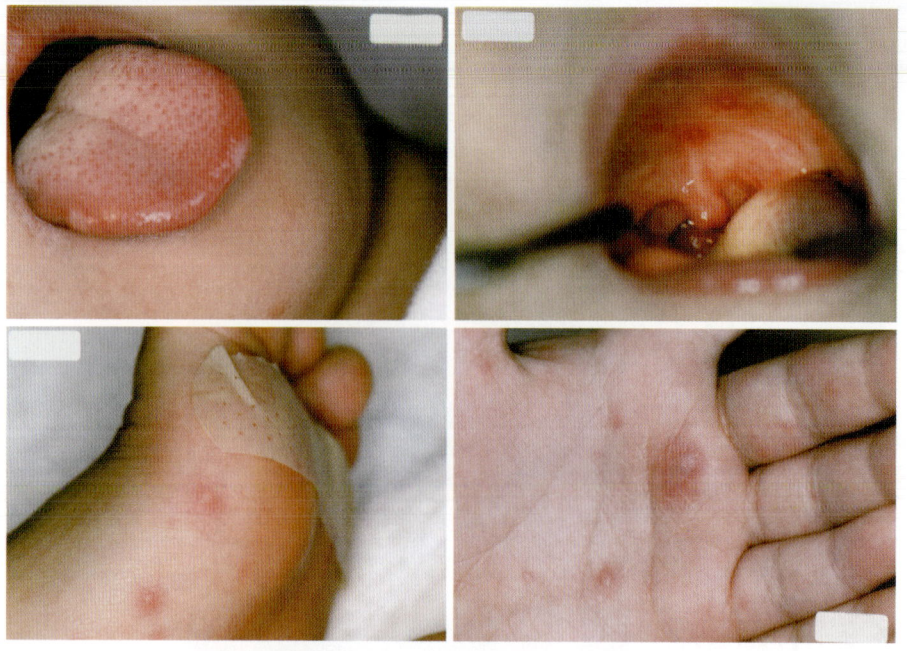

⑩ **症例 8：HFM disease 型の症例（3 歳 5 か月，男児）**
Cox. A16（PCR）による．全経過中熱はなく，口の痛みを訴えたが，全身状態もほとんど悪くなかった．

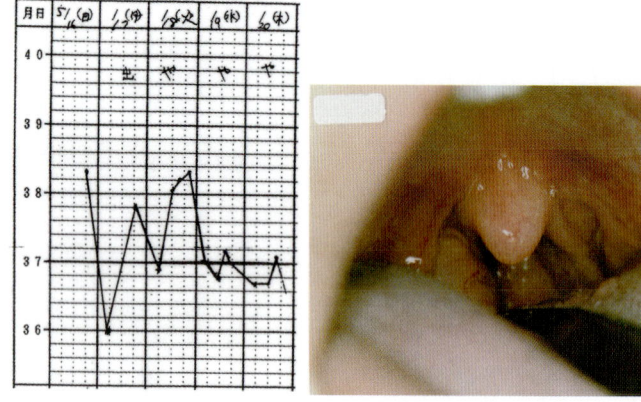

⑪ **症例 9：アンギーナ型の症例（6 歳 1 か月，女児）**
Cox. B2（MA104）による．

HFM disease 型

- Cox. A6，A10 などでも HFM disease を認めることがあるが，ここでは 23 年に大流行した Cox. A16 によるものを示す．

症例 8 HFM disease 型
Cox. A16．3 歳 5 か月，男児．咽頭，舌，手，足の発疹を示す．全経過中熱なく，全身状態もほとんど悪くなかった（⑩）．

コクサッキーウイルス B 群

- コクサッキーウイルス B 群（coxsackie virus B）は，いわゆるアンギーナ型が多いが，まれにヘルパンギーナ型，HFM disease 型を示すこともあるが，ここではアンギーナ型の典型例を示す．

症例 9 アンギーナ型
Cox. B2. 6歳1か月, 女児. アンギーナ型の典型例である (⓫).

治療に際しての留意点

- ウイルス性咽頭炎の治療は対症療法となるが, 以下のような点に留意されたい.
- 発熱・咳嗽の持続する症例には, 細菌の関与を否定することができないので, 抗生剤を投与する.
- 溶血性レンサ球菌には抗生剤がよく作用する. しかし, 胃炎とリウマチ性疾患に対する注意が必要である.
- 発熱性疾患には解熱薬を投与する.
- 咳嗽, 鼻汁にはそれぞれの薬剤を投与する.
- 下痢には整腸薬を投与する.

（佐久間孝久）

引用文献

1) 佐久間孝久. ATLAS SAKUMA. 東京：丸善プラネット KK；2008.
2) 佐久間孝久. Infant and Children's Pharynx and Skin with Infectious Disease. 福岡：Shoshi Kankanbou；2008.
3) 佐久間孝久. 北九州市における小児科外来でみられたアデノウイルス感染症の疫学と臨床. 小児感染免疫 2004；16：287-305.
4) 佐久間孝久. 外来小児科における Herpes simplex virus 1 感染症. 外来小児科 2004；7：147-54.
5) 佐久間孝久. エコーウイルス感染症（北九州市における）. 臨床とウイルス 2005；33：234-44.
6) 佐久間孝久. コクサッキーA 群ウイルス感染症・エンテロウイルス 71 感染症（北九州市における）. 第1部　疫学, 第2部　臨床. 小児感染免疫 2006；18：123-41.

Tips

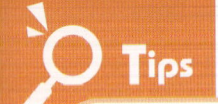

ウイルス性と細菌性の咽頭炎を見分けるコツを教えてください．

　ウイルス性咽頭炎と細菌性咽頭炎の鑑別は難しいが，各々特徴があるので，それを念頭において鑑別すべきである．もちろん同時感染もあるはずである．ウイルス性感染は前項で一応は述べたので，ここではふれず溶血性レンサ球菌感染症（hemolytic streptococcal infection）のみを述べる．

特徴

① 年齢がウイルス感染に比してやや年長児に多い．
② 咽頭痛が著明で顔面外部からも口蓋扁桃部の圧痛がある．
③ 抗生剤が非常に有効である．
④ 軟口蓋，口蓋垂に発赤，たくさんの小濾胞をみる．
⑤ 口蓋扁桃の著明な発赤，腫脹がある．
⑥ 苺舌といわれる，舌変化がみられる．
⑦ かつて猩紅熱といわれた発疹は現在ほとんど診ることはない．

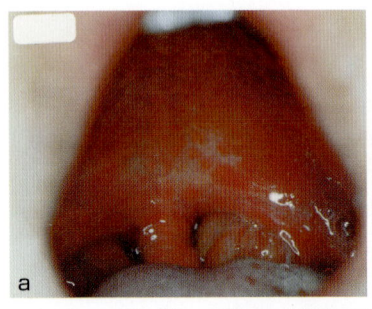

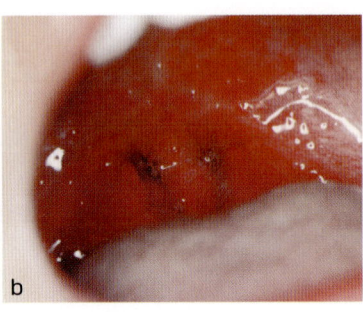

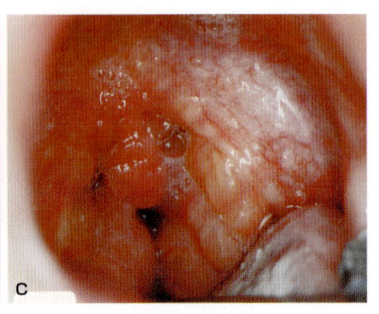

❶ 症例1：軟口蓋，口蓋垂の著明な発赤例
a：4歳男児，b：10歳女児，c：4歳5か月男児．Streptococcus pyogenes による．

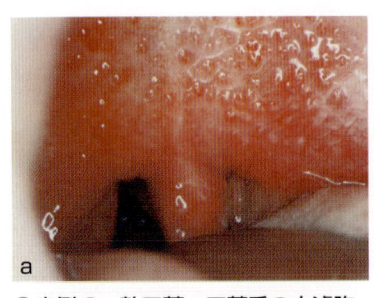

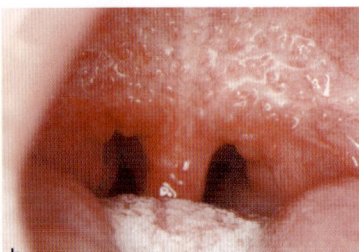

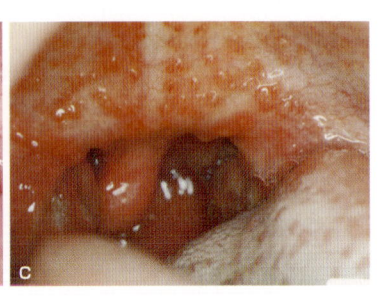

❷ 症例2：軟口蓋，口蓋垂の小濾胞
a：6歳7か月女児，b：4歳10か月男児，c：7歳5か月女児．

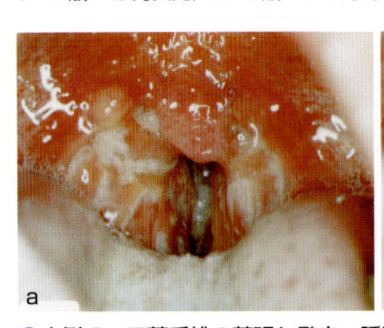

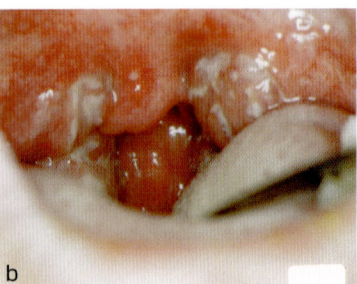

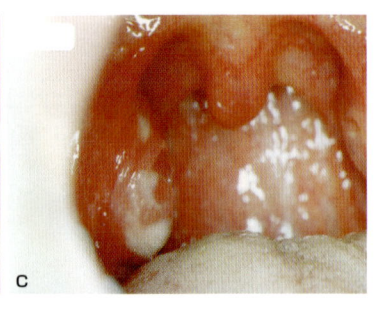

❸ 症例3：口蓋扁桃の著明な発赤，腫脹，滲出物
a：8歳6か月女児，b：9歳3か月女児，c：36歳女性．Streptococcus pyogenes による．

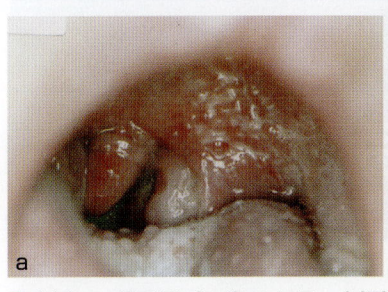

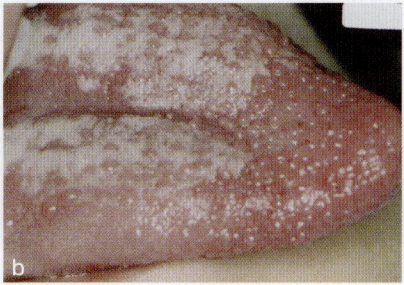

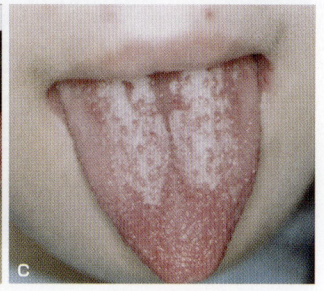

❹症例4:苺舌例(9歳6か月,女児)
クリアビュー ストレップA(+)による.

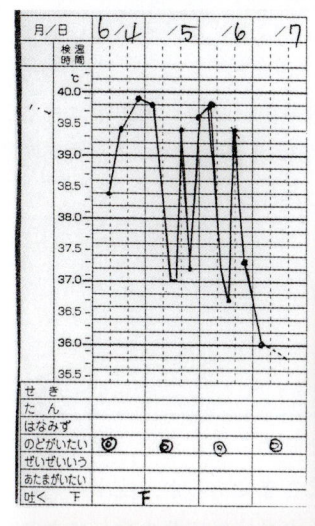

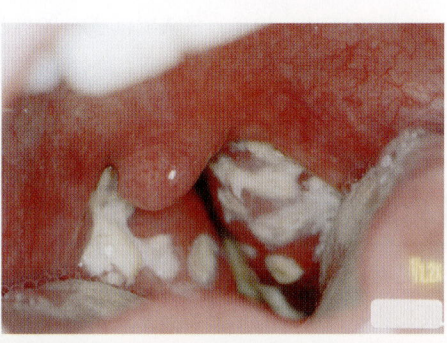

❺症例5:*Haemophilus influenzae*感染例の咽頭所見(19歳,女性)

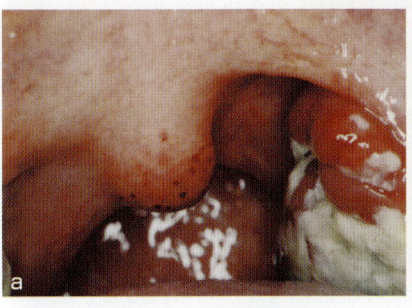

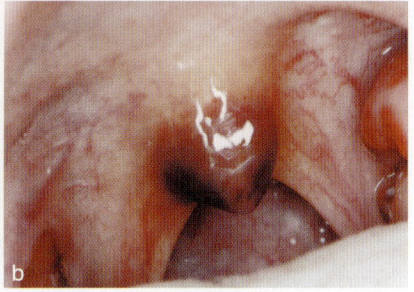

❻症例6:黄色ブドウ球菌感染例(32歳,女性)

症例呈示

症例1:軟口蓋,口蓋垂の著明な発赤例を示す(❶).
症例2:軟口蓋,口蓋垂の小濾胞を示す(❷).
症例3:口蓋扁桃の著明な発赤,腫脹,滲出物を示す(❸).
症例4:苺舌例を示す(❹).

ブドウ球菌,インフルエンザ桿菌感染について

ブドウ球菌,インフルエンザ桿菌(*Haemophilus influenzae*)感染については,単独感染はあるという説とないという説がある.ここではそれを論じないが,病変があって他の有意の菌の検出がなければ,これらの菌の感染があってもいいのではないかと考えている.

症例呈示

症例5:*Haemophilus influenzae*例を示す(❺).
症例6:黄色ブドウ球菌(*Staphylococcus aureus*)例を示す(❻).

(佐久間孝久)

咽頭疾患の診療の進め方

急性扁桃炎
──扁桃周囲炎・扁桃周囲膿瘍

- 急性扁桃炎（acute tonsillitis）は，日常臨床において最も頻回に遭遇する上気道感染症である．ウイルス感染あるいは細菌感染により発症するが，一次的に細菌感染で発症する例は少なく，ほとんどはウイルス感染に続発する．
- 起炎菌としては，A群β溶血性レンサ球菌（溶連菌）が最も重要視されており，小児では15～30％，成人では10～15％で検出される．ウイルスの関与は，小児では10～40％，成人では20～30％とされる[1]．
- 急性炎症が口蓋扁桃を越えて周囲組織に波及した場合に扁桃周囲炎となり，さらに膿瘍を形成した場合に扁桃周囲膿瘍となる．

> 急性扁桃炎の起炎菌では，溶連菌が重要

急性扁桃炎の診断手順

- 急性扁桃炎の臨床像は，咽頭粘膜の発赤のみを認める軽症から，強度の粘膜腫脹とリンパ節腫脹を認める重症例までさまざまであるが，臨床経過は比較的良好であり，多くは抗菌薬と非ステロイド系抗炎症薬の投与により数日～1週間程度で治癒する．
- 急性扁桃炎の診療においては，詳細な問診（下気道症状・全身症状の有無）と扁桃および咽頭所見から細菌性（とりわけ溶連菌）であるかウイルス性であるかを判断し，その重症度に応じた治療選択を行うことが重要となる（❶）．
- ウイルス性扁桃炎では，軟口蓋の点状出血や出血斑，咽頭粘膜のびらん，口内アフタ，口唇炎，歯肉炎などの多彩な粘膜病変がみられることが多い

> 急性扁桃炎の診療では，細菌性かウイルス性か判断する

❶**急性扁桃炎診療フローチャート**
（保富宗城．咽頭・扁桃炎のマネジメント．医薬ジャーナル社；2009[2] より）

```
急性咽頭・扁桃炎？
（主訴：咽頭痛，発熱）
    │
    ├──→ ・詳細な問診，扁桃や咽頭の局所所見：感冒，インフルエンザを除外
    │     ・軟口蓋の点状出血，咽頭粘膜のびらん，歯肉炎などの多彩な粘膜病変がみられる場合はウイルス性を疑う
    │     ・偽膜性咽頭・扁桃炎の様相を呈した場合：4歳未満はアデノウイルス，小児・青年は伝染性単核球症，成人は単純ヘルペス性咽頭・扁桃炎も念頭におき，検査を行う
    ↓
・重症度分類
・細菌検査　　または
・溶連菌迅速検出テスト
    ↓
軽症　中等症　重症
```

ウイルス性咽頭・扁桃炎を疑う所見			
・咳, 水性鼻漏	→	ライノウイルス コロナウイルス パラインフルエンザウイルス インフルエンザウイルス	感冒 インフルエンザ
・結膜炎	→	アデノウイルス	咽頭結膜炎
・軟口蓋の点状出血, 出血斑 ・咽頭粘膜のびらん, アフタ ・歯肉炎, 口唇炎	→	コクサッキーウイルス EBウイルス サイトメガロウイルス 単純ヘルペスウイルス1型, 2型	ヘルパンギーナ 伝染性単核球症

❷ウイルス性扁桃炎を疑う所見
(保富宗城. 咽頭・扁桃炎のマネジメント. 医薬ジャーナル社;2009[2] より)

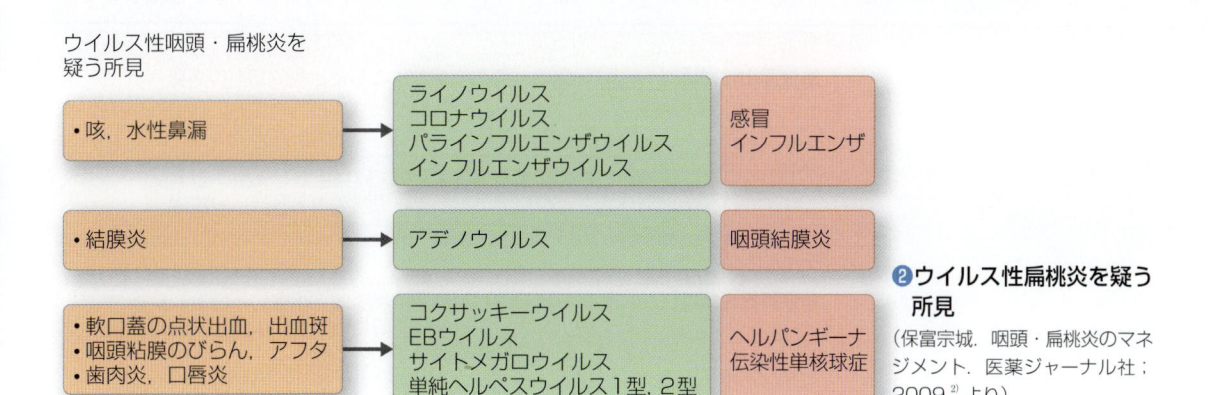

(❷)[3].
- 4歳未満ではアデノウイルス感染を念頭におく.
- 小児や青年では伝染性単核球症, 成人では単純ヘルペス性扁桃炎も念頭におく.

急性扁桃炎の起炎菌・ウイルス検査

細菌検査
- 起炎菌の同定には, 口蓋扁桃陰窩からの細菌培養検査を行うとともに, 抗菌薬に対する薬剤感受性検査を行う必要がある.
- 起炎菌の同定においては, 咽頭粘膜あるいは扁桃陰窩より検出された細菌が, 急性咽頭・扁桃炎の起炎菌であるかの評価が重要となる. すなわち, 咽頭粘膜や扁桃陰窩には, レンサ球菌属やナイセリア属 (*Neisseria*) などのさまざまな常在菌が存在する.
- 起炎菌としては, 溶連菌が最も重要である. そのほかにはインフルエンザ菌およびブドウ球菌が検出される.
- 溶連菌の検出には, 迅速診断法が有用となる.
  - ラテックス凝集反応:ディップスティック栄研ストレプトA
  - イムノクロマトグラフィ法:クイックビューストレプトA, ストレプトAテストパック・プラスOBC, クリアビューEZストレプトA, Binax NowストレプAなど

ウイルス検査
- ウイルスの診断としては, ウイルスの検出(ウイルス抗原, ウイルスゲノム)および分離同定と, 血清学的診断がある. 血清学的診断では, 急性期および寛解期のペア血清によるウイルス特異的抗体の検出を行う. 近年では, PCR法によるウイルスゲノムの検出も応用されている.
- ウイルスとしては, ヘルペスウイルス, アデノウイルス, コクサッキーウイルスなどがある.

```
急性滲出性扁桃炎   口蓋扁桃の粘膜の炎症を主とした比較的初期の病変
          ↓
     炎症が扁桃表面から陰窩に及び，陰窩上皮が剥離・脱落，
     白血球を主とした滲出物とともに陰窩内を満たし，陰窩
     に一致した白色の膿栓を形成する

急性陰窩性扁桃炎   口蓋扁桃実質のリンパ濾胞が腫脹，化膿し，口蓋扁桃表
          面粘膜下および口蓋扁桃陰窩に黄白色の小膿栓が透見さ
          れる．急性濾胞性扁桃炎ともいわれる
          ↓
     炎症がさらに進行し，扁桃上皮下深部にも高度の炎症性
     変化が生じた状態

急性偽膜性扁桃炎   さらに進行すると口蓋扁桃上皮下深部にも高度の炎症性
          変化が生じる．急性実質性扁桃炎ともいわれる
```

❸ 急性扁桃炎の臨床分類
(山中 昇編．咽頭・扁桃炎のマネジメント．医薬ジャーナル社；2009 [4])
を参考に作成）

- ウイルスの検出には，アデノウイルス，RSウイルス，インフルエンザウイルスに対する迅速抗原検出キットが市販されている．
  - ・アデノウイルス：アデノテストAD，キャリピアアデノ
  - ・インフルエンザウイルス：インフルA・Bクイック
  - ・RSウイルス：RSVテストパック　など

急性扁桃炎の分類

臨床分類

- 急性扁桃炎は，従来まで急性滲出性扁桃炎，急性陰窩性扁桃炎，急性偽膜性扁桃炎の大きく3つに分類される（❸）．
- 急性滲出性扁桃炎：口蓋扁桃粘膜表層の炎症を主とした比較的初期の病変である．
- 急性陰窩性扁桃炎：口蓋扁桃実質のリンパ濾胞が腫脹，化膿し，口蓋扁桃表面粘膜下および口蓋扁桃陰窩に膿栓が透見される．
- 急性偽膜性扁桃炎：炎症がさらに進行し，扁桃上皮下深部にも高度の炎症性変化が生じた状態．
- 臨床分類は，急性扁桃炎の重症度をある程度反映したものではあるが，その臨床経過を客観的に評価することは困難であり，スコアリングシステムによる評価が有用である．

重症度分類

診療にはスコアリングシステムを用いた重症度分類が有用

- 急性扁桃炎の診療に際しては，スコアリングシステムを用いた重症度分類が有用である（❹）[5,6]．

❹急性咽頭・扁桃炎のスコアリングシステム

重症度スコア			スコア		
			0点	1点	2点
症状スコア	小児*	①不機嫌・活動性の低下	なし	軽度（活動性が鈍る）	高度（常時，ぐったりしている）
		②咽頭痛による摂取量の低下	なし	軽度（固形物は食べない）	高度（ほとんど食べない）
		③発熱	37.5℃未満	37.5～38.5℃	38.6℃以上
	成人	①日常生活の困難度	さほど支障なし	支障はあるが，休むほどではない	仕事，学校を休む
		②咽頭痛・嚥下痛	違和感または軽度	中等度	摂食困難なほど痛い
		③発熱	37.5℃未満	37.5～38.5℃	38.6℃以上
咽頭・扁桃スコア		④咽頭粘膜の発赤・腫脹	なし	軽度の発赤（腫脹なし）	中等度以上の発赤・腫脹
		⑤扁桃の発赤・腫脹	なし	軽度の発赤（腫脹なし）	中等度の発赤・腫脹
		⑥扁桃の膿栓	なし	扁桃に散見される	扁桃全体

＊：不機嫌・活動性の低下あるいは咽頭痛による摂取量の低下の一方しか観察できない場合には，1項目のみ判定し，スコアを2倍とする.
　発熱において平熱が37.5℃以上の場合には，右記のように判定する.　平熱（0），平熱＋1.0℃以下（1），平熱＋1.1℃以上（2）.
(Suzumoto M, et al. Auris Nasus Larynx 2009 [5]；坂東伸幸ほか．咽頭・扁桃炎のマネジメント．医薬ジャーナル社；2009 [6] を参考に作成)

- 急性咽頭・扁桃炎スコアリングシステムの症状スコアは，成人例では「日常生活の困難度」，「咽頭痛・嚥下痛」，「発熱」の3項目について，小児例では「不機嫌・活動性の低下」，「咽頭痛による摂取量の低下」，「発熱」の3段階について評価する．
- 急性咽頭・扁桃炎スコアリングシステムの局所スコア（咽頭・扁桃スコア）は，「咽頭粘膜の発赤・腫脹」，「扁桃の発赤・腫脹」，「扁桃の膿栓」の3項目について評価を行う．
- 急性咽頭・扁桃炎の重症度は，軽症（1～3点），中等症（4～8点），重症（9～12点）に分類される．

■ 病因分類

- 溶連菌扁桃炎：口蓋扁桃の発赤・腫脹，白苔の付着，軟口蓋の強い発赤やイチゴ舌が特徴的所見で，咽頭痛が強い．
- アデノウイルス性扁桃炎：小児急性咽頭・扁桃炎の20～40％を占める．口蓋扁桃の発赤・腫脹とリンパ濾胞の腫脹を認める．高熱が4～7日間続くにもかかわらず，咽頭痛は軽度であることが多い．原因ウイルス型は，3型（咽頭結膜熱：プール熱），4型，7型，11型．
- 伝染性単核球症：エプスタイン・バー（Epstein-Barr：EB）ウイルスの初感染によって起こる感染症で，小児や青年に好発する．口蓋扁桃の発赤・腫脹・

白苔の付着，頸部リンパ節炎，肝・脾腫を認める．血液学的所見では，単核球の増多（単核球≧50％），異型リンパ球の増多（異型リンパ球≧10％），肝機能異常，異好抗体反応（ポール・バンネル〈Paul-Bunnell〉反応）陽性，EBV特異的IgM抗体陽性を特徴とする．
- **エンテロウイルス群による急性扁桃炎**：コクサッキーウイルスA群（1～22, 24型）およびB群（1～6型），エコーウイルス（1～7, 9, 11～21, 24～27, 29～33型），エンテロウイルス（68～71型）による夏かぜとして発症する．小児ではヘルパンギーナ（コクサッキーウイルスA群2, 4, 5, 6, 10型）や手足口病（コクサッキーウイルスA群5, 7, 9, 10, 16型，エンテロウイルス71型）がある．
- **単純ヘルペスウイルス性急性扁桃炎**：単純ヘルペスウイルス1型および2型による．成人では重症の急性偽膜性扁桃炎を呈することがある．
- **クラミジア性扁桃炎**：クラミドフィラ・ニューモニエ（*Chlamydophila pneumoniae*），クラミジア・トラコマチス（*Chlamydia trachomatis*）による急性扁桃炎．
- **扁桃梅毒**：梅毒トレポネーマ（*Treponema pallidum*）による性感染症で第2期梅毒として現れる．

急性扁桃炎の治療

- 急性扁桃炎の臨床経過は比較的良好であり，抗菌薬と非ステロイド系抗炎症薬の投与により数日～1週間程度で治癒する．
- 重症度に合わせた治療選択を行う（❺）[7,8]．

軽症例に対する治療

> 軽症例は原則的には抗菌薬治療は行わない

- 原則的には抗菌薬治療は行わず，非ステロイド系抗炎症薬による対症療法を行う．
- 咽頭処置，ネブライザー吸入，ポビドンヨードによる含嗽などの局所治療を行う．
- 対症治療により改善しない場合，あるいは細菌感染が明らかとなった場合には，抗菌薬治療を開始する．

中等症例に対する治療

> 中等症例はアモキシシリン水和物あるいはセフェム系抗菌薬の治療

- アモキシシリン水和物（ワイドシリン®）あるいはセフェム系抗菌薬による治療を行う．
- アモキシシリン水和物（ワイドシリン®）の7日投与がペニシリンVの10日間投与と同等の効果を示すという報告もあり，アモキシシリン水和物（ワイドシリン®750～1,500 mg）が第一選択薬と考える．
- セフェム系抗菌薬：セフジトレン ピボキシル（メイアクトMS®），セフカペン ピボキシル塩酸塩水和物（フロモックス®），セフテラム ピボキシル

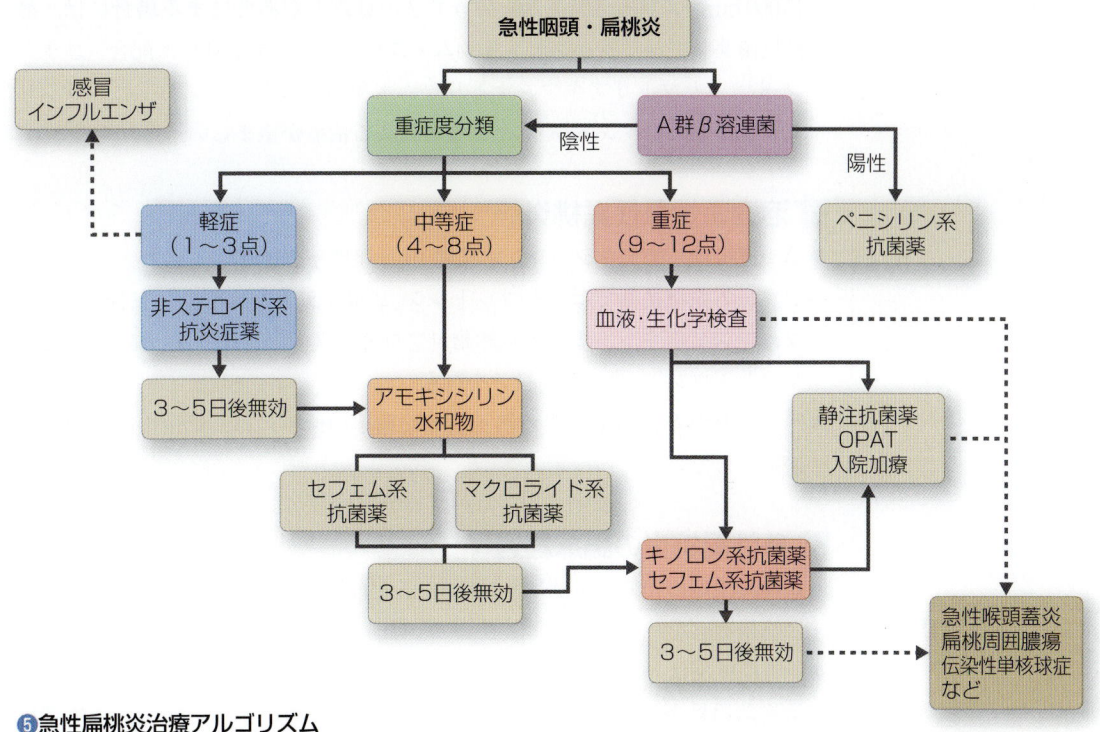

```
                         ┌─────────────────┐
                         │ 急性咽頭・扁桃炎 │
                         └─────────────────┘
                                  │
                    ┌─────────────┴─────────────┐
                    ▼                           ▼
┌──────────┐   ┌──────────┐  陰性      ┌──────────────┐  陽性  ┌──────────┐
│感冒      │   │重症度分類 │◄──────────│ A群β溶連菌   │──────►│ペニシリン系│
│インフルエンザ│   └──────────┘            └──────────────┘        │抗菌薬    │
└──────────┘                                                       └──────────┘
```

❺ **急性扁桃炎治療アルゴリズム**
OPAT : outpatient parenteral antimicrobial therapy（外来静注抗菌薬療法）.
（坂東伸幸ほか．咽頭・扁桃炎のマネジメント．医薬ジャーナル社；2009[8])を参考に作成）

（トミロン®）は，ペニシリン系抗菌薬と同様に急性扁桃炎の起炎菌に対して良好な感受性を示す．
- マクロライド系抗菌薬：クラリスロマイシン（クラリス®）は，ペニシリンアレルギーを有する症例に対して第一選択薬となるが，マクロライド系抗菌薬については，近年耐性菌が出現してきていることも念頭におく必要がある．

重症例に対する治療

- すみやかな抗菌薬治療が必要となる．
- 経口抗菌薬としては，アモキシシリン水和物に加えて，セフェム系抗菌薬，キノロン系抗菌薬が選択となる．
- キノロン系抗菌薬：メシル酸ガレノキサシン水和物（ジェニナック®），レボフロキサシン水和物（クラビット®）は重症例あるいは初期治療失敗例に対して選択される．
- キノロン系抗菌薬は，非ステロイド系抗炎症薬との併用で用量依存的に痙攣誘発作用が高まるため，腎障害のある患者では体内蓄積しやすく，危険性が高まることに注意する．
- 口蓋扁桃および咽頭粘膜の腫脹が著しい場合や頸部リンパ節腫脹を伴う場合，脱水症状などの全身症状が重篤な場合，体温≧38.6℃，白血球数≧

> 重症例にはすみやかな抗菌薬治療が必要

15,000 mm³，CRP≧10 mg/dL のうち2項目以上があてはまる場合には，静注抗菌薬：アンピシリンナトリウム・スルバクタムナトリウム配合（ユナシン-S®），セフトリアキソンナトリウム水和物（ロセフィン®），ピペラシリンナトリウム（ペントシリン®）などによる治療が望ましい．

■ 溶連菌性急性扁桃炎

- 第一選択は，アモキシシリン水和物10日間投与を行う．
- セフェム系抗菌薬では，セフジトレン ピボキシル（メイアクト MS®），セフカペンピボキシル塩酸塩水和物（フロモックス®），セフテラム ピボキシル（トミロン®）の5日間投与を行う．
- ペニシリン系抗菌薬による溶連菌の除菌率の低下には，細菌の細胞内侵入が関与している．

■ 急性扁桃炎の臨床経過

- 急性扁桃炎の初期治療開始後は，3〜5日間隔で臨床症状と咽頭所見を中心に経過観察を行う．
- 急性扁桃炎は，数日〜1週間程度で治癒する．
- 溶連菌扁桃炎後のリウマチ熱や糸球体腎炎の頻度は，生活環境，医療環境の改善に伴い現在ではきわめてまれな疾患となっている．
- 溶連菌扁桃炎後の尿検査は必須ではないが，急性溶連菌感染後糸球体腎炎の存在を十分に認識したうえで，罹患後の腎炎症候群の諸症状（突然の血尿・尿蛋白，浮腫，高血圧，軽度から中等度の腎機能障害）には注意を要する．

症例 急性扁桃炎重症例

症例：23歳，男性．
主訴：咽頭痛，発熱．
現病歴：2日前より咽頭痛と39℃の発熱のため同日近医にて抗菌薬の投与を受けたが，咽頭痛と発熱の症状が改善しないため大学病院耳鼻咽喉科を受診した．
現症：両側口蓋扁桃の腫脹と発赤を認め，口蓋扁桃陰窩に膿栓を認めた（❻）．また，両側顎下部の疼痛を伴うリンパ節腫脹を認めた．
検査所見：白血球数 17,060/μL（好中球比率 78.4，リンパ球比率 13.5），CRP 26.66 mg/dL，AST 22 IU/L，ALT 45 IU/L であった．
細菌検査：口蓋扁桃陰窩からの細菌培養では，A群β溶血性レンサ球菌（ABPC MIC ≦ 0.12 μg/mL）が検出された．
経過：3病日目より入院の上，アンピシリンナトリウム・スルバクタムナトリウム配合剤 1.5 g×3回/日（8時間毎）の点滴加療を行った．入院後5日目（7病日）に，咽頭痛および発熱は消失し，咽頭所見も正常化した．

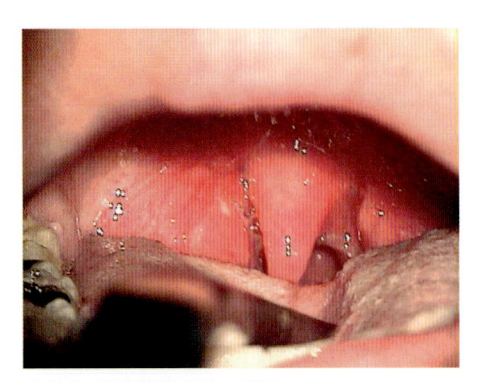

❻急性扁桃炎重症例の所見

扁桃周囲炎・扁桃周囲膿瘍

- 急性炎症が口蓋扁桃を越えて周囲組織に波及した場合に扁桃周囲炎（peritonsillitis）となり，さらに膿瘍を形成した場合に扁桃周囲膿瘍（peritonsillar abscess）となる．
- 治療が遅れると，副咽頭間隙，顎下間隙，咽後間隙などへ波及することから注意を要する．
- 開口障害，摂食障害が強い場合，呼吸困難がある場合には強く疑う．
- 局所所見では，患側扁桃周囲粘膜の発赤と腫脹と口蓋垂の健側への偏位を認める．CT所見では，患側扁桃深部に膿瘍形成を認める．
- 糖尿病などの基礎疾患を合併することが多い．
- 治療には，抗菌薬治療とともに外科的排膿が望ましい．
- 外科的排膿は，穿刺吸引，切開排膿，膿瘍扁摘のいずれかを行う．
- 穿刺排膿：リドカイン塩酸塩（キシロカイン®）で咽頭粘膜の表面麻酔を行った後，アドレナリン含有リドカイン塩酸塩（1％アドレナリン含有キシロカイン®注射液）にて粘膜下に浸潤麻酔を行い，18G針にて穿刺する．目標点としては，キアリ（Chiari）点（口蓋垂基部と上顎第3大臼歯を結ぶ中点）あるいは，トンプソン（Thompson）点（口蓋垂基部を通る水平線と前口蓋弓下端を通る垂直線の交点）で穿刺する．
- 切開排膿：まず試験穿刺を行った後に，穿刺点を中心に口蓋弓に平行に2cmほどの切開を浅く入れ，鋭匙鉗子などで鈍的に開窓する．矢状方向に挿入し，頸動脈のある外側に向かわないように注意する．膿汁を十分に吸引除去したうえ，過酸化水素希釈液で洗浄し，しばらくは開放創とする．
- 膿瘍扁摘：一般的な口蓋扁桃摘出術に準じるが，出血が多く十分な止血が必要となる．

（保富宗城，山中　昇）

引用文献

1) Bisno AL, et al. Diagnosis and management of group A streptococcal pharyngitis : A practice guideline. Infectious Disease Society of America. Clin Infec Dis 1997；25：574-83.
2) 保富宗城．咽頭・扁桃炎に対する抗菌薬治療の考え方．山中　昇編．咽頭・扁桃炎のマネジメント．大阪：医薬ジャーナル社；2009．p.69-74.
3) 山中　昇編．咽頭・扁桃炎のマネジメント．大阪：医薬ジャーナル社；2009．
4) 佐久間孝久．アトラスさくま―小児咽頭所見．第2版．東京：丸善プラネット；2008．
5) Suzumoto M, et al. A scoring system for management of acute pharyngo-tonsillitis in adults. Auris Nasus Larynx 2009；36：314-20.
6) 坂東伸幸ほか．スコアリングと重症度分類．咽頭・扁桃炎のマネジメント．大阪：医薬ジャーナル社；2009．p.183-9.
7) 原渕保明．上気道薬剤耐性菌感染症に対する治療選択．扁桃炎　扁桃炎の重症度分類と治療選択．山中　昇，横田俊平編．薬剤耐性菌による上気道・下気道感染症に対する治療戦略―私の治療選択．東京：金原出版；2002．p.99-111.
8) 坂東伸幸ほか．成人の診療．咽頭・扁桃炎のマネジメント．大阪：医薬ジャーナル社；2009．p.200-8.

第2章 咽頭疾患を診る

咽頭疾患の診療の進め方
伝染性単核球症

伝染性単核球症とは

発熱，咽頭痛，頸部リンパ節腫脹の古典的三徴候

- 伝染性単核球症（infectious mononucleosis：IM）は，エプスタイン-バーウイルス（Epstein-Barr virus：EBV）の初感染により発症する一過性のリンパ球増殖性疾患であり，発熱，咽頭痛，頸部リンパ節腫脹を古典的三徴候とする急性感染症である．

- EBVはγヘルペスウイルス亜科に属し，ヒトヘルペスウイルス8（human herpesvirus 8：HHV-8）が同属のウイルスで，ゲノムは約172 kbpの線状二本鎖DNAで，両端に530 bpの繰り返し配列をもつ．

10～20歳代若年者のEBV初感染はIMを発症

- わが国では70～90％が乳幼児期にEBVの初感染を受けているが，この時期に感染してもほとんどが不顕性感染であり，発症しても非定型的である[1-3]．10～20歳代の若年者がEBVの初感染を受けると，IMを発症する．先進国では衛生状態の改善により乳幼児期のEBV感染は減少してきており，初感染の年代が青年期に移行してきている．感染には明らかな年別や，季節差は存在せず，性差も認められない[1]．

- IMの90％以上がEBVによる感染であるが，サイトメガロウイルス（cytomegalovirus：CMV），アデノウイルス，コクサッキーウイルス，A型肝炎ウイルス，ヒト免疫不全ウイルス（human immunodeficiency virus：HIV），HHV-6，HHV-7，トキソプラズマなどの病原微生物の感染によってもIMと同様の症状がみられ，伝染性単核球症様症候群とよばれている[4,5]．

病因

- EBVの感染は唾液を介するものがほとんどで，多くはキスにより感染し，性交によるものは少ない．まれに輸血により発症する．飛沫感染や衣類，タオルなどを介しての感染はない[1,3]．

- EBVは鼻咽腔の上皮細胞に感染した後，B細胞のCD21をレセプターとしてB細胞に感染する．感染B細胞は不死化し多クローン性の増殖を起こし，リンパ節から末梢血へと感染を拡大させるが，NK（natural killer）細胞，EBV特異的細胞傷害性T細胞（cytotoxic T lymphocyte：CTL）などにより制御される．このNK細胞やCD4，CD8陽性CTLによる細胞性免疫応答が強く生じた際に，臨床的にIMを発症するものと考えられている．

- 感染後はEBVが唾液中に大量に排出され，その量は感染後1年間で徐々に

減少していくが、生涯持続する[1,3,5].

伝染性単核球症の自然経過と合併症

- 大多数のIM患者は明らかな後遺症を残さずに回復する．自然経過は，ほとんどの臨床症状や血清学的異常は診断確定後1か月程度で回復するが，頸部リンパ節腫脹や倦怠感はより時間がかかる．倦怠感は6か月以上続くこともあるが，多くは2～3か月以内に回復する[1,2,4,5].
- IMではさまざまな急性症状が認められる．溶血性貧血，血小板減少，再生不良性貧血，血栓性血小板減少性紫斑病，溶血性尿毒症性症候群，DIC（播種性血管内凝固症候群）などの血液学的異常は25～50％に認められるが一般的に軽症である．
- ギラン・バレー（Guillain-Barré）症候群，顔面神経麻痺，髄膜脳炎，無菌性髄膜炎，横断性脊髄炎，末梢神経炎，視神経炎などの神経学的異常は1～5％に認められる．
- そのほか，まれではあるが致死的な合併症として脾破裂（欧米では全症例の0.5～1％，わが国ではまれ）やリンパ節腫脹や粘膜浮腫による上気道閉塞（1％）などがある[1,2].

診断

臨床症状

- 比較的長い潜伏期間（4～8週間）を経過した後に頭痛，全身倦怠感，食欲不振などの非特異的症状がみられ，その後発症する．典型例では発熱，咽頭・扁桃炎，リンパ節腫脹の古典的三主徴とともに肝，脾腫がみられる．

発熱
- 高頻度（80～90％）にみられ，39～40℃程度になることもあり，1～2週間続く．

咽頭・扁桃炎
- 扁桃に白色の偽膜を伴った扁桃炎が認められる（70～90％）（❶）．
- 1/3の症例では細菌感染を合併し，炎症反応（CRP）が上昇する．
- 発病4～17日ごろには軟・硬口蓋に点状出血斑がみられ48時間で消失する．

リンパ節腫脹
- 発症2週目ごろに前，後頸部リンパ節を中心とした多発性リンパ節腫脹（90％前後）が認められる．
- 鼻咽腔リンパ組織の腫脹が高度で鼻閉をきたす例もまれではない．

典型例では，古典的三徴候とともに肝，脾腫も

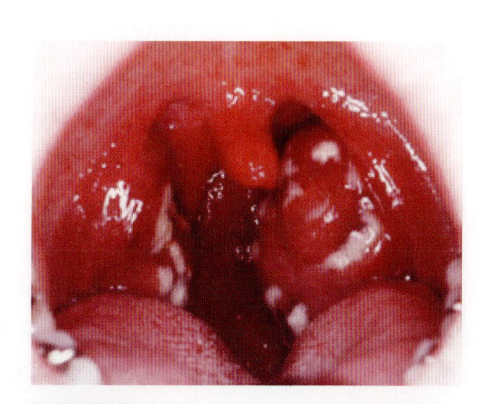

❶咽頭所見

❷ IM の皮疹

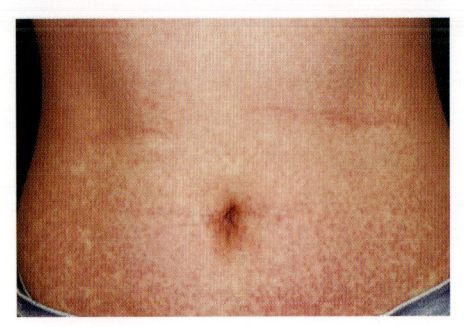

肝，脾腫
- 全身的には肝，脾腫（30〜60％）が出現する．
- 脾腫は超音波検査ではほとんどの例で認められる[1]．
- 眼瞼浮腫は比較的特徴的な症状と考えられており，約40％に認められる．

発疹
- 発症4〜7病日ごろに IM に伴う皮疹（麻疹様，風疹様，中毒疹様皮疹）（❷）がみられることがある．
- 発現頻度は欧米では15％前後，わが国では約半数の症例に認められ，1週間程度で消退する[1,3]．
- IM でよくみられる皮疹として，ペニシリン，とくにアンピシリン投与による皮疹（ampicillin rash）の誘発，増悪がある．皮疹は抗生物質投与後4〜5日から出現する．
- 皮疹はアンピシリン以外の抗生物質（セフェム系，テトラサイクリン系など）でも誘発される場合がある[1,3,6]．

乳幼児
- 乳幼児では咽頭・扁桃炎が軽度の咽頭発赤にとどまる例が多い．
- 発熱も2〜3日以内の軽症例が多いが，肝，脾腫，リンパ節腫脹はほとんどの例にみられる[6]．

血液学的所見
- 末梢血ではリンパ球数の絶対的増加がみられ，白血球数は 15,000/μL 以上が多いが，正常値を呈する例もまれではない．
- 異型リンパ球（感染した B 細胞に反応した CD8 陽性 T 細胞）の出現（10％以上）が特徴的である．
- 肝機能検査では AST，ALT，LDH，Al-P など，とくに LDH の上昇が多くの症例で認められる．肝機能障害のピークは2週目以後にみられるので注意が必要である．肝機能障害はほとんどの例に観察されるが，多くの例では ALT 300〜400 IU/L 以下で，小児例で黄疸を伴うことはまれである[1,3,6]．

EBV 特異抗体
- EBV の抗体価：① VCA（viral capsid antigen）-IgM 抗体が陽性，② VCA-IgG 抗体がペア血清で4倍以上上昇，③ EA（EBV-associated early antigen）-IgG 抗体が陽性，④ EBNA（EBV-determined nuclear antigen）-IgG 抗体が急性期陰性で回復期以降陽性，のいずれかを満たせば急性期感染であると診断できる．
- 最も早く診断可能な抗体：VCA-IgM であるが乳幼児では陽性率が低い．
- 最も診断しやすい検査の組み合わせ：EIA 法（酵素免疫測定法）による VCA-IgM 陽性，EBNA-IgG 陰性である．
- 血清学的に診断確定率の高い組み合わせ：①乳児であれば VCA-IgG 抗体と

EBNA 抗体を急性期と 3～5 週後のペア血清で測定，②2 歳以上であれば急性期に VCA-IgM 抗体と EBNA 抗体を測定．しかし，保険診療では 1 回の採血で 1 ウイルスあたり 1 項目の抗体しか測定できないので，①1 歳 6 か月未満であれば VCA-IgG 抗体をペア血清で測定，②2 歳以上であれば急性期に VCA-IgM 抗体の測定が推奨される．
- 初感染：VCA-IgM 抗体，VCA-IgG 抗体および EA-IgG 抗体が陽性であれば初感染である可能性が強い．
- 再活性化：VCA-IgG 抗体と抗 EBNA 抗体が陽性であれば，再活性化の可能性が強い[1,3,6]．
- 最近の診断の指標を❸に示す．

❸ 伝染性単核球症の診断要点

1. 臨床所見：以下のうち 3 項目以上
    1) 発熱
    2) 扁桃・咽頭炎
    3) 頸部リンパ節腫脹
    4) 肝腫，脾腫
2. 血液所見
    1) 末梢血リンパ球 50％以上，または 5,000/μL 以上，かつ以下のいずれかを満たす
    2) 異型リンパ球 10％以上，または 1,000/μL 以上
    3) CD8+DR+ 細胞 10％以上，または 1,000/μL 以上
3. 血清学的所見
    急性期 EBNA 抗体陰性で，以下のいずれかを満たす
    1) VCA-IgM 抗体が急性期陽性，後に陰性化
    2) VCA-IgG 抗体価がペア血清で 4 倍以上の上昇
    3) EA-IgG 抗体が急性期～回復期に一過性の上昇
    4) VCA-IgG 抗体が急性期から陽性で，EBNA 抗体が回復期以降に陽性化

（脇口　宏．臨床とウイルス 2006[5] より一部省略）

咽頭・扁桃痛，発熱，リンパ節腫脹を示す疾患との鑑別を

鑑別診断

- 咽頭・扁桃炎，発熱，リンパ節腫脹を示す疾患との鑑別が重要である（❹）．
- 鑑別疾患の主なものは伝染性単核球症様症候群を起こす CMV やアデノウイルス，肝炎ウイルス，HIV，HHV-6，風疹ウイルスなどのウイルス感染やトキソプラズマ感染，A 群レンサ球菌による感染性扁桃炎，亜急性壊死性リンパ節炎，AIDS の初期，白血病やリンパ腫などの血液疾患，などである[1,3]．

A 群レンサ球菌感染症

- A 群レンサ球菌の感染は咽頭炎を引き起こす細菌感染のなかで最多であり，小児の 15～30％，成人の 10％程度に認められ，5～15 歳で最も多い．
- A 群レンサ球菌感染症ではリウマチ熱や糸球体腎炎などの合併症を防止するために抗生物質の投与が必要で，それにより臨床症状の改善や病悩期間の短縮が期待できるため IM との鑑別は重要である．
- 臨床症状では A 群レンサ球菌感染症では下顎リンパ節腫脹はしばしばみられるが，結膜炎などの粘膜症状は認められず，咽頭所見では扁桃は腫脹，発赤し，口蓋垂から軟口蓋にかけて beefy red といわれ，時に点状出血斑も混在する濃赤色の咽頭炎所見が認められる．舌乳頭は浮腫状で白色から赤色に変化し，苺舌とよばれる．
- 診断は咽頭ぬぐい液の塗抹標本で炎症細胞による菌の貪食像を認め，培養で多量の溶連菌がほぼ単独で培養され，さらに溶連菌関連抗体（ASO〈抗ストレプトリジン O〉，ASK〈抗ストレプトキナーゼ〉，ADNase-B〈抗デオキシリボヌクレアーゼ B〉）の上昇が確認できれば確定される[1,2]．一般検査

❹伝染性単核球症の鑑別

病因	好発年齢	季節性	関連疾患, 特徴的症状
上気道ウイルス			
ライノウイルス	すべて	春, 秋	感冒
コロナウイルス	児童	冬	感冒
インフルエンザウイルス	すべて	春, 冬	インフルエンザ
アデノウイルス	児童, 青年, 若年成人	夏(通年性)	咽頭結膜熱, 迅速検査
パラインフルエンザウイルス	小児	通年性	発熱, 感冒, クループ
その他のウイルス			
EB ウイルス	青年, 成人	通年性	伝染性単核球症
サイトメガロウイルス	青年, 成人	通年性	咽頭・扁桃炎が少ない頸部リンパ節腫脹が軽微
単純ヘルペスウイルス	小児	通年性	歯肉口内炎
コクサッキーAウイルス	小児	夏	ヘルパンギーナ, 手足口病
HIV ウイルス	青年, 成人	通年性	
ヒトヘルペスウイルス 6	青年, 成人	通年性	
細菌			
A 群レンサ球菌	学童, 青年, 若年成人	春〜夏, 冬	猩紅熱様皮疹, 肝, 脾腫なし, 迅速検査
C, G 群レンサ球菌	学童, 青年, 若年成人	春, 冬	猩紅熱様皮疹
溶血性アルカノバクテリア	青年, 若年成人	秋, 冬	猩紅熱様皮疹
ジフテリア菌		秋, 冬	扁桃偽膜, 心筋炎
淋菌	青年, 成人	通年性	扁桃炎
肺炎マイコプラズマ	学童, 青年, 若年成人	通年性	
寄生虫			
トキソプラズマ	青年, 成人	通年性	小, 無痛性前頸部リンパ節腫脹

(Luzuriaga K, et al. N Engl J Med 2010[1] より一部省略)

では, 好中球増多や CRP 陽性, 赤沈亢進など細菌感染像を示すが特異性はない. 実際の臨床では受診時より抗菌薬使用の判断をする必要もあり, A 群レンサ球菌の迅速診断法が頻用される[1,2].

アデノウイルスによる感染症

- アデノウイルスによる急性感染症の場合には, アデノウイルス迅速キットを用いる[2,7].

CMV 感染症

- サイトメガロウイルス感染による IM 様症状は全身倦怠感, 発熱, 肝, 脾腫, 肝機能異常, 異型リンパ球出現など EBV と非常に類似している. しかし, 咽頭・扁桃炎が少ないことや頸部リンパ節腫脹はあっても軽微である点が鑑別点となる[3]. 血清抗体価の測定による確定診断を行う.
- CMV 感染症との鑑別は臨床的にはほとんど不可能で, 一般検査所見からも鑑別できない. 強いていえば, 咽頭扁桃炎, 頸部リンパ節腫脹が明らかでなく, 肺炎, 喘息様気管支炎, RS ウイルス感染を思わせるなどの呼吸器症状がある例は, CMV 感染である場合が多い.
- また, EB ウイルスと CMV との重複感染例もまれでなく, この場合には乳児であっても重症例が多いので注意を要する[6].

HIV 感染症

- HIV 感染のリスクを有する患者では, 感染 2〜3 週後に頸部, 後頭部, 腋窩などに圧痛のないリンパ節腫脹を認める (急性期症状の後期). さらに免疫不全の進行とともに持続的全身性リンパ節腫脹をきたす (AIDS 関連症候群期)[1,2].
- HIV に対する検査を行う. また妊婦に対しては胎児への感染を防ぐ意味からも HIV, サイトメガロウイルス, トキソプラズマに対する検査が必要である[1].

治療

- 免疫不全状態にない限りIMは発症後数週間でなんら合併症を残さず治癒する．したがって基本的な治療は対症療法である．全身倦怠感，肝機能障害が強い場合は入院上安静とする[1,3]．
- 扁桃炎で細菌感染が合併している場合は抗生物質の使用が必要なことがあり，その場合，ペニシリン系は避け，セフェム系を使用するが皮疹の発現に注意する[1,3,6]．
- 抗ウイルス薬の投与については明らかなエビデンスはない．アシクロビルは投与期間中，中咽頭でのウイルスの放出を抑制するが投与中止によりリバウンドが生じること，末梢血中のEBV量は減少させず，臨床症状の軽減や病悩期間の短縮を示さないことが報告されている．バラシクロビル塩酸塩は投与期間中，中咽頭でのウイルスの放出を抑制し，臨床症状を軽減する．しかし末梢血中のEBV量は減少させない[1]．
- ステロイドは咽頭痛の有意な改善，発熱期間の短縮が認められたとの報告もあるが，全体としては十分なエビデンスは認められない．臨床的には明らかなエビデンスはないものの上気道狭窄，溶血性貧血，特発性血小板減少症などの合併症がみられた場合はステロイド投与の適応と考えられている[1]．
- ワクチン投与に関しては，最近2つのRCT（ランダム化比較試験）が行われ，ワクチン接種により感染は抑えられなかったものの，非接種者に比較してEBV初感染によるIMの症状が軽度であったと報告されている[1]．

（工田昌也）

基本的な治療は対症療法

引用文献

1) Luzuriaga K, Sullivan JL. Infectious mononucleosis. N Engl J Med 2010；362：1993-2000.
2) 工田昌也．伝染性単核球症．Monthly Book ENTONI 2011；129：22-8.
3) 小林信一．EBウイルス感染症．耳展 2008；51：243-9.
4) 橋口一弘．伝染性単核球症の診断と治療．JOHNS 2004；20：694-7.
5) 脇口　宏．難治性EBウイルス関連疾患の概要．臨床とウイルス 2006；34：117-22.
6) 脇口　宏．小児の感染症　伝染性単核球症．小児科臨床 1999；52：790-4.
7) 奥山伸彦．細菌性・ウイルス性咽頭炎の鑑別診断．小児科診療 2008；71：1689-98.

第2章 咽頭疾患を診る

咽頭疾患の診療の進め方
いっぷう変わった咽頭の潰瘍性病変

咽頭潰瘍について

「難治性口腔咽頭潰瘍」の病態と定義

- 口腔や咽頭に生じる潰瘍は一般の診療においても通常見受けられるが，なかには，原因がわからず，かつ治療に難渋し，治癒が遷延する病態も時に発生する．そのような病態は，一般に難治性口腔咽頭潰瘍とよばれる．
- 難治性口腔咽頭潰瘍は「口腔咽頭に限局し，明らかな原因を見いだすことができず，再発傾向をもち，適切な治療が行われないと1か月以上も治癒しない潰瘍性病変」と定義される[1]．
- 口腔咽頭に生じる炎症を病因別に分類すると，❶に示したように病因や独立疾患として概念が確立された疾患と，現時点では特定の疾患を確定しえない難治性口腔咽頭潰瘍の2つのグループに大別される[2]．

診断は問診，視診，触診による基本的な診察が中心

- 診断は問診，視診，触診による基本的な診察が中心となる．

問診では皮膚症状や眼症状，消化器症状や既往も尋ねる

- 問診は，口腔内の粘膜症状のほか，他の部位の皮膚症状や眼症状，消化器症状の有無や既往について尋ねる．
- 視診上において，粘膜表面には発赤，腫脹，びらん，潰瘍，水疱，出血，壊死，肉芽，白苔などを生じる．潰瘍とは[3] 限局性の粘膜組織欠落状態をいい，粘膜上皮下層まで破壊・欠損が及んだものである．これより浅いものは一般にびらんとよぶ．潰瘍の形状は円形，線形，蛇行状，半月状，噴火口

❶口腔咽頭に潰瘍性病変をきたす疾患

1. 感染症
    1) ウイルス
        ①単純疱疹
        ②水痘
        ③帯状疱疹
        ④ヘルパンギーナ
        ⑤手足口病
        ⑥慢性活動性EBウイルス感染症
    2) カンジダ症
    3) 細菌
2. 自己免疫疾患・膠原病（類似）疾患
    1) ベーチェット（Behçet）病
    2) クローン（Crohn）病
    3) ウェゲナー（Wegener）肉芽腫症（多発血管炎性肉芽腫症）
    4) 尋常性天疱瘡
    5) 扁平苔癬
    6) 全身性エリテマトーデス
    7) 滲出性紅斑（皮膚粘膜眼症候群）
3. 腫瘍
    1) 悪性リンパ腫（鼻性NK/T細胞リンパ腫）
    2) 癌腫
    3) 白板症
4. 薬疹・中毒
5. 外傷（物理的機械的刺激）
    1) ベドナー（Bednar）アフタ
    2) リガ・フェーデ（Riga-Fede）病
6. 原因不明
    1) 再発性アフタ性口内炎
    2) 難治性口腔咽頭潰瘍

状のものまでさまざまである.
- 一般的にはその症状は疼痛，出血が主なものであるが，口腔咽頭に潰瘍を生じる疾患にはさまざまなものがある．奇形や腫瘍を除いたいわゆる口腔咽頭炎がまずあげられるが，そのほか特殊炎症として結核や梅毒があげられ，潰瘍や偽膜形成性疾患としてジフテリアやアンギーナや天疱瘡あるいは真菌症もあげられ，さらに悪性腫瘍や血液疾患でも口腔咽頭潰瘍を生じる．

いっぷう変わった咽頭潰瘍の症例

症例 1

60 歳，女性．
主訴：嚥下時疼痛，咽頭痛，経口摂取困難．
現病歴：1 か月前より咽頭痛出現．その後，口内炎出現．近医耳鼻科受診し内服加療受けるも症状不変．近医内科受診後，平成 19 年 4 月 9 日当科紹介受診．固形物摂取困難．
既往歴：特記事項（−）．
家族歴：遺伝的疾患を含め，特記事項（−）．
嗜好：煙草（−），アルコール（−）．
入院時検査所見：WBC（白血球）7,100，CRP（C 反応性蛋白）0.22．（WBC 分画：baso〈好塩基球〉1 ％，eosino〈好酸球〉4 ％，neutro〈好中球〉52 ％，lymph〈リンパ球〉39 ％）．
初診時所見：口腔内は軽度のびらんがあった．喉頭所見では，喉頭蓋に軽度のびらんを認めるのみ（❷-a）．そのほかの明らかな変化を認めなかった．
入院後経過：まずは，ウイルス性咽頭炎や二次性による細菌性咽頭炎を視野に入れクリンダマイシン（CLDM）の点滴治療（ステロイドパルス療法併用）を行い，軽快したので退院した（初回入院）．退院後，外来にて通院加療していたが，退院し約 1 か月後より口内炎症状が再

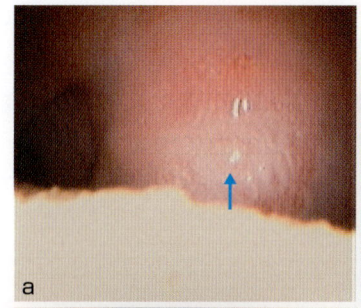

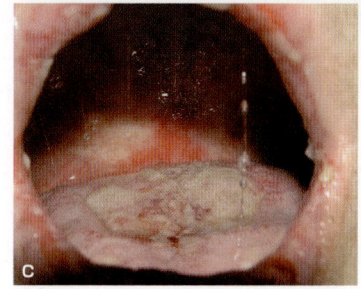

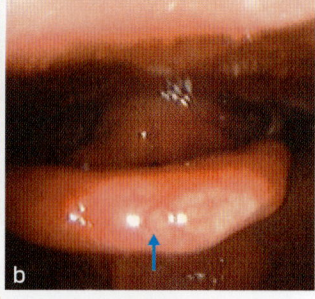

❷ 口腔・喉頭所見
a, b：初診時の口腔・喉頭所見．軽度のびらんが見られる（→）
c：皮膚科依頼時の口腔所見．口腔全体にびらん，潰瘍が多発している．

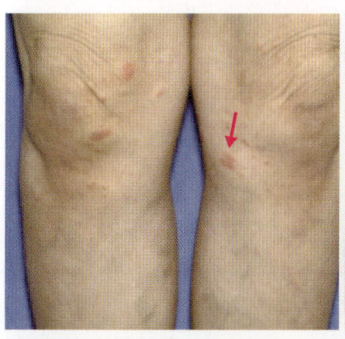

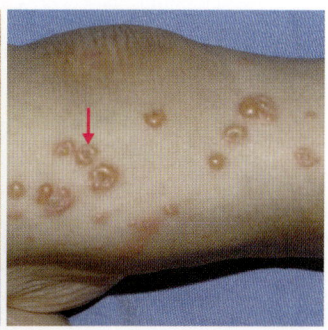

❸ 皮膚科依頼時の下肢所見
膝関節・足関節周辺を中心に水疱が多発（→）．

表皮内水疱が多数存在　　　水疱内の好酸球浸潤像

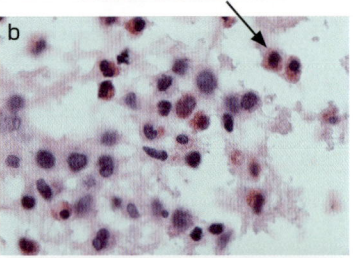

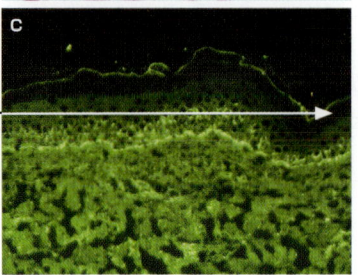

IgG 沈着

❹ 皮膚の水疱疹の病理所見
a：弱拡大，b：強拡大，c：蛍光抗体法．

★1
一見健康な皮膚面に機械的刺激を加えると水疱を生じる現象．

燃し悪化するので退院後 41 日目に再入院．再入院後は CLDM＋メコバラミン＋（ステロイドパルス療法併用）を行っていたが，入院 1 か月経過後，口腔内全体にびらん・潰瘍が多発し（❷-b），右下肢に水疱疹出現したため皮膚科依頼となった．

皮膚科依頼時の下肢所見：膝関節・足関節周辺を中心に水疱が多発していた（❸）．ニコルスキー（Nikolsky）現象[★1]は陰性であった．

皮膚の水疱疹の病理所見：弱拡大では表皮内水疱が多数存在し，強拡大では水疱内に好酸球が浸潤しており，蛍光抗体法で表皮細胞に IgG が沈着していた（❹）．自己免疫検査においては抗デスモグレイン 3 抗体が 150 倍以上（基準値 6.9 以下）と高値であった．

最終診断・経過：当症例では，天疱瘡の診断基準（❺）において（1）のうち③のみ該当した．当院皮膚科に依頼し，残る（2），（3）の項目が当てはまり，尋常性天疱瘡と診断できた．その後，近医皮膚科にて通院治療のため当院退院し，転院した．

天疱瘡について

- 天疱瘡（pemphigus），類天疱瘡（pemphigoid）ともに慢性に経過する水疱症で，天疱瘡の場合，治療放置や適切な治療が加わらないと，びらん面が拡大し，まれに死亡することがある疾患である．一方，類天疱瘡は生命に対する予後は良いが，慢性に寛解・再燃を繰り返す疾患である．
- 天疱瘡は，尋常性天疱瘡とその亜型の増殖性天疱瘡，落葉状天疱瘡があり，天疱瘡とその亜型の紅斑天疱瘡の 2 群 4 亜型に分類される．最も頻度が高いのが尋常性天疱瘡（pemphigus vulgaris）で，天疱瘡群の約 65％であり，口腔内に発生するのは，尋常性天疱瘡が最多である．
- また天疱瘡の約 5％，類天疱瘡の約 5.8％に内臓の悪性腫瘍が合併するといわれており，注意深い経過観察が必要である．

口腔内に発生するのは，尋常性天疱瘡が最多

鑑別診断について

- 今回の症例の場合，難治性口内炎をきたす疾患のうちで，ベーチェット病（Behçet disease）との鑑別が必要と考える．
- ベーチェット病は口腔粘膜の再発性アフタ潰瘍があり，①眼症状（虹彩毛

様体炎，網膜ぶどう膜炎など），②皮膚症状（結節性紅斑，皮下の血栓性静脈炎など），③外陰部潰瘍，④副症状（関節炎，副睾丸炎，消化器病変，血管病変，中枢神経病変）があり，検査所見では皮膚の針反応，炎症反応（末梢血WBC数の増加，血清CRPの陽性化），HLA-B51（B5）の陽性所見（約60％）があげられ，病理所見においては急性期の結節性紅斑様皮疹（多核WBCと単核球の浸潤）が認められる．

- 当症例では，眼症状や副症状がなく，検査所見・病理所見を総合して尋常性天疱瘡と診断できた．
- 難治性の口腔咽頭の潰瘍・びらん・アフタ性口内炎の鑑別として多岐にわたるが，本疾患でも示すように尋常性天疱瘡と診断されたものは広範囲にまたがるびらん性潰瘍であり，ベーチェット病と診断されたものは多発のアフタ性潰瘍である．
- 一般にウイルス性疾患では比較的小さな類円形の潰瘍が発赤粘膜に併発してみられること，細菌性疾患ではウイルス性疾患の所見と重症化すると不整形なびらん・潰瘍を呈すること，咽頭結核では浅い潰瘍に辺縁鋭利な潰瘍底が汚い乾酪様苔で覆われること等から，症例のびらんや潰瘍の形態および発生部位，広がりを十分に観察することが，鑑別診断の手がかりとして重要と考える[5]．

（中田誠一，鈴木賢二）

❺天疱瘡の診断基準

(1) 臨床的診断項目	①皮膚多発する破れやすい弛緩性水疱 ②水疱に続発する進行性・難治性のびらん，鱗屑痂皮性局面 ③可視粘膜部の非感染性水疱・びらん，アフタ性病変 ④ニコルスキー（Nikolsky）現象陽性
(2) 病理組織学的診断項目	表皮細胞間橋の離解（棘融解 acantholysis）による表皮内水疱
(3) 免疫組織学的診断項目	①細胞膜（間）部にIgG（時に補体）の沈着 ②血中に天疱瘡抗体（IgGクラス）を同定
(4) 判定および診断	①(1)のうち少なくとも1項目と，(2)を満たすか(3)のうち1項目を満たす ②(1)のうち2項目と，(3)の①，②を満たす症例

（天疱瘡診療ガイドライン作成委員会〈天谷雅行ほか〉．日皮会誌 2010[4] より）

引用文献

1) 稲木勝英，高橋廣臣．難治性口腔・咽頭潰瘍の臨床的検討．日耳鼻会報 1993；96：1457-64.
2) 原渕保明，高原 幹．鑑別を要する病態 口腔潰瘍．JOHNS 2007；23：1831-5.
3) 鈴木賢二．Ⅳ 口腔・咽頭．69 いわゆる咽頭潰瘍について．野村恭也ほか編．耳鼻咽喉科・頭頸部外科クリニカルトレンド Part 4．1版．東京：中山書店；2004. p.206-8.
4) 天疱瘡診療ガイドライン作成委員会（天谷雅行ほか）．天疱瘡診療ガイドライン．日皮会誌 2010；120：1443-60.
5) 西川 仁ほか．診断に苦慮した難治性口腔咽頭潰瘍の4症例．耳鼻免疫アレルギー 2011；29：7-13.

第2章 咽頭疾患を診る

咽頭疾患の診療の進め方
STIとしての咽頭病変

★1
性感染症は従来よりSTD（sexually transmitted diseases）の略が普及しているが，多くの性感染症において無症候性感染者がキャリアとなって感染拡大に大きく関与していることが指摘されるようになり，性感染症をsexually transmitted diseasesではなく，sexually transmitted infection：STIと呼ぶようになっている．

耳鼻咽喉科医も性感染症に適切な対応を

★2
皮膚・粘膜や臓器に病変がみられる顕症梅毒に対して，第1～4期を通じて症状や病変を欠く場合を潜伏梅毒という．

★3
潜伏梅毒でも第1～2期の早期は他者への感染源となる．

- 咽頭に病変を生じる性感染症（sexually transmitted infection：STI）★1 には，梅毒，単純ヘルペスウイルス（herpes simplex virus：HSV）感染症，ヒト免疫不全ウイルス（human immunodeficiency virus：HIV）感染症，淋菌感染症，クラミジア感染症がある．
- 咽頭梅毒は，他の疾患にはみられない特徴的な病変を呈する．
- 単純ヘルペスウイルス初感染者の一部は，口腔・咽頭粘膜に特徴的なアフタ・びらん・白苔を伴う咽頭炎や偽膜性扁桃炎を発症する．
- HIV感染症は感染から2～4週間目ごろ，約50％の感染者にインフルエンザまたは伝染性単核球症様の症状とともに，非特異的な咽頭炎が生じる．
- 淋菌の咽頭感染とクラミジアの咽頭感染は，その大多数は無症候性感染であるが，一部の感染者に非特異的な咽頭炎，扁桃炎，上咽頭炎がみられる．

梅毒

- 梅毒はスピロヘータの一種である梅毒トレポネーマ（*Treponema pallidum* subspecies *pallidum*：以下 *Tp*）を病原体とする慢性感染症[1]で，体のあらゆる部分または全身の皮膚や粘膜，時に臓器に病変を生じる★2．
- 梅毒は *Tp* に感染してからの時期によって第1～4期に分けられ，それぞれの病期によって現れる病変が異なる．
- 第1～2期（感染から約2年間）は早期梅毒といい，病変や血液中の *Tp* の量が多く，他者への感染性をもち，血清抗体価が高値を示す★3．第3期以降は晩期梅毒といい，未治療でも他者への感染力はなくなり血清抗体価も低値となる．

Topics 性行動の多様化と口腔咽頭の性感染症

性行動の多様化に伴い咽頭を介して性感染症に感染する人の増加がクローズアップされている．厚生労働省の性感染症に関する特定感染症予防指針では，「性感染症が口腔を介した性的接触で感染する」ことが2012年1月に追記された．また同省は性感染症の啓蒙活動の一環として設けている「性の健康週間」（毎年11月25日～12月1日）で，2012年は「オーラルセックスによる性感染症」をトピックスとして取り上げ，HPにオーラルセックスによる性感染症に関するQ&Aや啓蒙用ポスターが掲載されている．そのほか，さまざまなメディアからも口腔咽頭の性感染症に関する情報が数多く発信されるようになり，性感染症の相談を目的に耳鼻咽喉科を受診する人は今後確実に増加するであろう．性感染症は都市部，地方にかかわらず普遍的な疾患であり，性感染症に適切に対応できることが耳鼻咽喉科医に求められている．

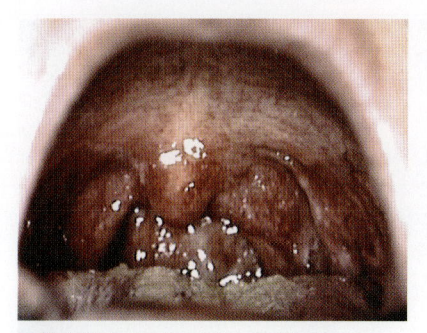

❶梅毒性紅斑（53歳，男性）
咽頭の粘膜病変は，はじめ紅斑として現れ，紅斑から徐々に拡大して白色の粘膜斑に変化する．

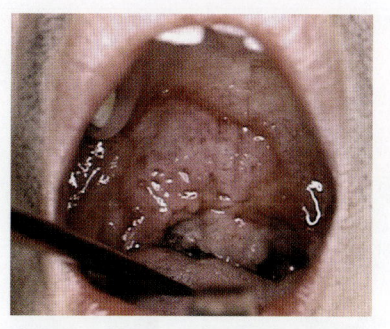

❷梅毒2期の咽頭粘膜斑（43歳，男性）
口蓋垂から口蓋粘膜に拡大した粘膜斑．粘膜斑は扁平で若干の隆起があり，周囲は薄い赤色の紅暈で囲まれ青みがかった白灰色で「乳白斑」ともよばれる．
（荒牧　元．口腔咽頭粘膜疾患アトラス．医学書院；2001．p.51[2]）より）

咽頭梅毒の臨床所見

- 咽頭に現れる梅毒病変には，第1期の初期硬結，硬性下疳，第2期の粘膜斑がある[1-4]．
- 初期硬結，硬性下疳，粘膜斑は，その特徴的な所見から他の疾患との鑑別は比較的容易である．

初期硬結・硬性下疳[★4]

- 性的接触によって Tp が直接侵入した部位に，感染から約3週間後ころに現れる．
- 性器，次いで口腔・咽頭に好発する．
- 口腔・咽頭では，口唇，舌，扁桃，軟口蓋の順に多い．
- 初期硬結は，アズキ大から指頭大の大きさで，軟骨のように硬い暗赤色のしこりとして現れる．
- 初期硬結は数日後に自潰する．これを「硬性下疳」という．
- 通常，初期硬結，硬性下疳は単発性の病変[★5]で，病変と同側の頸部リンパ節腫脹[★6]を伴う．
- 初期硬結・硬性下疳は痛みを伴わず，3〜6週間で自然消退する[★7]．

粘膜斑

- 感染から約3週間〜2年前後の第2期，血行性に Tp が全身に広がって現れる多彩な皮膚・粘膜病変の一つとして生じる．
- 最初は紅斑（❶）として現れ，徐々に白くなり変化しながら拡大・融合して，粘膜斑になる．
- 周囲を薄い赤色の紅暈で囲まれ青みがかった白または灰色で，扁平で若干隆起のある病変（❷）で，「乳白斑」とも称される．

第1，2期の咽頭梅毒病変は，その特徴的所見から他患者との鑑別は比較的容易

★4 第1期病変の好発部位は性器，次いで多いのが口腔・咽頭である．

▶「口腔における性感染症」の項（p.30）参照．

★5 症例数は少ないが，病変が2〜3個現れる場合もある．

★6 初期硬結，硬性下疳と同じく軟骨様の硬さで腫脹する．

★7 疼痛などの自覚症状に乏しく，自然に消退するため，この時点で医療機関を受診する顕症梅毒患者は少ない．

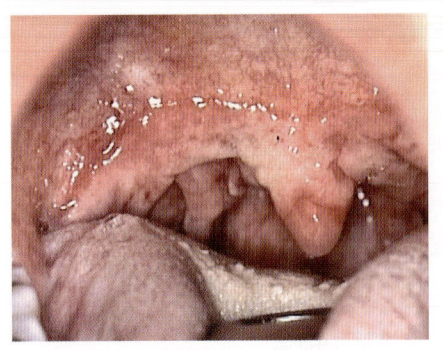

❸梅毒2期の咽頭粘膜斑（27歳，女性）
粘膜斑が口峡部に沿って弧状に拡大融合して，チョウが羽を広げたような"butterfly appearance"を呈している．
（荒牧　元ほか．JOHNS 1993[3]）より）

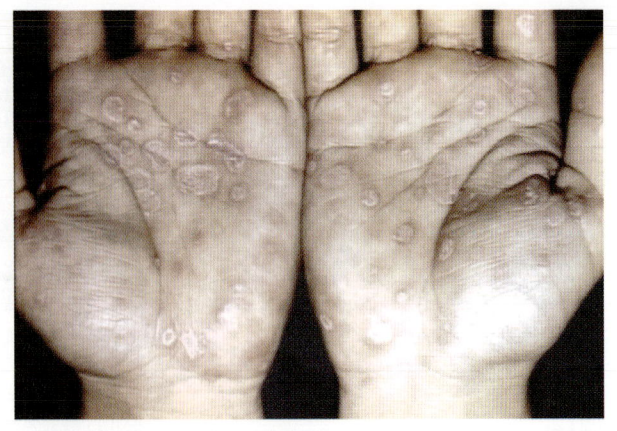

❹梅毒性乾癬（21歳，男性）
赤く湿潤し鱗屑を伴う，乾癬に類似した特徴的な梅毒疹．発現頻度が高い皮疹で，角層の厚い手掌や足底に生じる．丘疹性梅毒疹の亜型．
（余田敬子．JOHNS 2007[5]）より）

▶「口腔における性感染症」の項（p.30）参照．

★8
咽頭梅毒特有の所見で，頻度の高い病変である．

★9
出現頻度が高い皮疹は梅毒性乾癬と丘疹性梅毒疹で，続いて梅毒性バラ疹，扁平コンジローム，梅毒性脱毛が多く，膿疱性梅毒疹は比較的少ない．

★10
Tpは分離培養ができない．

- 好発部位は扁桃，口蓋弓，軟口蓋，口蓋垂で，口唇粘膜，歯肉，舌側裏面にも生じる．
- 口峡部粘膜，とくに軟口蓋の後縁に沿って弧状に拡大融合すると，チョウが羽を広げたような形態"butterfly appearance"★8（❸）を呈する．
- 咽頭梅毒患者は，第2期の皮膚病変★9や性器病変を併発する場合もあるが，むしろ性器や皮膚に病変がなく咽頭病変のみで耳鼻咽喉科を受診する場合のほうが多い[4]．

■ 咽頭梅毒の診断

- 梅毒の診断にはTp★10を病変部から採取したスワブを鏡検する直接法と，

Column　第2期梅毒の皮膚病変

第2期症例では多彩な皮膚病変がみられる．口腔咽頭の粘膜病変を呈する症例にこれらの皮膚病変を同時に認めた場合，梅毒を強く示唆する根拠となる[2-4]．

①梅毒性バラ疹：第2期の最も早い時期に生じる．爪甲大までの淡紅色斑で，体幹・上肢に対称性に出現する．かゆみなどの自覚症状はなく，数週で消退するため見過ごされることが多い．

②丘疹性梅毒疹：バラ疹に遅れて現れる暗赤色の丘疹ないし結節．

③梅毒性乾癬：角層の厚い手掌や足底に生じる．赤く湿潤し鱗屑を伴う乾癬に類似した皮疹（❹）[5]．出現頻度が高く梅毒に特徴的な臨床所見を呈するため，梅毒診断の契機となりやすい．

④扁平コンジローム：疣状または扁平に隆起して表面は顆粒状，湿潤・浸軟し淡紅色から灰白色の小腫瘤．肛門周囲・外陰部・腋窩など汗分泌が多い皮膚間擦部に生じ，病変からはTpが多数検出され感染源となりやすい．

⑤梅毒性脱毛：びまん性と小斑状に分けられ，前者は前頭部または側頭部の，後者は後頭部に散発する爪甲大の脱毛で，いずれも患部の毛髪を約1/2残す不完全脱毛を呈する．

⑥膿疱性梅毒疹：大小種々の多発性膿疱．その形態に応じ，梅毒性痤瘡・梅毒性膿痂疹・梅毒性膿瘡とよぶ．全身状態が不良または免疫不全の場合にみられる場合が多く[3]，これを認めた場合にはHIV感染の合併に留意する．

- 梅毒血清反応とがある．
- 咽頭梅毒の病変には *Tp* が多く存在するため直接法★11 は有用である．
- 梅毒血清反応は血行性感染が始まる第2期以降の診断に有用である．
- 血清梅毒反応陰性でも，問診や臨床所見から第1期が疑われる場合は，1～2か月後に再検査を行う．

咽頭梅毒の治療

- 第一選択薬はペニシリンであるが，*Tp* はほとんどの抗菌薬に感受性がある．診断に先行したむやみな抗菌薬の投与は病変のみが消失して見逃され，潜伏梅毒に移行させてしまうおそれがあるため注意する．
- 経口合成剤（AMPC〈アモキシシリン水和物〉，ABPC〈アンピシリン水和物〉など）を1回500 mg，または DBECPCG（ベンジルペニシリンベンザチン水和物；バイシリンG®）1回40万単位，を1日3回投与する．
- ペニシリンアレルギーの場合は，ミノサイクリン塩酸塩を1回100 mg，1日2回投与する．
- 第1期では2～4週間，第2期では4～8週間★12 投与する．
- 治療開始直後の2～12時間後に現れる，ヤーリッシュ・ヘルクスハイマー（Jarisch-Herxheimer）反応★13 に注意する．
- 治療効果の評価は，臨床症状と STS の抗体価による．

単純ヘルペスウイルス感染症

- 単純ヘルペスウイルスには，1型（HSV-1）と2型（HSV-2）がある．

★11
硬性下疳をもみだす，粘膜斑の表面を擦るなどして漿液を採取してスライドグラスにとり，染色し観察する．長さ6～20μmで8～20のらせんをもつ病原体を確認し，診断する．ただし，*Tp* と口腔内常在性トレポネーマとの鑑別は困難で，臨床所見や梅毒血清反応と合わせて診断する．*Tp* はほとんどの抗菌薬に感受性があるため，いったんなんらかの抗菌薬が投与されるとすみやかに病変部から *Tp* が消えてしまうため，抗菌薬投与前に行うことが肝要である．

★12
梅毒の治療は臨床病期により投薬期間が異なる．

★13
治療に際し，開始直後の2～12時間後に悪寒戦慄・発熱・倦怠感・咽頭痛・筋肉痛・頭痛・頻脈などの症状が，一過性に現れ，1日経たずに消失する．これをヤーリッシュ・ヘルクスハイマー反応といい，*Tp* が多量に死滅することによるエンドトキシン反応と考えられている．第1期で約50 %，第2期では約75 %にみられる．投薬開始時にこの現象をあらかじめ説明し，患者さんが薬の副作用と誤って服用を中断しないよう指導する必要がある．

Column 血清梅毒反応

梅毒血清反応には，リン脂質のカルジオリピンを抗原とする脂質抗原試験（serologic test for syphilis：STS）と，*Tp* 抗原法がある．STS にはガラス板法や RPR（rapid plasma reagin）があり，*Tp* 抗原法には TPHA（*Treponema pallidum* hemagglutination assay；梅毒トレポネーマ感作赤血球凝集試験）と FTA-ABS（fluorescent treponemal antibody absorption test；梅毒トレポネーマ蛍光抗体吸収試験）法がある．はじめに STS の2法と TPHA 定性検査を行い，陽性の場合に STS および TPHA 定量検査で確定診断する．これまで用手法で行われていた STS および TPHA 定量検査は，近年高感度の自動定量測定装置が開発され，各医療施設に導入されつつある．自動定量測定と従来の用手法による定量検査の数値の相関性は自動測定キットのメーカーにより異なるので注意する．

STS は感染後3～4週して陽性となる．妊娠やその他の感染症などで疑陽性反応が生じることがあり（生物学的偽陽性），STS の陽性者には *Tp* 抗原定量検査による確認が必要となる．*Tp* 抗原は STS 陽転後2～3週遅れて陽性となる．

治療後，体内の *Tp* が消失すると STS 抗体価は下がりはじめるので，STS 定量値は治療効果判定に用いられる．TPHA 定量値は治療後に必ずしも低値にならず，治療効果を反映しない．病期に応じた十分な投薬を行った後，臨床症状の持続や再発がないことと，STS 抗体価を定期的に追跡して定量値が8倍以下に低下するまで確認する必要がある．治療後半年過ぎても STS 定量値が16倍以上示す例は，治療が不十分または再感染例が疑われ，検査と治療を追加する．

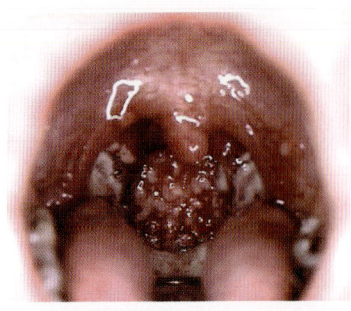

❺ HSV 咽頭扁桃炎（20 歳，女性）
口蓋扁桃陰窩の白苔，咽頭後壁リンパ濾胞の白苔を伴う発赤腫脹を認める．
（余田敬子ほか．日本扁桃研究会会誌 1993[6] より）

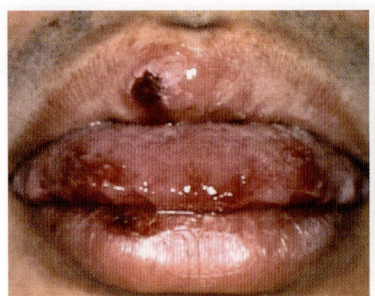

❻ HSV 扁桃炎（25 歳，男性）
血清抗体価および扁桃組織生検により，HSV-1 初感染による扁桃炎と診断された．偽膜性扁桃炎にアフタを伴う歯肉口内炎の併発がみられる．

★14
症例数は少ないが，HSV-1 による性器ヘルペスや，HSV-2 による口唇ヘルペスもある．

- HSV-1 は主に口唇・顔面・眼に病変を生じ，2 型は主に性器に病変を生じる★14．
- HSV-1，HSV-2 ともに，初感染の 90% 以上は不顕性感染し，潜伏感染に移行する．
- 初感染者の約 10% に，歯肉口内炎，咽頭・扁桃炎，性器ヘルペスの発症がみられる．

■ HSV 咽頭扁桃炎の臨床所見

- 10 歳代後半から 30 歳代前半の青壮年期に好発する．
- HSV 未感染者が，キスやオーラルセックスなどで口腔咽頭から HSV を含む唾液や体液に曝露されて初感染した人の一部に発症する．
- HSV-1，HSV-2，どちらも原因となる[6]．
- 39℃ 前後の弛張熱，上頸部リンパ節の高度腫脹，白苔を伴う扁桃炎を伴って伝染性単核症とよく似た臨床像を呈する場合が多い（❺）．
- 咽頭痛の程度は強く，摂食障害をきたす場合が多い．
- 口腔粘膜や口唇にヘルペス特有のアフタを伴うことが多い（❻）．
- 性器ヘルペスや皮膚のヘルペス疹を同時に認めることもある．

Topics　梅毒と HIV の混合感染

　わが国におけるここ 30 年ほどの梅毒患者数は，1987 年の 2,928 例をピークに以後減少し続け，1997 年には最少の 445 例となった．しかし，2004 年を境に患者数が微増に転じ，20〜45 歳の男性に増加傾向がみられ，新規 HIV 感染者との関連が指摘されている．
　先進諸国の梅毒陽性者には HIV 感染者が多く，わが国も例外ではない．わが国における HIV 感染者および AIDS 患者は 20〜40 歳代の男性同性愛者が圧倒的に多く，そのため梅毒と HIV の同時陽性者も 20〜40 歳代の男性に多い．HIV 感染者では顕性梅毒が多く，また梅毒の再感染や再発も多い．また，非典型な梅毒疹がみられる例，出現する症状が病期の順序どおりでない例，通常ではない早さで進行する例，早期から神経梅毒を発症する例の報告がある．梅毒血清反応の定量値も，異常な高値または低値を示したり，激しく変動したりする．治癒が遷延する症例もあり長い経過観察が必要となる．

- 口腔・咽頭の帯状疱疹と鑑別を要するが，帯状疱疹は正中を越えず一側性のことが多い．

■ 診断

- 保険で認められた検査[★15]で迅速に確定診断することは難しく，臨床症状，問診，視診から総合的に診断する．
- HSV 咽頭扁桃炎であれば，抗ウイルス薬の投与開始3日目ごろから劇的な症状の改善がみられる．

■ 治療

- バラシクロビル塩酸塩1回500 mg，1日2回を経口で5日間，またはアシクロビル1回200 mg，1日5回を経口で5日間投与する．
- 経口摂取困難な重症例では，アシクロビル注5 mg/kg/回，1日3回8時間ごと，7日間投与する．
- 腎機能障害合併例では，⑦[7)]に従い，クレアチニンクリアランス値（Ccr）により投与量を決定する．
- HSV または VZV 初感染では，可及的早期に十分量の抗ヘルペスウイルス薬で治療することが重要であるため，臨床的に HSV 感染症が強く疑われたら，迷わず抗ヘルペスウイルス薬の投与を直ちに開始する[★16]べきである．
- 抗ウイルス薬投与を開始した後，改善の兆しが現れるまで通常3日ほどかかる．5日目になっても軽快しない，あるいはむしろ悪化する場合には，細菌の二次感染の併発または他の疾患を考えた治療に切り替える．

[★15]
現在，HSV 感染症の診断に有用な検査としてあげられるもの（Column 参照）のうち，保険で適用されるのは蛍光抗体法と血清抗体検査のみである．

[★16]
初感染でとくに症状や病変が著しい症例には，十分量の抗ウイルス薬治療を早期から開始することで，潜伏感染するウイルス量を減らし，その後の再発回数を抑制できることが指摘されている．抗ヘルペスウイルス薬のアシクロビル，バラシクロビル塩酸塩は，HSV-1，HSV-2，VZV 感染細胞にのみ作用するため，重篤な副作用はほとんど生じない．

Column　HSV 感染症の検査

口腔咽頭領域の HSV 感染症は，経験を有する耳鼻咽喉科医であれば臨床所見，症状，経過からほとんどの症例で診断可能である．重篤化のおそれがある移植後患者などで臨床的に他の疾患との鑑別診断が困難である場合は，下記の方法で咽頭の病変から採取した擦過細胞や生検組織から HSV 感染の証拠を検索する．

① ウイルス分離培養：ゴールドスタンダード．特異性が高く，型判定が可能．
② 核酸増幅法（PCR 法）：特異性が高く型判定が可能．
③ 抗原検査（モノクローナル抗体による蛍光抗体法）：簡便で，迅速に結果が得られる．特異性高く型判定が可能．綿棒で擦過採取したアフタや潰瘍病変の細胞をスライドグラスに塗抹し，抗 HSV-1 および抗 HSV-2 モノクローナル抗体を用いて，ウイルス感染細胞を同定する．
④ ツァンク（Tzanck）試験：外来で迅速簡便に検査が可能．感染細胞に特徴的な full 型または Cowdry 型の核内封入体，またはウイルス巨細胞を確認する．HSV と水痘・帯状疱疹ウイルス（varicella-zoster virus：VZV）の判別は不可．
⑤ 血清抗体検査：単回検査では臨床的意義が低い．急性期と回復期のペア血清で有意の抗体上昇によって診断することが可能である．HSV 初感染後は生涯持続感染するので，血清抗体価が陽性であることだけでは診断的意味はない．HSV は同一個体において HSV-1 初感染，HSV-2 初感染，潜伏持続感染，再発といったさまざまな病態があり，また HSV-1 と HSV-2，また HSV と VZV 間で交叉反応が存在するため，血清抗体価から HSV-1，HSV-2，VZV を判別できない場合もある．

❼腎機能障害患者における HSV 感染症のアシクロビルの用量

クレアチニン クリアランス	アシクロビル錠 （1回 200 mg）	バラシクロビル錠 （1回 500 mg）	アシクロビル注射用
25 mL＜/分	1日5回		12時間ごと 5 mg/kg
10～25 mL＜/分	1日5回		24時間ごと 5 mg/kg
＜10 mL＜/分	1日2回		24時間ごと 2.5 mg/kg
30＜～mL＜/分		1日2回	
15～35 mL＜/分		1日2回	
＜15 mL＜/分		1日1回	

- 血清クレアチニン値からクレアチニンクリアランスを推定する計算式
  男性　体重(kg)×[140−年齢]/[72×血清クレアチニン値(mg/dL)]
  女性　男性の計算式×0.85

（本田まりこ．Medical Practice 2011[7]より）

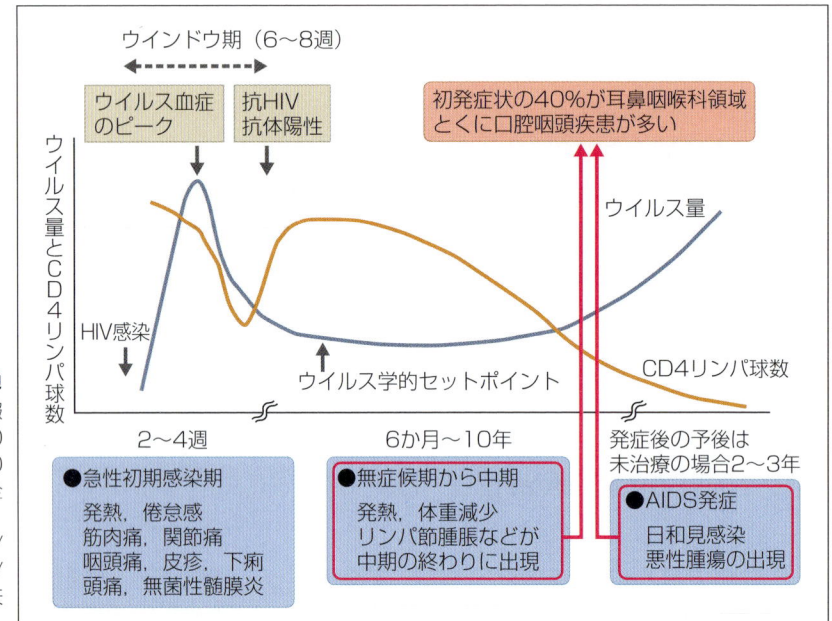

❽HIV-1 感染症の自然経過

(IDWR 感染症発生動向調査週報　感染症の話．2002年第40週号(2002年9月30日～10月6日)掲載　後天性免疫不全症候群(後編)．http://idsc.nih.go.jp/idwr/kansen/k02_g2/k02_40/k02_40.html　掲載の図に赤矢印部分を追加)

Column　HIV-1 感染症の自然経過（❽）

HIV-1 に感染すると2～4週間で，血中のHIV ウイルス量は急速にピークに達し，ARS の症状が出現する．感染から6～8週後，血中に抗体が産生されはじめ，ピークに達していたウイルス量が減少し，一定のレベルの定常状態となり，無症候期に入る．無症候期を過ぎ，CD4リンパ球数が減少し始めると AIDS を発症する．

❾HIV 感染に関連する口腔病変

感染症	真菌感染，細菌感染，ウイルス感染
新生物	カポジ (Kaposi) 肉腫，非ホジキン (Hodgkin) リンパ腫，扁平上皮癌
炎症性	再発性アフタ性口内炎，多形紅斑，苔癬
原因不明	唾液腺疾患，非特異的口腔潰瘍，メラニン色素の過度の沈着

（田上　正．化学療法の領域 2006[8]より）

ヒト免疫不全ウイルス（HIV）感染症

- HIVには1型（HIV-1）と2型（HIV-2）があり，現在の世界流行（pandemic）の主体はHIV-1で，HIV-2感染者は主に西アフリカ地域に限局している．
- HIV-1に感染して2〜4週間目ごろの急性期初期感染期（❽）に，インフルエンザや伝染性単核症に似た症状（急性レトロウイルス症候群〈acute retroviral syndrome：ARS〉）がみられる．
- HIV-1感染者の無症候期以降の初発症状の40％が耳鼻咽喉科領域，とくに口腔咽頭に病変（❾）[8]が生じ，それらが診断の契機となる場合が多い．
- 無症候期以降にみられる口腔咽頭病変はカンジダ症（❿）が最多で，約半数を占める．

■ 急性レトロウイルス症候群（ARS）の臨床像

- 自覚症状のない無症候性から無菌性髄膜炎に至る重症まで，その程度はさまざまで，2〜3週間以内に自然に消退する★17．
- 主な症状として，発熱，倦怠感，筋肉痛，関節痛，咽頭痛，皮疹，リンパ節腫脹，下痢，頭痛などがある（⓫）★18．
- ARSの皮疹は麻疹型紅斑もしくは斑点状丘疹の形態をとり，非瘙痒性で，主に躯幹部，頸部，および顔面に限局性に出現★19する．時に，孤立性バラ疹様落屑が，病変辺縁部に発現する．
- インフルエンザや伝染性単核症に似た症状に，全身リンパ節腫脹，皮疹，口腔（頬粘膜，歯肉，口蓋）あるいは性器（肛門，陰茎，腟）に潰瘍★20がみられる場合は，とくにARSが示唆される．

■ 検査および診断（⓬）

- まず，血清HIV抗体のスクリーニング検査（酵素抗体法：ELISA，粒子凝集法：PA，免疫クロマトグラフィ：ICなど）を行う．
- スクリーニング検査陽性の場合には，①，②のいずれかが陽性の場合にHIV感染症と診断する．
  ① 抗体確認検査（ウェスタンブロット〈Western blot〉法，間接蛍光抗体法：IFA）
  ② HIV-RNA定量検査（RT-PCR法）
- 感染から2か月間ほどは血清HIV抗体が検査では検出できない（ウインドウ期★21）ため，ARSでは血清HIV抗体のスクリーニング検査で陰性となる場合がある．臨床経過からARSが疑われ，抗体検査が陰性の場合はHIV-RNA定量検査で確認する[10]．

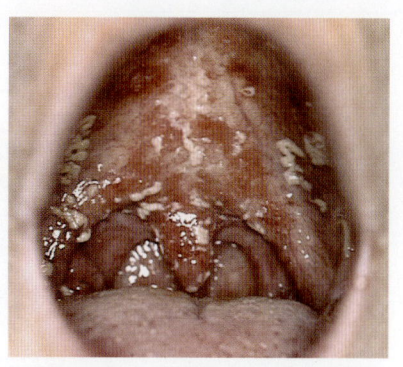

❿ **HIV感染に伴う口腔・咽頭の偽膜性カンジダ症（32歳，男性）**

舌・咽頭粘膜にカンジダによる厚い白苔の付着を認める．この症例では，喉頭，食道の粘膜にも広範囲にカンジダによる偽膜が認められた．
（荒牧　元．口腔咽頭粘膜疾患アトラス．医学書院；2001．p.63[3]より）

⓫ **急性HIV-1感染（ARS）の症状・所見とその頻度**

臨床所見	発症頻度
発熱	>80〜90％
倦怠感	>70〜90％
皮疹	>40〜80％
頭痛	32〜70％
リンパ節腫脹	40〜70％
咽頭炎	50〜70％
筋肉痛，関節痛	50〜70％
嘔気，嘔吐，下痢	30〜60％
寝汗	50％
無菌性髄膜炎	24％
口腔潰瘍	10〜20％
陰部潰瘍	5〜15％
血小板減少	45％
白血球減少	40％
肝酵素値の上昇	21％

(Kahn JO, et al. N Engl J Med 1998[9]より)

★17
まれに数か月間持続することがある．

★18
ARS症状の大部分がHIV-1感染特有のものではなく，咽頭所見も一般的な急性咽頭炎の所見を呈する場合が多い．

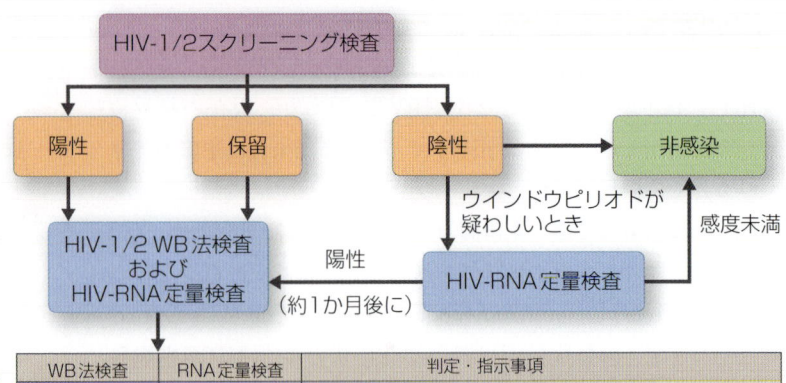

❶❷ **HIV-1/2感染症診断のためのフローチャート**

WB：Western blot（ウェスタンブロット法）．
（髙山義浩．HIV/AIDS診療の臨床メモ　佐久総合病院における経験から．第4版．2007[10]　http://plaza.umin.ac.jp/~ihf/memo/bedside/hiv2007.pdf　より）

WB法検査	RNA定量検査	判定・指示事項
陽性	陽性	HIV感染
	感度未満	HIV感染であるが，高感度法でのRNA定量検査で再確認する．それでも感度未満の場合は専門家に相談．
保留	陽性	HIVの急性感染
	感度未満	判定保留．2週間後にスクリーニング検査が陰性であるか，WB法検査が保留/陰性であれば非感染と判定する．
陰性	陽性	HIVの急性感染
	感度未満	判定保留．2週間後にスクリーニング検査が陰性であるか，WB法検査が保留/陰性であれば非感染と判定する．

★19
四肢，手掌，および足底にも及ぶこともある．

★20
潰瘍は円形もしくは卵形で，周辺粘膜は正常な外観を呈する．

★21
一般に行われるHIV抗体検査では，血中の抗体量が抗体検査測定閾値に達するまでの感染後数週間，人によっては1か月程度のあいだ，HIV抗体スクリーニング検査・確認検査ともに結果が陰性となる期間が存在する．この期間をウインドウ期という．

★22
淋菌感染症，性器クラミジア感染症，性器ヘルペスウイルス感染症，尖圭コンジローマは，五類感染症の性感染症定点把握疾患に定められており，各都道府県から指定された全国約900か所の性感染症定点医療機関で診断された患者数が毎月保健所に報告され，厚労省と国立感染症研究所にて感染症発生動向調査として集計，公表されている．

■ 治療

- AZT（azidothymidine；アジドチミジン）を代表とする逆転写酵素阻害薬（reverse transcriptase inhibitor：RTI），プロテアーゼ阻害薬（protease inhibitor：PI）（あるいは非ヌクレオシド系逆転写酵素阻害薬），インテグラーゼ阻害薬，CCR5阻害薬の組み合わせによる抗HIV療法（antiretroviral therapy：ART）を行う．
- この治療法の導入により，AIDS（acquired immunodeficiency syndrome；後天性免疫不全症候群）で死亡する例は激減している．

淋菌感染症，クラミジア感染症

- わが国で，性感染症の患者報告数[★22]の第1位がクラミジア，第2位が淋菌感染症である．
- 淋菌とクラミジア，ともに感染しても無症状で他覚的所見もみられない無症候性感染者が存在することが，患者数の多い原因の一つとなっている．
- 臨床所見からの淋菌とクラミジアの判別は不確実で，また淋菌とクラミジアの混合感染の場合もあるため，診断に際して淋菌とクラミジアを同時に検査することが推奨される．
- 無症候性感染であっても，男女とも不妊の原因となりうる．
- 性器感染者の10～30％が，咽頭感染を合併する．

■ 淋菌感染症

- 淋菌感染症はナイセリア属の細菌 *Neisseria gonorrhoeae* を病原体とする．
- 尿道炎，子宮頸管炎，結膜炎の原因となる．

> **Topics** わが国における HIV 感染症と AIDS
>
> HIV 感染によって発症する AIDS は，1981 年に米国 CDC に世界初の患者が報告されて以来，世界中で患者が増え続けていたが，1999 年以降，新たな HIV 感染は 19％減少し，世界全体としての流行はピークを越えたと考えられている．一方，わが国の新規 HIV 感染者・新規 AIDS 患者報告数は，ともに 1985 年のサーベイランス開始以降，現在も右肩上がりに増加し続けており，先進国のなかで唯一患者の増加に歯止めがかからない状況となっている．わが国の新規 HIV 感染者および新規 AIDS 患者の報告は日本国籍男性で，同性間性的接触を感染経路とするものが多数を占め，年齢別では新規 HIV 感染者は 20～40 歳代，AIDS 患者は 30～50 歳代が多くを占める．HIV 感染経路が，現在の主流である男性同性愛者間から男女の異性間性的接触へ移行してさらに新規患者が急増しないために，HIV 感染拡大を阻止する効果的な予防対策の展開が急務となっている．

- 尿道炎と結膜炎は，強い痛みを伴い膿性分泌物も多く，顕著な炎症所見がみられる．
- 子宮頸管炎では自覚症状がない感染者が多く，男性の尿道炎でも再感染では症状・所見が現れにくい．

■ 淋菌の咽頭感染の臨床像
- 大多数は無症状で，咽頭発赤や扁桃腫脹など他覚的所見がみられない無症候性感染（⓭）である．
- まれに口内炎，咽頭炎，扁桃炎を発症する場合がある．
- 口内炎では，口腔粘膜が易出血性の黄白色の偽膜を伴って浮腫状に腫脹を呈し，口腔内の乾燥感，灼熱感を訴える．
- 咽頭炎ではびまん性紅斑と浮腫を呈し，時に陰窩性扁桃炎も伴う溶連菌感染症に似た咽頭所見を呈する場合や，扁桃と口蓋垂に斑状の発赤と浮腫がみられるウイルス感染症に似た咽頭所見を呈する場合があるが，淋菌性咽頭炎に特有の所見はなく，局所所見から一般的な急性咽頭炎と判別することは困難である．

■ クラミジア感染症
- 性感染症としてのクラミジア感染症は，*Chlamydia trachomatis* を病原体とする．
- 尿道炎，子宮頸管炎，結膜炎の原因となる．
- 尿道炎も結膜炎も淋菌に比べて病状が軽い．
- 女性性器クラミジア感染症患者の約半数は自覚症状がなく，男性の尿道炎でも淋菌よりもさらに無症候感染者が多い．

■ クラミジアの咽頭感染の臨床像
- 淋菌と同じく，咽頭感染者の大多数は無症状で，咽頭発赤や扁桃腫脹など他覚的所見がみられない無症候性感染（⓭）を示す．

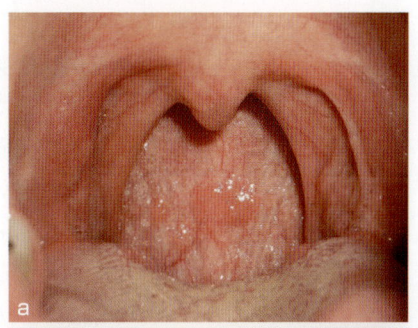

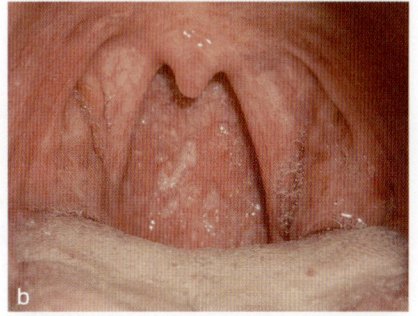

⓭ 淋菌・クラミジアの咽頭への無症候性感染
a：23 歳女性，性風俗従業女性．咽頭淋菌陽性．
b：20 歳女性，性風俗従業女性．咽頭クラジミア陽性．
咽頭感染者の多数は無症状で，咽頭発赤や扁桃腫脹など他覚的所見が認められないことが多い．

> **Advice** 淋菌の抗菌薬多剤耐性化
>
> 近年，淋菌の抗菌薬多剤耐性化が深刻な問題となっている．淋菌は抗菌薬耐性化を獲得しやすいため，不適切な抗菌薬投与は極力避けなければならない．日本性感染症学会では性感染症診断・治療ガイドラインのなかで推奨する淋菌の抗菌薬処方を，2年ごとに改正して注意を促している[11]．ガイドラインにも示されているが，組織移行性の違いから性器感染に有効でも，咽頭感染では推奨されない抗菌薬がある．日本性感染症学会ガイドラインでは，咽頭感染の治療として，セフトリアキソンナトリウム水和物（CTRX；ロセフィン®）静注1g単回投与を推奨ランクA，セフォジジムナトリウム（CDZM；ケニセフ®）静注1または2gを1〜2回/日，1〜3日間投与を推奨ランクBとして提示している．しかし，2009年に世界初のセフトリアキソンに高度耐性を示す株が日本国内から報告されていること，筆者もCTRX静注1g単回投与が無効であった例を複数経験していることから，本項ではあえてCTRX 2g×1回/日，1〜3日間投与を推奨する．

- 症例数は少ないが，上咽頭炎，咽頭炎，扁桃炎を発症する場合がある．
- 上咽頭炎では高率に滲出性中耳炎や頸部リンパ節腫脹を伴い，耳閉感，難聴，咽頭痛，鼻汁を訴える．内視鏡で上咽頭の発赤腫脹やアデノイド様の腫瘤が観察される．
- *C. trachomatis* の眼内感染症である成人型封入体結膜炎の約半数は上咽頭炎を併発する．
- 咽頭炎，扁桃炎は，*C. trachomatis* よりも，呼吸器感染症の原因となる *Chlamydophila pneumoniae* による場合が多い．
- クラミジア性上咽頭炎，咽頭炎，扁桃炎に特有の所見はなく，局所所見から他の感染症と判別することは困難である．

■ 検査および診断

- 核酸増幅法：
  ①SDA[★23]法（BDプローブテック ET CT/GC®：日本ベクトン・デッキンソン）
  ②TMA[★24]法（アプティマコンボ2®：富士レビオ）
  ③TaqMan PCR法（コバス4800システム CT/NG®：ロシュ・ダイアグノスティックス）
  のいずれかで検査する．
- ①②は尿道用または子宮頸管用検査キットを用いて咽頭または上咽頭からスワブを採取，③は尿検査キットを用いて咽頭うがい液[★25]を採取して提出する．
- ①〜③いずれも，1検体から淋菌とクラミジアの同時検査も，どちらか一種のみの検査も可能である．

■ 治療

- 淋菌の咽頭感染[★26]には，セフトリアキソンナトリウム水和物（CTRX；ロセフィン®）2g×1回/日，1〜3日間投与，またはセフォジジムナトリウム

[★23] strand displacement amplification（鎖置換増幅法）．

[★24] transcription-mediated amplification（転写介在増幅法）．

[★25] 生理食塩水15〜20 mLで，10〜20秒間上を向いてガラガラとうがいをさせて採取する．

[★26] 淋菌の咽頭感染治療に推奨される経口抗菌薬は現在ない．

> **Advice** 性感染症の診療に際して
>
> 　性感染症の診療では，性行動についての聴取など，患者のプライバシーに介入することを避けて通れない．信頼関係を保ちつつ正しい診断・治療へ導くために，慎重かつ巧妙な対応が求められる．
> 　性感染症の検査は，①患者自ら性感染症検査を希望する場合，②医師側が性感染症を疑う場合に行われる．
> 　①では性感染症の検査を受けたい理由，咽頭症状，口腔咽頭所見から疑われる性感染症を推定し検査する疾患を絞り込む．注意すべきは，いわば「咽喉頭神経症の性感染症版」のように過剰に性感染症に固執している患者への対応で，この場合，筆者はその時点で推察され得るすべての性感染症について検査し，結果が陰性であれば性感染症ではないことを伝え，根拠のない性感染症への執着を断ち切るように指導している．
> 　②の場合は正しく診断し，治療へ導くことが重要となる．性感染症の検査を勧めることで信頼関係を失い来院が中断しないよう，検査前はあえてプライバシーに介入しない．「こういう場合は，○○のような特殊な感染症の可能性があるので，念のために検査しておきましょう」のように説明して患者が検査を受け入れやすいように努める．
> 　検査結果が陽性であった場合，性感染症であることを説明して性行動に関し詳細に聴取する．特定のパートナーをもつ場合はパートナーへの対応について患者と一緒に考え，リスクの高い性行動をもつ患者では，性感染症予防の啓蒙を行う．

（CDZM；ケニセフ®）静注1gまたは2g×1～2回/日，1～3日間投与する．
● クラミジアの咽頭感染は性器と同じレジメで，アジスロマイシン水和物（ジスロマック®）1,000mg単回投与，またはクラリスロマイシン（クラリス®，クラリシッド®）200mg×2，7日間投与する．

（余田敬子）

引用文献

1) 余田敬子．耳鼻咽喉科感染症の完全マスター　病原体をマスターする　細菌・原虫感染症　梅毒トレポネーマ．耳鼻咽喉科・頭頸部外科 2010；83：118-22．
2) 荒牧　元．梅毒．口腔咽頭粘膜疾患アトラス　東京：医学書院；2001. p.48-55．
3) 荒牧　元ほか．鼻・口腔・咽頭梅毒．JOHNS 1993；9：929-34．
4) 余田敬子．口腔・咽頭梅毒．口腔・咽頭科 2002；14(3)：255-65．
5) 余田敬子．口腔内病変をどう診るか　特徴的な病変　性感染症　JOHNS 2007；23：1807-12．
6) 余田敬子ほか．STDとしての単純ヘルペス感染による急性扁桃炎の2例．日本扁桃研究会会誌 1993；32：71-5．
7) 本田まりこ．〔新版　感染症診療実践ガイド　有効な抗菌薬の使いかたのすべて〕主な感染症に対する実地医家の抗菌薬使用の実際　主要感染症からみた抗菌薬の選択と使用の実際　ヘルペスウイルス感染症．Medical Practice 2011；23 suppl：416-22．
8) 田上　正．歯科および口腔内の感染症の診断と治療-HIV感染症における口腔内病変．化学療法の領域 2006；22(4)：627-35．
9) Kahn JO, Walker BD. Acute human immunodeficiency virus type 1 infection. N Engl J Med 1998；339(1)：33-9．
10) 髙山義浩．HIV/AIDS診療の臨床メモ　佐久総合病院における経験から．第4版．佐久：佐久総合病院総合診療科；2007．
11) 松本哲朗ほか．性感染症　診断・治療ガイドライン 2011　淋菌感染症．日本性感染症学会誌 2011；22 suppl：52-9．

第2章 咽頭疾患を診る

咽頭疾患の診療の進め方
一側性の口蓋扁桃腫大

- 一側性扁桃腫大では，口蓋扁桃の腫大と中咽頭側壁の腫瘍性病変を見誤らないことが大切である．
- 放射性耳痛の原因となるため，耳痛を主訴に受診した場合の鑑別が必要である．
- 頸部リンパ節腫大を主訴に受診した場合に，中咽頭の腫瘍性疾患に注意する．

診察の仕方

- 口蓋扁桃は，視診，触診で局所を確認しやすい．
- 多くは舌圧子で舌を圧排し，「ア」と発声させることにより軟口蓋を挙上させると容易に視診が可能である．しかし，口蓋扁桃の下極は喉頭蓋谷の高さにまで達するため，下極の詳細な観察には，間接喉頭鏡や内視鏡による下極までの観察が必要である．まれに前口蓋弓裏面に病変が存在することがあり，扁桃摘出術で使用する口蓋弓鉤などを用いて詳細に観察する．
- 触診は，口腔内からの直接の扁桃の触診と，頸部の下顎角直下からの触診がある．口腔内からの触診は，嚥下反射を誘発することがあり患者には苦痛を強いるが，局所の固さ，硬結の有無，浮動感の有無，扁桃圧迫による膿汁の流出の有無などを必ず確認する．

> 前口蓋弓をよけての詳細な視診と触診が重要

診断のアルゴリズム（鑑別診断）❶

- 臨床症状から，まず炎症性疾患，腫瘍性疾患の鑑別を行う．
- 炎症性疾患の場合，急性発症で，発熱，疼痛，発赤などの炎症所見を一側の扁桃に認め，とくに扁桃病変の場合には，嚥下痛を伴うことが多い．関連痛として耳痛を訴えることもある[★1]．
- 炎症性疾患を疑った場合には，扁桃周囲炎（❷-a）と扁桃周囲膿瘍（❷-b）の鑑別が必要である．前口蓋弓の腫脹部位に浮動感があり，穿刺[★2]にて膿汁が確認できるものは，扁桃周囲膿瘍の診断が容易であるが，膿瘍が小さい場合や，後口蓋弓側にある場合には，一般的な穿刺部位であるキアリ（Chiari）点やトンプソン（Thompson）点では膿瘍の存在が明らかにならないことがある．その際に有用なのは造影CTであり，造影されない膿瘍腔とその周囲のリング状造影所見にて扁桃周囲膿瘍との鑑別が可能である[1)]．
- 炎症性疾患が否定されれば，腫瘍性疾患か非腫瘍性疾患の鑑別になる．

★1
扁桃領域は舌咽神経（ヤコブソン〈Jacobson〉神経）を介して放射性耳痛（関連痛）を起こす．

★2
穿刺には10ccシリンジと18〜20Gの太めの針がよい．内頸動脈の走行に注意する．

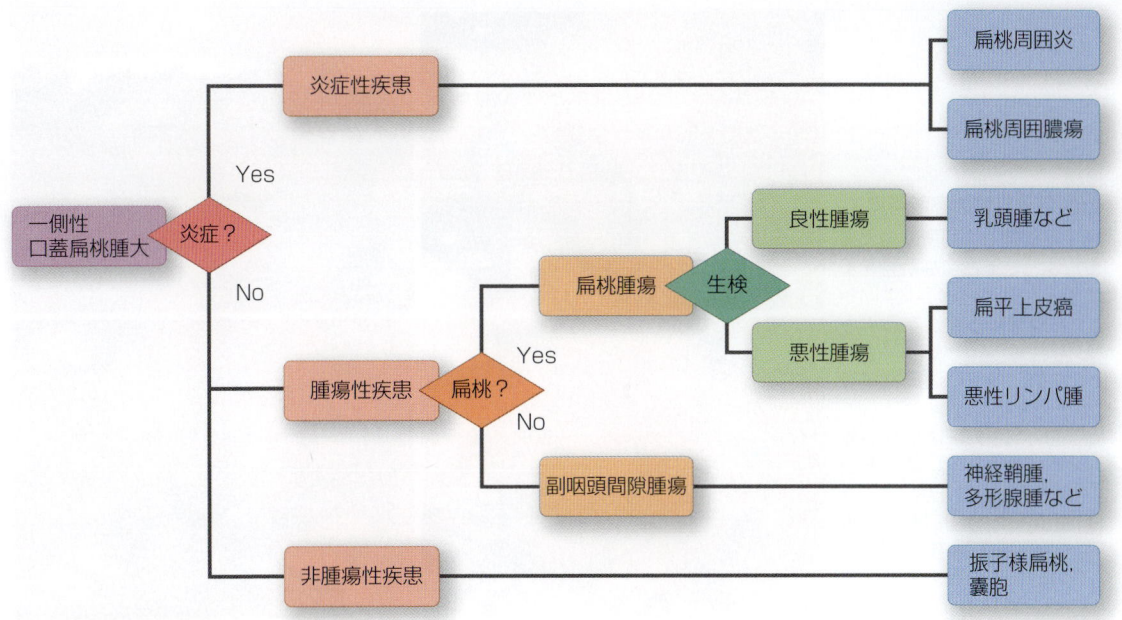

❶診断のアルゴリズム

一側性扁桃腫大で最も多いのは炎症性疾患である．良性腫瘍は比較的まれとされ，悪性腫瘍ではほとんどが扁平上皮癌と悪性リンパ腫である．非腫瘍性疾患はまれであるが，扁桃とともに一塊で摘出し病理学的に確定診断を行うことが望ましい．

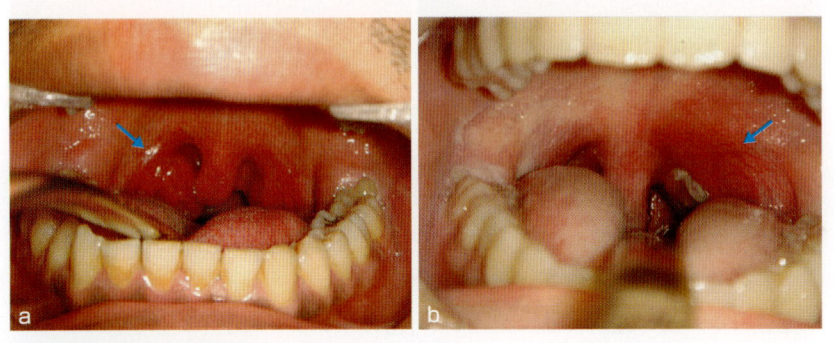

❷炎症性疾患の局所所見

a：右扁桃周囲炎．右口蓋扁桃の腫脹（→）と扁桃陰窩の拡大を認める．対側の扁桃にも発赤を認める．
b：左扁桃周囲膿瘍．扁桃から軟口蓋の左側にまで発赤が広がる（→）．口蓋垂は右へ変位している．前口蓋弓とのあいだから膿汁が自壊している．

- 非腫瘍性疾患では，慢性扁桃炎による生理的な肥大もありうる[2]が，一側の腫大の場合は腫瘍性疾患を確実に鑑別する．
- 腫瘍性疾患では，扁桃が腫瘍性に増大している場合と，副咽頭間隙の腫瘍により扁桃が内側に突出してみえる場合があり，必ず両者を鑑別する．扁桃表面の視診や触診でもその鑑別は可能であるが，確定には画像検査（CT，MRI）を行う．
- 良性腫瘍は，比較的まれであるが，乳頭腫が最も多い[2]．
- 悪性腫瘍には，扁平上皮癌（❸）や，悪性リンパ腫（❹）が多い．
- 副咽頭間隙腫瘍の場合には，神経鞘腫や，多形腺腫が多い．

一側性の口蓋扁桃肥大は常に腫瘍性病変を疑って診察する

❸ **扁平上皮癌の局所所見**

扁平上皮癌では局所の浸潤程度によりさまざまな所見を呈する.
- a：左扁桃から突出するような腫瘍.
- b：左前口蓋弓に潰瘍性病変をきたした腫瘍.
- c：右扁桃腫大により前口蓋弓が腫脹している. 前口蓋弓の粘膜は正常.
- d：左扁桃から前口蓋弓, 後口蓋弓まで腫瘍が浸潤し, 対側の軟口蓋にまで腫瘍が進展している.

❹ **悪性リンパ腫の局所所見**

悪性リンパ腫は, 粘膜病変を認めないことが多い.
- a：びまん性大細胞型B細胞リンパ腫. 右扁桃の腫大を認める（→）.
- b：成人T細胞白血病/リンパ腫. 右扁桃が腫大している（→）.

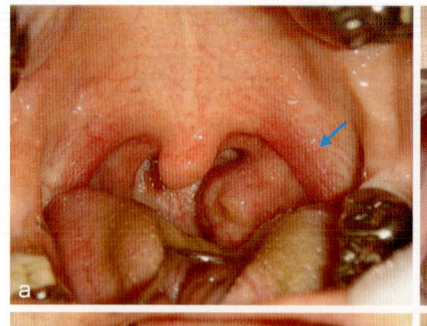

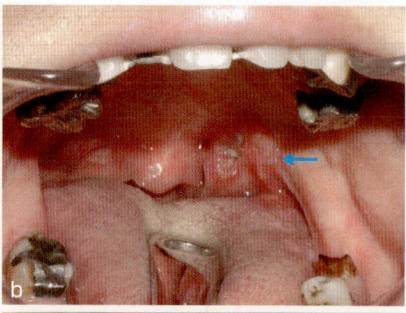

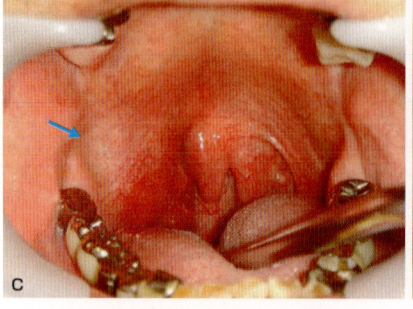

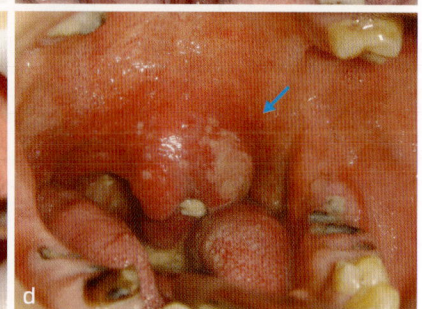

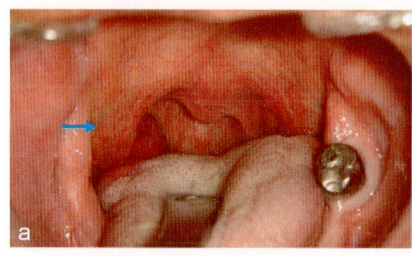

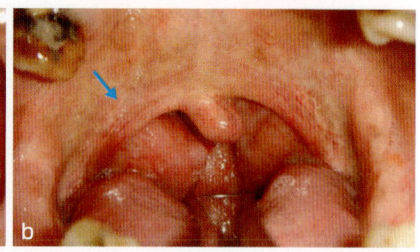

- 悪性腫瘍の場合には, CT, MRI, PETで腫瘍の進展範囲, リンパ節転移の有無, 遠隔転移の有無を精査する.
- 悪性リンパ腫の鑑別には, sIL-2R（可溶性インターロイキン2受容体）やチミジンキナーゼなどの腫瘍マーカーを検査する.
- 腫瘍性病変の確定診断には, 口腔からの生検を行う（Column参照）.
- 副咽頭間隙の腫瘍性病変のために, 口蓋扁桃が腫大してみえる場合には, CT, MRIなどで副咽頭間隙の腫瘍の性状を確認する（❺, ❻）. 一般的に良性腫瘍の場合が多いが, 時に咽頭外側リンパ節（ルビエール〈Rouviere〉リンパ節）の転移性リンパ節腫大のことがある.

> **Column　腫瘍性病変の確定診断—口腔からの生検**
>
> 　悪性リンパ腫の組織型を診断するために, 生検時に挫滅の少ない十分量の組織を採取することが重要である. 扁桃内部に腫瘍性病変がある場合は, 扁桃の表面を生検しただけでは腫瘍がとれないため, 前口蓋弓を切開し扁桃深部に達して生検を行う. ただし, 前口蓋弓を切開して生検を行うことは, 腫瘍を本来の浸潤部位より広く播種させてしまう危険性があり, 安易な正常組織を切開しての生検は慎むべきである.

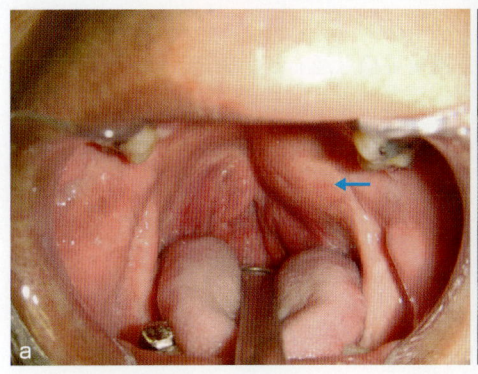

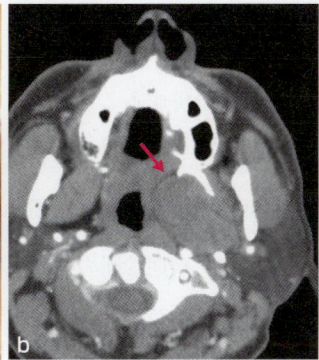

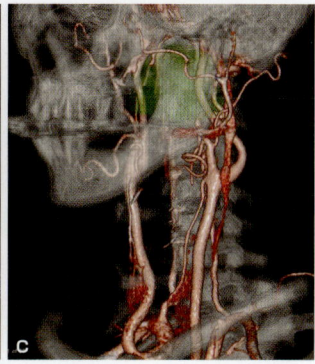

⑤ 左副咽頭間隙腫瘍（多形腺腫）
a：左口蓋扁桃の突出と前口蓋弓の腫脹を認める．
b：造影 CT 所見．左副咽頭間隙の腫瘍が中咽頭側壁を圧排している．
c：3D-CT 所見．腫瘍（緑）と動脈（ピンク）が描出され，血管と腫瘍の位置関係が明確になる．頸部から摘出し，多形腺腫の診断であった．

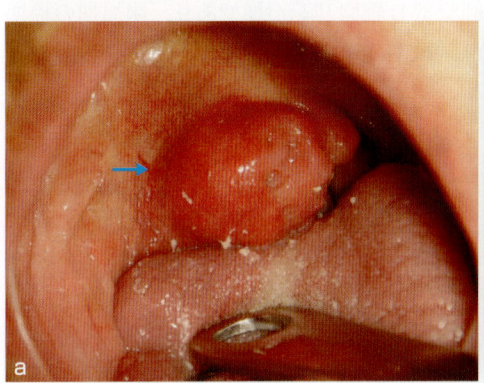

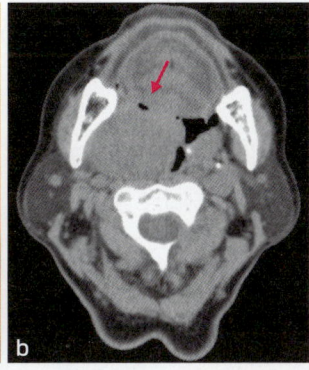

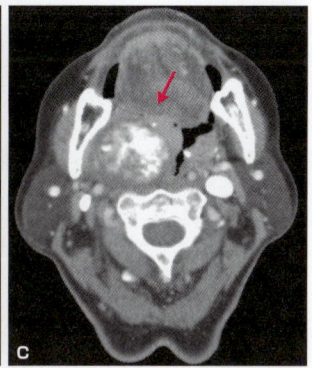

⑥ 右副咽頭間隙腫瘍（血管腫）
a：右口蓋扁桃を圧排するように粘膜下に腫瘍を認める．
b：単純 CT．副咽頭間隙から中咽頭へ突出する腫瘍．
c：造影 CT．不均一に造影され，口蓋扁桃が咽頭側に圧排されている．口内法で摘出し，血管腫の診断であった．

一般的な治療方針

口蓋扁桃腫大（振子様扁桃，良性腫瘍を含む）

- 生理的肥大のこともあるが，一側性の腫脹の場合には腫瘍性病変との鑑別が重要である．
- 振子様扁桃は組織像が多彩であり，扁桃摘出術の適応となる．

扁桃周囲炎（❷-a）

- 抗菌薬の点滴治療の適応となる．
- 経口摂取が難しい場合は炎症の進展範囲が広いことがあり，慎重な経過観察と栄養状態改善のため入院加療も考慮する．
- 改善に乏しい場合には，扁桃周囲膿瘍を疑う．

扁桃周囲膿瘍（❷-b）
- 穿刺，切開排膿が基本であるが，膿瘍扁摘も適応となる．
- 喉頭浮腫を合併することがあり，喉頭所見をとることが必須である．
- 喉頭浮腫を合併する場合は気道確保の準備をする．

中咽頭癌（扁平上皮癌）（❸）
- 治療方針は，病期診断の後に決定する．
- 手術，放射線治療，化学療法が適応となる[3)]．
- 近年ヒトパピローマウイルス（human papillomavirus：HPV）が中咽頭癌に関与し，HPV陽性のものは，陰性の者に比べて予後が良い[★3]．

★3
HPVの測定は現在保険適用となっていない．

悪性リンパ腫（❹）
- 組織型，stageにより治療方針を決定する．
- 扁桃に多いのは，びまん性大細胞型B細胞リンパ腫であり，限局期の標準治療はリツキシマブ併用CHOP（R-CHOP）療法3〜4コース＋領域照射である[4)]．

副咽頭間隙腫瘍（❺，❻）
- 手術治療の適応となる．
- 腫瘍の局在と大きさにより，経口腔，経頸下部，経耳下腺，下顎離断などアプローチが異なる．

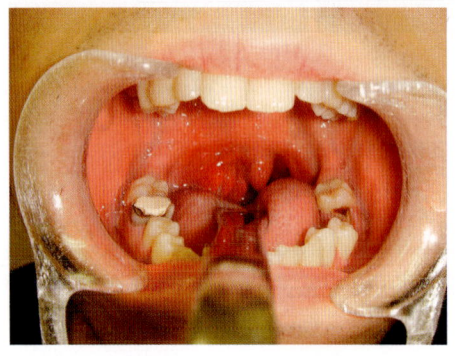

❼ 症例の肉眼所見

症例
21歳，男性．
既往歴：特記すべきことなし．
現病歴：2週間前に咽頭痛出現し，扁桃周囲膿瘍と診断され近医に入院の上，切開排膿と抗菌薬点滴を受けた．いったん改善し退院したが，昨日から咽頭痛が再燃し，当科受診した．
受診時局所所見：右扁桃の腫脹，軟口蓋右側の発赤腫脹，口蓋垂の左への変位を認めた（❼）．喉頭内視鏡所見では，喉頭の

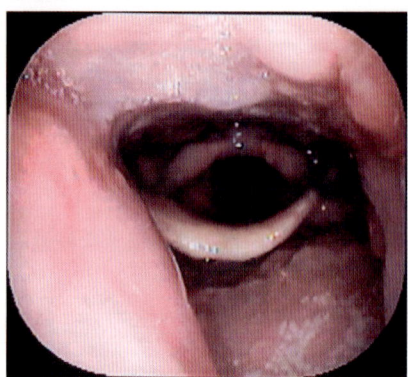

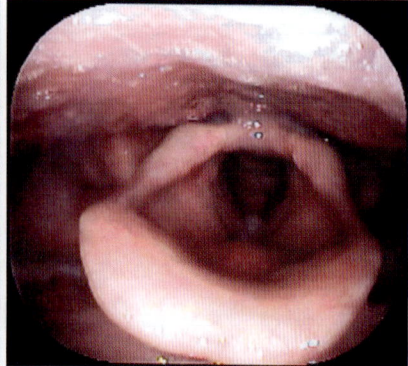

❽ 症例の喉頭内視鏡所見
中咽頭側壁の腫脹を認めるが，喉頭の浮腫はなし．

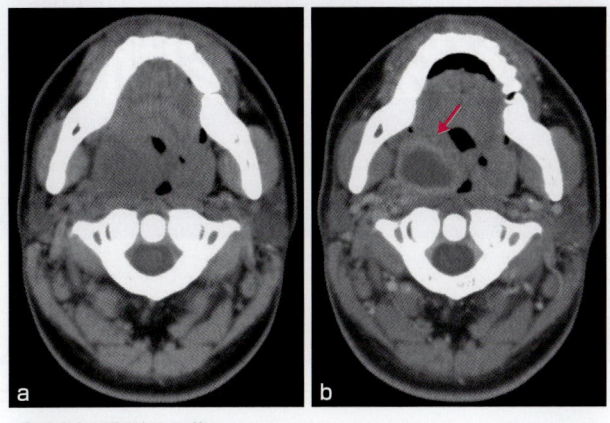

❾ 症例の造影 CT 像
リング状増強を示す膿瘍像を認める（→）．
a：単純 CT，b：造影 CT

　浮腫は認めず，中咽頭右側壁の腫脹を認めた（❽）．造影 CT にてリング状増強を認める膿瘍像を扁桃周囲間隙に認め（❾），右扁桃周囲膿瘍と診断した．

経過：即日，全身麻酔下に膿瘍扁摘を施行した．手術翌日から経口摂取を開始し，術後 3 日目には常食摂取可能となり，術後 5 日目に軽快退院とした．

（大堀純一郎）

引用文献

1) 黒野祐一．咽頭の CT 検査．JOHNS 2012；28：853-7.
2) 末野康平ほか．口蓋扁桃の良性腫瘍．JOHNS 1996；12：981-8.
3) 日本頭頸部癌学会．頭頸部癌診療ガイドライン．第 1 版．東京：金原出版；2009. p.17-20.
4) 中村直哉ほか．びまん性大細胞型 B 細胞リンパ腫．吉野　正ほか編．悪性リンパ腫 臨床と病理—WHO 分類（第 4 版）に基づいて．第 1 版．東京：先端医学社；2009. p.184-6.

第2章 咽頭疾患を診る

咽頭疾患の診療の進め方
扁桃病巣感染症の診断と手術適応

扁桃病巣疾患とは

- 扁桃病巣感染症（tonsillar focal infection）[*1]とは，「扁桃が原病巣となり，扁桃から離れた臓器に反応性の器質的または機能的障害を引き起こす疾患」をいう．
- 現在，掌蹠膿疱症，胸肋鎖骨過形成症およびIgA腎症は，扁桃摘出術（tonsillectomy）（以下，扁摘）のきわめて高い有効性が報告されており，扁桃病巣疾患の代表的なもの（二次疾患）として確立されている（❶）．
- そのほか，尋常性乾癬やアナフィラクトイド紫斑病などの皮膚疾患，関節リウマチや反応性関節炎などの骨関節疾患，微熱やベーチェット（Behçet）病，PFAPA（periodic fever with aphthous stomatitis, pharyngitis, and adenitis）症候群などのなかには扁摘が著効を呈した症例も数多く報告されている（❶）．

★1 扁桃病巣感染症や病巣性扁桃炎という呼称が現在も使われているが，その病態は感染症ではなく，自己免疫学的機序が明らかになってきているため，最近では扁桃病巣疾患とよばれるようになりつつある．

▶「口蓋扁桃摘出術の適応と変遷」（p.190）も参照．

扁桃病巣疾患の診断

- 扁桃病巣疾患の診断において，症状，局所所見，臨床検査所見上特異的なものは存在しない．
- しかし，二次疾患の病状や扁桃炎や上気道炎と二次疾患の関連性をみるうえで，❷に示すような検査が重要となる．
- 扁桃誘発試験，扁桃打消し試験は，二次疾患と扁桃との関連性を直接証明しうる唯一の検査である．しかし，これらの検査が陰性であっても扁摘が著効する症例をしばしば経験することから，発症機序や病態に直結した免疫学的パラメータの開発が期待される．

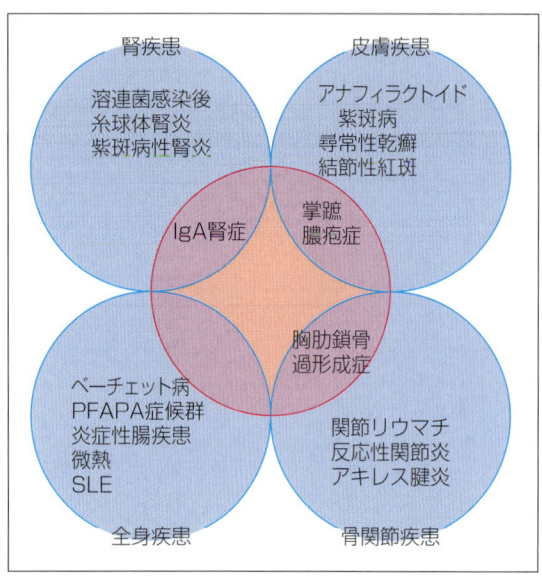

❶ 扁桃病巣疾患

（腎疾患：溶連菌感染後糸球体腎炎，紫斑病性腎炎／皮膚疾患：アナフィラクトイド紫斑病，尋常性乾癬，結節性紅斑／IgA腎症／掌蹠膿疱症／胸肋鎖骨過形成症／全身疾患：ベーチェット病，PFAPA症候群，炎症性腸疾患，微熱，SLE／骨関節疾患：関節リウマチ，反応性関節炎，アキレス腱炎）

各疾患における扁桃摘出術の有効性

■ 掌蹠膿疱症
- 主な報告を❸にまとめた[1-11]．

❷扁桃病巣疾患の検査項目と所見

1. 病歴	上気道炎・扁桃炎で二次疾患症状が悪化
2. 扁桃所見	埋没型，表面凹凸不整，陰窩内膿栓，前口蓋弓発赤
3. 臨床検査	
a. 血液検査	末梢血白血球数
b. 免疫血清検査	CRP，リウマチ因子，抗核抗体，血清免疫グロブリン値，補体
c. 尿検査	尿蛋白，尿潜血
d. 血清抗体	抗ストレプトリジンO抗体価，抗ストレプトキナーゼ抗体価，抗ケラチン抗体価
4. 病理組織学的所見	陰窩上皮の角化，フォーカス病変（陰窩上皮に生ずる限局性潰瘍病変），オニオンスキン病変，濾胞外領域の線維化および崩壊．掌蹠膿疱症ではリンパ濾胞（B細胞領域）の萎縮とT細胞領域の拡大を認める．IgA腎症ではT細胞領域の拡大を認める．
5. 扁桃誘発試験	基礎体温の上昇，末梢血白血球数の増加，赤沈の亢進，尿所見の悪化，二次疾患の悪化
6. 扁桃打消し試験	二次疾患症状の寛解・消失

❸掌蹠膿疱症における扁桃摘出術の効果

報告者	報告年	治療法	症例数	観察期間(月)	皮疹消失率(%)	有効率(%)	評価法
Ono[1]	1977	扁摘 非扁摘	61 80	>3	64 29	84 39	皮膚科医の肉眼的観察
橋口[2]	1992	扁摘	33	12〜120	55	94	アンケート調査
坪田[3]	1994	扁摘	289	3〜60	54	88	自己採点法
藤原[4]	1999	扁摘 非扁摘	181 77	3〜144(平均21)	43 25	81 68	自己採点法
木寺[5]	2000	扁摘	50	1〜3	8	88	肉眼的観察
山北[6]	2004	扁摘 非扁摘	23 57	18	13 0	61* 18*	皮膚科医の肉眼的観察
橋本[7]	2006	扁摘	27	>3		90	皮膚科医の肉眼的観察
原渕[8]	2008	扁摘	103	6〜50(平均12)	40	89	自己採点法
藤原[9]	2009	扁摘	42	18		91	PPPASI
山北[10]	2009	扁摘 非扁摘	26 37	18	46 15	85* 35*	前向き調査（皮膚科医の肉眼的観察）
原渕[11]	2010	扁摘	27	12	40	93	PPPASI

皮疹消失率：術後皮疹が消失した症例の割合，有効率：術後皮疹が50％以上改善した症例の割合，自己採点法：皮疹の程度を術前を10とし，術後を数値で表す方法．
PPPASI：palmoplantar pustulosis area and severity index, *：$p < 0.01$.

- 総じて扁摘の効果は高く，保存的療法との比較[1,4,6,10]や，掌蹠膿疱症重症度指数（palmoplantar pustulosis area and severity index：PPPASI）★2を用いた皮疹の客観的評価[9,11,12]においてもその有用性が認められている．

★2
皮膚科では乾癬の皮疹所見をスコア化するPASIスコアを参考としたPPPASIが掌蹠膿疱症の皮疹の客観的評価として提唱されている．その方法は，紅斑，膿疱，角化の程度を5段階評価し，それぞれにおいて合計した後，病巣の範囲を掛け，最後にそれぞれの部位のスコアを合計する．

■ IgA腎症

- 主な報告を❹にまとめた[13-23]．
- 近年では扁摘＋ステロイドパルス療法が尿所見寛解★3，腎保存★4にきわめ

❹ IgA 腎症における扁桃摘出術の効果

報告者	報告年	治療法	症例数	平均観察期間(月)	臨床的効果 寛解率（％）	臨床的効果 腎生存率(%)	備考
小坂[13]	1998	扁摘 非扁摘	43 42	105	47％* 12％	98％ 83％	
Hotta[14]	2001	扁摘+ステロイド ステロイド	191 34	82	60％* 35％		血清Cr値<1.4 mg/dL
Xie[15]	2003	扁摘 非扁摘	48 73	193		90％* 73％	
Sato[16]	2003	扁摘+パルス ステロイド 補助的治療	30 25 15	70		73％* 56％ 13％	血清Cr値>1.5 mg/dL
Akagi[17]	2004	扁摘 非扁摘	41 30	158	24％ 13％	95％* 73％	
Komatsu[18]	2005	扁摘 非扁摘	104 133	62	32％* 17％	88％ 64％	
Miyazaki[19]	2007	扁摘+パルス パルス	75 18	60	70％* 39％		
Chen[20]	2007	扁摘 非扁摘	54 58	130	46％* 28％	96％ 88％	67％の症例が1日尿蛋白量<1 g
Komatsu[21]	2008	扁摘+パルス パルス	35 20	24	62％* 18％		非ランダム化前向き試験
Kawaguchi[22]	2010	扁摘+パルス パルス 扁摘 補助的治療	240 23 67 58	24	78％* 39％ 49％ 29％		尿蛋白>0.5 g/日
Maeda[23]	2012	扁摘 非扁摘	70 130	84	34％(per year)* 9％(per year)		

パルス：ステロイドパルス療法，*：統計学的有意差あり．

★3
尿所見の寛解が将来的な透析阻止につながる可能性が高いことが堀田らの検討によって示されている[14]．

★4
Satoら[16]は進行期IgA腎症患者70例を検討し，腎保存率が扁摘+ステロイドパルス療法群で有意に高いことを報告した．しかし，血清Crが2 mg/dL以上の症例では有意差は認めず，重症症例においてはその効果は少ないと考察されている．

て有効であることが報告され，本疾患の標準的治療法として広く認められるようになった[14, 16, 19, 21, 22]．

2011年には腎臓学会が中心となり行った全国多施設前向き比較調査によって，中間報告ではあるが扁摘+ステロイドパルス療法がステロイドパルス療法単独より有効であることが示された[24]．

■ 胸肋鎖骨過形成症

- 本疾患は掌蹠膿疱症患者の扁摘後，皮疹の改善とともにその痛みも改善することが知られており★5，以前より扁桃病巣疾患として扁摘の有効性が報告されている（❺）[25-29]．
- 扁摘はその痛みに対して非常に効果の高い治療法であるが，関節肥厚などの器質的変化に対しては無効であり，術前に説明が必要である．

❺ 胸肋鎖骨過形成症における扁桃摘出術の効果

著者	発表年	症例数	PPP合併例	改善例	改善率
三輪[25]	1985	3	2	3	100%
増田[26]	1989	7	5	6	86%
武田[27]	1991	10	10	8	80%
Kataura[28]	1996	100	79	72	81%*

PPP：掌蹠膿疱症，*経過を観察できた89例における改善率．

❻ アナフィラクトイド紫斑病における扁桃摘出術の有効性

報告者	報告年	症例数	改善例	改善率	考察
瀬古[31]	1989	10例	8例	80%	上気道炎による症状の増悪例は扁摘効果が高い．
小島[32]	1990	19例	16例	84%	扁桃誘発試験と治療効果には相関がない．
Inoue[33]	2007	16例	16例	100%	紫斑病性腎炎に対する扁摘効果を検討．
高原[34]	2009	11例	11例	100%	ほぼ全例において扁桃炎の既往を認めた．

❼ 尋常性乾癬における扁桃摘出術の有効性

報告者	報告年	症例数	改善例	改善率	考察
Nyfors[35]	1976	74例	53例	72%	扁桃炎の既往のある症例は改善率が高い．
富木[36]	1986	5例	3例	60%	5例すべてが扁桃誘発試験陽性．
高橋[37]	1989	21例	13例	62%	扁桃誘発試験と治療効果には相関がない．
浜本[38]	1999	45例	31例	69%	若年の女性にて改善率が高い．
高原[34]	2009	12例	7例	58%	扁桃炎の既往，上気道炎での皮疹の増悪がある症例は改善率が高い．

1996年，Kataura ら[28]は扁摘を行った本疾患89例中46例（52%）に痛みの消失を，26例（29%）に術前の5割以上痛みの改善を認めたと報告している．

■ アナフィラクトイド紫斑病

- アナフィラクトイド紫斑病★6における扁摘の有効性を検討した代表的な報告を❻に示した[31-34]．
- その効果はきわめて高く，紫斑病性腎炎★7に対しても尿所見の改善が認められている[33]．

■ 尋常性乾癬

- 尋常性乾癬★8における扁摘の有効性を検討した代表的な報告を❼に示した[34-38]．
- 6～7割の症例に扁摘による皮疹の改善が認められている．

★5
本疾患は掌蹠膿疱症を高率に合併し，Sonozakiら[30]は合併例を掌蹠膿疱症性骨関節炎（pustulotic arthro-osteitis：PAO）として詳細に検討した．

★6
アナフィラクトイド紫斑病は全身のアレルギー性血管炎による皮下出血斑（紫斑）を特徴とする疾患である．

★7
紫斑病性腎炎は本疾患の30～60%に合併し，初発症状としての血尿，血清IgA値の上昇，非常に類似した腎病理所見などIgA腎症とは姉妹疾患とされ，その長期予後を左右する．

★8
尋常性乾癬は原因不明の炎症性角化症であり，境界明瞭な紅斑と銀白色雲母の鱗屑が四肢伸側などに好発する難治性の皮膚疾患である．

❽ベーチェット病における扁桃摘出術の有効性

報告者	報告年	症例数	口内アフタ	皮膚症状	眼症状	外陰部潰瘍	考察
川上[39]	1990	4例	4/4 (100%)	4/4 (100%)	2/2 (100%)	4/4 (100%)	
九々湊[40]	1995	10例	8/10 (80%)	8/10 (80%)	3/4 (75%)	3/4 (75%)	全例ASO値陰性
小林[41]	2005	4例	2/4 (50%)	3/4 (75%)	2/3 (66%)	2/4 (50%)	扁桃炎の既往，上気道炎時の増悪例にて扁摘効果高い．
高原[34]	2009	8例	6/8 (75%)	7/7 (100%)	3/4 (75%)	4/6 (66%)	扁桃炎の既往，上気道炎時の増悪，扁桃の膿栓付着例で扁摘効果高い．

■ ベーチェット病

- ベーチェット病における扁摘の有効性を検討した報告を❽に示す[34, 39-41]．
- 半数以上の症例において各症状の改善が認められている．

扁桃病巣疾患における扁摘の適応

- 掌蹠膿疱症，IgA腎症，胸肋鎖骨過形成症，アナフィラクトイド紫斑病に対する扁摘の効果はきわめて高く，扁摘を積極的に勧める．
- 上記疾患以外の疾患においても，とくに上気道炎時の症状，所見の増悪が認められた症例では扁摘の効果は高く[34]，扁桃誘発検査などの検査所見も参考に扁摘を勧める．

Column　PFAPA症候群

　PFAPA（periodic fever with aphthous stomatitis pharyngitis, and adenitis）症候群は，感染や自己免疫に基づかない炎症を反復する自己炎症性疾患の一つであり，周期性発熱，アフタ性口内炎，頸部リンパ節炎，咽頭炎を主症状とし，5歳以下の乳幼児に発症する．1987年にMarshallら[42]によって初めて12例が報告され，1999年にThomasら[43]によってPFAPAの診断基準が確立された比較的新しい疾患群である（❾）．PFAPA症候群は4〜8年程度で自然治癒するため，治療としては発熱発作を抑制し，再燃を予防できる方法が望ましい[44]．ステロイド内服治療は発熱発作の改善に非常に有効であるが，その反復を抑えることはできず，また発熱間欠期が短縮してしまう可能性も報告されている[45]．

　本疾患は周期性の発熱とそれに付随する咽頭痛，口蓋扁桃の発赤や白苔など習慣性扁桃炎との鑑別が難しく，習慣性扁桃炎との診断で扁摘された症例も報告されている[46]．しかし結果的に症状の改善が認められ，本疾患における扁摘の有効性が明らかとなった．❿にPFAPA症候群に対する扁桃摘出術の効果を検討した主な報告を示す[43, 47-50]．

　いずれの報告も，当初は抗菌薬，ステロイドなどで治療されているが，発熱のコントロールがつかず，扁桃摘出術が施行されている．その効果は非常に良好で，72〜100%の治療効果を認めている．そのなかでもGaravello[50]，Renko[48]らは扁摘群と非扁摘群での無作為調査を施行し，扁摘の有用性を証明している．

　これまでの報告からPFAPA症候群に対する根治的治療として扁摘はきわめて有効である．したがって，本疾患の病態に扁桃が病巣となっている可能性が高く，扁桃病巣疾患の範疇に加えられると考えられる．しかしながら，扁桃とPFAPA症候群の関連性について科学的根拠を示した報告は少なく，今後，免疫学的見地から検討を要すると考えられる．

❾ PFAPA 症候群の診断基準（Thomas, 1999）

1. 5歳までに発症する，周期的に繰り返す発熱
2. 発熱時に，アフタ性口内炎，頸部リンパ節炎，咽頭炎のうち1つの臨床所見を有する
3. 周期性好中球減少症を除外できる
4. 間欠期にはまったく症状を示さない
5. 正常な成長と精神運動発達

上記5項目を満たす．

❿ PFAPA 症候群における扁桃摘出術の有効性

報告者	報告年	症例数	改善例	改善率	考察
Thomas[43]	1999	11例	8例	72%	7例において症状が消失した．
Galanakis[47]	2002	15例	15例	100%	全例において症状が消失した．
Renko[48]	2007	15例	14例	93%	ランダム化比較試験
Licameli[49]	2008	27例	26例	96%	26例において症状が消失した．
Garavello[50]	2009	19例	19例	100%	ランダム化比較試験 12例において早期に症状が消失した．

- 実際は，上記疾患にて耳鼻咽喉科を受診する症例のほとんどは他科からの紹介であるため，当科では紹介された症例は全身麻酔などのリスクがない限り全例に手術を勧めている．

（高原　幹）

引用文献

1) Ono T. Evaluation of tonsillectomy as a treatment for pustulosis palmaris et plantaris. J Dermatol 1977；4(5)：163-72.
2) 橋口一弘ほか．当院における病巣感染の扁桃摘除術の治療成績．日本扁桃研究会会誌 1992；31：111-5.
3) 坪田　大ほか．掌蹠膿疱症における口蓋扁桃摘出術の皮疹改善に対する効果―当科臨床例289例の検討．日耳鼻 1994；97：1621-30.
4) 藤原啓次ほか．掌蹠膿疱症―扁摘群と非扁摘群における治療成績を中心にして．形浦昭克編．日常臨床における扁桃病巣感染を探る．耳鼻臨床 1999；92：109-22.
5) 木寺一希ほか．病巣感染症に対する口蓋扁桃摘出術の効果．耳鼻と臨床 2000；46：21-4.
6) 山北高志ほか．掌蹠膿疱症に対する口蓋扁桃摘出術の有効性―80例の検討．日皮会誌 2004；114：2319-26.
7) 橋本喜夫，飯塚　一．旭川医科大学最近17年間の掌蹠膿疱症の統計―扁摘術の有効性の検討も含めて．臨床皮膚科 2006；60：633-7.
8) 原渕保明．扁桃が病巣となる皮膚疾患―臨床と病態．日皮会誌 2008；118(13)：2967-9.
9) 藤原啓次ほか．掌蹠膿疱症に対する扁桃摘出術の効果とその適応．口腔・咽頭科 2009；22(1)：39-42.
10) 山北高志ほか．掌蹠膿疱症に対する扁桃摘出術の有効性．口腔・咽頭科 2009；22(1)：49-54.
11) 原渕保明，高原　幹．1. 掌蹠膿疱症 2. 扁桃摘出術．皮膚科の臨床 2010；52：1507-13.
12) Bhushan M, et al. Oral liarozole in the treatment of palmoplantar pustular psoriasis；

A randomized, double-blind, placebo-controlled study. Br J Dermatol 2001;145(4): 546-53.
13) 小坂道也. IgA腎症扁摘例の長期予後—非扁摘例との腎病理所見による比較検討. 日耳鼻 1998;101(7):916-23.
14) Hotta O, et al. Tonsillectomy and steroid pulse therapy significantly impact on clinical remission in patients with IgA nephropathy. Am J Kidney Dis 2001;38(4):736-43.
15) Xie Y, et al. The efficacy of tonsillectomy on long-term renal survival in patients with IgA nephropathy. Kidney Int 2003;63(5):1861-7.
16) Sato M, et al. Cohort study of advanced IgA nephropathy: Efficacy and limitations of corticosteroids with tonsillectomy. Nephron Clin Pract 2003;93(4):c137-45.
17) Akagi H, et al. Long-term results of tonsillectomy as a treatment for IgA nephropathy. Acta Otolaryngol Suppl 2004;555:38-42.
18) Komatsu H, et al. Multivariate analysis of prognostic factors and effect of treatment in patients with IgA nephropathy. Ren Fail 2005;27(1):45-52.
19) Miyazaki M, et al. A multicenter prospective cohort study of tonsillectomy and steroid therapy in Japanese patients with IgA nephropathy: A 5-year report. Contrib Nephrol 2007;157:94-8.
20) Chen Y, et al. Long-term efficacy of tonsillectomy in Chinese patients with IgA nephropathy. Am J Nephrol 2007;27(2):170-5.
21) Komatsu H, et al. Effect of tonsillectomy plus steroid pulse therapy on clinical remission of IgA nephropathy: A controlled study. Clin J Am Soc Nephrol 2008;3(5):1301-7.
22) Kawaguchi T, et al. Clinical effectiveness of steroid pulse therapy combined with tonsillectomy in patients with immunoglobulin A nephropathy presenting glomerular haematuria and minimal proteinuria. Nephrology (Carlton) 2010;15(1):116-23.
23) Maeda I, et al. Tonsillectomy has beneficial effects on remission and progression of IgA nephropathy independent of steroid therapy. Nephrol Dial Transplant 2012;27(7):2806-13.
24) 宮崎陽一ほか. Clinical nephrology 糸球体障害 扁摘・ステロイドパルス療法のランダム化比較試験. Annual Review 腎臓 2012;2012:108-12.
25) 三輪高喜ほか. 扁桃が病巣と思われた胸肋鎖骨間骨化症の3症例. 日本扁桃研究会会誌 1985;24:58-63.
26) 増田はつみ, 岡田康司. 掌蹠膿疱症性骨関節炎の7症例. 日本扁桃研究会会誌 1989;28:155-61.
27) 武田信巳ほか. 掌蹠膿疱症性骨関節炎に対する自験31例の検討. 静岡県立総合病院医学雑誌 1991;7:17-26.
28) Kataura A, Tsubota H. Clinical analyses of focus tonsil and related diseases in Japan. Acta Otolaryngol Suppl 1996;523:161-4.
29) 原渕保明. 扁桃病巣疾患の臨床と病態—皮膚・骨関節疾患を中心に. 日本脊椎関節炎学会誌 2011;3:21-8.
30) Sonozaki H, et al. Clinical features of 53 cases with pustulotic arthro-osteitis. Ann Rheum Dis 1981;40(6):547-53.
31) 瀬古恵子ほか. 稀な扁桃病巣感染と思われる皮膚疾患症例について. 日本扁桃研究会会誌 1989;28:210-7.
32) 小島未知郎ほか. 小児における扁桃病巣感染症と扁摘の適応. 小児耳鼻咽喉科 1990;11(2):36-40.
33) Inoue CN, et al. Tonsillectomy in the treatment of pediatric Henoch-Schonlein nephritis. Clin Nephrol 2007;67(5):298-305.
34) 高原幹ほか. 尋常性乾癬, アナフィラクトイド紫斑病, ベーチェット病などの扁桃病巣皮膚疾患における扁桃摘出術の有効性. 口腔・咽頭科 2009;22(1):43-7.
35) Nyfors A, et al. Improvement of recalcitrant psoriasis vulgaris after tonsillectomy. J Laryngol Otol 1976;90(8):789-94.
36) 富木博子ほか. 尋常性乾癬に対する扁摘の効果. 日本扁桃研究会会誌 1986;25:67-

37）高橋志光ほか．皮膚科疾患における扁桃病巣感染症　扁桃病巣感染症の二次疾患に及ぼす影響と扁桃誘発試験の診断的価値について．日本扁桃研究会会誌 1989；28：131-7.
38）浜本　誠．尋常性乾癬．形浦昭克編．今日の扁桃学．東京：金原出版；1999. p.181-5.
39）川上晋一郎ほか．扁桃病巣感染とベーチェット病症例について．口腔・咽頭科 1990；2(2)：91-7.
40）久々湊靖ほか．ベーチェット病における扁桃摘出効果の検討．耳鼻臨床 1995；88：65-70.
41）小林祐希ほか．扁桃摘出術が有効であったベーチェット病の4症例．口腔・咽頭科 2005；17(3)：289-96.
42）Marshall GS, et al. Syndrome of periodic fever, pharyngitis, and aphthous stomatitis. J Pediatr 1987；110(1)：43-6.
43）Thomas KT, et al. Periodic fever syndrome in children. J Pediatr 1999；135(1)：15-21.
44）村田卓士ほか．PFAPAの診断と治療．日本臨床免疫学会会誌　2007；30：101-7.
45）Peridis S, et al. Surgical outcomes and histology findings after tonsillectomy in children with periodic fever, aphthous stomatitis, pharyngitis, and cervical adenitis syndrome. Am J Otolaryngol 2010；31(6)：472-5.
46）Dahn KA, et al. Periodic fever and pharyngitis in young children：A new disease for the otolaryngologist? Arch Otolaryngol Head Neck Surg 2000；126(9)：1146-9.
47）Galanakis E, et al. PFAPA syndrome in children evaluated for tonsillectomy. Arch Dis Child 2002；86(6)：434-5.
48）Renko M, et al. A randomized, controlled trial of tonsillectomy in periodic fever, aphthous stomatitis, pharyngitis, and adenitis syndrome. J Pediatr 2007；151(3)：289-92.
49）Licameli G, et al. Effect of adenotonsillectomy in PFAPA syndrome. Arch Otolaryngol Head Neck Surg 2008；134(2)：136-40. Epub 2008/02/20.
50）Garavello W, et al. Effectiveness of adenotonsillectomy in PFAPA syndrome：A randomized study. J Pediatr 2009；155(2)：250-3.

第2章 咽頭疾患を診る

咽頭疾患の診療の進め方
いびき
——睡眠時無呼吸を含む

ポイント

- いびきは睡眠呼吸障害の良い指標であり，いびきのひどさは上気道狭窄の程度を表す．習慣性いびきは睡眠時無呼吸症候群の予備群である．
- いびきや睡眠時無呼吸の原因として，肥満は主要因子であるが，必ずしも肥満が原因とは限らない．肥満に加え，小下顎，扁桃肥大，鼻閉，睡眠体位が単独，またはさまざまな割合で複合していびきを形成する．
- いびきや睡眠時無呼吸は局所の問題のみならず，全身性疾患との関連がある．先端巨大症，甲状腺機能低下症，多系統萎縮症などでは，症候の一つとしていびきが重要である[1]．

いびきと睡眠時無呼吸

いびきは睡眠呼吸障害の良い指標となる

- いびきは睡眠呼吸障害（sleep-disordered breathing：SDB）の良い指標であり，いびきのひどさは上気道狭窄の程度を表す．睡眠呼吸障害例でのいびきの強さと食道内圧変動の関係を調べると両者は高い相関（$r=0.89$）を示す（❶）[2]．

いびきの強さと呼吸努力はよく相関する

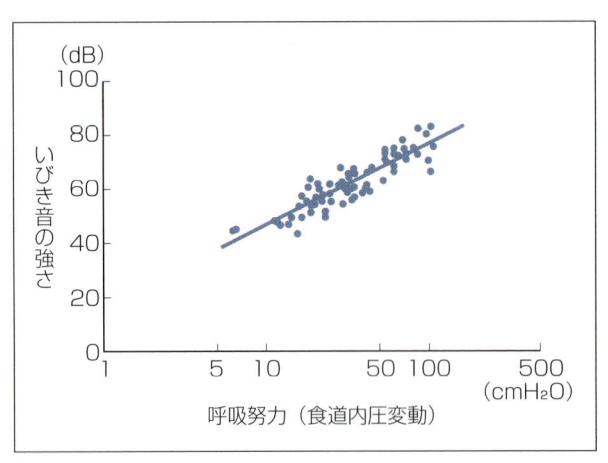

- いびきの病態は次のように説明される．入眠とともに上気道を構成する骨格筋の緊張がゆるみ，上気道の保腔力が弱まって圧変動の影響を受けやすくなり，気道が狭まる．とくに仰臥位では，軟口蓋や舌根が後方へ沈下して咽頭腔の狭窄が増す．上気道に構造的または機能的異常がない健常者では，この程度の生理的な上気道狭窄では，睡眠中に必要な換気は安静呼吸力で維持され，寝息またはときおり軽いいびきを生じる程度である．
- 上気道にさらなる狭窄が加わると，睡眠時の安静呼吸運動では必要量の換気が妨げられ，持続性のいびきや，換気阻止（無呼吸）と，続いて起こるいびきを伴う過換気から成る睡眠時無呼吸（sleep apnea）が生じる．
- いびきと睡眠時無呼吸症候群（sleep apnea syndrome：SAS）との関連はきわめて密接で，睡眠時無呼吸症候群の症状としてい

❶ 睡眠呼吸障害例でのいびきの強さと食道内圧変動の関係
(Itasaka Y, et al. Psychiatry Clin Neurosci 1999[3] より)

びきは必発であり，習慣性いび症患者は睡眠時無呼吸症候群の予備群とみなされる．

いびき，睡眠時無呼吸の原因

- いびきや無呼吸の原因として，肥満は主要因子であるが，必ずしも肥満が原因とは限らない．肥満，小下顎，下顎後退，扁桃肥大，鼻閉（鼻中隔彎曲，鼻アレルギー，ほか），仰臥位睡眠などが単独，またはさまざまな割合で複合して，気道を狭小化していびきの原因となる（❷）．
- 肥満は外に肥大するのみでなく，咽頭側壁，舌根組織に脂肪が沈着し気道狭窄をもたらす．
- 下顎後退，小顎症では，直接的に舌根部での気道が狭く，いびきの原因となる．頭蓋底に対する下顎の角度（顔面軸と称す）をみると，白人の平均値は90°であるのに対し，日本人の平均値は86°であるため，4°ぶん後退しているため舌根部での気道がそのぶん狭小化している．さらに無呼吸患者の平均値は76°であり，気道がもともと狭小化しているので，肥満を合併しなくても，または軽度の肥満でいびきや無呼吸を発症すると推測されている．
- アデノイド・口蓋扁桃肥大は，とくに小児ではいびきや無呼吸の主要原因となる．とくにアデノイドは直接的に鼻呼吸を障害し，呼吸障害のみならず睡眠障害をきたし学習障害，多動，注意力低下などの悪影響を及ぼす．
- 全身性疾患に関連したいびき（❷）として，甲状腺機能低下症を忘れてはいけない[1]．甲状腺機能低下症の臨床症状として，いびき，日中傾眠，全身倦怠感，記憶力の低下などがあるが，これらは睡眠時無呼吸症の症状でもある．
- 多系統萎縮症では反回神経麻痺による声門狭窄のために高度の睡眠呼吸障害を合併することがある．これらの例では声帯の外転障害を認め，睡眠時には吸気性に声門が狭窄し，"ガチョウの首を締めたような"と形容される，高調性の苦しそうないびき音を生ずる．
- 薬物もいびきの原因となるが，とくにアルコールは横隔膜筋に影響を与えず上気道筋活動を選択的に抑制し，鼻粘膜の充血，鼻閉を誘発していびきを生ずる．

❷ いびき，無呼吸の原因

1. 上気道の狭窄に関連したいびき
    肥満
    小下顎，下顎後退
    アデノイド・口蓋扁桃肥大
    鼻閉（鼻中隔彎曲，鼻アレルギー，ほか）
    仰臥位睡眠

2. 全身性疾患に関連したいびき
    甲状腺機能低下症
    多系統萎縮症（脊髄小脳変性症）
    先端巨大症
    アーノルド・キアリ（Arnold-Chiari）奇形

3. 薬物に関連したいびき
    アルコール飲用
    精神安定薬，抗うつ薬

> いびきや無呼吸の原因として肥満は主要因子であるが，必ずしも肥満が原因とは限らない

> 甲状腺機能低下症は睡眠時無呼吸を合併することが多い

> 多系統萎縮症では吸気性に声門での高調性のいびきが特徴的

いびきの診断

- ❸にいびき診断のフローチャート[3]を示す．短時日のいびきが対象ではなく，1～2か月以上，断続的，または継続的にいびきがある場合を対象とした．

問診

- ベッドパートナーなどからの問診が望ましい．問診では，一晩のいびき回

❸ いびき診断のフローチャート

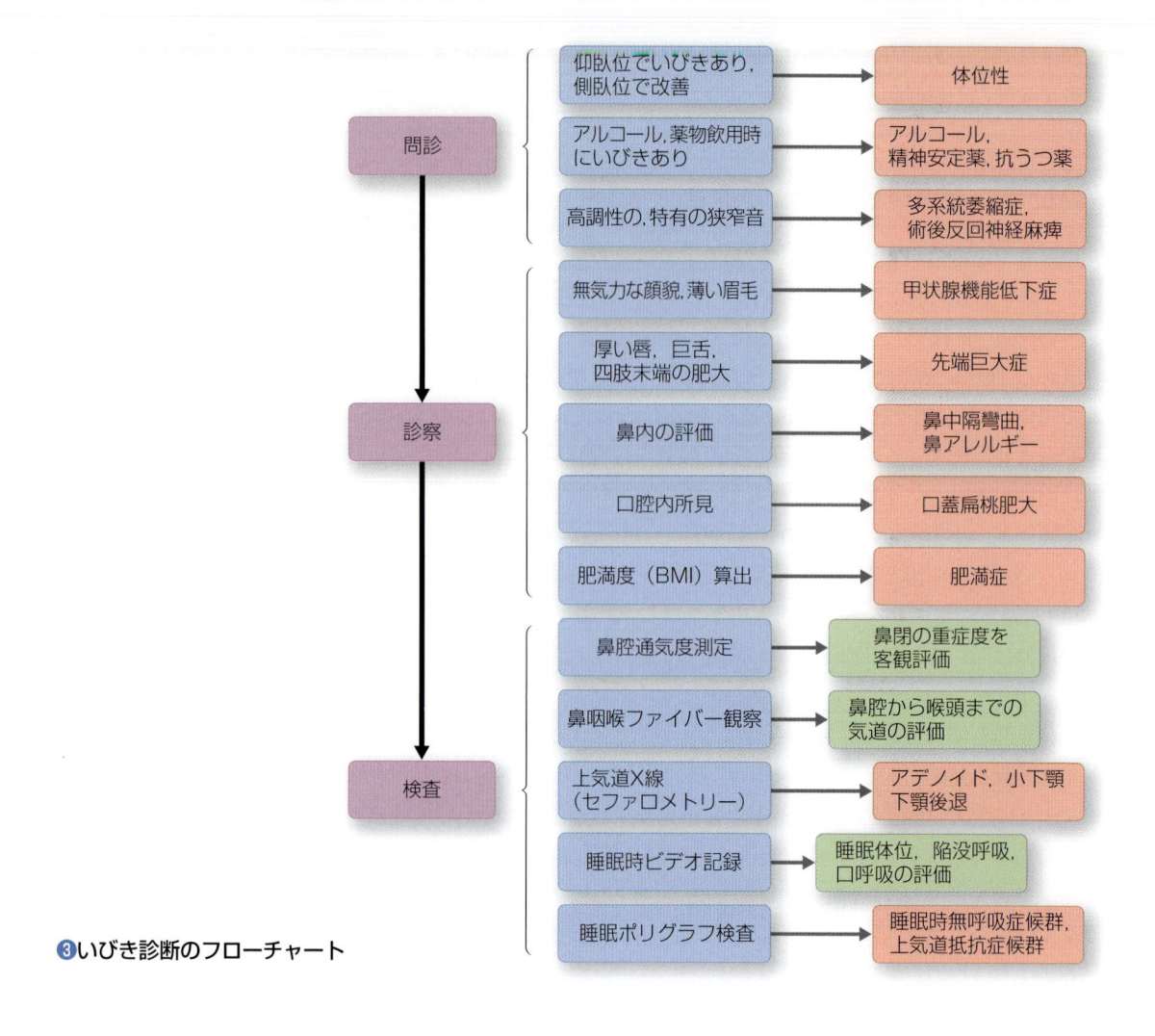

問診
- 仰臥位でいびきあり，側臥位で改善 → 体位性
- アルコール，薬物飲用時にいびきあり → アルコール，精神安定薬，抗うつ薬
- 高調性の，特有の狭窄音 → 多系統萎縮症，術後反回神経麻痺

診察
- 無気力な顔貌，薄い眉毛 → 甲状腺機能低下症
- 厚い唇，巨舌，四肢末端の肥大 → 先端巨大症
- 鼻内の評価 → 鼻中隔彎曲，鼻アレルギー
- 口腔内所見 → 口蓋扁桃肥大
- 肥満度（BMI）算出 → 肥満症

検査
- 鼻腔通気度測定 → 鼻閉の重症度を客観評価
- 鼻咽喉ファイバー観察 → 鼻腔から喉頭までの気道の評価
- 上気道X線（セファロメトリー） → アデノイド，小下顎，下顎後退
- 睡眠時ビデオ記録 → 睡眠体位，陥没呼吸，口呼吸の評価
- 睡眠ポリグラフ検査 → 睡眠時無呼吸症候群，上気道抵抗症候群

数，無呼吸の合併の有無，いびきの出現時期，体位の影響，ベッドパートナーの苦痛度などを聴取する．
- いびきの状態を家庭用のデジタルカメラのビデオモードで記録し持参してもらうと有用である．その際，顔と胸の動きを同時に入れるとよい．多系統萎縮症や甲状腺手術後の反回神経麻痺による声門狭窄では，いびきの際に開口していないことが特徴的である．

検査

- 上気道の視診や鼻咽喉頭の内視鏡検査，鼻腔通気度検査，簡易睡眠呼吸モニター，睡眠ポリグラフなどによる精査を行い，いびきの発生源，重症度ならびに治療法を選択する．
- 睡眠ポリグラフ検査（polysomnography：PSG）などで，無呼吸低呼吸指数（apnea hypopnea index：AHI）[*1] が1時間あたり5以下であっても，持続的にいびきが記録されている場合には，上気道抵抗症候群を鑑別診断として考えておく．

[*1] 無呼吸と低呼吸の和の合計数を，睡眠時間で割って算出される数値．

AHIが1時間あたり5以下でも，持続的にいびきが記録されている場合には上気道抵抗症候群を考える

❹ Epworth sleepiness scale (ESS) 日本語版

もし，以下の状況になったとしたら，どのくらいうとうとする（数秒～数分眠ってしまう）と思いますか．最近の日常生活を思いうかべてお答えください．

以下の状況になったことが実際になくても，その状況になればどうなるかを想像してお答え下さい．（1～8の各項目で，○は一つだけ）
すべての項目にお答えしていただくことが大切です．

できる限りすべての項目にお答え下さい．

	うとうとする可能性はほとんどない	うとうとする可能性は少しある	うとうとする可能性は半々くらい	うとうとする可能性が高い
1) すわって何かを読んでいるとき（新聞，雑誌，本，書類など）	0	1	2	3
2) すわってテレビを見ているとき	0	1	2	3
3) 会議，映画館，劇場などで静かにすわっているとき	0	1	2	3
4) 乗客として1時間続けて自動車に乗っているとき	0	1	2	3
5) 午後に横になって，休息をとっているとき	0	1	2	3
6) すわって人と話しているとき	0	1	2	3
7) 昼食をとった後（飲酒なし），静かにすわっているとき	0	1	2	3
8) すわって手紙や書類などを書いているとき	0	1	2	3

(Takegami M, et al. Sleep Madicine 2009[4] より)

睡眠時無呼吸の診断手順

- 1999年の米国睡眠学会ガイドラインによると，無呼吸低呼吸指数（AHI）が5回/時以上で，臨床症状（日中過眠，睡眠中の窒息感やあえぎ，繰り返す覚醒，起床時の爽快感欠如，日中の疲労感，集中力欠如）を伴ったときに睡眠時無呼吸症候群と診断される．わが国のガイドラインもこれを踏襲した診断基準となっている．

- また2005年の睡眠障害国際分類では，自覚症状を伴わなくともAHI≧15も睡眠時無呼吸症候群と診断されるとの項目が加わった．これは，AHI≧15では将来的に高血圧や心血管障害など臨床的に重症な合併症をきたす可能性が高いことによる．

- 睡眠時無呼吸症候群が疑われる患者が受診したら，問診，質問票などのほかに，簡易無呼吸検査装置または経皮的動脈血酸素飽和度（SpO$_2$）モニターでスクリーニングを行う．また繰り返す呼吸障害に起因する睡眠分断や深睡眠の減少の評価，および他の睡眠障害の除外診断のため，最終的には睡眠ポリグラフ検査による鑑別診断が必要となる．

- 自覚的な眠気についてはEpworth sleepiness scale（ESS）[4]（❹）などによる評価を行うのが一般的である．ESSは8つの質問項目から成り，合計点11

> 自覚症状がなくてもAHI≧15以上は睡眠時無呼吸症候群と診断

```
                    周囲からの強いいびきや無呼吸の指摘
                                    │
        SDB随伴症状：EDSもしくは，睡眠中の窒息感やあえぎ，繰り返す覚醒，起床時の爽快感欠如，日中の疲労感，
                        集中力欠如のうち2つ以上を認める
                                    │
        経皮的動脈血酸素飽和度（SpO₂）測定装置または簡易無呼吸診断装置による検査とEpworth sleepiness scale（ESS）
```

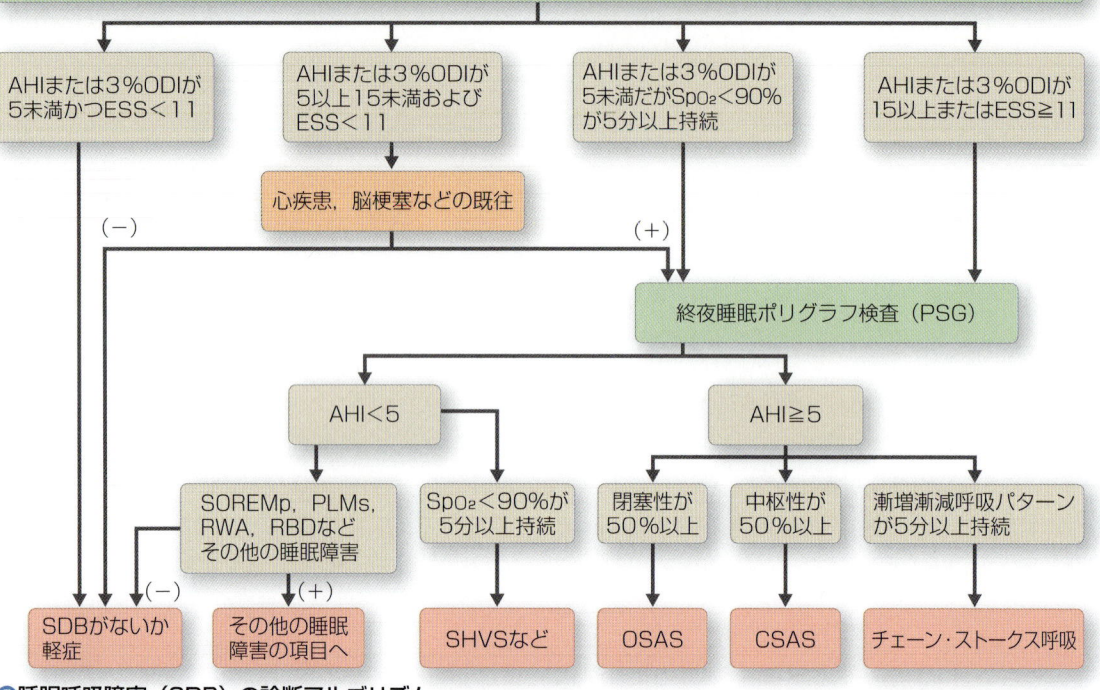

❺ 睡眠呼吸障害（SDB）の診断アルゴリズム

EDS：excessive daytime sleepiness（日中傾眠），ODI：oxygen desaturation index（酸素飽和度低下指数），SOREMp：sleep onset REM period，PLMs：periodic leg movement in or during sleep（睡眠時周期性下肢運動），RWA：REM sleep without atonia，RBD：REM sleep behavior disorder（レム睡眠行動障害），SHVS：sleep hypoventilation syndrome（睡眠低換気症候群），OSAS：obstructive sleep apnea syndrome（閉塞性睡眠時無呼吸症候群），CSAS：central sleep apnea syndrome（中枢性睡眠時無呼吸症候群）

（篠邉龍二郎ほか．睡眠医療 2008[5] より）

> ESS 11点以上は眠気あり，16点以上は重症

点以上は眠気あり，16点以上は重症と判断する．

- ESSは合計点で評価するため，評価する側の経験に左右されない．わが国だけでなく諸外国で翻訳されて用いられており，眠気の共通の尺度として用いることができ，さらに各症例での治療効果判定に有用である．
- 眠気の客観的評価として睡眠潜時反復測定法（multiple sleep latency test：MSLT）がある．PSG検査に引き続いて，翌朝から2時間間隔で4～5回の睡眠検査を行い，入眠潜時や入眠開始時のレム睡眠の有無を評価する．入眠潜時の平均が8分未満で過眠傾向と判定され，入眠開始時にレム睡眠が2回以上出現する場合にはナルコレプシー（narcolepsy）を疑う．
- ❺に厚生労働省研究班による睡眠呼吸障害診断アルゴリズムを示す[5]．睡眠呼吸障害が疑われる場合，その多くは睡眠時無呼吸症候群だが，むずむず脚症候群やナルコレプシーなどの他の疾患が混入しているケースもあるの

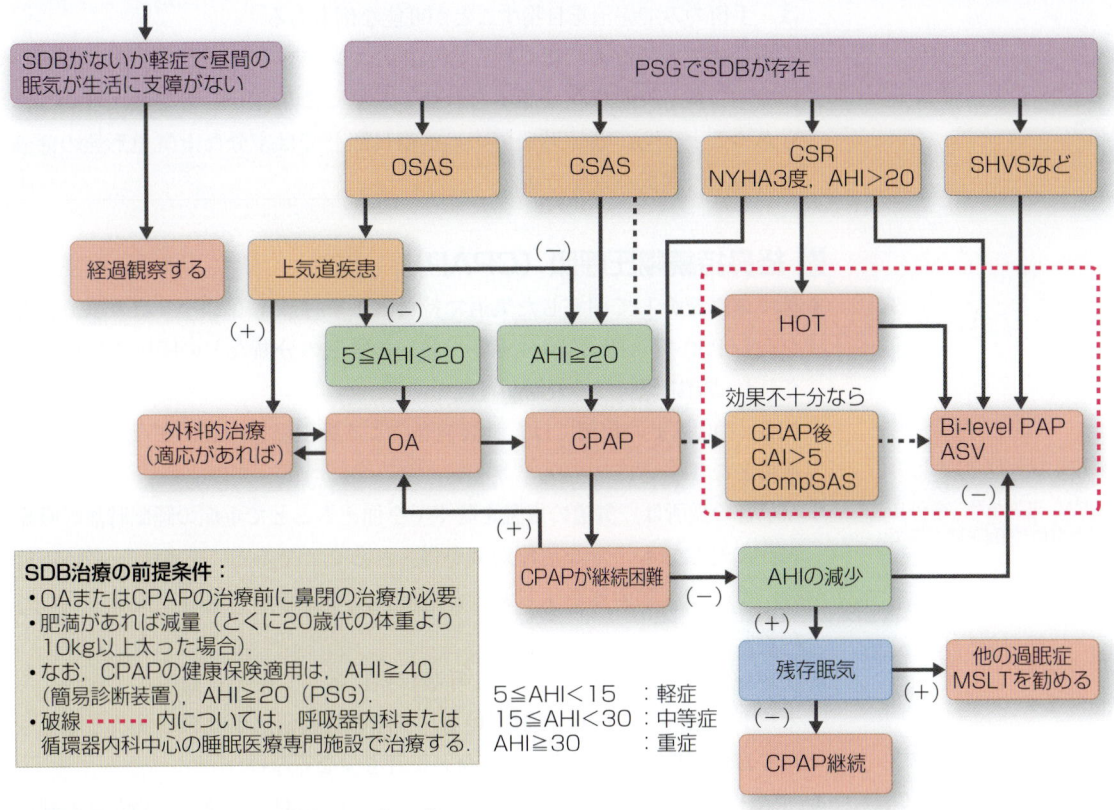

```
                                    PSGでSDBが存在
     ↓                    ┌──────────┼──────────┬──────────┐
 SDBがないか軽症で昼間の      ↓          ↓          ↓          ↓
 眠気が生活に支障がない     OSAS       CSAS      CSR       SHVSなど
                                              NYHA3度，AHI>20
     ↓                      ↓         ↓(-)       ↓         ↓
  経過観察する             上気道疾患              ┌─────────────────────┐
                          ↓  ↓(-)                │      HOT             │
                      (+)↓  ↓                    │       ↑              │
                      5≦AHI<20  AHI≧20           │ 効果不十分なら       │
                          ↓  ↓                   │  CPAP後        Bi-level PAP
   外科的治療              ↓  ↓                   │  CAI>5          ASV
   （適応があれば）→ OA ← CPAP ←─────────────────→│  CompSAS          ↑(-)
                          ↑   ↓                  └─────────────────────┘
                        (+)   ↓
                      CPAPが継続困難 → AHIの減少
                                  (-)    ↓(+)
                                      残存眠気 → 他の過眠症
                                        ↓(+)    MSLTを勧める
      5≦AHI<15：軽症                  (-)↓
     15≦AHI<30：中等症                CPAP継続
      AHI≧30 ：重症
```

SDB治療の前提条件：
- OAまたはCPAPの治療前に鼻閉の治療が必要．
- 肥満があれば減量（とくに20歳代の体重より10kg以上太った場合）．
- なお，CPAPの健康保険適用は，AHI≧40（簡易診断装置），AHI≧20（PSG）．
- 破線 ----- 内については，呼吸器内科または循環器内科中心の睡眠医療専門施設で治療する．

❻睡眠呼吸障害（SDB）の治療アルゴリズム

CSR：Cheyne-Stokes respiration（チェーン・ストークス呼吸），OA：oral appliance（口腔内装置），HOT：home oxygen therapy（在宅酸素療法），CAI：central apnea index（中枢性無呼吸指数），CompSAS：complex sleep apnea syndrome（複合性睡眠時無呼吸症候群），Bi-level PAP：bi-level positive airway pressure（二層式気道陽圧），ASV：adaptive servo-ventilation（サーボ制御圧感知型人工呼吸器），MSLT：multiple sleep latency test（睡眠潜時反復検査）．

（篠邉龍二郎ほか．睡眠医療 2008[5]より）

で，最終的には睡眠ポリグラフ検査による鑑別診断が必要となる．

> 睡眠呼吸障害の診断には睡眠ポリグラフ検査による鑑別診断が必要

治療

- 厚生労働省研究班による睡眠呼吸障害診療連携ガイドライン治療アルゴリズム[5]によると，AHI≧20では経鼻持続陽圧呼吸（nasal continuous positive airway pressure：n-CPAP）が第一選択，5≦AHI<20では口腔内装置が第一選択となっているが，治療前に上気道疾患の評価を行い，適応があれば外科的治療を行うことが勧められている（❻）．
- 睡眠時無呼吸症候群患者の約30％に上気道疾患が合併し，そのなかには手術治療によって呼吸障害の改善が見込まれるものも少なくない．高度な鼻閉がある例ではCPAPのコンプライアンスが低下する[6]ため，CPAP治療開始に際して鼻閉の治療を先行して行う必要がある．
- 高度な扁桃肥大など，上気道の形態異常が睡眠呼吸障害の主な要因の場合

▶いびきの治療については，p.211も参照．

は，手術のみで完治を目指すことが可能な例もある[7,8]．
- 手術単独で十分改善しなくとも CPAP のコンプライアンスが改善する例や，口腔内装置，減量などを組み合わせることにより CPAP の離脱が可能な例もあることから，睡眠呼吸障害の治療に際しては十分な上気道形態の評価と治療法の選択が重要である．

■ 経鼻持続陽圧呼吸（CPAP）

- 鼻マスクを介して閉塞した気道に持続陽圧を付加する CPAP は，脳波検査を含む PSG で AHI が 20 以上かつ頻回の睡眠の分断などの睡眠障害が確認されれば健康保険での使用が可能である．
- AHI が 40 以上の症例では，脳波検査による睡眠障害の証明がなくとも保険適用となる．

> CPAP 導入後も，合併症治療を含め，患者指導が重要

- CPAP の長所は，気道の虚脱を防ぐ圧を加えることで重症の睡眠時無呼吸症候群に対しても十分な治療効果が得られることである．しかし，高い圧負荷によって入眠困難を生じることもあるため，適正な圧力で使用することが必要となる．
- 圧が一定の固定圧式だけでなく呼吸状態に応じて圧を自動的に変化させるオート PAP も広く用いられている．実際の継続使用率は 50～80％と報告されており，長期的な治療ができない患者も少なくない．
- CPAP 導入後もコンプライアンス維持のため，合併症治療を含めたきめ細かな患者指導を行うことが重要である．❼に CPAP 管理の要点についてまとめた．

■ 口腔内装置（oral appliance：OA）

> 口腔内装置は軽症から中等症の睡眠呼吸障害治療に適している

- 口腔内装置により気道の狭窄を防止する治療法で，AHI が 5 以上であれば保険適用となる．
- 使用操作が簡便で携行が容易であるという長所があるが，顎関節痛が生じうる点，歯牙が十分保たれていないと作成困難という欠点もある．
- AHI が 30 を超える重症例や，高度肥満を有する症例などでは有効性が低下するため，軽症から中等症の睡眠呼吸障害に適した方法と考えられている．

■ 手術的加療

鼻閉の治療

- 鼻閉を改善する手術治療としては，鼻粘膜焼灼術，鼻中隔矯正術，粘膜下下鼻甲介骨切除術，内視鏡的鼻・副鼻腔手術があげられる．
- CO_2 レーザー，アルゴンプラズマ高周波による鼻粘膜焼灼術は外来で比較的簡単に実施でき，治療成績も良好である．

> 鼻閉治療は CPAP コンプライアンス改善に有効である

- 鼻閉治療は CPAP コンプライアンス改善にも有効である．明らかな鼻閉例では呼吸障害の治療のために，また CPAP 治療を適正な圧で実施するためにも，鼻腔の通気性を改善しておくことが大切である．

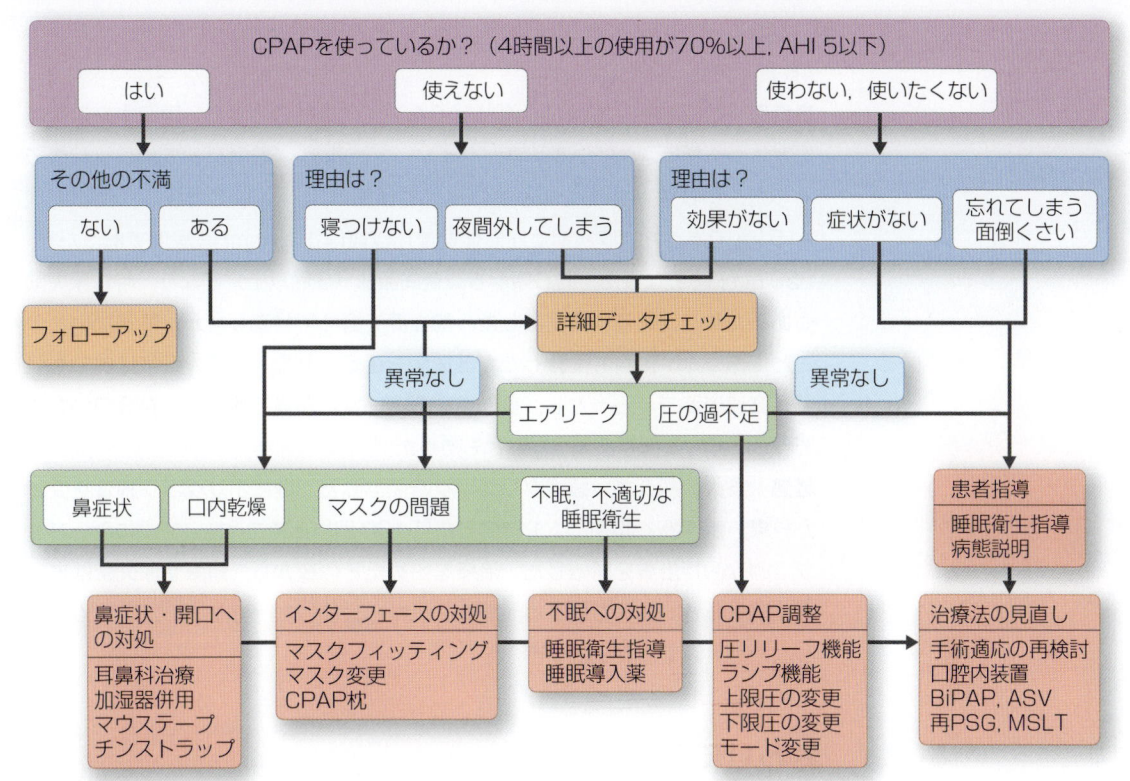

❼ 外来でのCPAP管理フローチャート

口蓋扁桃摘出術および軟口蓋形成術

- 小児の睡眠呼吸障害は原因のほとんどがアデノイド・口蓋扁桃肥大によるものであり，手術治療により良く改善する．
- 成人の睡眠呼吸障害においても扁桃肥大の症例には，口蓋扁桃摘出術が口蓋垂軟口蓋咽頭形成術（uvulo-palato-pharyngoplasty：UPPP）より手術侵襲が少なく良好な結果を得られている[7,8]．
- 短期成績ではあるが，扁桃が互いに接するほど肥大している例では，扁桃摘出術を行った後，AHIが術後50％以上減少かつAHI≦20であった割合は88.9％にまでに達した[8]．また自験例でも中等度以上の口蓋扁桃肥大で軟口蓋長が正常範囲（35 mm以下）の例では扁桃摘出で80％以上のAHI減少効果が得られており[7]，口蓋扁桃肥大がありbody mass index（BMI）が25未満の症例には良い適応と考えられている[9]．
- UPPPに代表される軟口蓋形成術は咽頭閉塞を改善する目的で広く実施されてきたが，その治療成績はAHIの半減以上を改善として判定すると，一般的に50％前後であり，改善群でも時間の経過とともに無呼吸が再発あるいは増悪する場合がある．
- 症例を適切に選び，閉塞部位診断を厳密に行えば，治療成績は向上する．Friedmanらは軟口蓋が高位で扁桃肥大がある症例の成功率は80.6％と報告している[10]．近年，術後の軟口蓋瘢痕狭窄を避けるため，軟口蓋形成に関しては，いくつかの変法術式が報告[11,12]されている．

口蓋扁桃肥大例は手術が著効する

> 症例

48歳，男性，自営業．

現病歴：約2年前よりいびきがひどくなった．そのころから，睡眠中の無呼吸を家族から指摘されている．妻がタイマーで計ると，30秒近い呼吸停止状態であった．いびきがひどくなる前に比べて体重は15kg以上増加し，受診時は115kgであった．収縮期血圧も体重増加以前は130mmHg程度であったが，220mmHgとなった．同じ頃から，夜間頻尿（3回以上）となり，時に尿失禁もあるため，泌尿器科を受診した．前立腺を含めて検査したが，問題ないとのことであった．内科も受診したが糖尿病も否定された．昼間の眠気はとても強く，高速道路でふらっとし，危険を感じていた．路肩で休むと，自分のいびきでびっくりして起きるようなこともあった．

経過：友人の紹介で，睡眠クリニックを受診した．睡眠ポリグラフ検査を受けた結果，無呼吸＋低呼吸は1時間当たり100回以上であった．すぐにシーパップ（CPAP）治療を開始した．治療を始めたその夜から，頻尿や尿失禁はまったく消失した．血圧も低下し，眠気，頭痛も改善した．現在は，CPAP治療をしながら，減量に取り組んでいる．

おわりに

- いびきや睡眠時無呼吸はメタボリックシンドロームと深く関係し，SDBの治療は眠気のみならず，生命予後にかかわる大きな問題である．
- 現在治療を受けている睡眠呼吸障害は氷山のほんの一角と思われ，とくに未治療の重症者をどのようにスクリーニングして治療に結びつけていくかが，今後の大きな課題である．
- いびきや無呼吸の原因や症候は多彩であり，肥満，加齢，鼻閉，軟口蓋形態異常，下顎後退，甲状腺機能低下，神経変性疾患ほか，多要因が重なって睡眠呼吸障害が形成される．
- いびきや睡眠時無呼吸の診断・治療にあたっては総合的な観点からチーム医療で取り組むことが必要である．

（宮崎総一郎，北村拓朗）

> 睡眠呼吸障害の治療にはチーム医療が必要である

> 引用文献

1) 宮崎総一郎ほか．いびき．渡辺純夫，澤田賢一編．症状から診る内科疾患．東京：メジカルビュー社；2005. p.138-41.
2) Itasaka Y, et al. Intensity of snoring in patients with sleep-related breathing disorders. Psychiatry Clin Neurosci 1999；53：299-300.
3) 宮崎総一郎．研修で学ぶべき症状・症候のみかた　いびき．永井良三監修，山岨達也ほか編．耳鼻咽喉科・頭頸部外科研修ノート．東京：診断と治療社；2011. p.121-3.
4) Takegami M, et al. Development of a Japanese version of the Epworth Sleepiness Scale (JESS) based on item response theory. Sleep Medicine 2009；10(5)：556-65.
5) 篠邉龍二郎ほか．睡眠呼吸障害の診断・治療・ガイドライン．睡眠医療 2008；2：271-8.
6) Bachour A, Maasilta P. Mouth breathing compromises adherence to nasal continuous

positive airway pressure therapy. Chest 2004 ; 126(4) : 1248-54.
7) Miyazaki S, Itasaka Y. Effectiveness of tonsillectomy in adult sleep apnea syndrome. Psychiatry Clin Neurosci 1998 ; 52 : 222-3.
8) Verse T, et al. Tonsillectomy as a treatment of obstructive sleep apnea in adults with tonsillar hypertrophy. Laryngoscope 2000 ; 110(9) : 1556-9.
9) Nakata S, et al. Tonsil size and body mass index are important factors for efficacy of simple tonsillectomy in obstructive sleep apnoea syndrome. Clin Otolaryngol 2006 ; 31(1) : 41-5.
10) Friedman M. Clinical staging for sleep-disordered breathing. Otolaryngol Head Neck Surg 2002 ; 127(1) : 13-21.
11) Powell N, et al. Short report : Surgical technique a reversible uvulopalatal flap for snoring and sleep apnea syndrome. Sleep 1996 ; 19 : 593-9.
12) Komada I, et al. A new modification of uvulopalatopharyngoplasty for the treatment of obstructive sleep apnea syndrome. Auris Nasus Larynx 2012 ; 39(1) : 84-9.

携帯型PSGの実施方法と注意点を教えてください．

現在の健康保険制度において，睡眠時無呼吸症候群を疑う患者に対してgold standard検査である脳波を含む多チャネルのPSG（polysomnography）検査（以下，PSG検査）は，「他の検査により睡眠中無呼吸発作の明らかな患者に対して睡眠時無呼吸症候群の診断を目的として行った場合」に算定できるとされており，事前検査が必要である．この事前検査として，またPSG検査を行っていない施設でのスクリーニング検査としての需要もあり，携帯型PSG（以下，携帯装置）による検査がわが国では広く行われている．

携帯装置による検査は，診療報酬点数表の「D237-1 終夜睡眠ポリグラフィー　携帯用装置を使用した場合」により点数を算定するが，その条件として鼻呼吸センサ，気道音センサによる呼吸状態および経皮的センサによる動脈血酸素飽和状態を終夜連続して測定した場合とされている．これらの機能を有した種々の機種が携帯装置として市販されており，当科ではPhilips社製Smart Watchを使用している．

携帯装置を使用するには，その特性，とくにその弱点をよく理解したうえで使用する必要がある．以下に，当科での実施状況を例にして，その方法および注意点について概説する．

実施方法

準備段階

まず準備として，携帯装置の充電（乾電池式のものでは新しい電池を準備），鼻気流センサなどの使い捨て物品をあらかじめ用意する．検査は在宅で行っており，その再現性を確認するため，2晩測定することを原則としている（大半の機種で2晩分の記録は可能である）．

携帯装置の使用方法の説明

外来にて検査予定日の日中に使用方法を外来看護師から説明し，携帯装置を貸与する．当科の携帯装置では，手指にSpO$_2$（経皮的動脈血酸素飽和度）センサを，鼻に気流センサを，本体を腹部に装着する（❶）．この際肝要なことは，携帯装置を実際に操作する人へ説明し，実際にその場で試用してもらうことである．小児の場合はその親に，高齢者の場合は本人に加えその子どもなどに説明し，検査に参加してもらう．検査日はなるべく普段と同じ条件で寝るように指導し，常用飲酒者の場合は2晩とも飲酒を，2～3日ごとに飲酒する場合は一晩は飲酒し，もう一晩は飲酒なしで測定するように指導している．睡眠導入薬などの薬剤についても，常用しているものは普段どおりに服用することとしている．

解析および結果の解釈

測定終了後，すみやかに携帯装置を回収し，内部メモリからdataを取り出す．コンピュータの自動解析はまだその信頼度が低いため，医師がマニュアルで解析している．原波形を確認できる携帯装置であることが必須である．解析時間は外来や手術終了後の夕方にしか確保できないことが多く，患者さんへの結果説明は後日に設定している．

閉塞性無呼吸の場合は，気流消失に数十秒遅れてSpO$_2$が低下し，呼吸再開後は急激にSpO$_2$が回復するが（❷-a），中枢性無呼吸の場合は，呼吸努力の消失と同時に無呼吸が生じ，気流量は増加減少が対称的で，SpO$_2$の回復が緩慢である（❷-b）．このような典型的な波形であれば解析に悩むことはないが，実際には判断に悩むことが少なくない．

口呼吸に移行すると鼻の気流計では計測できなくなるし，腹部の呼吸努力が検出できない場合は中枢性無呼吸が生じているのか，センサが緩んでいるのか，胸郭だけが動いているのか判別がつかない．PSG検査に比べ情報量が限られている携帯装置で

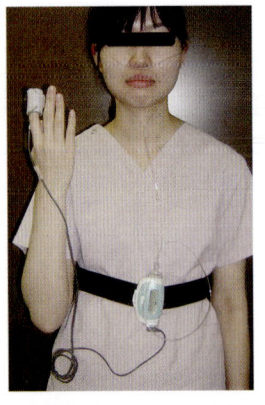

❶携帯装置の装着の様子
手指のSpO$_2$センサは血行を妨げないほどには強すぎず，外れるほどには弱すぎないよう適切な強さで固定する．

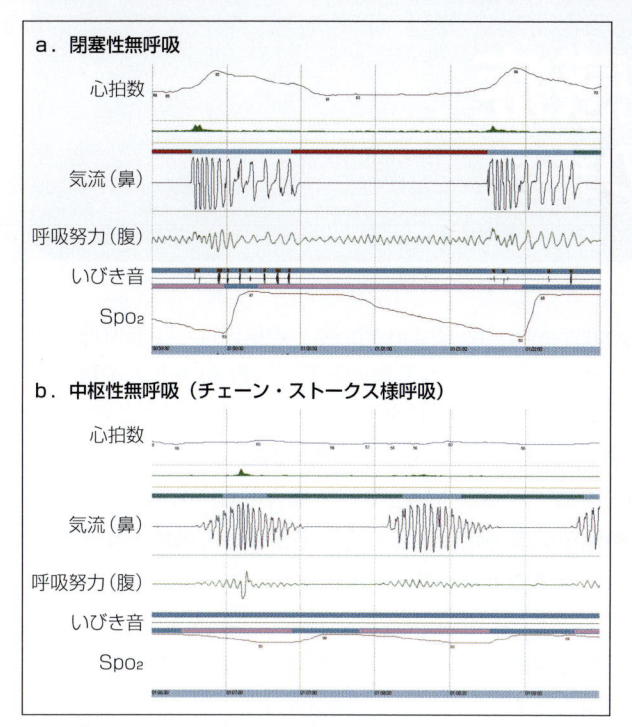

❷ 携帯装置による検査の原波形例

a：40歳代男性の原波形（3分間）．呼吸努力は続くが，気流が途絶え，SpO_2 が大きく低下する典型的な閉塞性無呼吸を認める．
b：70歳代女性の raw data（3分間）．呼吸努力が途絶えると気流が途絶え，SpO_2 が低下するが，低下の程度は軽微である典型的な中枢性無呼吸を認める．

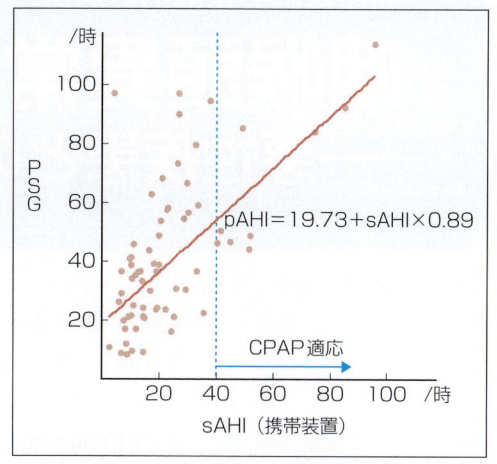

❸ 携帯装置と PSG 検査の無呼吸低呼吸指数の相関散布図

PSG 検査結果からみると，携帯装置では過小評価となっている例が大半であり，携帯装置で CPAP（持続陽圧呼吸）適応と判断される AHI≧40 の症例は PSG 検査でもすべて AHI≧40 である．
pAHI：PSG 検査の AHI，sAHI：携帯装置の AHI

は，断定的な判断は困難であり，❷-a のような典型的な閉塞性無呼吸の場合を除き，睡眠時無呼吸症候群の疑いが残る場合は PSG 検査で精密検査を行うべきである．

一般に携帯装置での検査と PSG 検査の結果には少なくない差異があり，携帯装置の結果は過小評価につながりやすい．自験例をみても同様の結果であり，最も差異が顕著な例では，携帯装置では無呼吸低呼吸指数（apnea hypopnea index：AHI）6/時であったのに，PSG 検査では AHI 96/時を示した（❸）．その理由として，携帯装置検査では実際に寝ているか否か把握できず，測定時間を解析時間とするため AHI 算出の分母になる解析時間が過大となること，また中途覚醒を検出できないため分子にあたる無呼吸・低呼吸イベント数が過小となることがあげられる（使用するクライテリアによっては，中途覚醒を低呼吸と評価しないこともある）．

逆に，携帯装置の利点としては，普段の生活習慣が再現できること，とくに飲酒できる点があげられる．PSG 検査入院で飲酒を許可していない施設が多く，常習飲酒者の評価をアルコール抜きで行えば，実際の病状より過小評価につながってしまう．

アメリカ睡眠学会の推奨では，携帯装置による検査は，睡眠医療の十分な知識のある医師のもとで行うことが前提となっており，その対象も検査結果に影響する合併症（重症肺疾患，神経筋疾患，うっ血性心不全など）・他の睡眠障害がなく，いびき・無呼吸・日中の眠気などの症状や肥満から中等症以上の閉塞性睡眠時無呼吸が強く疑われる症例に限られるとしている[1]．携帯装置の結果が明確でない場合や中枢性無呼吸が疑われる症例では，携帯装置での検査後に PSG 検査のできる専門施設に紹介することが重要であると考える．

（森田武志）

引用文献

1) Portable Monitoring Task Force of the American Academy of Sleep Medicine. Clinical guidelines for the use of unattended portable monitors in the diagnosis of obstructive sleep apnea in adult patients. J Clin Sleep Med 2007；3：737-47.

第2章 咽頭疾患を診る

咽頭疾患の診療の進め方

咽喉頭異常感症
——悪性疾患との鑑別

診断の際は，まず局所的な原因追究から開始

- 咽喉頭異常感症（pharyngolaryngeal paresthesia）の原因は，①局所的，②全身的，③精神的に分けられ，このうち局所的要因は約80％と大多数を占め，咽喉頭異常感を訴えて耳鼻咽喉科を受診した患者を診察する際には，まず局所的な原因追究から開始していくのが順当である．

診断上，局所の腫瘍性病変の検索が主となる

- 咽喉頭異常感症の患者は，癌不安を感じている場合が60～77％にみられ，とくに身内や知人が関係臓器の癌に罹患したことが受診の動機となりやすく，本症の背景に癌に対する不安が強く影響しているので，診断上，これらの検索が主となる[1]．

★1
ファイバースコピーでは最近NBI（narrow band imaging）が初期の粘膜悪性所見の検出に有益とされている．

- 咽喉頭局所や関連頭頸部臓器の悪性腫瘍を診断するには，鼻咽喉頭ファイバースコピー[★1]と頭頸部画像検査は有用な検査法である．

咽喉頭異常感症の定義

- 咽喉頭異常感症の定義は「咽喉頭異常感の訴えがあるにもかかわらず，通常の耳鼻咽喉科的視診で訴えに見合うだけの異常所見を局所に認めないもの」とされているが，一方，咽喉頭異常感症は一つの症候名にすぎず，後日振り返ると，種々の原因疾患が発見されるものも含められるとされる[2]．

真性と症候性に分けられ両者を含めて，咽喉頭異常感症としている

- 以上より，精査しても明確な所見を見いだせないものを真性の咽喉頭異常感症とし，原因となる器質的変化を後に明確にできたものを症候性の咽喉頭異常感症とするという意見がある．
- 一般的には，この症候性と真性の両者を併せて咽喉頭異常感症として扱っているのが状況のようである．

咽喉頭異常感症の原因疾患

原因のうち，胃食道逆流症，喉頭アレルギーが多くなってきた

- 症候性咽喉頭異常感症は，①局所的，②全身的，③精神的の3つに大きく分けることができる．その概要は❶に示したとおりである．
- 咽喉頭異常感症の原因の2.5～4％が悪性腫瘍（喉頭癌，下咽頭癌〈❷〉，食道癌，甲状腺癌〈❸〉など）であるので，それらを見逃さないことが最も重要である[3,4]．
- このうち最近，話題となっている胃食道逆流症が50％[5]，喉頭アレルギーが15～20％[6]であるといわれている．
- 全身的な要因は全体の約15％とされており[3,4]，そのなかで，低色素性貧血

❶症候性咽喉頭異常感症の原因

1. 局所的要因	A. 慢性炎症・外傷	慢性副鼻腔炎，慢性咽頭炎，慢性扁桃炎，気管内挿管
	B. 甲状腺疾患	橋本病，バセドウ（Basedow）病，単純性甲状腺腫，甲状腺癌
	C. 腫瘤	喉頭蓋囊胞，喉頭肉芽腫，喉頭癌，下咽頭癌
	D. 形態異常	茎状突起過長症，頸椎異常（フォレスティア〈Forestier〉病），舌根扁桃肥大，振子様扁桃，喉頭斜位
	E. 食道疾患	胃食道逆流，食道憩室，食道異物，食道癌
	F. アレルギー	喉頭アレルギー
2. 全身的要因		低色素性貧血（プランマー・ヴィンソン〈Plummer-Vinson〉症候群），糖尿病，内分泌異常，心肥大，大動脈瘤，重症筋無力症，自律神経失調，更年期障害，薬剤の副作用
3. 精神的要因	A. 神経症	心気症，不安神経症，ヒステリー，強迫神経症
	B. 精神病	統合失調症，仮面うつ病
	C. 心身症	心身症

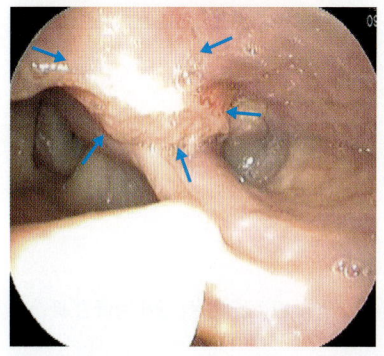

❷下咽頭癌（→）のファイバースコピー所見

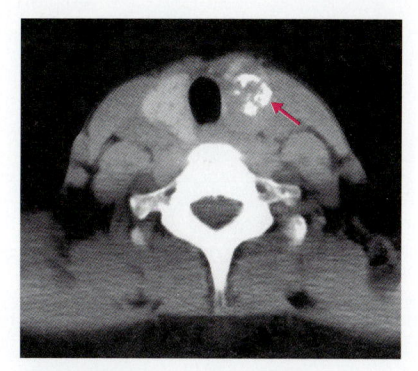

❸甲状腺癌（→）のCT所見

の関与はプランマー・ヴィンソン（Plummer-Vinson）症候群に代表される．
- 精神的要因は全体の5％で[3,4]，心気症，不安神経症，ヒステリー，うつ病などがあげられる．これらの確実な診断には精神科医の診察が必要となることも少なくない．

診断のための実際の検査（❹）

- 局所的要因が原因の多くを占めること，咽喉頭および周辺臓器の悪性疾患を見逃さないことが重要であることから，まずは，咽喉頭ファイバースコピー，局所X線撮影，上部消化管造影，CT，MRI，USなど局所の腫瘍性病変の検索に重点が

Advice　悪性疾患を見落とさないコツ

咽喉頭異常感を訴える位置が明確に限局し持続する場合，嚥下障害，血性痰を伴う場合は悪性疾患を疑う要注意の症状である．そのような場合は，咽喉頭ファイバースコピーで明確な所見がなくても日にちをおいて検査を再施行したり，検者の目を変えたりすると初期の病変を発見することがある．触診で頸部腫瘤性病変がある場合，診断のためFNA（fine needle aspiration biopsy：穿刺吸引生検）を行うことがあるが，病変が小さいときのより確実な検査施行にはUS下に行うことが推奨される．かなり頻度は低いが，咽喉頭異常感症として胃悪性腫瘍，縦隔腫瘍も原因となることを念頭においておくとよい．

❹咽喉頭異常感症に対する検査

1. 局所的検査

a. 鼻・副鼻腔
        前鼻鏡検査，鼻咽腔ファイバースコピー，副鼻腔単純X線，CT
    b. 口腔・中咽頭
        視診，触診，顔面側面単純X線
    c. 喉頭・下咽頭
        間接喉頭鏡検査，喉頭ファイバースコピー，CT
    d. 頸部
        視診，触診，頸椎単純X線，CT，MRI，超音波検査
    e. 食道
        食道ファイバースコピー，上部消化管造影

2. 全身的検査

A. スクリーニング検査
    a. 血液検査
        末梢血一般，血液像，CRP，ASO，血清鉄，GOT，TSH，赤沈
    b. 尿検査
        尿糖，尿潜血，尿蛋白
    c. 生理・画像検査
        血圧測定，胸部単純X線
    d. 心理学的検査
        Y-G 検査，CMI 検査，MAS 検査

B. 二次検査
    a. 血液検査
        RAST，T_3，T_4，サイロイドまたはマイクロゾームテスト
    b. 生理学的検査
        心電図，R-R 間隔変動係数，メコリールテスト，嚥下圧測定，24 時間食道 pH モニター
    c. 心理学的検査
        SDS（self-rating depression scale），SRQ-D（self-rating questionnaire for depression）

おかれる．
- とくに，咽喉頭異常感症の患者は，背景に癌に対する不安が強いので，関連癌病変検索には注意しなければならない．
- 最近，注目を集めている喉頭アレルギーは診断基準が示されている[7]．
- 胃食道逆流症[★2]では，特徴的な自覚症状（胸焼け，げっぷ，呑酸）の有無，上部消化管ファイバースコピー[★3]，24 時間食道 pH モニター，上部消化管造影が診断に有用である．
- 全身検査は，ヘマログ（全自動血液統合検査），ヘモグラム（血液像），CRP（C 反応性蛋白），ASO（抗ストレプトリジン O），血清鉄，GOT（グルタミン酸オキサロ酢酸トランスアミナーゼ），TSH（甲状腺刺激ホルモン），赤沈，尿糖，尿潜血，胸部 X 線撮影，Y-G（矢田部・ギルフォード）検査，CMI（Cornell Medical Index）などが行われる．
- ECG・R-R 間隔変動係数，メコリールテストは自律神経失調の検査として応

検査は局所と全身に分けて行われる．症候性の場合は原疾患の治療を行う

★2
胃食道逆流症の自覚症状の優れた問診表としてF-スケールがある．

★3
上部消化管ファイバースコピーで肉眼的に逆流による食道粘膜の所見がなくても胃食道逆流と診断されることはある．それを NERD(non-erosive gastroesophageal reflux disease)とよぶ．

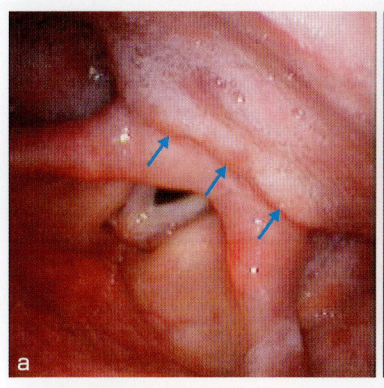

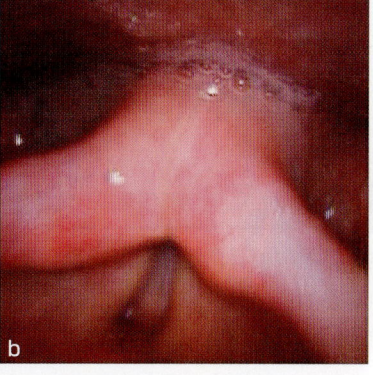

❺ 症例の喉頭ファイバースコピー所見
a：表面平滑な web を思わせる後壁隆起が見られる．
b：嚥下時にその後壁隆起が食道内に移動し見えなくなる．

用される．
● 精神的要因の検査として self-rating depression scale（SDS）や self-rating questionnaire for depression（SRQ-D）はうつ病の診断の補助に，神経症の検査では CMI★4 が用いられる．

★4
CMI は，健常者では神経症傾向が強いⅢ・Ⅳ群の割合が 9〜25％であるのに対して，異常感症患者では 30〜40％と高く，とくに長期罹患例では 51.9％とさらに多くなる[3]．

症例

72 歳，女性．

現病歴：2 か月来の咽喉頭異常感と軽度の嚥下時痛を訴え受診した．喫煙歴，飲酒歴はなかった．

検査・診断：喉頭ファイバースコピー所見では嚥下で見え隠れする咽頭後壁の表面平滑で軟らかい web 状の隆起が認められた（❺）．頸部の触診でリンパ節は触知しなかった．Plummer-Vinson 症候群を疑い血液検査を行ったが貧血はなかった．2 週間後に再試行した喉頭ファイバースコピーで詳細に局所観察してみると，表面平滑な web 状の下方が潰瘍となっているのが見えた．初回に見え隠れしていた web はクレーターの外壁の粘膜であった．潰瘍部での生検を行ったところ，扁平上皮癌の結果を得た．局所・全身精査を行い T2N0M0 の下咽頭癌として治療に入った．

Column　咽喉頭異常感症の漢方療法

咽喉頭異常感症の治療は原因疾患が特定できればそれに見合った治療が行われるが，西洋薬で治療抵抗性を示すことにしばしば遭遇する．そのような場合，漢方薬が用いられることがある[8]．漢方薬では，胃食道逆流に対しては六君子湯，半夏瀉心湯が，喉頭アレルギーには麦門冬湯，麻黄附子細辛湯が，慢性副鼻腔炎には葛根湯加川芎辛夷が，真性あるいは精神的要素が強い症例には半夏厚朴湯，柴朴湯などが使用される．

Advice　治療前のインフォームドコンセント

治療の前に，咽喉頭異常感症の原因となる疾患を治療しても異常感が消失せず，結果的に異常感の症状と想定した原因疾患とのあいだに因果関係がない場合もあるので，治療前のインフォームドコンセントはその点も含めて慎重に行っておくとよい[9]．

考察：この症例で注意すべきは，咽喉頭異常感の他に嚥下時に軽度の疼痛が訴えられたことである．このような症状が付随する場合は，とくに注意深い経過観察が大切と思われる．

治療について

▶咽喉頭異常感症の薬物療法については，p.205参照．

- 症候性の咽喉頭異常感症では，原疾患に対する治療が行われる．たとえば，慢性副鼻腔炎にはマクロライド系の抗菌薬の少量投与が，胃食道逆流症にはプロトンポンプ阻害薬（PPI）が，喉頭アレルギーには抗ヒスタミン薬が，うつ病には抗うつ薬が有効である[★5]．

★5
精神的疾患が原因の場合，診断・治療を含めて精神科や心療内科による適切な診療を受けると治療効果が高い場合がある．

- 悪性腫瘍が発見されたなら手術療法，放射線療法，化学療法など状況に合わせた適切な治療を行う．

- 訴えに見合うだけの異常所見を認めない真性の咽喉頭異常感症[★6]では，消炎酵素薬と抗不安薬の組み合わせがよく使用される．時に漢方製剤も用いられる．

★6
経過が長いと真性の咽喉頭異常感症の場合でも経過中に悪性疾患が見落とされていないか注意する必要がある．

（内藤健晴）

引用文献

1) 内藤健晴．治りにくい頑固な咳，咽喉頭異常感（癌恐怖）．耳鼻咽喉科・頭頸部外科 2011；83：1003-6．
2) 小池靖夫ほか．咽喉頭異常感症に対する診断的治療．耳鼻臨床 1979；72(11)：1499-506．
3) 中西泰夫．咽喉頭異常感症の臨床統計的観察．藤田学園医学会誌 1989；臨時増刊 8(1)：39-71．
4) 山際幹和ほか．咽喉頭異常感症の統計的観察．耳鼻臨床 1986；79：1823-40．
5) 内藤健晴．胃食道逆流症（GERD）と咽喉頭異常感症．日耳鼻 2007；110：252．
6) 内藤健晴．喉頭アレルギー患者における咽喉頭異常感．日気食会報 2001；52：120-4．
7) 内藤健晴．喉頭アレルギー（laryngeal allergy），慢性咳嗽の診断と治療に関する指針（2005年度版）．藤村政樹監修．金沢：前田書店；2006. p.16-21．
8) 内藤健晴．咽喉頭異常感症．耳鼻咽喉科・頭頸部外科 2012；84：289-92．
9) 内藤健晴．疾患からみたインフォームドコンセントの実際．咽喉頭異常感症．JOHNS 2010；26：1964-6．

第2章 咽頭疾患を診る

咽頭疾患の診療の進め方
舌咽神経痛

- 舌咽神経痛（glossopharyngeal neuralgia）は，舌根から扁桃にかけての耐えられない激痛を示す．嚥下，会話，くしゃみなどで誘発され，片側性で，持続は通常数時間である．

嚥下（とくに冷たい液体），会話，くしゃみなどで誘発

舌咽神経の走行と支配構造

- 舌咽神経は延髄上部から出て，小脳橋角部を経て頸静脈孔に入る．
- 頸静脈孔は線維性中隔で前内側区（神経部）と後外側区（血管部）に分かれる．迷走神経，副神経，頸静脈球は後者を通るが，舌咽神経は下錐体静脈洞とともに前者を通る．通過中，頸静脈窩の前縁近くで上下の神経節をつくる．上神経節は存在しない場合も多い．
- 頸静脈孔を出る部分では内頸動脈の後ろ，頸静脈球の前内側に位置し，内頸動・静脈間を下り，頸動脈洞枝，咽頭枝，茎突咽頭筋枝の順で分枝した後，茎突咽頭筋の外側を走り，扁桃下極近くに達し，扁桃枝と舌枝に分かれる（❶）．
- 咽頭枝は内外頸動脈間を通り，咽頭収縮筋上で迷走神経咽頭枝，交感神経と咽頭神経叢を形成し，咽頭粘膜の知覚と茎突咽頭筋の運動をつかさどる．
- 扁桃枝は扁桃，口蓋弓，軟口蓋の知覚をつかさどる．舌枝は舌根に達し，茎突舌筋深部に至る．
- 頸静脈窩内の下神経節上外側部から鼓室神経と迷走神経耳介枝との交通枝が分岐する．鼓室神経は鼓室小管を通り，鼓室へ向かい，岬角を上昇し，6本の分枝をつくり，中耳粘膜の知覚にあずかる．

原因

- 脳幹部の神経根入り口での後下小脳動脈による神経圧迫による脱髄と，ephaptic transmission（エファプス伝達）が主な原因と考えられている．神経を血管が圧迫す

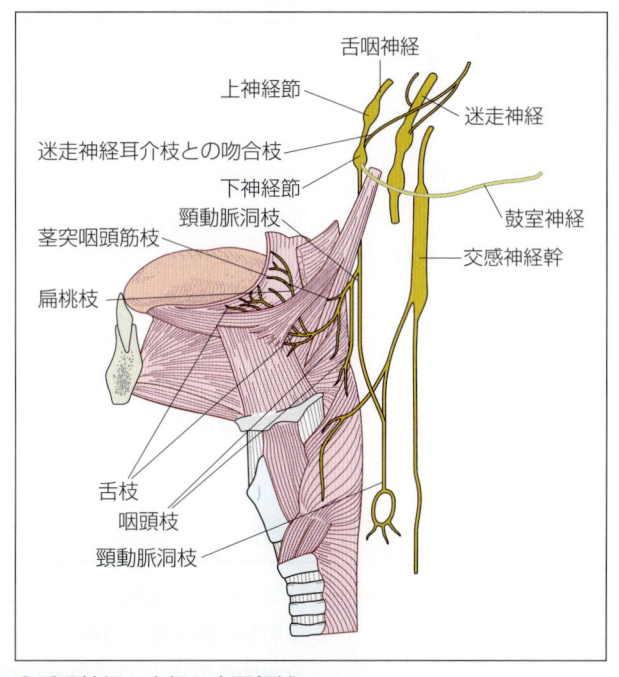

❶舌咽神経の走行と支配領域

（船戸和弥．舌咽神経．解剖学[1]．を参考に作成）

ることにより近くの線維の反復活性化を起こし，中枢ニューロンの過剰亢奮性を惹起するともいわれる[2]．また N-メチル-D-アスパラギン酸（N-methyl-D-aspartic acid）受容体の活性化が関与するという意見もある．
- 二次性に症状を発現するものとしては，小脳橋角部腫瘍，傍咽頭間隙の腫瘍や膿瘍，錐体尖への癌転移，上咽頭癌，感染，外傷，多発性硬化症，茎状突起過長症，パジェット（Paget）病，後頭蓋窩動静脈奇形などの血管病変，キアリ（Chiari）1型奇形などがある．

統計事項

- 同じ神経痛である三叉神経痛よりきわめて頻度が低いことが指摘されているが，その比率としては1:40から1:250までの報告がある．平均すると1:75が妥当なところか[3]．両者の合併例が10％あるという．年間10万人対0.7人の発生頻度となる．また顔面痛の0.2〜1.3％を占める．
- 性差はなく，40〜60歳台が多い．通常片側性で，左に多く（ただ筆者の経験した4例では右が多かった），両側症例は2％とされる．交代性の例もある．
- 誘発因子は嚥下，とくに冷たい液体が最も大きく，ほかにくしゃみ，咬合，会話，咳嗽，口腔への接触，さらには外耳道，耳前部皮膚，頸部皮膚などへの接触もあげられている[2]．

症状

突き刺すような，電撃性の，削るような痛み

- 三叉神経痛に比べると症状は軽い．疼痛の発症は急激で，予兆はない．突き刺すような（stabbing），電撃性の（lancinating），削るような（shooting）痛みと表現される[3]．

疼痛発作の持続時間は8〜50秒

発作の間隔は数分〜数時間

- 疼痛発作の持続時間は8〜50秒とされる．また発作の間隔は数分から数時間に及ぶ．発作のcluster（群）の持続は平均4週間とされる．clusterの回数は，単回のみの例が2/3を占め，再発例の間隔は数時間から数年で，2年以上が30％であるという．
- 発作中に失神や徐脈を伴うものが2％にみられる（徐脈のみなら10％という報告もある）が，これは刺激が脳幹に伝わり，迷走神経反射が亢進するためと説明される．

診断

- 特徴的な臨床症状に基づいて診断する．
- 疼痛発作間欠期には明らかな神経学的異常所見を呈さない場合が多い．
- 治療的診断として，消炎鎮痛薬が無効でカルバマゼピンが有効である場合には，舌咽神経痛である可能性が高くなる．

- 局所麻酔薬を用いた舌咽神経末梢枝ブロックによって疼痛の消失がみられる場合，確定診断となりうる．
- 症候性舌咽神経痛を疑う場合は，脳 MRI・CT などの画像診断を加え，器質的疾患の有無を検索する必要がある．

治療

薬物治療[4]

- まずカルバマゼピン（テグレトール®）服用を試みる．一般的な用法としては初回投与量 100 mg/日を 1 日 2 回分服または就寝前投与より開始し，2〜3 日ごとに 100 mg ずつ増量しながら疼痛発作が寛解する量を維持量とする．通常維持量は 200〜400 mg/日であり，最大投与量は 1,200 mg/日を超えない．数週間から数か月間維持し，その後漸減する．
- カルバマゼピン単独で効果が弱いときや，カルバマゼピン抵抗性となった場合，またはアレルギーなどでカルバマゼピンを使用できない場合には，フェニトイン（アレビアチン®，ヒダントール®）を追加または単独で使用する．本薬は点滴投与が可能であり，経口摂取が困難な場合でも投与が可能である．
- クロナゼパム（ランドセン®，リボトリール®）は GABA（γ-aminobutyric acid；γ-アミノ酪酸）a 作動薬であり，GABAa の作用を増強させることによって神経原性疼痛に対し抑制的に作用すると考えられている．カルバマゼピン無効例などに用いられる．
- ガバペンチン（ガバペン®）は GABAa 誘導体であるが直接的に GABA 受容体には作用せず，間接的に脳内の GABA 濃度が上昇することによって鎮痛作用を示すと考えられている．腎機能障害や頭痛・眠気・ふらつきなどの副作用に注意が必要である．
- トピラマート（トピナ®）は AMPA/カイニン酸型グルタミン酸受容体機能抑制作用や GABAa 受容体を介する GABA 増強作用によって神経原性疼痛に対し抑制的に作用すると考えられている．
- 抗痙攣薬以外ではバクロフェン（リオレサール®）は GABA の誘導体であり，カルバマゼピンと同様に神経興奮膜の活動電位発生閾値を上昇させることによって神経原性疼痛を抑制すると考えられている．カルバマゼピン単独で効果が弱いときや抵抗性となったとき，またはカルバマゼピンの副作用が強いときに，併用またはカルバマゼピンに代わって用いられる．単独では，カルバマゼピンに比べて有効性は劣るが，併用により相乗効果を示す．
- 各薬剤の投与量の目安を❷にまとめた．

薬物・手術以外の治療

- 薬剤無効例には経口的舌咽神経ブロックを試みる．周囲組織との関係から

> まずカルバマゼピンの服用を試みる

❷薬剤投与量の目安

	初回投与量	増量法	維持量	最大投与量
カルバマゼピン	100 mg/日を1日2回分服または就寝前投与	2〜3日ごとに100 mgずつ増量	200〜400 mg/日	1,200 mg/日
フェニトイン	100 mg/日 分2または分1就寝前	数日ごとに100 mgずつ増量	200〜300 mg/日	400 mg/日
クロナゼパム	0.5 mg/日を就寝前1回投与	数日ごとに0.5 mgずつ増量	疼痛発作が寛解する量	3 mg/日
ガバペンチン	600〜900 mg/日を1日3回分割投与	2日目以降300 mgずつ増量	1,200〜1,800 mg/日	2,400 mg/日
トピラマート	50〜100 mg/日を1日1〜2回分割投与	1週間以上あけて50〜100 mg程度ずつ漸増	200〜400 mg/日	600 mg/日
バクロフェン	5〜10 mg/日	2〜3日ごとに1日5〜10 mgずつ増量	15〜30 mg/日	

まずは局所麻酔薬が安全である．アルコールを用いると3か月から1年有効という．経皮的に針を茎状突起付近に進めて高周波パルス療法を行った報告もある．
● ガンマナイフなどの定位放射線療法も有効という報告がある．

手術治療

● 手術治療には開頭法（神経根切断術，微小血管減圧術）と非開頭法（経口的神経切断術，経皮的高周波神経切断術）があるが，現在の主流はジャネッタ（Janetta）以来のvascular compression（血管による圧迫）を取り除くための開頭微小血管減圧術である．その完全寛解率は即時効果として67〜79％，長期成績でも58〜76％であり，有効性が高い[5]．
● 耳鼻咽喉科医としてできるものに口腔法による舌咽神経切断術がある．Wilsonが最初に行って以来，わが国でも石井[6]の報告がある．

口腔法による舌咽神経切断術

● 本法はまず，患側の口蓋扁桃摘出術から始める．これは各自の通常行っている方法でよい．
● 出血が一段落したら咽頭捲綿子を後口蓋弓に押しつけ，内側に牽引し，扁桃窩の面を水平方向に伸ばすようにすると，上咽頭収縮筋越しに垂直に走行する神経が透視できる．筋層が厚く透視できない場合は，扁桃窩外側の後口蓋弓寄りの下極よりやや上の部分を上下に分けると神経が現れる（❸-a）．
● 神経が確認されたら神経の走行に沿いできるだけ長い範囲を露出させる（❸-b）．下方は神経が等状に分かれて舌根に入っていく部分で，上方はその3〜4 cm上で神経を切断する（❸-c）．断端は結紮しておくとよい．
● その後は一般的な扁桃摘出術と同様な管理でよい．神経切断の影響で，通

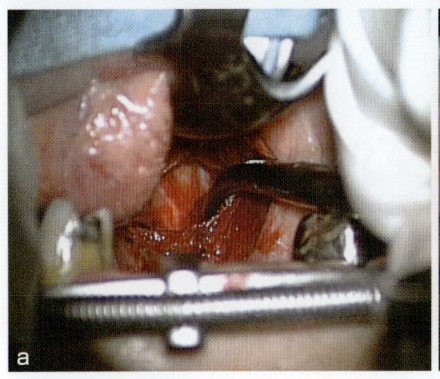

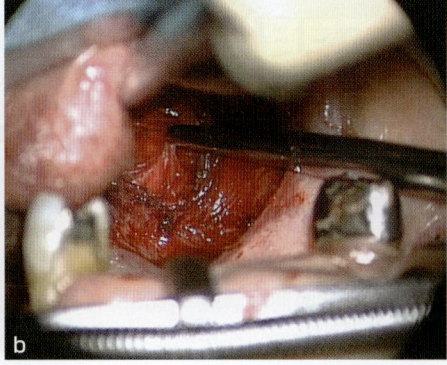

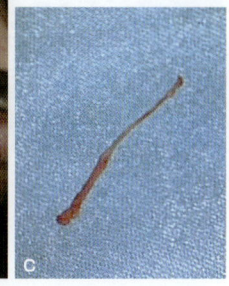

❸ 舌咽神経切断術
a：扁桃窩で神経同定．
b：神経を把持挙上．
c：切除した舌咽神経．

常の扁桃摘出術より術後の咽頭痛は弱い．
● 本法では後の神経再生により再発する可能性があり，その説明はしておく必要がある．

症例

79歳男性．約3年前に右の咽頭痛が始まった．NSAIDの投薬で無効だったため，カルバマゼピン（テグレトール®）が処方され，軽快した．その1年後，今度は左の咽頭痛が出現した．左の口蓋扁桃部から舌根に発する，刺すような痛みが30秒位続き，同側の耳に放散した．舌咽神経痛の診断の下に，テグレトール®が再度投与されたが，今回は無効であり，他の薬剤も芳しくなく，手術療法を奨めたが，いったんは断られた．次第に疼痛が増悪したので，再発が起こってから9か月後に手術を希望した．開頭下のJanetta手術と経口腔法の神経切断術を提示したところ後者を選択したので，2012年7月に同手術を試行した．

左側の口蓋扁桃を摘出後，扁桃床を綿球で軽く擦ると舌咽神経が顔を出した．4cmほどの長さで同神経を切断し，両端は結紮した．術後約1年間咽頭痛は消失している．

（市村恵一）

引用文献

1) 船戸和弥．舌咽神経．解剖学．www.anatomy.med.keio.ac.jp/funatoka/
2) Evans RW, et al. Glossopharyngeal neuralgia. Headache 2006；46：1200-2.
3) Bruyn GW. Glossopharyngeal neuralgia. Cephalalgia 1983；3：143-57.
4) 日本神経治療学会．標準的神経治療：三叉神経痛．神経治療学 2010；27：107-32.
5) Kondo A. Follow-up results of using microvascular decompression for treatment of glossopharyngeal neuralgia. J Neurosurg 1998；88：221-5.
6) 石井哲夫．咽頭法による舌咽神経切断術（舌咽神経痛）．耳鼻咽喉科展望 1985；28：75-7.

第2章　咽頭疾患を診る

咽頭疾患の診療の進め方

副咽頭間隙膿瘍
――重症度の評価とその対応

深頸部感染症は耳鼻咽喉科領域での重篤な感染症の一つ

- 副咽頭間隙膿瘍（parapharyngeal abscess）などの深頸部感染症は，耳鼻咽喉科領域の臨床の場において日常的に遭遇する疾患ではないが，重篤な感染症の一つであり，気道狭窄，縦隔洞炎，敗血症などの合併症をきたし，死に至る疾患でもある．
- 適切な診断および適切な外科的加療や抗菌薬投与により重篤な合併症を予防することが可能である．
- 本項では，副咽頭間隙膿瘍，つまり深頸部膿瘍の診断，重症度の評価，治療法について解説する．

頸部の間隙について

頸部の間隙は舌骨を基準にその上下で分けて分類

- 頸部にはさまざまな間隙が存在しており，可動性構造物どうしを分離するための，筋，骨，血管，神経，器官の周囲に存在する線維性結合組織であるfascia，つまり筋膜が，頸部の間隙を形成している．頸部の間隙は舌骨を基準にその上下で分けて分類されている（❶）[1]．
- 副咽頭間隙は，単一の筋膜で囲まれた領域でなく，他の間隙を包む筋膜により構成されている．
- 副咽頭間隙の構成要素は脂肪，三叉神経3枝，顎動脈と上行咽頭動脈の分枝，咽頭静脈叢が含まれる．上方は頭蓋底，下方は舌骨までであり，前方は内側・外側翼突筋，外側は耳下腺深葉，内側は上咽頭レベルでは口蓋帆挙筋や口蓋帆張筋，中咽頭レベルにおいては上咽頭収縮筋，後方は椎前筋によって囲まれる逆円錐型の間隙である．この間隙は，他の主な頸部筋膜間隙と連結している（❷）[1]．

副咽頭間隙膿瘍の診断

本症に至る炎症性病変について同定診断することが大切

初診時に気道確保が必要な症例が少なくない

- 副咽頭間隙膿瘍は単独で発症することは少なく，多くは扁桃周囲炎や扁桃周囲膿瘍より波及したものが多く，急性咽頭炎や歯原性感染症由来の症例も認められる．よって，副咽頭間隙膿瘍の診断においては本症に至る炎症性病変について同定診断することが大切である．まず，本疾患においては初診時に気管切開などの気道確保が必要な症例が少なくないことを念頭におく必要がある．

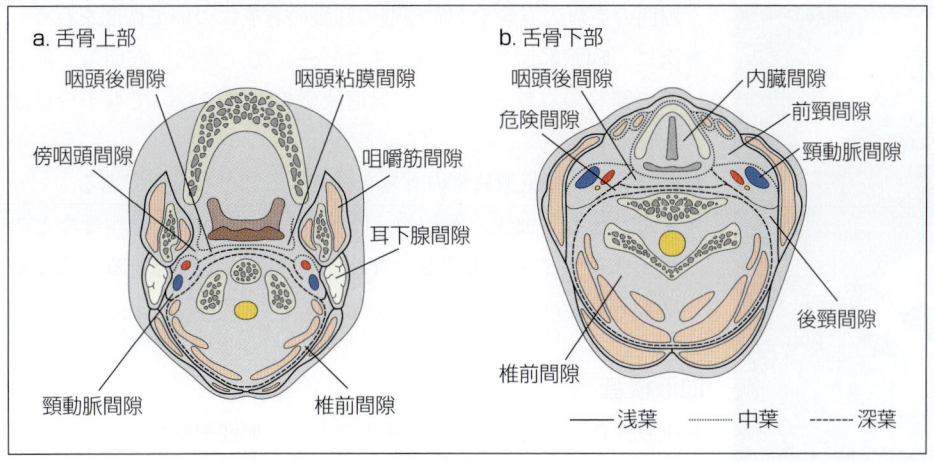

a. 舌骨上部
- 咽頭後間隙
- 咽頭粘膜間隙
- 傍咽頭間隙
- 咀嚼筋間隙
- 耳下腺間隙
- 頸動脈間隙
- 椎前間隙

b. 舌骨下部
- 咽頭後間隙
- 内臓間隙
- 危険間隙
- 前頸間隙
- 頸動脈間隙
- 後頸間隙
- 椎前間隙

―― 浅葉 ……… 中葉 ----- 深葉

❶ 頭頸部の間隙
（市村恵一．JOHNS 2009[1] より）

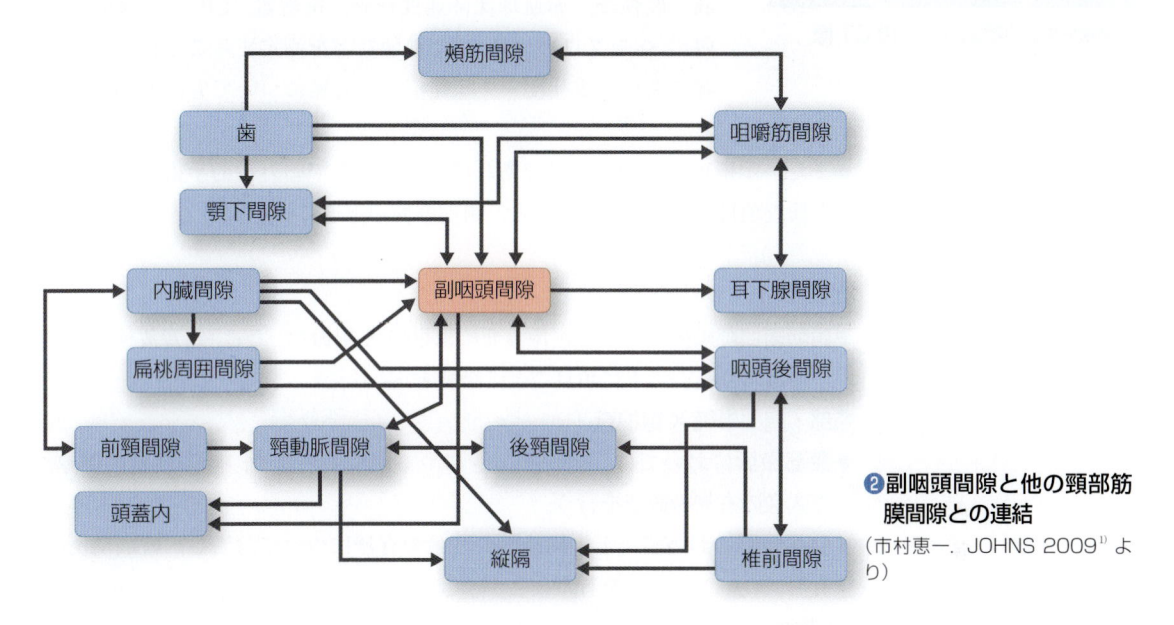

❷ 副咽頭間隙と他の頸部筋膜間隙との連結
（市村恵一．JOHNS 2009[1] より）

問診

- 問診にて自覚症状（咽頭痛，嚥下痛，呼吸困難，開口困難など）の有無，自覚症状の増悪寛解などの経過，扁桃炎や歯科治療，異物誤飲などの発症原因，糖尿病などの合併症の有無，抗凝固薬などの内服を含めた薬歴などを尋ねることにより，原疾患の推測を行い，今後の治療において必要な情報を収集する．

問診にて原疾患の推測，究明を行い，必要な情報を収集

視診，触診

- 診断の基本は視診および触診である．頸部の視診・触診を行い，頸部腫脹の有無，皮膚の色調を観察する．
- 触診にて圧痛の有無や部位の確認，ガス産生菌による皮下気腫を生じた場合には握雪感を伴うこともある．
- 口腔・咽頭の診察を行い，歯槽，口腔底，頰粘膜の状態や，扁桃および扁桃

視診，触診にて頸部腫脹の有無，皮膚の色調を観察

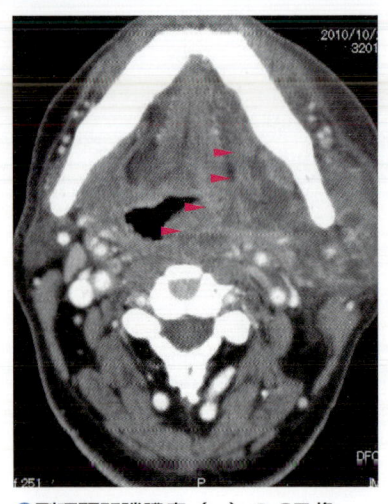

❸副咽頭間隙膿瘍（▶）のCT像

血液検査，CT検査は重要かつ必須の検査

周囲の炎症の有無や咽頭後壁の腫脹の有無について確認を行う．
● 次に，咽頭喉頭ファイバースコピーにて，声門，喉頭蓋，披裂部の腫脹の有無を確認し，気道狭窄の有無についても十分確認を行う．
● 頸部聴診にて気道狭窄の有無を確認することも有用である．
● また，体温，血圧，脈拍数，呼吸回数，血中酸素飽和度などのバイタルサインの確認も全身状態や重症度を把握するうえで重要である．

血液検査

● 血液検査は重要かつ必要な検査である．血液細胞分画を含めた血液一般検査，赤血球沈降速度検査，電解質，CRP（C反応性蛋白），ヘモグロビン A_{1c}，血糖値などを測定することにより，患者の炎症の重症度や，基礎疾患の有無についても把握することができる．
● また，手術可能な病院施設であれば，全身麻酔での外科的手術の際に必要な検査項目も含めて採血すると，術前準備が迅速に行える．

画像診断

● 副咽頭間隙膿瘍に対する画像診断には単純X線撮影，CT，超音波検査などがあげられる．以下に項目ごとに記載する．

頸部・胸部単純X線検査

● 頸部撮影においては口腔から気管に至る狭窄の有無や，咽頭後壁の肥厚，ガス像の有無の確認を行う．
● 胸部撮影において，上縦隔陰影の増強の有無について診断し，縦隔洞炎の有無についても確認を行うことができる．

CT検査

● 副咽頭間隙膿瘍を含めた深頸部感染症においては頸部造影CT検査が最も有用である．
● 腎機能低下症例や，造影剤アレルギー歴を有する症例においては頸部単純CT検査のみであっても診断可能な場合も認める．
● 典型的な副咽頭間隙膿瘍では，膿瘍の周囲がリング状に造影され中心部が低吸収域となる（❸）．対して，蜂巣炎では軟部組織の浮腫などは認めるものの，リング状造影効果を認めない．
● 現在はヘリカルCT撮影が主流であり，撮影時間が短縮し，連続性の高い画像が撮影できるために，膿瘍の見落としが少なく，胸部縦隔領域まで含めた撮影が短時間で行えるので必須の検査といえる．

頸部超音波検査

● 頸部領域であればリニア型探触子が主に使用され，膿瘍は低エコー域として描出される場合が多いが，膿瘍が扁桃周囲膿瘍から副咽頭間隙に限局す

る場合は膿瘍部位の同定は困難である．しかし，舌骨付近の顎下間隙へ膿瘍腔の進展を認めたときには有用な場合もある．また，膿瘍穿刺を行う際に用いられることもある．

細菌学的検査
- 細菌学的検査も重要である．原因疾患（扁桃炎など）に対する細菌検査のみならず可能であれば頸部エコー下での膿瘍穿刺による起炎菌の同定を行う．
- また，全身状態が悪化している患者においては敗血症に至っている場合もあり，動脈血培養も行ったほうがよい．
- また，嫌気性細菌の検出率の低下を認めるものの，外科的手術による切開排膿時にも検体を採取し，細菌検査を行う．
- 術後抗菌薬の選択や変更の指標になりうる．

重症度の評価
- 副咽頭間隙膿瘍における共通な重症度の指標はないが，膿瘍の進展による重症度評価はなされており，概して複数の頸部の間隙，とくに舌骨より下方に膿瘍が進展している場合に重症度が高く，気道狭窄，敗血症，降下性縦隔炎[★1]，内頸静脈血栓症など生命にかかわる合併症を引き起こす可能性が高い[2,3]．

★1
降下性縦隔炎を認める場合は，降下のレベルによるものの，すみやかに呼吸器外科との連携のうえ，開胸または胸腔内視鏡下による縦隔ドレナージが必要である．

副咽頭間隙膿瘍の治療
- 副咽頭間隙膿瘍に対して，多くの場合は頸部外切開による外科的療法がとられることが多いが，炎症早期であれば場合によっては保存的加療も行われる場合もある．

■ 保存的治療
- 抗菌薬の投与，補液・基礎疾患のコントロールなどが保存的治療に含まれる．
- 投与する抗菌薬は細菌検査や薬剤感受性検査の結果に応じて投与することが望ましいが，検査結果を待つまでに時間がかかるため，通常は経験学的治療として，ペニシリン系またはセフェム系の抗菌薬の単独またはクリンダマイシンの併用投与が多くの場合に行われている．カルバペネム系抗菌薬投与も推奨される報告もある．
- 小児における限局した深頸部膿瘍においては，保存的治療のみで治癒する症例も多くみられるが，気道閉塞がなく，全身状態が安定している場合に限るものと思われる．

■ 穿刺・吸引治療
- 治療としての穿刺法は，扁桃周囲膿瘍では切開・排膿に劣らない成績が報告

❹副咽頭間隙膿瘍の頸部外科切開の適応

①気道狭窄を認めるもの
②ガス産生が認められるもの
③筋膜壊死や筋壊死が疑われるもの
④穿刺や抗菌薬の点滴静注で軽快しないもの
⑤縦隔に感染が波及しているもの
⑥広範囲または多房性膿瘍形成を認めるもの
⑦舌骨下に感染が波及しているもの
⑧嫌気性菌の関与が強く疑われるもの
⑨異物が原因と考えられるもの

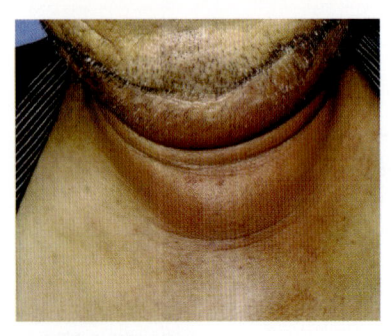

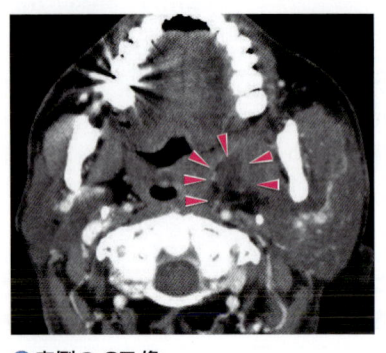

❺症例の頸部所見

❻症例のCT像
扁桃周囲，副咽頭間隙から顎下間隙にいたるリング状造影効果を認める膿瘍腔が存在する（▶）．

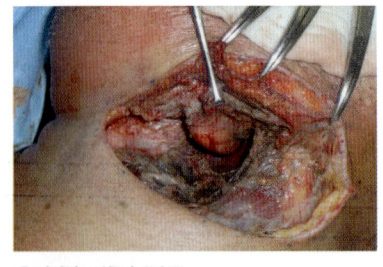

❼症例の術中所見

されているが，副咽頭間隙膿瘍などの深頸部膿瘍では適応は限局される．

- 穿刺・吸引治療適応については，基礎疾患をもたない全身状態が良好な，気道狭窄を認めない小児を含めた若年者の初感染巣周囲間隙に限局した膿瘍症例に限局される[4]．
- 成人症例では基礎疾患を有する症例が多く，また副咽頭間隙のみならず他部位の間隙に膿瘍腔形成をしている場合が多く，穿刺・吸引療法が適応となる症例は少ない．

■ 外科的治療

- 頸部外切開は迅速かつ確実な治療法であり，外科的治療による患者の不利益は主として美容上の問題である．積極的に外科的治療を行うことが推奨される．頸部外切開の適応は，さまざまに報告されているが，概して❹に示す症例があげられる[5]．
- 皮膚切開を行う様式は感染が進展している範囲を考慮して決定する．膿瘍が副咽頭間隙や舌骨上の顎下間隙に存在する場合，下顎骨に沿った弧状切開，舌骨下に至る内臓間隙や頸動脈間隙などにも感染が波及している場合は胸鎖乳突筋前縁に沿った切開を採用する．
- 膿瘍開放後は生理食塩水で十分に洗浄し，ペンローズ（Penrose）ドレーンを創部に少なくとも複数本留置し，術後にも生理食塩水で十分に洗浄する．しかし，扁桃周囲膿瘍からの副咽頭間隙膿瘍であれば，扁桃摘出に伴い副咽頭間隙からの排膿を誘導することも可能であり，膿瘍存在部位が舌骨上に限局していれば即時扁桃摘出による排膿も一つの手段として考えられる．
- 外科的治療後の喉頭浮腫が予想される場合は気管切開も併用することが望ましい．
- 筋膜や筋組織の壊死を認める症例では，壊死組織のデブリドマンを十分に行うことも重要である．
- また，膿瘍が縦隔に至る場合は，前縦隔で気管分岐部，後縦隔で第4胸椎レベルより下方に膿瘍が進展していれば，呼吸器外科との連携のうえ，開胸または胸腔鏡下による縦隔ドレナージが必要である．
- 外科的治療後には，経験学的な抗菌薬投与から，術前もしくは術中の細菌検査の結果を基に，抗菌薬の変更を検討しながら点滴加療を併用する．

症例

症例：67歳，男性．
主訴：咽頭痛，頸部腫脹，頸部痛．
現病歴：3日前より咽頭痛を自覚していたが，徐々に頸部発赤腫脹

を認め，経口摂取が困難になり，近医内科より耳鼻咽喉科へ紹介受診となる．

入院時所見：視診所見では左顎下部から上頸部にかけて発赤腫脹を認めており（❺），触診にて疼痛の増悪を認めた．発熱37.5℃．喉頭ファイバースコピーでの観察では気道は保たれていた．白血球 12,400 /mm^3，CRP 31.8 mg/dL と著明上昇を認めた．入院時の頸部CT画像においては扁桃周囲，副咽頭間隙から顎下間隙にいたるリング状造影効果を認める膿瘍腔が存在した（❻）．

入院後経過：同日緊急で全身麻酔下に手術を行った．顎下部に弧状に皮膚切開を行った．顎下腺後方から副咽頭間隙にかけて膿瘍が存在しており（❼），多量の生理食塩水を用いて洗浄後に，創部に10 mm のペンローズドレーンを2本挿入しナイロン糸で固定を行い留置した後に気管切開を行った．術後は抗生剤投与（セフォチアム塩酸塩〈CTM〉＋クリンダマイシン〈CLDM〉）と生理食塩水での洗浄を行い，術後30日目に退院となった．

❽ 副咽頭間隙膿瘍の診断加療の流れ

ポイント

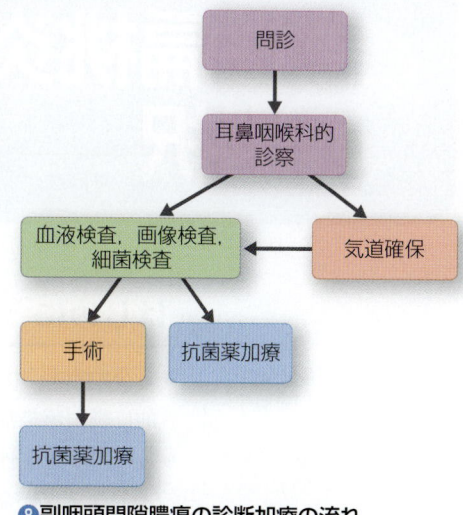

- 副咽頭間隙膿瘍の診断加療の流れについてシェーマ（❽）に示す．
  ① 感染原因の究明および合併症を含めた詳細な問診を行う．
  ② 扁桃，口腔および気道を含めた耳鼻咽喉科的観察を十分に行う．
  ③ 気道狭窄があれば気道確保（輪状甲状膜切開，気管切開など）を優先する．
  ④ 血液検査，造影CTを中心とした画像検査，細菌検査を行う．
  ⑤ 頸部外切開による排膿を行う．場合によっては，適応は少ないものの穿刺吸引による排膿も考慮される．
  ⑥ 抗菌薬点滴加療を行う．
- 頸部炎症性疾患に対しては，まず気道確保がポイントであり，その後に手術加療を含めた抗菌薬点滴加療を行う．

（鈴木正志，平野　隆）

引用文献

1) 市村恵一．頸部の間隙と感染波及経路．JOHNS 2009；25：1589-94.
2) 深本克彦ほか．急性扁桃炎に続発した頸部縦隔膿瘍の1例—その治療法の検討．日耳鼻 1990；93：884-93.
3) Boscolo-Rizzo P, et al. Deep neck infections: A study of 365 cases highlighting recommendations for management and treatment. Eur Arch Otorhinolaryngol 2012；269：1241-9.
4) 矢野　純．深頸部感染症の診断と治療としての穿刺法．JOHNS 1998；14：701-4.
5) 菊地　茂．深頸部感染症の対処法．日耳鼻 2012；115：85-90.

急性扁桃炎に対する抗菌薬の選択

私が薦める治療法

▶急性扁桃炎の診療の進め方については，p.112参照．

急性感染症はウイルス感染から細菌感染症への移行が多い

抗菌薬のPK・PD理論にのっとった選択と適正使用

はじめに

- 耳鼻咽喉科領域の急性感染症は，一般的にはウイルス感染で発症し，二次的に細菌感染症に移行することが多い．
- 近年，小児急性中耳炎，急性鼻・副鼻腔炎，急性咽頭・扁桃炎などの診療ガイドラインが発表され，重症度に応じた抗菌薬の種類・量の選択が示され，ガイドラインに準じた推奨治療方針が活用され，その有用性が示されている．
- 耳鼻咽喉科領域においても他科同様，とくに肺炎球菌，インフルエンザ菌の耐性化が進んでおり，耐性化を食い止めるために，PK・PD理論（Column参照）にのっとった抗菌薬の開発が進み，その適正使用が推奨されている．
- われわれが抗菌薬を選択使用する場合は，薬剤の抗菌活性とともに体内動態の特徴を十分に理解し，抗菌薬が最も有効に安全に働くように使用することが，耐性菌を減らし有効性を高めるために最も重要であることを熟知していなければならない．
- 本項では，急性扁桃炎における検出菌の年次推移を検証し，主要な推定起炎菌の薬剤耐性率を勘案して，PK・PD理論にのっとった抗菌薬の選択につき述べる．

急性扁桃炎に対する抗菌薬の選択

- 急性扁桃炎（acute tonsillitis）は，小児期に最も多い疾患であり，悪寒・発熱・咽頭痛・嚥下痛を主訴とする．ウイルスを原因とすることが多いが，細菌が起炎菌となることもある．
- 疾患の詳細については他項に譲るが，急性扁桃炎の分離菌頻度の年次推移（❶）に示すように，いわゆるα溶血性レンサ球菌を中心とする口腔内常在菌群が半数近くを占めているが，これらはすべてが真の起炎菌とは考えにくく，多くはウイルス感染であり，一部はマイコプラズマなどの非定型菌が原因微生物であると考えられる．そのほかではA群β溶連菌（❷，薬剤感受性2007）が多く，黄色ブドウ球菌（*Staphylococcus aureus*），肺炎球菌（*Streptococcus pneumoniae*）（❸，薬剤感受性2007 & 2012）などのグラム陽性菌感染が主体となり，インフルエンザ菌（*Haemophilus influenzae*）（❹，薬剤感受性2007 & 2012），カタラーリス菌（*Moraxella* 〈*Branhamella*〉

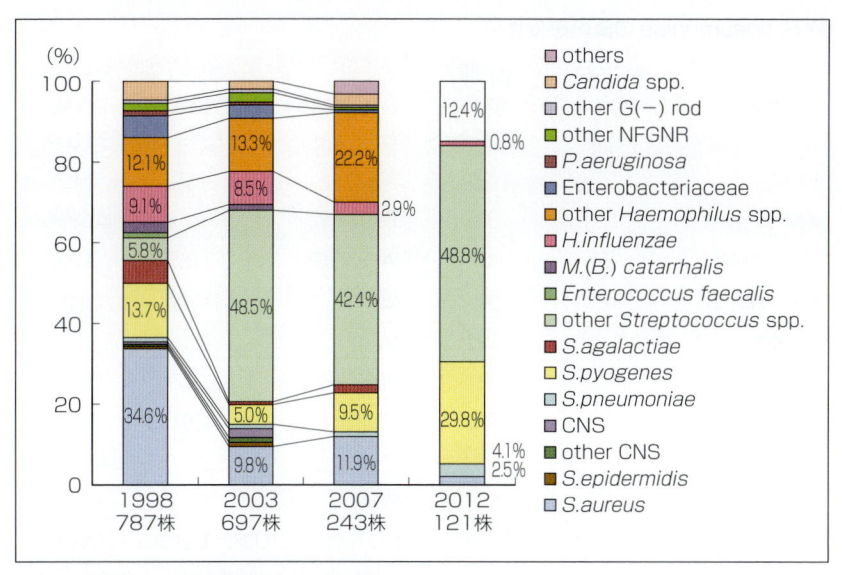

❶急性扁桃炎の分離菌頻度の年次推移

G(−)rod：グラム陰性桿菌，NFGNR：ブドウ糖非発酵グラム陰性桿菌，CNS：コアグラーゼ陰性ブドウ球菌．

(第4回耳鼻咽喉科全国サーベイ＆3学会合同サーベイ耳鼻科領域より)

❷ S.pyogenes の薬剤感受性

抗菌薬	total（45株）			抗菌薬	total（45株）		
	range	MIC50	MIC90		range	MIC50	MIC90
ABPC	≦0.06	≦0.06	≦0.06	CAM	≦0.06〜128	≦0.06	8
AMPC	≦0.06	≦0.06	≦0.06	AZM	0.06〜32	0.125	32
CVA/AMPC	≦0.06	≦0.06	≦0.06	LVFX	0.25〜2	0.5	2
CFTM-PI	≦0.06	≦0.06	≦0.06	GFLX	0.25〜0.5	0.25	0.5
CMX	≦0.06	≦0.06	≦0.06	STFX	≦0.06〜0.125	≦0.06	≦0.06
CPR	≦0.06	≦0.06	≦0.06	MFLX	≦0.06〜0.5	≦0.125	0.25
CFPN-PI	≦0.06	≦0.06	≦0.06	FOM	8〜32	16	32
CDTR-PI	≦0.06	≦0.06	≦0.06	GRNX	0.5〜64<	1	4
FRPM	≦0.06	≦0.06	≦0.06				

ABPC：アンピシリン水和物，AMPC：アモキシシリン水和物，CVA/AMPC：アモキシシリン水和物・クラブラン酸カリウム配合，CFTM-PI：セフテラム　ピボキシル，CMX：セフメノキシム塩酸塩，CPR：セフピロム硫酸塩，CFPN-PI：セフカペン　ピボキシル塩酸塩水和物，CDTR-PI：セフジトレン　ピボキシル，FRPM：ファロペネムナトリウム水和物，CAM：クラリスロマイシン，AZM：アジスロマイシン水和物，LVFX：レボフロキサシン水和物，GFLX：ガチフロキサシン水和物，STFX：シタフロキサシン水和物，MFLX：モキシフロキサシン塩酸塩，FOM：ホスホマイシンカルシウム水和物，GRNX：メシル酸ガレノキサシン水和物．

(第4回耳鼻咽喉科全国サーベイより)

catarrhalis）などのグラム陰性菌も起炎菌として検出される．
● ウイルス性あるいは軽症の扁桃炎では解熱薬，抗炎症薬などの対症療法にて寛解を待つが，中等症以上の場合は，常在菌を含めると溶連菌群で80％以上を占めているので，感受性を考慮して第一選択薬剤としてペニシリン系のABPC（アンピシリン水和物），AMPC（アモキシシリン水和物），

❸ **S. pneumoniae の薬剤感受性**

抗菌薬	MIC90 2007 78株	MIC90 2012 113株	抗菌薬	MIC90 2007 78株	MIC90 2012 113株
PCG	2	2	CTRX	1	1
AMPC	2	2	TBPM-PI	—	≦0.06
CVA/AMPC	2	2	PAPM/BP	0.125	0.25
SBT/ABPC	4	4	MEPM	0.5	0.5
FRPM	0.5	0.5	LVFX	2	2
PIPC	4	2	TFLX	0.25	0.25
CDTR-PI	1	0.5	CAM	128	≧128
CFPN-PI	1	1	AZM	32	≧128
CMX	1	0.5	VCM	—	0.25

PCG：ベンジルペニシリンカリウム，SBT/ABPC：アンピシリンナトリウム・スルバクタムナトリウム配合，PIPC：ピペラシリンナトリウム，CTRX：セフトリアキソンナトリウム水和物，TBPM-PI：テビペネム ピボキシル，PAPM/BP：パニペネム・ベタミプロン配合，MEPM：メロペネム水和物，TFLX：トスフロキサシントシル酸塩水和物，VCM：バンコマイシン塩酸塩．

(第4回耳鼻咽喉科全国サーベイ＆3学会合同サーベイ耳鼻科領域)

❹ **H. influenzae の薬剤感受性**

抗菌薬	MIC90 2007 78株	MIC90 2012 113株	抗菌薬	MIC90 2007 78株	MIC90 2012 113株
ABPC	128	32	CTRX	0.25	0.5
AMPC	128	32	TBPM-PI	—	1
CVA/AMPC	16	8	PAPM/BP	4	—
SBT/ABPC	16	8	MEPM	0.5	0.5
FRPM	8	4	LVFX	≦0.06	≦0.06
PIPC (TAZ)	32	8(TAZ：0.5)	TFLX	≦0.06	≦0.06
CDTR-PI	0.5	0.5	CAM	16	8
CFPN-PI	4	2	AZM	4	2
CMX	0.5	0.5	MINO	0.5	1

PIPC (TAZ)：タゾバクタムナトリウム・ピペラシリンナトリウム配合，MINO：ミノサイクリン塩酸塩．

(第4回耳鼻咽喉科全国サーベイ＆3学会合同サーベイ耳鼻科領域)

CVA/AMPC（アモキシシリン水和物・クラブラン酸カリウム配合），SBTPC（スルタミシリントシル酸塩水和物）あるいはセフェム系のCDTR-PI（セフジトレン ピボキシル），CFPN-PI（セフカペン ピボキシル塩酸塩水和物）などがあげられる．

● 第二選択薬剤としては，感受性が合致すればCLDM（クリンダマイシン），MINO（ミノサイクリン塩酸塩）も有用であり，成人ではLVFX（レボフロキサシン水和物），TFLX（トスフロキサシントシル酸塩水和物），GRNX

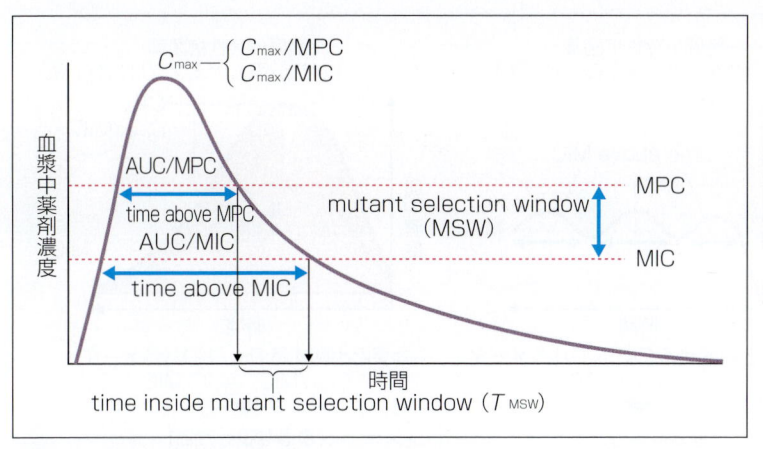

❺ 薬効・耐性化に関与する PK・PD パラメータ

C_{max}：maximum concentration（最高血漿中濃度），MIC：mininum inhibitory concentration（最小発育阻止濃度），AUC：area under the curve，MPC：mutant prevention concentration（変異株発現阻止濃度），MSW：mutant selection window（耐性菌選択域）．

(満山順一．化学療法の領域 2004；20(12)：1815-21 より)

MSW の薬剤濃度・時間の幅が狭い抗菌薬ほど耐性菌を作りにくい

> **Column** PK・PD 理論について
>
> PK（pharmacokinetics）・PD（pharmacodynamics）とは，生体内で薬物がどれだけ有効に利用され，作用しているかを考えた概念である．PK は生体内における薬物の吸収，排泄，代謝，分布を示し，PD は生体内における薬物の作用を示している．
>
> ❺，❻に示すように，生体内に投与された薬剤の血漿中濃度は徐々に増加し，薬剤により差はあるが，投与終了時からしばらくのあいだに最高血漿中濃度（C_{max}）に達し，その後は徐々に減少していく．また薬物血中濃度時間曲線下の面積を曲線下面積（area under the curve：AUC）とよび，これは体循環血液中に入った薬物量を示す．それぞれの抗菌薬には，それぞれの菌の発育を阻止する血中濃度すなわち最小発育阻止濃度（minimum inhibitory concentration：MIC）があり，MIC 以上の濃度を維持する時間を MIC 上持続時間（time above MIC：TAM）とよぶ．また耐性株の発現を阻止する濃度を変異株発現阻止濃度（mutant prevention concentration：MPC）とよび，MPC と MIC のあいだを耐性菌選択域（mutant selection window：MSW）とよぶ．抗菌薬血中濃度が MPC 以上では感受性菌も耐性菌もすべてが殺菌され，MSW のあいだでは感受性菌が殺菌され，耐性菌は生存するのである．そして MIC 以下では，すべての菌が生存する．MSW が小さく，耐性菌選択域時間（time inside mutant selection window：T_{MSW}）が短いほど耐性菌をつくりにくい良い抗菌薬であるといえるのである．
>
> ❻に示すように，βラクタム薬やマクロライド薬は菌との接触時間が長いほど有効であるという時間依存性の殺菌作用を示すので，TAM が大きいほど有効性は高くなり，MIC や MPC 以上の濃度を維持しながら一日の投与回数を増やすことが最適の投与法となる．一方，キノロン薬の一部やアミノグリコシド薬では濃度依存性殺菌作用を示し，MIC や MPC が小さく C_{max} が大きいほどよい．すなわち一日投与回数を減らし一回投与量を増やすと C_{max} が大きくなり，C_{max}/MIC（MPC）が大きいほど有効性が高いので単回投与が推奨されるのである．さらにその他のキノロン薬，グリコペプチド，アジスロマイシン，テトラサイクリン系薬なども濃度依存性殺菌作用を示し，MIC や MPC が小さく AUC が大きいほどよい．すなわち一日投与回数を減らし一回投与量を増やすと AUC が大きくなり，AUC/MIC（MPC）が大きいほど有効性が高いのでやはり単回投与が推奨されるのである．

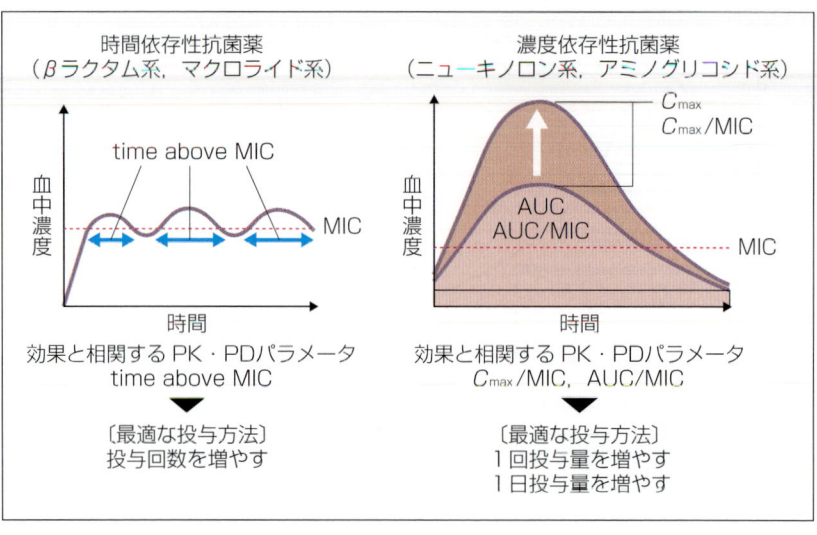

時間依存性抗菌薬	濃度依存性抗菌薬
（βラクタム系，マクロライド系）	（ニューキノロン系，アミノグリコシド系）
time above MIC	C_{max}, C_{max}/MIC, AUC, AUC/MIC
効果と相関するPK・PDパラメータ time above MIC	効果と相関するPK・PDパラメータ C_{max}/MIC，AUC/MIC
〔最適な投与方法〕 投与回数を増やす	〔最適な投与方法〕 1回投与量を増やす 1日投与量を増やす

❻ 効果増強のための最適な投与方法

（戸塚恭一．ベーシック・レクチャー③基礎から理解するPK/PD—抗微生物薬の科学的投与法の基礎．東京：日本化学療法学会；2005. p.2-16より）

（メシル酸ガレノキサシン水和物）などのニューキノロン薬なども有用性は高いといえよう．
- 通常は経口薬の常用量で十分であるが，耐性菌が疑われる場合は下痢に対処しながら抗菌薬の高用量（倍量までの）投与や新しい小児にも投与可能なTFLXやTBPM-PI（テビペネム ピボキシル）が推奨され，疼痛が強く炎症の高度のものには注射剤としてABPC，PIPC（ピペラシリンナトリウム：ペントシリン®），CTRX（セフトリアキソンナトリウム水和物），MEPM（メロペネム水和物）などを用いる．
- EB（Epstein-Barr）ウイルスを起炎微生物とする伝染性単核球症では通常の抗菌薬は無効であり，とくにペニシリン系薬は皮疹を生ずることがあり禁忌である．
- また年齢が5歳以上で扁桃炎を年に3〜4回以上繰り返すもの，扁桃病巣感染症，高度の扁桃肥大などに対しては，扁桃摘出術を選択する．

EBVが起炎微生物である伝染性単核球症にペニシリン薬は禁忌

> **急性扁桃炎の処方例**
> ①小児
> 経口：AMPC 30〜60 mg/kg，最大90 mg/kgを分3；CVA/AMPC 96.4 mg/kgを食前分2．
> 　　　またはCDTR-PI 9 mg/kgを分3．
> 　　　また症状に応じてアセトアミノフェン45 mg/kgを分3で追加．
> 注射：ABPC 150 mg/kgを分3．
> 　　　またはCTRX 60 mg/kgを分2で点滴静注．
> ②成人
> 経口：AMPC 1,500 mgを分3．

またはCFPN-PI 300 mgを分3.
　　　また症状に応じて解熱消炎鎮痛薬を追加.
注射：ABPC 6 gを分3.
　　　またはFMOX 3 gを分3で点滴静注.

(鈴木賢二)

参考文献

1) 鈴木賢二ほか．第4回耳鼻咽喉科領域感染症臨床分離菌全国サーベイランス結果報告．日耳鼻感染誌 2008；26（1）：15-26.
2) 鈴木賢二，西村忠郎：扁桃・扁桃周囲．馬場駿吉編．感染症．CLIENT21 19．東京：中山書店；2000．293-300.
3) 鈴木賢二，馬場駿吉：扁桃検出菌の検討．口咽科 1999；11（2）：231-7.
4) 鈴木賢二：抗菌薬の使い方（PK/PD解析を含めて）Ⅰ．耳鼻咽喉科・頭頸部外科 2013；85：印刷中．

第2章 咽頭疾患を診る

私が薦める治療法
口蓋扁桃摘出術の適応と変遷

扁摘は絶対適応と比較的適応がある

- 扁桃摘出術（以下，扁摘）には絶対適応と比較的適応がある．
- 絶対適応は以前より変わらないが，比較的適応は医学の進歩，社会的な要因とともに変遷が認められる．

反復性扁桃炎における扁摘の比較的適応

- とくに日常臨床でよくみられる急性扁桃炎を反復する場合（反復性扁桃炎）の扁摘の適応は統一された基準はなく，時代，地域により異なる．最近では扁桃炎の反復により，扁桃局所の免疫能が低下すること，自然寛解を考慮に入れた扁桃炎インデックスの考え方が新しい．現在では医療経済的な面や手術の危険性についても考慮すべきであろう．
- 扁桃病巣感染症も扁摘の適応となる．掌蹠膿疱症，IgA腎症は扁摘効果が高く，診断がつけば扁摘を考慮すべきである．

扁桃摘出術（扁摘）の絶対適応（不変）❶

- 扁桃摘出術が唯一の治療法で，ほかに代わる治療法がない場合である．
  - ①著明な扁桃肥大で肺性心か睡眠時無呼吸症を合併するか，そのおそれのあるもの
  - ②扁桃周囲膿瘍を反復する場合
  - ③扁桃肥大のために嚥下障害があったり，摂食の時間がかかりすぎたりする場合
  - ④扁桃に悪性疾患が疑われる場合

---

❶扁桃摘出術（扁摘）の絶対適応

1. 著明な扁桃肥大で肺性心か睡眠時無呼吸症を合併するか，そのおそれのあるもの
2. 扁桃周囲膿瘍を反復する場合
3. 扁桃肥大のために嚥下障害があったり，摂食の時間がかかりすぎたりする場合
4. 扁桃に悪性疾患が疑われる場合

❷扁桃摘出術の比較的適応

1. 急性扁桃炎を繰り返す場合：反復性扁桃炎
2. 慢性扁桃炎
3. 扁桃病巣感染症

扁桃摘出術の比較的適応（変遷あり）❷

- 比較的適応は医学の進歩，社会的な要因とともに変遷が認められる．以下に詳しく述べる．

■ 反復性扁桃炎

- 反復性扁桃炎とは急性扁桃炎を繰り返す場合である．以前は習慣性扁桃炎とよばれていたが，英語表現では反復性扁桃炎（recurrent tonsillitis），反復性咽頭痛（recurrent sore throat）とよばれており，わが国でもこの反復性扁桃炎に名称を変え

❸ 最近の主な反復性扁桃炎に対する扁摘適応基準における急性扁桃炎・咽頭痛の回数

報告者等	適応回数
Farb（1983）	1年に7回以上，2年間1年に5回以上
Paradise, et al（1984）	1年に7回以上，2年間1年に5回以上，3年間1年に3回以上
Pillsbury（1987）	1年に7回以上，2年間1年に5回以上，3年間1年に3回以上
Zalzal, et al（1993）	1年に7回以上，2年間1年に5回以上，3年間1年に3回以上
Bailey（1996）	1年に7回以上，2年間1年に5回以上，3年間1年に3回以上
形浦ら（1999）	1年に4〜6回以上
SIGN（Scottish Intercollegiate Guidelines Network, McKerrow, et al）（1999）	1年に5回以上
Finnish Medical Society Duodecim（2001）	1年に4回以上
Fujihara, et al（2005）	扁桃炎インデックス（扁桃炎回数×罹患年数）≧8

（赤木博文．日耳鼻 2003[1]）に Fujihara, et al. 2005 の報告を追加）

つつある．
- 治療は各急性扁桃炎のエピソードに対して抗菌薬治療は奏効する．しかし，急性扁桃炎を繰り返すこと（反復性）に対する根治的治療法は扁桃摘出術以外にはない．また，小児の場合は加齢とともに発症が減るという自然寛解を待つこともある．したがって，急性扁桃炎を繰り返す場合がすべて，扁桃摘出術の適応になるわけではない．そこには自然寛解，扁桃の免疫能，医療経済，手術のリスクなどの問題がある．それらをふまえて，最近までの適応の変遷を解説する．

経験的な数値
- 反復性扁桃炎の適応について世界共通の適応はない．
- わが国では年に4回以上急性扁桃炎を繰り返す場合が適応という意見が大勢であった．フィンランドも1年に4回以上である．スコットランドでは1年に5回以上が適応である．
- しかし，1年間の観察だけでいいのかという意見もあった．欧米では1年に7回以上か1年に5回以上が2年続く場合か1年に3回以上が3年続く場合かのいずれかが適応である．
- このように国により，発表により，多少であるが異なっている（❸）[1]．

> 扁摘の適応について世界共通の適応はない

急性扁桃炎が繰り返される理由
① 除菌率の低下
- 急性扁桃炎の原因菌であるA群β溶連菌（以後，溶連菌）はペニシリン系抗菌薬やセフェム系抗菌薬には耐性を示していない．また，マクロライド

系抗菌薬に対する耐性は約 10～15％である．この率に比べて溶連菌の再燃や再感染の症例が増加している．

- 原因としては，主に溶連菌が上皮細胞内に侵入するために，細胞内移行性に乏しいペニシリン系抗菌薬が細胞に到達できず除菌されないこと，溶連菌がバイオフィルムを形成することにより，ペニシリン系抗菌薬による除菌が抑制されること，家庭内感染により同一菌株の再感染が起こることなどが原因である[2]．

②免疫能の低下

- 扁桃における免疫担当細胞のうち，B 細胞とりわけ IgM，IgG，IgD 陽性細胞は加齢に伴い著明に減少する．それに比べて T 細胞と IgA，IgE 陽性 B 細胞の変化は小さい．とくに 7～15 歳の思春期から 16～30 歳の青年期に減少する率が高く，この時期に反復しやすくなっている[3]．
- また，免疫応答の成立には抗原特異的な T 細胞の活性化が重要な働きをしている．T 細胞抗原受容体（T cell receptor：TCR）は，B 細胞や抗原提示細胞（antigen-presenting cell：APC）上の副刺激分子（co-stimulatory factor）を介したシグナルが必要である．その副刺激分子である CD80，86 の発現は年齢とともに減少すること，扁桃炎の既往のない扁桃に比べて，反復性扁桃炎ではさらに低下することが関係する[4]．

扁桃炎の扁摘効果と自然寛解

- 扁摘の有効性について検討したメタアナリシスの結果では，術後 3 年目に咽頭炎回数に有意差がなくなるとの報告がある[5]．Paradise らの扁桃摘出術を実施例（扁摘群），あるいは非実施例（非扁摘群）のランダム化比較試験に関する論文について再調査し，「発熱，頸部リンパ節腫脹，扁桃・咽頭の滲出物」，「A 群 β 溶連菌感染」，「中等・重症の咽頭炎回数」の項目に関して，術後 2 年目までは扁摘群が非扁摘群に比べて有意にその出現頻度は少ないが，3 年目以降になると有意差を認めないと報告した（❹）．
- しかし，再度検討した結果，非扁摘群も年を経るにつれて，咽頭炎，上気道炎回数が減少するという自然寛解が含まれるのが原因であった．重要なことは，扁摘群において，咽頭炎，上気道炎回数は増加しないということである[6]．
- わが国の扁桃炎の自然経過を検討した報告では，反復性扁桃炎発症が 5 歳以下の場合，改善率は 3 年後 50％，5 年後 86％であった．発症が 6～11 歳であれば 3 年以降 100％であった．しかし，さらに長期的にみると発症後 6～20 年までは改善率は 80％に達するが，発症後 20 年をすぎると 60％台に減少する．すなわち，成人の反復性扁桃炎のうち，幼児・学童期に発症した場合，しばらくすると自然寛解を認めるが，再び成人以降に発症する場合がよく認められるということである[7]．

(回/年)

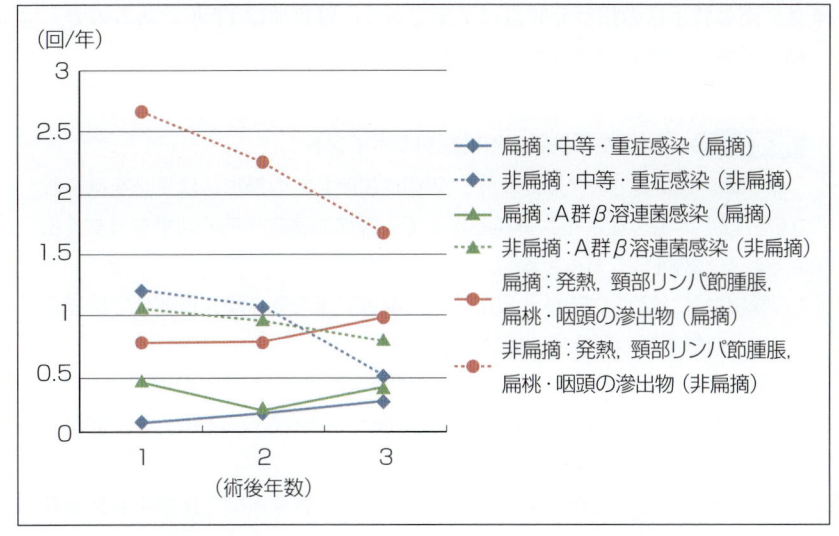

❹扁摘後の感染回数
非扁摘群では年数とともに各因子が低下する．扁摘群の効果は変わらない．
(Paradise JL, et al. 1984, Table 2のデータより作成；藤原啓次．耳鼻臨床[6]より)

扁桃炎インデックス

- 各施設からの扁桃摘出術の適応は，1年間の急性扁桃炎回数と罹患年数を考慮したものである．そこで，扁桃炎の自然寛解を考慮した客観的指標が必要であると考えた．その指標として扁桃炎インデックス（tonsillitis index：TI）を提唱した．扁桃炎インデックスは，急性扁桃炎の年間罹患回数（最大数）に，罹患年数をかけあわせた数値である．
- 扁桃炎インデックス（TI）と扁摘をせずに自然経過を平均4.5年観察すると，TIと経過観察後の急性扁桃炎の回数には有意な正の相関関係が認められた．TIが8以上の場合，扁桃炎に3回以上罹患することから，TIが8以上を扁摘の適応とした[★1]．

扁桃炎インデックス(TI)＝反復性扁桃炎の年間罹患回数×罹患年数
扁摘の適応：TI≧8

医療経済学的効果

- 慢性疾患の手術適応を考えるとき，手術を受けた場合の手術費用に対して，その効果により減少した医療費により，どれくらいの期間でまかなえるかという損益分岐点分析法（break-even time analysis）により検討した．
- つまり手術入院時の費用および休業による経済損失は，少なくなった外来診療費および休業による経済損失の何年分かという計算である．
- 小児では，入院治療費と両親の経済損失の合計は約463,500円で，扁摘により外来受診回数は6.9回/年減る．年間290,510円減少するので，術後1.6年が損失分岐点ということになる（❺）．
- 成人の場合は，入院時の損失は492,300円である．外来受診回数は5.5回/年減る．そのために年間197,600円損失が減るので，損益分岐点は2.5年となる．

扁桃炎インデックス8以上が扁摘の適応

[★1]
免疫学的にみても，TIが8以上の群では扁桃における副刺激分子CD80，86の発現は，TIが8未満の群に比べて少ない[8]．また，TIの増加は扁桃の組織の硬化サイン（扁桃の硬化，扁桃陰窩の閉塞，扁桃表面の瘢痕組織）と有意に相関する[9]．自然寛解と扁桃の免疫能の点からも裏づけされるものである．

- 鼻・副鼻腔手術の損益分岐点は7年である．腎移植は1.7年であるので，扁摘の医療経済効果が高いことがわかる[10]．

> **ポイント　反復性扁桃炎の扁摘説明のポイント**
>
> 誰も痛い思いはしたくないので，手術を説明しても簡単には承諾を得られない．以下のようなポイントをふまえて，扁摘の適応とその効果をうまく伝えられると納得してもらえる．
> 1) 扁桃炎インデックスが8以上なら，扁桃局所の免疫能が低下していること，自然寛解の可能性は低いこと．
> 2) 学校や仕事を休むことがほとんどなくなること．
> 3) 扁桃炎による本人の痛み，家族の心配や付き添いも減少することなどQOLが向上すること．
> 4) 扁摘を受けると発熱することが少なくなり，医療機関を受診する回数が年に小児約7回，成人が約6回減少すること．

扁摘の安全性

- 術後合併症の多くは疼痛と術後出血である．とくに術後出血は重大な事故を引き起こす可能性があるため，注意が必要である．
- 術後出血は術後24時間以内の早期と術後7〜10日目に起こる後期出血が多い．
- 早期出血は術後意識がもうろうとしており，出血した血液を嚥下し，それを嘔吐した際に気道内に流入するという最悪の経過に注意しなければならないので，術後の咽頭観察を怠ってはいけない．
- 術後出血の出現率は2.7〜3.4％で，そのうち0.07％は輸血が必要な重症例である．扁桃摘出術に関する死亡例（術後出血あるいは麻酔事故）の頻度は，局所麻酔で行われていた時代よりも減り，0.006〜0.003％である[6]．

❺ 小児の扁桃摘出術における損益分岐点分析

入院治療費と経済損失
入院手術費用（DPC）：331,734円
両親の休業8.3日×15,874(GDP)円＝131,754.2円
総額：463,488.2円

扁摘により改善する費用
受診回数（前−後）：8.7−1.8＝6.9
外来医療費：6,674×6.9＝46,050.6円
経済損失：(GDP)15,874×15.4＝244,459.6円
総額：290,510.2円/年

損益分岐点
463,488.2円/290,510.2円＝1.6年（1年7か月）

> **Advice　術後出血による事故を避けるために**
>
> 1) 術当日はベッド上で昏睡位とする．口腔内の液体はすべて喀出させ，ティッシュに取りビニール袋に入れるように指示し，それをチェックする．
> 2) 扁桃窩が血餅で満たされている場合には止血操作が必要である．すでに相当量の血液を嚥下していることを覚悟しなければならない．
> 3) 止血操作を行う前に，経鼻胃管を挿入して，胃内容を吸引する．それは挿管処置や止血処置の際に，胃内容の嘔吐，吐物の誤飲を防ぐためである．
> 4) 止血操作は全身麻酔下に行うことが望ましい．出血点はよくわからないことが多い．少しでも出血部位である可能性のある部位を止血するには安定した術野と処置に時間が必要だからである．

扁摘後の免疫脱落症状

- 扁桃はワルダイエル（Waldeyer）咽頭輪の上気道における粘膜免疫組織の大きな部位を占めており，その摘出による免疫能の低下が懸念されていた．
- 1971 年に Ogra らは，ポリオ生ワクチンを接種されていた小児に扁桃摘出・アデノイド切除術を行うと，鼻咽腔洗浄液中の抗原特異的 IgA 抗体価が有意に低下することを報告して以来，一時期，アメリカでの扁桃摘出術が著明に減少した．
- しかし，それ以後の報告では，扁摘後小児の細胞性免疫・液性免疫にある程度の変化をもたらすかもしれないが，その変化は有意なものではなく，免疫の関与する疾患頻度を増加するものではないとされている[11]．

慢性扁桃炎

- 慢性扁桃炎（chronic tonsillitis）は，治療に反応せずに 3 か月以上軽度の扁桃炎が持続する場合である．
- 症状は咽頭痛や口臭，咽頭異物感など軽微なものである．
- 起炎菌は α 溶連菌群が多く，正常の扁桃細菌叢と変わりがない．
- 治療としてはヨード・グリセリン（ルゴール®）塗布，陰窩洗浄，扁桃吸引法などにより，陰窩内の清浄化を試みる．保存的治療によっても改善しない場合には扁桃摘出術も選択肢となる．

扁桃病巣感染症

- 扁桃病巣感染症（tonsillar focal infection）には掌蹠膿疱症，胸肋鎖骨過形成症，掌蹠膿疱症性骨関節炎，尋常性乾癬，アレルギー性紫斑（あるいはアナフィラクトイド紫斑）病，ベーチェット（Behçet）病，多形滲出性紅斑，ジューリング（Duhring）疱疹状皮膚炎，関節リウマチ，IgA 腎症などがあるが，とくに掌蹠膿疱症と IgA 腎症の扁摘効果は高い．
- 扁桃摘出術の適応について，掌蹠膿疱症が確定診断されており，重症度が中等症以上であること．IgA 腎症の場合，IgA 腎症が確定診断されていることである．それぞれ，誘発試験結果や病歴，局所所見を加味して決定される[12]．詳細は別項に譲る（p.148 参照）．

> 掌蹠膿疱症と IgA 腎症の扁摘効果は高い

▶口蓋扁桃摘出術の患者説明については，p.286 参照．

症例 1

33 歳男性．
現病歴：29 歳から月に 1 回，発熱，咽頭痛があり当院を受診した．
所見：扁桃は 2 度の肥大で表面に発赤を認めるが，陰窩内に膿栓を認めなかった（❻）．
治療：扁桃炎インデックス（TI）：年間の罹患回数 12 回×罹患年数 4 年＝ 48 で，TI ＞ 8 より，扁摘の適応と判断し，地域の中核病院へ扁摘目的で紹介した．仕事の都合により，

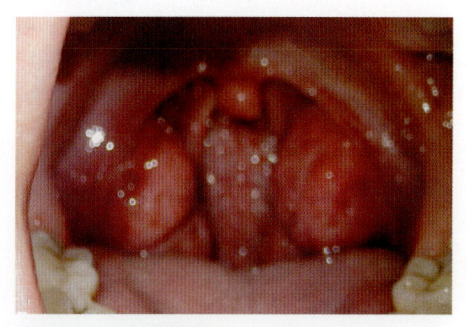

❻ 症例 1 の局所所見

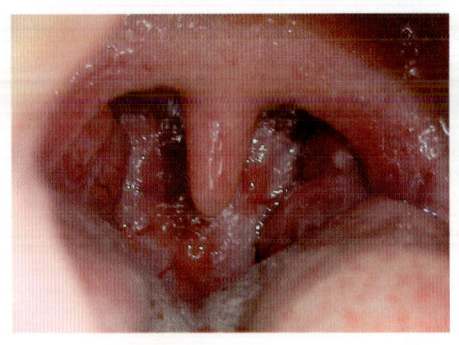

❼症例2の局所所見

2年後受診し扁摘を受けた．手術後，咽頭痛を伴う発熱は1年間で1回だけであった．

症例2

11歳男児．

現病歴：10歳から月に1回，発熱，咽頭痛を繰り返していた．

所見：扁桃は2度の肥大，表面の発赤を認めた．一部の陰窩内に膿栓を認めた．アデノイド肥大も認めた．粘膿性鼻汁が難治性で，左耳に中耳貯留液を認めることがあった．

治療：扁桃炎インデックス（TI）：年間の罹患回数12回×罹患年数1年＝12で，TI＞8より，扁摘，アデノイド切除術の適応と判断し，地域の中核病院へ扁摘とアデノイド切除術目的で紹介した．

（藤原啓次）

引用文献

1) 赤木博文．耳鼻咽喉・頭頸部外科診療のエビデンス―習慣性扁桃炎診療におけるエビデンス．日耳鼻 2003；106(9)：888-91.
2) 保富宗城．溶連菌は細胞内に侵入するのか．山中　昇編．咽頭・扁桃炎のマネジメント．大阪：医薬ジャーナル社；2009. p.35-46.
3) Yamanaka N, et al. Distribution of lymphoid cells in tonsillar compartments in relation to infection and age. Acta Otolaryngol 1992；112(1)：128-37.
4) 後藤浩伸ほか．口蓋扁桃における co-stimulatory factor の検討―習慣性扁桃炎の病態の解明．和歌山医学 2001；52：346-52.
5) Marshall T. A review of tonsillectomy for recurrent throat infection. Br J Gen Pract 1998；48(431)：1331-5.
6) 藤原啓次．反復性扁桃炎に対する扁桃摘出術の適応．耳鼻臨床 2009；102(5)：412-3.
7) 池田美智子ほか．習慣性扁桃炎患者の臨床的経過―アンケート調査による．日本扁桃研究会会誌 1987；26：180-5.
8) Fujihara K, et al. Tonsillitis index：An objective tool for quantifying the indications for tonsillectomy for recurrent acute tonsillitis. Int J Pediatr Otorhinolaryngol 2005；69：1515-20.
9) Priit K, et al. Selection of indicators for tonsillectomy in adults with recurrent tonsillitis. BMC Ear Nose Throat Disord 2005；5：7.
10) Fujihara K, et al. Cost-effective of tonsillectomy for recurrent acute tonsillitis. Ann Otol Rhinol Laryngol 2006；115(5)：365-9.
11) 鈴本正樹．アデノイドや扁桃を摘出すると感染症になりやすくなるのか．山中　昇編．咽頭・扁桃炎のマネジメント．大阪：医薬ジャーナル社；2009. p.24-6.
12) 形浦昭克．扁桃病巣感染症とその治療．形浦昭克著．病巣感染物語．札幌：小南印刷；2011. p.18-36.

Topics

口蓋扁桃摘出術に便利な手術装置を紹介してください．

　口蓋扁桃摘出術（tonsillectomy）は，耳鼻咽喉科で最も頻回に行われている手術の一つである．扁桃を確実に摘出することが最も重要であるが，術中・術後の出血を起こさないこと，術後疼痛を軽減することも手術のポイントである．手術方法は，電気機器を使用しない方法（cold法），cold法で摘出後に出血部位を電気機器で凝固止血する方法（cold・凝固止血法），鎌状メスで粘膜切開後，電気メスやバイポーラで剥離，切除，扁桃摘出と止血を行う方法（電気メス法，バイポーラ法），ハーモニックスカルペルですべての手術操作を行う方法（ハーモニック法）などがある．

　近年，新しい手術機器であるコブレーター（coblator）を用いた扁桃摘出術が報告されるようになってきた[1-4]．コブレーターはハーモニックスカルペル同様に，扁桃摘出術の粘膜切開，剥離，切除，扁桃摘出，止血のすべての操作を行うことができる機器である．本項では，コブレーターを用いた扁桃摘出術について紹介する．

コブレーターについて

　高周波低温メスであるコブレーター（ArthroCare社）の特徴は，低温で切除ができることである．ワンド（❶）とよばれる端子を用いて手術を行う．その先端はアクティブ電極とリターン電極を備えたバイポーラシステムである．ワンド先端には生理食塩水を流出する部位と吸引部位をもち，生理食塩水を環流させる．高周波電流により電極間でナトリウムイオンを高速に回転させることでプラズマが発生し，組織間結合を離解させて組織を切除する．同じく高周波電流を使用する電気メスやバイポーラは，発生する熱により組織を凝固・切除するために切除部位は100℃以上の高温になるが，コブレーターによる切除部位の温度は40～70℃の低温であり熱損傷が少ない．また，放電された電流がリターン電極にすぐ戻ることにより周囲組織への影響も少ない．フットペダルで切除モードと凝固モードを切り替えることで，切除中の出血時にワンドを変えることなく止血を行うことができる．

　扁桃摘出術の術後疼痛は，咽頭収縮筋などの周囲組織に対する電気凝固による熱損傷や，剥離などの手術操作による機械的損傷により生じる．熱損傷や機械的損傷を受けた組織ではプロスタグランジンが産生されて炎症が引き起こされ，発痛物質であるブラジキニンが産生されて痛みを生じ，プロスタグランジンがブラジキニンの感受性を高めることで痛みが増強すると考えられている．さらに，組織損傷による炎症が，扁桃床直下を走行する口蓋扁桃の支配神経である舌咽神経に直接，波及すると痛みがさらに増強する[5]．このことから，術後疼痛の強さは，熱損傷や機械的損傷による組織障害の程度に関係すると考えられる．コブレーターは低温のため熱損傷が少なく，バイポーラシステムのため機械的損傷が少ないため，術後疼痛を軽減させると報告されている[2,3]．

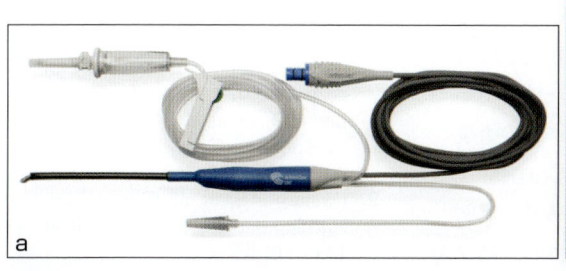

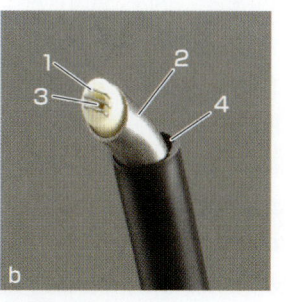

❶ワンド
a：ワンド全体．ワンドに吸引チューブと生理食塩水を流すためのチューブが接続されている．
b：ワンド先端．中央の金属部位がアクティブ電極（1），周囲の金属部位がリターン電極（2），中央の穴が吸引部位（3），周囲の金属部位の外側が生理食塩水流出部位（4）．

コブレーターを用いた口蓋扁桃摘出術の実際

　コブレーターを用いた口蓋扁桃摘出術は，ワンドの使い方にコツがあるため，慣れるまでは凝固モードでうまく止血できず，バイポーラなどで凝固止血しなければならないことがある[6]．そのため，血管と結合組織を識別するために，手術用顕微鏡や外科用ルーペの使用が勧められているが[3]，慣れれば肉眼による手術に支障はない．ワンドは扁桃摘出用のものを使用する．ワンドを本体に接続すると，COBLATE（切除）は7，COAG（凝固）は3の初期設定が表示される．基本的に初期設定のまま使用する．

　全身麻酔下に開口器をかける．扁桃を鉗子で把持し，まず前口蓋弓粘膜を扁桃上極から下極に向けてコブレーターで切除する．ワンドを扁桃に向け，ワンド先端の角を切除したい部位に軽く当て，短い通電時間で少しずつ切除するのがコツである．粘膜切除後，上極の扁桃被膜を露出させる．顕微鏡を使用すれば扁桃被膜，血管，結合組織の識別はさらに容易である．被膜に沿って下極まで切除を続け扁桃を摘出する．途中で出血すれば，ワンド先端全体を出血部位に当て，凝固モードに切り替えて止血する．

コブレーターを用いた口蓋扁桃摘出術の術中・術後出血と術後疼痛

　Shapiroや杉田らは，コブレーター法で行った扁桃摘出の術中出血は，cold・凝固止血法の扁桃摘出と比較して少なかったと報告している[4,7]．一方，Loweらはコブレーター法とcold法の術後2日目以降の出血頻度について，コブレーター法は3.6％，cold法は1.7％であり，コブレーター法の術後出血が多いと報告している[8]．しかし，Carneyらはコブレーター法にラーニングカーブがあり，症例数が増え手技に習熟すると術後出血が減少し，コブレーターに習熟した術者では術後出血が1％になると報告している[9]．このことから，ワンドの使用方法を習熟すれば，コブレーター法による術後出血はcold法と変わらないと考えられる．菊池らはコブレーター法とバイポーラ法で術後出血に差がなかったと報告している[6]．また，術後疼痛はcold法やハーモニック法，電気メス法と比較して軽いとする報告が多い[1,2,4]．

まとめ

　コブレーターを用いた口蓋扁桃摘出術は，ワンドの操作方法を習熟すれば，従来の手術方法と術後出血のリスクは変わらず安全に手術を行うことができ，術後疼痛を軽減することができる．コブレーターは扁桃摘出術の手術機器として有用であり，お勧めしたい．

（東　貴弘，武田憲昭）

引用文献

1) Parsons SP, et al. Comparison of posttonsillectomy pain using the ultrasonic scalpel, coblator, and electrocautery. Otolaryngol Head Neck Surg 2006；134：106-13.
2) 東　貴弘ほか．4種類の機器による扁摘の比較検討．耳鼻臨床 2007；100：743-6.
3) 藤原啓次ほか．手術用顕微鏡下に行うコブレーション口蓋扁桃摘出術．日耳鼻 2011；114：924-7.
4) 杉田　玄ほか．コブレーション扁桃摘出術の有効性と医療経済的検討．耳鼻臨床 2012；105：989-97.
5) 西村俊郎．扁桃摘出術後ののどの痛み．JOHNS 2000；16：870-3.
6) 菊池　恒ほか．コブレーションシステムを用いた口蓋扁桃摘出術における術後出血例の検討．口腔・咽頭科 2012；25：85-9.
7) Shapiro NL, et al. Cold dissection versus coblation-assisted adenotonsillectomy in children. Laryngoscope 2007；117：406-10.
8) Lowe D, et al. Key messages from the National Prospective Tonsillectomy Audit. Laryngoscope 2007；117：717-24.
9) Carney AS, et al. The coblation tonsillectomy learning curve. Otolaryngol Head Neck Surg 2008；138：149-52.

第2章 咽頭疾患を診る

私が薦める治療法
難治性咽頭潰瘍の薬物治療

臨床的特徴

- 難治性咽頭潰瘍は，肉眼的には口腔，咽頭に限局する非特異的な潰瘍を呈するだけで，生検を行っても診断が確定せず，治療にも抵抗し，再発を繰り返す疾患である．
- 口腔咽頭に限局し，明らかな原因を見いだすことができず，再発傾向をもち，適切な治療が行われないと1か月以上も治癒しない潰瘍性病変と定義される[1]．
- 鑑別疾患としては，ウイルス性疾患，真菌症，性感染症などの炎症性疾患のほか，尋常性天疱瘡などの皮膚疾患，全身性エリテマトーデス，潰瘍性大腸炎，クローン（Crohn）病，ウェゲナー（Wegener）肉芽腫（多発血管炎性肉芽腫），ベーチェット（Behçet）病などの膠原病および類縁疾患，白血病，口腔咽頭癌などの腫瘍性疾患があげられる．
- とくに口腔咽頭癌との鑑別は耳鼻咽喉科医にとって重要である．このうち多くは，他臓器症状の観察，組織検査，抗体を含めた採血検査，消化管内視鏡検査を行うことで鑑別することが可能である．
- ベーチェット病とは鑑別が困難であり，臨床所見はベーチェット病とも共通する点も多い．さらに病理組織検査でもベーチェット病との鑑別は不可能である．したがって，難治性口腔咽頭潰瘍がベーチェット病の部分症または前駆症状ではないかと考えられることもあり，また経過観察中にベーチェット病などの診断が確定するケースもある．

▶「いっぷう変わった咽頭の潰瘍性病変」（p.126）も参照．

口腔咽頭癌との鑑別は重要

ベーチェット病との鑑別は困難

治療

- 口腔を清潔に保ったうえで，薬物治療を検討する．さまざまな薬剤とその組み合わせについての報告があるが，いまだ確立されたものはない．根治は難しいケースが多く，症状の緩和と病悩期間の短縮，再発頻度の低下などが治療の目的となることも少なくない．
- 結局は経口ステロイド薬の反復投与を余儀なくされる症例も多い．長期内服による副作用を避けるため，初期には軟膏，貼付薬，噴霧薬といったステロイド薬およびステロイド以外の内服薬を中心に治療を行う．制御困難な場合に限って経口ステロイド薬を導入するのが望ましい（❶）．

薬物治療に先立ち口腔ケアを

経口ステロイド薬の導入は制御困難な場合に

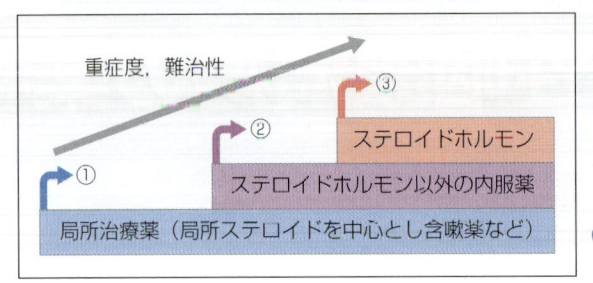

❶難治性咽頭潰瘍の薬物治療

❷局所治療薬

含嗽薬	トローチ	局所粘膜治療薬
アズレンスルホン酸ナトリウム水和物 　アズノール®	デカリニウム塩化物 　SPトローチ®	クロルヘキシジン塩酸塩等配合 　デスパ®
アズレンスルホン酸ナトリウム水和物-NaHCO₃配合 　含嗽用ハチアズレ®	臭化ドミフェン 　オラドール®	トリアムシノロンアセトニド 　ケナログ® 　アフタッチ®
臭化ドミフェン 　オラドール®	テトラサイクリン塩酸塩 　アクロマイシン®	デキサメタゾン 　デキサルチン®
アロプリノール 　アロプリノール®	クロルヘキシジン塩酸塩 　ダントローチ・ヒビテン®	ベクロメタゾンプロピオン酸エステル 　サルコート®
消化性潰瘍治療薬 　プロマック® 　ムコスタ®		アズレンスルホン酸ナトリウム水和物 　アズノールST®

■ 局所療法（❷）

口腔ケア
- 薬物治療に先立ち口腔ケアが重要である．
- 刺激物の摂取を制限し，口腔内清掃を行う．
- う歯のある場合には治療が必要である．

含嗽薬
抗炎症薬
- 抗炎症作用，創傷治癒促進作用をもったアズレンを配合した含嗽薬（アズノール®，ハチアズレ®）を用いてうがいを行う．
- また口内錠（アズノールST®）も有効である．

尿酸産生阻害薬
- 尿酸産生阻害をもつ痛風治療薬のアロプリノールには活性酸素を除去する作用もあり，その薬効を期待して含嗽薬として使用することもある．用法・用量は確立されていないが，アロプリノール®100 mg錠1錠を水100 mL程度に溶解し，適量を1〜2分間，口中で含み，口内炎の部位に含嗽液が当たるように動かしてから排出するといった方法で行われる．

トローチ

- デカリニウム塩化物を含有したトローチ（SPトローチ®），臭化ドミフェン配合トローチ（オラドール®）を口腔内の消毒と抗菌作用を期待して使用する．

消化性潰瘍治療薬

- 胃粘膜防御因子増強薬のレバミピド（ムコスタ®）を使用した含嗽が有効であったとする報告もある．
- ポラプレジンク（プロマック®）も，フリーラジカル消去作用が確認されている薬剤である．しかも胃潰瘍に適応をもつ同剤は，粘膜，とくに粘膜損傷部位に高い親和性があり，抗炎症および組織修復作用を有することが確認されていることから，すでにできてしまった口内炎の治療には，フリーラジカル消去作用しかない薬剤よりも有効性が高いと推測されている．1日2回，プロマック0.5 gと水5 mLを5分間口に含んだ後，嚥下させる方法などがある．

局所治療薬

- 二次感染のある場合には抗生物質のトローチや内服，カンジダ症のある場合には局所抗真菌薬を併用する[★1]．
- 局所の疼痛の減弱，緩和のためにはリドカイン塩酸塩ゼリー，キシロカイン®含有含嗽水を用いる．

副腎皮質ステロイド薬（局所）

- 経口ステロイド薬に比べて全身的な副作用が少なく，第一選択となりうる．
- ステロイド外用薬による全身副作用の報告はきわめてまれであるが，長期連用によるカンジダ症などの口腔真菌症や細菌感染症には注意が必要である．
- 副腎皮質ステロイド口腔用軟膏剤（デキサメタゾン），トリアムシノロンアセトニド（ケナログ®）の塗布や同付着剤，同噴霧剤を用いる．

★1 テトラサイクリン塩酸塩液の局所塗布や，テトラサイクリン塩酸塩カプセル内容物による含嗽が有効であるとの報告がある．

Column　局所ステロイド薬の違い

　局所ステロイド軟膏剤は，それぞれに成分によって薬効や使用感に差異がある．デキサルチン®は粘性のある成分が使用され，比較的進展性があるが口内にべとつく感じがあり，使用感が苦手な人もいる．ケナログ®は基剤にゼラチン，カルメロースナトリウム，プラスティベースが用いられ，デキサルチン®に比較すると粘性は低い．

　貼付薬トリアムシノロンアセトニド（アフタッチ®，ワプロン，アフタシール®）は自己貼付可能であるが動きのある口腔内では安定性が低く自然脱落することも多い．付着性がよければ安定した効果をもたらし，ステロイドの抗炎症作用に加え，病変を物理的に覆うことで接触痛を抑えられる．

　噴霧薬（サルコート®）は口腔後方部位や咽頭など，患者自身による直接塗布が難しい部位の病変や，比較的広範囲に及ぶ病変に有効である．口腔用としてはサルコート®が発売されており，通常1回1カプセルを1日2～3回，専用の小型噴霧器を用いて患部に噴霧する．噴霧された局所で唾液を吸収し，ゲル状となって作用する．

　デキサルチン®，サルコート®に含まれているデキサメタゾン，ベクロメタゾンのグルココルチコイド作用はケナログ®や貼付薬に含まれているトリアムシノロンアセトニドの5倍である[2]．

❸内服薬

クロルフェニラミンマレイン酸塩・ベタメタゾン配合剤 　　セレスタミン®
コルチコステロイド 　　プレドニゾロン®, デカドロン®
ビタミン薬 　　ビタメジン (25)®, シナール®
消炎鎮痛薬 (NSAIDs) 　　ロキソニン®, ボルタレン®
セファランチン 　　セファランチン®
グリチルリチン製剤 　　グリチロン®
ワクシニアウイルス接種家兎炎症皮膚抽出液 　　ノイロトロピン®
ブロンカスマ・ベルナ
漢方薬
抗菌薬

重症であれば初診時から投与が必要なことも多い

■ 全身療法 ❸

- 本疾患にステロイドの全身投与は有効であるが, とくに長期にわたる漫然とした全身投与は副腎機能抑制や満月様顔貌などを招く結果となるため厳に慎むべきである.
- 重症例, 再発例, 難治例で他の治療が十分に奏効しない場合を中心に使用を検討する.
- またステロイド薬に限らず, 多剤併用となりがちであるため, 患者の状態をよく観察して, 投薬は必要最小限とする[3].

副腎皮質ステロイド薬 (経口)

- 初期例には少量のステロイド薬 (プレドニゾロン® 5 mg/日, セレスタミン® 2T/日など) の内服が有効であるが, 中止とともに再燃することも少なくない.
- 重症例, 難治例にはプレドニゾロン® 0.5〜1 mg/kg/日で投与し, 効果をみながら数日ないし1週間ごとに漸減する. 3〜5 mg/日程度で寛解に達したら, 以後は寛解を維持しながら1か月程度ごとに1 mgずつ減量して, 最終的にはステロイド薬からの離脱を目指す. いずれにしても副作用に注意しながら長期投与はできるだけ避けるように処方する必要がある.

消炎鎮痛薬 (NSAIDs)

- 本疾患のほとんどの症例は主訴として咽頭痛, 嚥下痛, 口内痛を訴えるので, 初期治療として疼痛の除去・消炎効果を期待して使う.
- 長期投与の場合は, 胃粘膜保護薬を適宜併用し, 腎障害などにも注意する.

> **処方例**
> ロキソニン®　3T/日
> ボルタレン®　3T/日

ビタミン薬

- ビタミン B_1, B_2, B_6, C, Eなど糖質, 蛋白質, 脂質代謝に関与しており, 消耗性疾患に対する改善効果などを期待し他の薬剤と併用する.
- それぞれの薬剤は常用量を使用し, 完治までの全期間にわたって投与可能である.

> **処方例**
> ビタメジン® (25)　3T/分3/日
> シナール®　3T/分3/日

セファランチン（細胞賦活薬）

- 好中球の活性酸素産生抑制効果，抗炎症作用，微小循環改善作用による組織修復促進効果などのステロイド様作用が推察されており，大量投与によって効果が得られる．

> **処方例**
> セファランチン® 30 mg/日

グリチルリチン製剤

- アレルギー疾患治療薬であるがステロイド様作用があり，それを期待して投与する．

> **処方例**
> グリチロン® 3T/日

ワクシニアウイルス接種家兎炎症皮膚抽出液

- 抗アレルギー作用，鎮痛作用や免疫賦活作用などがあり投与される．

> **処方例**
> ノイロトロピン® 4T/分2/日

Column　欧米で使用されている薬剤

1. コルヒチン（colchicine）

背景には，ベーチェット病と難治性口腔咽頭潰瘍の類縁性がある．コルヒチンは痛風治療薬であるが，遊走性因子（LTB_4，IL-8）に対する好中球の反応性を著明に低下させることにより，局所に浸潤する好中球を主体とする炎症発作を軽減し，一種の免疫抑制薬的な作用効果が得られ，治療効果が得られている．

〔処方例〕　コルヒチン® 3T/日　適宜増量可

2. サリドマイド（thalidomide）

サリドマイドは，その催奇形性と神経毒性のため，臨床使用は回避されてきたが，以前より，ベーチェット病，クローン病などの炎症性疾患に有効であることは経験的に知られていた．サリドマイドのTNF-αの産生抑制作用が明らかになり，さらに，血管新生抑制作用，Th1型免疫応答の抑制とTh2型反応の刺激作用などの薬理効果も明らかにされ，現在では，抗炎症薬として再び脚光を浴びるようになってきた．一度認可が取り消された薬剤であるため，わが国では入手が困難である．しかし，その有効性は高く，今後，催奇形性などの副作用がない薬剤が開発され，その使用法が検討されることが望まれる[4]．

3. イルソグラジンマレイン酸塩（irsogladine maleate）

胃粘膜防御薬であるが，ギャップ結合細胞間コミュニケーション増強を介して，細胞間の統合性を高め粘膜の防御機能を増強する．同作用を口腔咽頭粘膜に対して期待し投与されている[5]．

〔処方例〕　ガスロンN® 2T/分2/日

4. アンレキサノクス（amlexanox）

日本ではアレルギー性鼻炎や気管支喘息に治療薬として用いられている．アメリカでは5％軟膏剤が咽頭潰瘍にFDA承認を受けており使用されている．咽頭潰瘍に対する作用メカニズムは明らかにされていないが，膜安定化作用などが関与しているとされている．

〔処方例〕　ソルファ®　口腔内に1日6回，1回1噴霧

ブロンカスマ・ベルナ

- ブロンカスマ・ベルナは口腔内常在菌に対するワクチン療法であり，潰瘍の予防目的で合併する細菌感染に対する免疫賦活を狙って注射で用いる．
- 少量から皮膚反応をみて維持量（1 mL）まで増量する．患者の反応性により用量を決定し，週1〜2回皮下注．0.02〜0.3 mLから開始し，皮膚反応に応じて増量し，維持量は1 mL（小児は0.5 mL）．

漢方薬

- 小柴胡湯，温清飲，半夏瀉心湯，芍薬甘草湯，黄連解毒湯，などの使用例・著効例の報告がみられるが，効果は確定していない．

抗菌薬

- 明らかに細菌感染を認める症例には，細菌検査を実施するとともに，第一選択薬としてペニシリン系薬やセフェム系薬またはマクロライド系薬を短期間で投与するが，一般的には抗菌薬の使用は必要ない．

（松本文彦，池田勝久）

▶難治性口腔咽頭潰瘍の患者説明については，p.287参照．

引用文献

1) 稲木勝英，高橋廣臣．難治性口腔・咽頭潰瘍の臨床的検討．日耳鼻 1993；96：1457-64.
2) 高野賢一，氷見徹夫．ステロイド適応となる口腔・咽頭疾患とその使い方．Monthly Book ENTONI 2012；139：106-11.
3) Chattopadhyay A, Shetty KV. Recurrent aphthous stomatitis. Otolaryngol Clin North Am 2011；44(1)：79-88.
4) Hello M, et al. Use of thalidomide for severe recurrent aphthous stomatitis：A multicenter cohort analysis. Medicine（Baltimore）2010；89(3)：176-82.
5) Nanke Y, et al. Irsogladine is effective for recurrent oral ulcers in patients with Behçet's disease：An open-label, single-centre study. Drugs RD 2008；9(6)：455-9.

第2章 咽頭疾患を診る

私が薦める治療法

咽喉頭異常感症の薬物療法

病態

- 咽喉頭異常感症（pharyngolaryngeal paresthesia）とは，患者さんが咽喉頭に異常感を訴えるが，通常の耳鼻咽喉科的検査により，愁訴に見合うだけの器質的病変を認めない場合と定義される．
- 日常診療のなかでは，なんらかの咽喉頭の症状を訴えて来院する患者の多くは器質的な病変を有していることが多く，咽喉頭異常感症と診断することはまれである．
- 原因は多岐にわたっており，局所的，全身的，精神的要因から成る．
- 咽喉頭異常感症患者の頻度は，諸家の報告によれば，外来新患患者の5％程度であるが，年齢分布では10歳代から90歳代まで広くみられ，男女比はほぼ4：6で女性に多い．
- 本症を有する患者は，多くの異なる病院の診療科を受診するいわゆるdoctor shoppingの傾向が強い．
- 反面，咽喉頭異常感を主訴として来院した患者のなかには，詳しい検査を行うと生命予後に大きく影響する頭頸部悪性腫瘍の存在が判明することもあり，鑑別に留意を要する疾患である．

▶咽喉頭異常感症については，p.168も参照．

愁訴に見合うだけの器質的病変を認めない場合

日常診療では咽喉頭異常感症と診断することはまれ

症状

異常感の種類（表現型）

- 訴えは多種多様であり，異常感として取り扱うべきかどうか判断に困る場合も多い．いわゆるエヘン虫，イガイガ感の訴えも多い．
- 頻度的には，異物感（引っかかった感じ），閉塞感（詰まった感じ），痰が絡む，痛い，かゆいなどの表現の順に症状を訴える．

異常感の程度

- 異常感の量的評価は困難を極めるが，参考になる評価としては，咽喉頭異常感スコア表（咽喉頭異常感症研究会世話人会編．咽喉頭異常感症診療指針．札幌：1996による）がある．

検査と所見の把握

- 臨床症状の乏しい本症においては，病因の絞り込みのため診断的治療に頼らざるをえない場合も多々あるが，効率的に検査を行う必要がある．
- 一般的には，口腔，咽頭の注意深い視診と触診を行い，微細な粘膜病変などの観察には咽喉頭ファイバースコピーによる局所的要因の検索が必要となる．
- 画像診断としては，頸部単純X線撮影，同造影，CT scanが施行され，さらには血液学的検査による全身疾患の有無，精神的要因の有無の確認なども必要な場合がある．
- いずれにせよ，咽喉頭領域の悪性腫瘍のリスクを有する年齢層の患者においては，十分な検査を行い，局所的病変がないことを確認することが肝要である．

> 悪性腫瘍のリスクをもつ年齢層では局所的病変の有無を

鑑別診断 ❶

- 鑑別すべき疾患について要因別に記載するが，十分にこれらの要因を考慮する必要がある．
- ①局所的要因：形態異常（頸椎異常，茎状突起過長症），腫瘍形成（咽頭，喉頭の良性腫瘍および悪性腫瘍，振り子様扁桃，舌根扁桃肥大），炎症（逆流性食道炎，急性上気道炎，慢性咽喉頭炎，慢性扁桃炎，慢性副鼻腔炎，アレルギー性鼻炎，慢性気管支炎，喉頭アレルギー），甲状腺疾患．
- ②全身的要因：気道過敏症，嚥下機能の低下，内分泌異常，鉄欠乏性貧血，自律神経失調．
- ③精神的要因：癌不安，不安神経症，心身症，うつ病，統合失調症．

治療方針

- まず咽喉頭異常感の原因となる局所所見を認め，確定診断ができれば，原疾患に対する治療を行う．その場合には，鑑別疾患のところで述べたおのおのの疾患に対して保存的治療もしくは手術的治療を行う．
- 局所的要因としての器質的疾患がなく全身的要因もない場合は，患者にその状況を丁寧に説明し，癌不安などの精

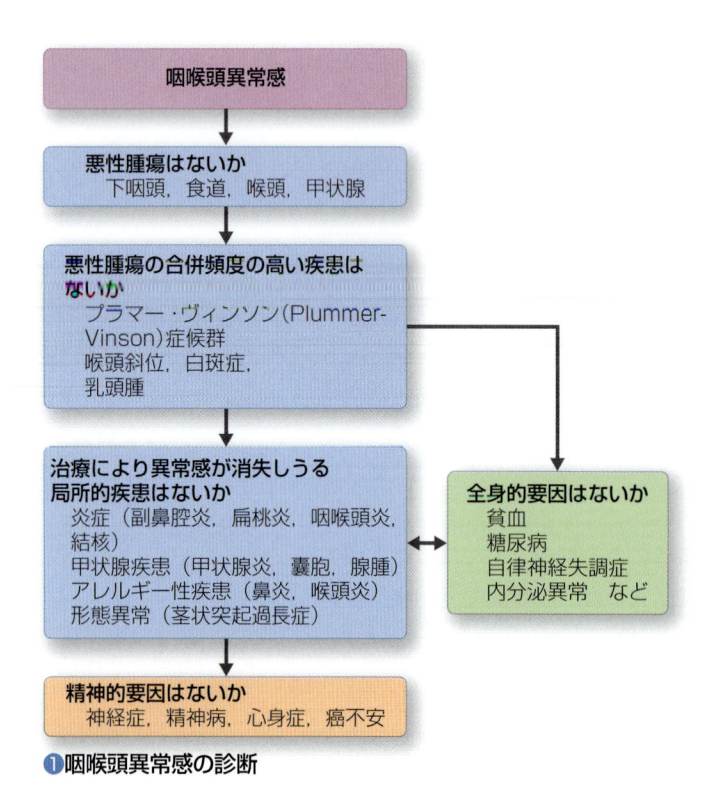

咽喉頭異常感
↓
悪性腫瘍はないか
下咽頭，食道，喉頭，甲状腺
↓
悪性腫瘍の合併頻度の高い疾患はないか
プラマー・ヴィンソン(Plummer-Vinson)症候群
喉頭斜位，白斑症，
乳頭腫
↓
治療により異常感が消失しうる局所的疾患はないか
炎症（副鼻腔炎，扁桃炎，咽喉頭炎，結核）
甲状腺疾患（甲状腺炎，嚢胞，腺腫）
アレルギー性疾患（鼻炎，喉頭炎）
形態異常（茎状突起過長症）
↔
全身的要因はないか
貧血
糖尿病
自律神経失調症
内分泌異常　など
↓
精神的要因はないか
神経症，精神病，心身症，癌不安

❶咽喉頭異常感の診断

神的不安を取り除くことが大切である．
- 対症療法としては，一時的な消炎酵素薬と抗不安薬[1]の処方を行うことが多い．必要に応じて異常感を除く目的で，半夏厚朴湯[2]などの漢方薬を処方したり，乾燥感を除く目的で自宅でのうがいや温熱ネブライザー療法を勧めることもある．
- 局所的要因はないが全身的要因により咽喉頭の異常感を訴える患者では，自律神経機能異常による咽頭粘膜血流量の減少や，更年期障害によるエストロゲン欠乏，加齢による唾液分泌機能の低下などにより，咽喉頭の乾燥感や異物感が生じていると考えられる．
- 局所的要因も全身的要因もない場合には，精神的要因の不安神経症，心身症，うつ病，統合失調症などの背景因子を考慮し，担当領域の専門医[3]と緊密に連携して，診断と治療にあたるべきである．

> 対症療法としては，一時的な消炎酵素薬と抗不安薬の処方

■ 薬物療法での抗不安薬の使用例

- 単独投与と消炎酵素薬との併用の場合がある．
- 効果は比較的早く（1～2週間）認められるが，服用終了後に症状の再燃を認めることが多い．
- 年齢や症状の程度により，薬剤を選択するが，高齢者では，高力価の短期作用型の抗不安薬を使用するとせん妄や健忘をきたすことがあり，長期作用型のものでは蓄積効果による過度の鎮静をきたすことがあるので，比較的力価の低いものを使用することが多い．
- 多くの種類の効果判定[4]について報告されている．
- 実際の処方例を以下に示す．

単独使用例

処方例
- 低力価型： オキサゾラム（セレナール®）30～60 mg 分3
- 高力価中期作用型： アルプラゾラム（ソラナックス®）1.2 mg 分3
- 高力価長期作用型： ロフラゼプ酸エチル（メイラックス®）2 mg 分1

消炎酵素薬との併用例

- 咽喉頭異常感症の原因として，局所の軽度の炎症に心理的要因が加わったような症例を日常的にはよく経験する．このような場合には，消炎薬と抗不安薬を併用することが多い．

処方例
① カルボシステイン（ムコダイン®） 3錠 分3
② ポビドンヨード（イソジンガーグル®） 30 mL 1本
③ 半夏厚朴湯エキス顆粒 7.5 g 分3
④ ソラナックス® 1.2 mg 分3

経過と予後

- 局所や全身の基礎疾患，さらに精神疾患が明らかな場合は，それぞれの疾患の適切な治療によって症状は改善する．
- しかし，自律神経失調症や更年期障害などの患者では咽喉頭異常感に対する処方（半夏厚朴湯）や自律神経失調に対するアメジニウムメチル硫酸塩（リズミック®錠）などの投与を行っても症状の改善がなかなかみられず，通院治療が長くなる症例も存在する．
- 筆者の日常診療の経験から，以下に患者との接し方のポイント[5]を列挙する．

> **ポイント　患者との接し方**
> ①患者は症状の原因に対する不安を抱いて受診しているため，診察においてまず患者の背景を考慮して対応する必要がある．その点で，全身疾患や精神疾患での他科への受診歴や治療歴がないかどうかをあらかじめ問診票などで確認しておくことも重要である．
> ②診察する際に，まず患者の訴えにじっくりと耳を傾け，自覚症状の性状や経過などを時間をかけて確認する．
> ③患者の不安を取り除くため，局所所見の有無につき画像診断（単純Ｘ線検査，CT，MRIなど）と内視鏡検査（咽喉頭ファイバースコピーや電子スコープ）の結果を，写真やパソコン画面を使って供覧しながら，詳細に説明し，患者や家族に納得してもらう．
> ④局所所見や全身疾患がある場合[6,7]は，その治療を行えばよいことをわかりやすく説明し，早期の治療を図るように勧める．
> ⑤局所の疾患や全身の基礎疾患がない場合には，異常感があっても問題はなく，患者に安心してよいことを丁寧に伝える．
> ⑥異常感をきたす局所疾患あるいは全身疾患がなく精神疾患を疑う場合には，精神的要因としての不安神経症，心身症，うつ病，統合失調症などの背景因子を考慮し，担当領域の専門医に紹介し，緊密に連携して対応する．

症例呈示

- 器質的疾患が存在したにもかかわらず，咽喉頭異常感症として対応されていた茎状突起過長症の一例を下記に紹介する．

症例 67歳，女性．
主訴：咽喉頭異常感，牽引感．
現病歴：3年前の冬ごろより咽喉頭異常感，牽引感を自覚した．舌小帯短縮症と診断され，舌小体を切断されたが，症状は改善せず．多くの医院，病院，他大学附属病院を受診し，抗菌薬，抗炎症薬，鎮痛薬，ビタミン剤，胃腸薬，抗

全身所見
　身長：160 cm，体重：50 kg，血圧：98/64 mmHg，心拍：64 回/分，体温：36.7℃
局所所見
　鼓膜所見正常，鼻腔，咽頭・喉頭に明らかな異常所見なし．
　右扁桃窩の双合診にて骨性隆起および圧痛あり．
　頸部にて舌骨右側から甲状軟骨右板に圧痛あり．
血液検査所見
　血液検査
　　WBC 3,640，RBC 407万，Hb 12.8 g/dL，Ht 39.4 %，PLT 19.6 万
　免疫・生化学検査
　　TP 7.3 g/dL，T-BII 1.0 mg/dL，AST 13 IU/L，ALT 13 IU/L，LDH 205 IU/L，T-Cho 215 mg/dL，TG 125 mg/dL，BUN 19.7 mg/dL，Na 144 mEq/L，K 4.5 mEq/L，Cl 104 mEq/L，Ca 9.3 mg/dL，CRP < 0.2 mg/dL，SCC-Ag 0.5 ng/mL，CYFRA21-1 1.8 ng/mL
　　甲状腺機能異常なし
　尿検査：比重 1.028，pH 6.0，蛋白（−），血液（−），ケント（−），糖（−）

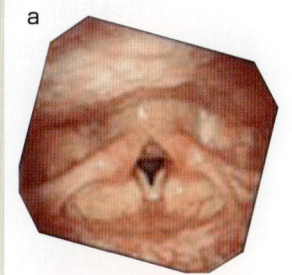

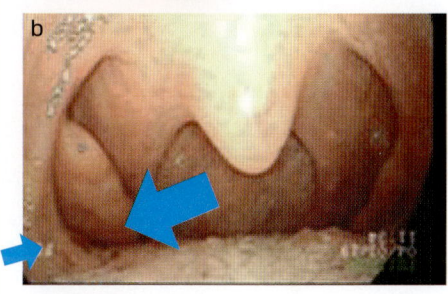

圧痛あり

❷ **入院時所見**
a：喉頭下咽頭に異常所見なし．
b：右扁桃窩に口蓋扁桃を認め，双合診にて骨性隆起と圧痛を認める．
TP：総蛋白，T-BII：TSH結合阻害免疫グロブリン，T-Cho：総コレステロール，SCC-Ag：扁平上皮癌関連抗原，CYFRA21-1：サイトケラチン 19 フラグメント．

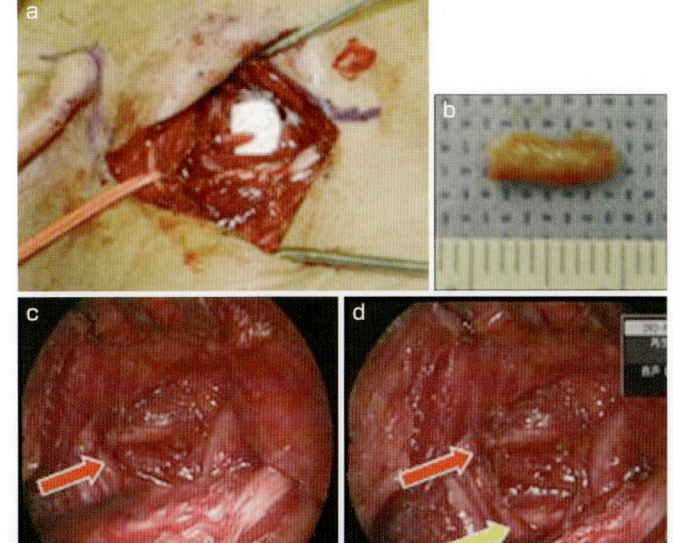

❸ **手術所見**
a：外切開によるアプローチで茎状突起を剥離露出．
b：切除された茎状突起．
c：過長となった茎状突起を認める．
d：過長茎状突起の近傍に頸動脈を認める．
→：茎状突起，→：頸動脈．

うつ薬などを処方されるも症状改善なし．最近受診した耳鼻咽喉科医院より，精査加療目的にて当院を紹介され受診となる．当科で茎状突起過長症の診断の下，手術的加療を行った．

既往歴：歯牙の金属アレルギーにて抜歯．

家族歴：特記すべきことなし．

入院時の局所所見（❷）：

・鼓膜所見正常，鼻腔，咽頭・喉頭に明らかな異常所見なし．

・右扁桃窩の双合診にて骨性隆起および圧痛あり．

・頸部にて舌骨右側から甲状軟骨右板に圧痛あり．

・両側頸部に1cm以下のリンパ節腫脹あり．

・甲状腺には明らかな異常所見なし．

・術前画像所見で，右茎状突起による頸動脈周囲の圧迫あり．

手術所見（❸）：手術により，右過長茎状突起を切除し，症状は消失した．

（川内秀之）

引用文献

1) 川内秀之．一般診療科医のための抗不安薬の選び方と使い方 各診療科での抗不安薬治療の実際 症例呈示．耳鼻咽喉科．Modern Physician 2004；24（6）：1080-2．
2) 川内秀之ほか．咽喉頭異常感症に対する茯苓飲合半夏厚朴湯の使用経験．漢方診療 1993；12（5）：18-9．
3) 五島史行ほか．カウンセリングが有効であった咽喉頭異常感症の検討．口腔・咽頭科 2006；18（3）：363-8．
4) 山際幹和ほか．治療薬剤と咽喉頭異常感症の消失率．耳鼻臨床 1992；85：957-61．
5) 川内秀之．外来診療のワンポイントアドバイス—咽喉頭異常感症．診断と治療 2010；98（7）：125-8．
6) 森 一功．咽喉頭異常感症の取り扱い．咽喉頭異常感症と甲状腺疾患．Monthly Book ENTONI 2008；95：42-8．
7) 兵頭政光ほか．咽喉頭異常感症の取り扱い．咽喉頭異常感症と嚥下障害．Monthly Book ENTONI 2008；95：49-52．

第2章 咽頭疾患を診る

私が薦める治療法
外来でできるいびきの治療

いびきの診断と治療について

■ いびきの発生機序
- 睡眠中の咽頭陰圧による上気道の狭窄部位が気流の通過によって振動するものと考えられる．無呼吸からの回復時にも大きないびきが発生する．
- 周囲に迷惑なほどのいびきが問題となる．この異常現象は家庭内の不和の原因となり，離婚にまで発展することもあり，患者本人と家族の悩みは深刻な場合が少なくない．
- また，閉塞性睡眠時無呼吸症候群（obstructive sleep apnea syndrome：OSAS）に伴うことが多い．
- 睡眠中の咽頭陰圧にかかわる因子として，鼻腔抵抗[1]，肥満，口腔・咽頭の形態，睡眠中の吸気量の増大，狭い上気道形態などがある[2]．

■ 診断
- 睡眠呼吸障害（sleep disordered breathing：SDB）に伴ういびきとSDBの伴わない単純いびき症がある．
- いびきの大きさの評価は10 cmの visual analogue scale（VAS）[3] を用いて本人以外の家族または友人に評価させる．術前の周囲に迷惑なほどの大きさを10，消失を0として評価させる．5以下であれば問題はない場合が多い．

■ 検査
- SDBの鑑別診断にはポリソムノグラフィ（polysomnography：PSG）が必須である．ポータブル機器による簡易PSGまたはPSGによって睡眠中の呼吸状態，いびき，動脈血酸素飽和度を記録，解析が可能である．
- 前鼻鏡検査による鼻中隔彎曲の有無，下鼻甲介の突出度と粘膜の肥厚，副鼻腔炎，アレルギー性鼻炎の有無，鼻腔通気度検査，口腔・咽頭の形態（軟口蓋下垂の程度，口蓋扁桃肥大の有無，程度），鼻咽腔喉頭ファイバースコピーによる上咽頭，中咽頭，下咽頭の観察などが診断と治療の参考になる．
- 筆者の経験では，チェスト社の簡易ポータブル機器（Apnomonitor Mini）によるPSGの解析サマリーグラフ（summary graph）は無呼吸，低呼吸，いびき，動脈血酸素飽和度がカラーのグラフで示され，患者の理解しやすさで最も優れている（❶）．

▶いびきと睡眠時無呼吸については，p.156も参照．

いびきはOSASに伴うことが多い

VAS≦5が改善の目安

SDBの鑑別診断にはPSGが必須

a. 術前　　　　　　　　　　　　　　　　　　b. 術後

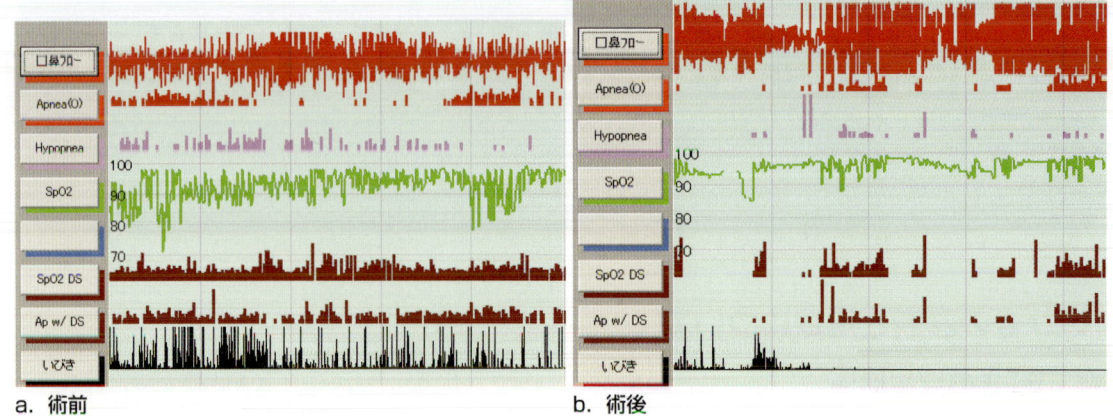

❶Apnomonitor Mini の summary graph
cobUPPP によるいびき，無呼吸，SpO_2 の改善．
a：AHI 37.6，ODI 68.8，SpO_2 mean：93.7％，minim：69％，＜90％：18.9％．
b：AHI 28.7，ODI 27.9，SpO_2 mean：95.0％，minim：84％，＜90％：3％．
AHI：apnea hypopnea index（無呼吸低呼吸指数），ODI：oxygen desaturation index（酸素飽和度低下指数）．

❷いびきの治療

保存的治療：
①経鼻的持続陽圧呼吸療法（nCPAP） 　　nCPAP による上気道狭窄部位の拡大が目的 　　　PSG 所見で無呼吸低呼吸指数（AHI）が 20 以上，簡易 PSG では 40 以上が保険診療の適用 ②体重の適正化のためのダイエット指導 　　呼吸量の適正化，脂肪の減量による上気道の拡大 ③口腔内装置
外科的治療：保存的治療で対応できない場合に行う
①睡眠中の咽頭陰圧の緩和が目的の鼻科手術 　　鼻腔整形術（鼻中隔矯正術，両側粘膜下下鼻甲介骨切除術，後鼻神経切除術，中鼻甲介部分切除術の複合手術） ②いびきの上気道における責任部位に対する手術など 　　口蓋垂軟口蓋咽頭形成術（UPPP），舌・舌根部のコブレーション手術
外来でのいびき治療：保存的治療とコブレーションを用いる UPPP

- 鼻腔の通気性の把握には前鼻鏡検査のみでは不十分で，正確には鼻腔通気度検査が必要である[1]．

■ 治療（❷）

20 ≦ AHI の OSAS は nCPAP の保険適応

- 保存的治療：20≦AHI の OSAS と診断される場合は，経鼻的持続陽圧呼吸療法（nasal continuous positive airway pressure：nCPAP）の保険適用であり，これによっていびき，無呼吸，動脈血酸素飽和度低下も消失させることが可能である．現行の保険医療では，軽症の OSAS や単純いびき症に nCPAP の適用はない．
- nCPAP 以外の治療方法として，口腔内装置（睡眠中に下顎を前方に突出して舌根部の気道を広げる歯科的治療法）がある．

- 「いびきに対する軟口蓋形成術」が保険診療で認められている．

いびきの発症機序から治療法を考える
- ①睡眠中の咽頭陰圧の緩和，②呼吸量の適正化，③nCPAPによる上気道狭窄部位の拡大，④いびきの上気道における責任部位に対する手術などが考えられる．
- ①については鼻腔抵抗の改善手術（鼻腔整形術：鼻中隔矯正術，両側粘膜下下鼻甲介骨切除術，後鼻神経切除術，中鼻甲介部分切除術の複合手術），②については体重の適正化のためのダイエット，③についてはPSG所見で無呼吸低呼吸指数（AHI）が20以上，簡易PSGでは40以上が適応とされている．④については口蓋垂軟口蓋咽頭形成術（UPPP）が代表的である．口蓋扁桃肥大も摘出か縮小を図る．
- 小児では口蓋扁桃肥大，アデノイド増殖，アレルギー性鼻炎による鼻閉もいびきの原因となることが多い．
- 陥没呼吸を伴う場合は無呼吸症候群の疑いがあり注意が必要である．

> 陥没呼吸を伴う場合は無呼吸症候群の疑いあり

外来でできるいびきの治療

- 保存的治療法として，経鼻的持続陽圧呼吸療法（nasal continuous positive airway pressure：nCPAP），口内装具（sleep splintなど）がある．
- 手術的治療法として鼻科手術，コブレーション（coblation：cobと略）[★1] を用いる口蓋垂軟口蓋咽頭形成術（coblation assisted uvulopalatopharyngoplasty：cobUPPP）がある．

> ★1
> 保険点数の加算は無い．

- 20≦AHIの閉塞性睡眠時無呼吸症候群（OSAS）に対して，nCPAPが保険適用である．いびきを訴えるOSASは多いが，PSGで異常所見のない単純いびき症にnCPAPは適応とされない．
- nCPAP以外の治療方法として口腔内装置があり，PSGのデータと医師の依頼書があれば歯科で保険診療が受けられる．舌根部レベルの気道を開大するのに効果があると思われる．
- 従来，外来では手術療法は困難であったが，手術器具の進歩により，いびきやOSASに対する手術が可能となっている．ここでは筆者の行っているコブレーション（coblation）を用いる口蓋垂軟口蓋咽頭形成術（cobUPPP）について紹介する．

> "cobUPPP"について

■ ポイント
- いびきとOSASに対する手術は同じ術式である．したがって，いびきのみならずOSASについても外来手術治療が可能である．
- cobによって口腔・咽頭（中咽頭）を拡大し，睡眠中の咽頭陰圧による虚脱が起こりにくくすることを目的とする．
- 口蓋垂の両外側を切り上げ，口蓋垂を切除し振動体の容積を減量，cobによ

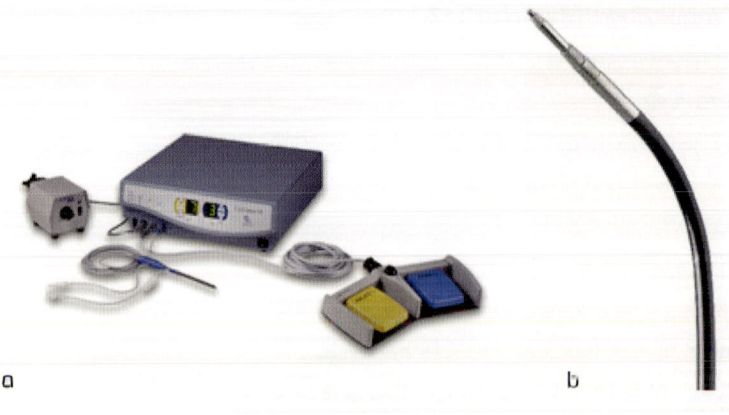

❸装置と双極電極
a：コブレーターCoblatorⅡ®.
b：バイポーラー高周波電極 ReFlex Ultra 55®.

って軟口蓋を硬化し脆弱性を改善する．すなわち，形態学的修正と軟口蓋の性状の改善が可能である．
- レーザーを含めた従来法にない特徴であり進歩である．これらの特徴は口腔咽頭の手術に適していると思われる．
- レーザーを用いる UPPP（LAUP）と cobUPPP の比較検討では，後者のほうが術後疼痛が軽度で，より術創の回復がすみやかであったと報告されている[4]．
- 局所麻酔下で可能である．麻酔時間を含めて約 30 分前後，60 分後に帰宅させられる．午前中の手術で昼食が可能である．
- 術後 1 か月では channeling（cob による凝固）部位の変化が不十分であり，手術効果の判定は約 3 か月後に行う．

■ 作用原理

- cob は米国 ArthroCare 社が開発した CoblatorⅡ®（低温にコントロール可能な高周波機器）を用いる手術である．
- 組織中の Na をイオン化，励起，活性化して分子結合を切断する．
- cob の特徴は，低温（約 70℃）にコントロールされたバイポーラ電極を用い，軟部組織を切開，凝固により容積を減少させることが可能である点である．
- 切開は後口蓋弓に続いて軟口蓋の切開を上方に延長して軟口蓋下垂を修正する．切開創から軟口蓋に電極を刺入して凝固操作（channeling）を行う．凝固した軟口蓋は厚みが減ると同時に硬化して術前の脆弱性が改善される．

■ 必要器具と薬剤

- 米国 ArthroCare 社製 CoblatorⅡ®，プラズマワンド（双極電極）は ReFlex Ultra 55®（❸），フレンケル舌圧子，チェルマック舌圧子，長ピンセット 1 個，23G カテラン針 2 本，5 mL 注射筒 2 個，咽頭捲綿子数本，2％キシロカイン®ビスカス，4％キシロカイン®，8％キシロカイン®スプレー，局所麻酔液 15 mL（200,000 倍アドレナリン含有の 1％キシロカイン®に 1/50 に注

術後30日

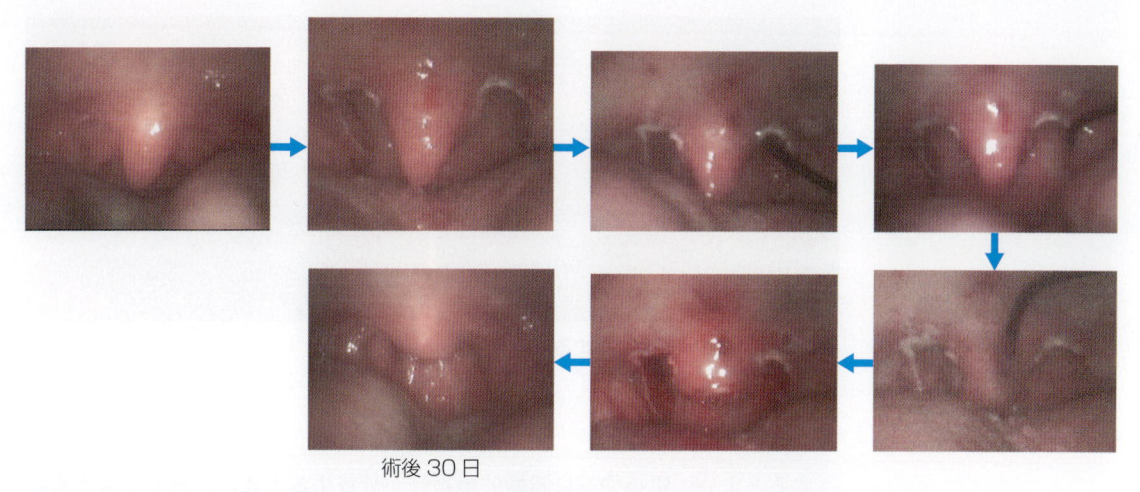

❹コブレーション（低温高周波）を用いる口腔・咽頭拡大術（cobUPPP）の手順

射用生理食塩水を加えたもの），2％キシロカイン®ビスカスと生理食塩水の等量混和液20 mL（ワンド先端を濡らしながら切開する），過酸化水素水20 mL（出血のある場合に咽頭捲綿子に含ませて用いる），5％鉄ミョウバンなど．

■ 術前処置および麻酔

- ①硫酸アトロピン®0.5 mg，リンコシン®300 mgを筋肉注射，②座位で2％キシロカイン®ビスカス★1を5分間口内に含ませ，次いで4％キシロカイン®をネブライザーで吸入させ，または，8％キシロカイン®スプレーで十分に咽頭反射を除去の後，③局所麻酔下，フレンケル舌圧子を患者自身に持たせ開口時に十分術野を明視下におく．局所麻酔下口蓋扁桃手術に準じて注射麻酔を行う．
- 舌咽神経ブロック，次いで，口蓋扁桃周囲，軟口蓋（硬口蓋より約10 mmと20 mmの正中線上，さらにこれらの注射点の中間で約20 mm外側部位に2.0 mLあて〈channelingの際に必要である〉），口蓋垂および両側の軟口蓋の後口蓋弓基部粘膜下に約1 mLあてを23Gのカテラン針を用いて注射する．NaClを含んだ注射液が切開部位に十分に行き渡るようにしておくとよい．咽頭反射の除去が不十分であると出血することがあるが，過酸化水素水を用いて止血が可能である．もし術創よりの出血が認められる場合は，過酸化水素水を咽頭捲綿子に浸して出血部位を軽く圧迫し，発生する泡を吸引しながら数分間待機すると止血される．

★1 凍結したブロックを用意しておくと便利である．

■ 外来日帰り手術（cobUPPP）（❸，❹）

- プラズマワンド（双極電極）はReFlex Ultra 55®を用いる．高周波発生装置CoblatorⅡ®の電圧設定セットポイントは5，2％キシロカイン®ビスカスと生理食塩水の等量混和液を用意しておき，ワンド先端を濡らしながら切開

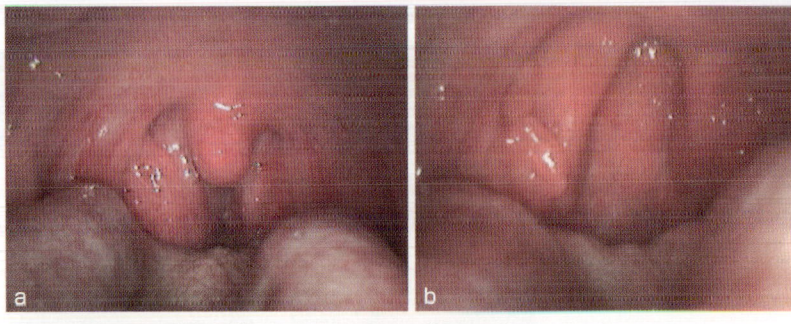

❺ cobUPPP と扁桃に対する channeling 効果.
a：術前, b：術後.

するとよい．電極先端に組織破壊物質が付着するときは，過酸化水素水に浸しガーゼで清拭する．超音波洗浄機を用いて洗浄することも可能である．
- 軟口蓋下垂のある場合（modified Mallampati class 3～4）[5]は，口蓋垂両外側の後口蓋弓を切開，さらに軟口蓋を口蓋垂基部が開口時に舌圧子を用いずに観察可能なレベル（modified Mallampani class 2～3）[5]まで可能な限り切開し，咽頭後壁が観察可能にする．軟口蓋下垂のない場合（modified Mallampati class 1～2）は，同様に口蓋垂両外側の後口蓋弓を切開し，切開創からワンドを左右上外側次いで上内側に刺入して10秒間通電する（channeling）．さらに，軟口蓋正中で刺入し下方向の口蓋垂にも channeling を行い口蓋垂部分切除時の出血を防止する．
- 切開部位が癒着せぬよう切開線を考慮すると同時に，残存する口蓋弓軟部組織にもワンドを刺入して10～13秒間通電（channeling）して縮小を図る（数週間以上かけて縮小される）．切開部位の癒着防止には次没食子酸ビスマス®または5％鉄ミョウバン水で切開創面を処置しておくとよい．

■ 口蓋扁桃に対するコブレーション手術
- 高周波発生装置 CoblatorII® の電圧設定セットポイントは6，咽頭腔に突出するほどの肥大口蓋扁桃には術後の縮小を目的に周囲の血管に注意しながら電極を上下方向垂直に刺入して，数か所に channeling を行う．
- 口蓋扁桃の周囲の血管の損傷を避けるために，チェルマック舌圧子で口蓋扁桃の外側を圧迫して口腔側に突出させながら手術をすると安全である．
- 電極先端を外側に向ける操作を避ける．
- 巨大扁桃でも丹念に channeling 箇所を増やせば，無出血に縮小が可能である（❺）．
- 扁桃切除や channeling の追加も可能である．
- 扁桃用のプラズマワンドが用意されているが，全身麻酔下の手術用なので，外来では用いない．

術後の処置

- 術後2〜3日で観察し，口蓋垂外側の切開創が白苔で連結していれば，切離して5％鉄ミョウバン水で切開創面を処置する．
- 鎮痛薬，抗生物質の投与を術後14日間行う．
- 術数時間後の食事は冷たく，軟らかい麺類であれば可能．
- 食後に水溶性アズレンの含嗽と殺菌作用のある臭化ドミフェンのトローチを用いてもよい．
- 睡眠時に仰臥位での睡眠障害を訴えることがあり，半座位での睡眠を勧めるが，術創部の炎症性腫脹のためと思われ，2〜3日後に軽快する．
- 可能であれば7日間のステロイド投与を漸減で7日間投与する．

■ cobUPPPの手術効果[2,6]（❶参照）

- いびきに対する効果判定は，VASで術前10であったものが5以下の周囲に迷惑をかけない程度になれば有効と考える．
- 最終判定は術後3か月経過した時点で行う．
- cobUPPPがすべてのタイプの睡眠時呼吸障害に有効とは考えられないが，いびきに対する効果はきわめて良好である．鼻腔整形術よりいびきの改善率は高い．
- cobUPPPは睡眠中の上気道の問題を修正する手術であり，OSASに対して効果不十分であっても問題解決に向かって前進したことになる．他の責任部位に対する手術を段階的に追加することでOSASに対する手術効果はいっそう増強される[7]．

（久松建一）

> cobUPPPのいびきに対する効果はきわめて良好

▶いびきの診断と治療についての患者説明例はp.289を，いびきの外来手術についての患者説明例はp.290を参照．

引用文献

1) 久松建一ほか．睡眠時呼吸障害に対する鼻内手術の鼻腔抵抗による評価．耳鼻臨床 2012；9：851-7.
2) 久松建一ほか．睡眠時呼吸障害の手術効果からの検討．口腔・咽頭科 2012；25：139-50.
3) Feldman NT. Clinical perspective：Monitoring sodium oxybate-treated narcolepsy patients for the development of sleep-disordered breathing. Sleep Breath 2010；14：77-9.
4) Belloso A, et al. Randomized-controlled study comparing post-operative pain between coblation palatoplasty and laser palatoplasty. Clin Otolaryngol 2006；31：138-43.
5) Hukins C. Mallampati class is not useful in the clinical assessment of sleep clinic patients. J Clin Sleep Med 2010；6：545-9.
6) 久松建一ほか．睡眠時呼吸障害に対するコブレーションを用いたUPPPの短期効果．口腔・咽頭科 2010；23：87-96.
7) 久松建一ほか．睡眠時呼吸障害に対する鼻科手術と低温高周波UPPP併用の効果．耳鼻臨床 2010；103：387-94.

第3章 歯牙に関連する疾患を診る

第3章 歯牙に関連する疾患を診る

歯牙関連疾患の診療の進め方
歯周炎

歯周病への耳鼻咽喉科医の対応

- 耳鼻咽喉科臨床では歯周病（periodontal disease）に遭遇することが少なく，むしろ全身疾患や粘膜皮膚疾患に関連して発現する歯肉病変（gingival lesions）に接することが多い．
- 全身疾患の初発症状あるいは部分症状として現れる歯肉病変は，歯周病でみられる所見と酷似しており，鑑別が重要である．
- 歯肉の発赤，腫脹，出血などの歯肉病変に接した場合には，全身症状の有無，口腔・咽喉頭の所見，生化学的検査，細胞診，組織検査などの種々の検査によって，全身疾患の関与を否定したのちに，歯垢に起因する細菌感染症を考える．

臨床では全身疾患の関与した歯肉病変に接することが多い

全身疾患関与の歯肉病変は歯周病所見と酷似，鑑別が重要

歯周病の定義

- 歯周組織（❶）に病変をきたす疾患を歯周病（歯周疾患）という．

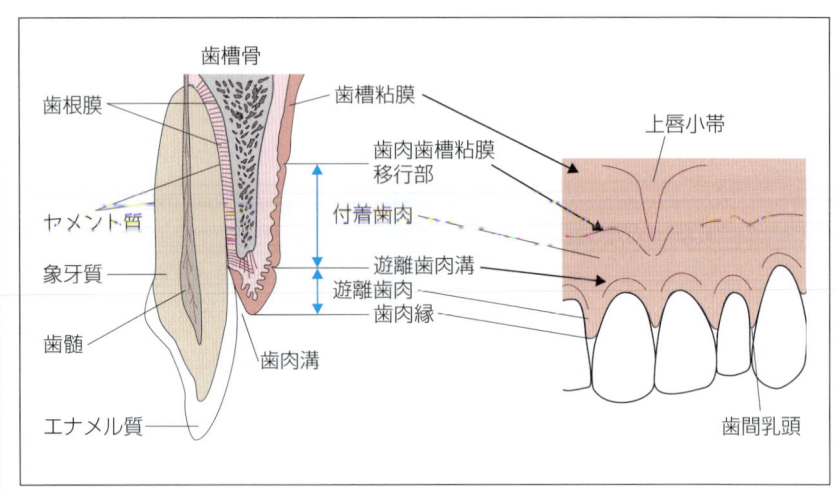

（図：歯槽骨，歯根膜，セメント質，象牙質，歯髄，エナメル質，歯肉溝，歯槽粘膜，歯肉歯槽粘膜移行部，付着歯肉，遊離歯肉溝，遊離歯肉，歯肉縁，上唇小帯，歯間乳頭）

❶歯周組織
- 歯肉，歯根膜，セメント質および歯槽骨より成る歯の支持組織は歯周組織とよばれる．
- 歯肉は口腔粘膜の一部で，深部の歯周組織を保護する．
- 遊離歯肉は歯間部でピラミッド状になり，歯間乳頭とよばれる．
- 歯肉と歯のあいだに深さ約1mmの溝があり，歯肉溝という．
- 歯肉炎では歯肉が腫脹するため，歯肉溝が深くなる．この状態を仮性ポケット（歯肉ポケット）という．

❷日本歯周病学会の分類（病態による分類，2006）

I. 歯肉病変　gingival lesions
　1．プラーク性歯肉炎
　2．非プラーク性歯肉炎
　3．歯肉増殖

II. 歯周炎　periodontitis
　1．慢性歯周炎
　2．侵襲性歯周炎
　3．遺伝疾患に伴う歯周炎

III. 壊死性歯周疾患　necrotizing periodontal diseases
　1．壊死性潰瘍性歯肉炎
　2．壊死性潰瘍性歯周炎

IV. 歯周組織の膿瘍　abscesses of periodontium
　1．歯肉膿瘍
　2．歯周膿瘍

V. 歯周-歯内病変　combined periodontic-endodontic lesions

VI. 歯肉退縮　gingival recession

VII. 咬合性外傷　occlusal trauma
　1．一次性咬合性外傷
　2．二次性咬合性外傷

- プラーク性歯肉炎とは，歯垢（プラーク）が原因で生じた歯肉炎で，日本歯周病学会・日本歯科医師会分類（1996）の単純性歯肉炎と同義語である．
- 非プラーク性歯肉炎とは，プラーク以外の原因によって生じる歯肉病変である．ウイルス感染，真菌感染，粘膜皮膚疾患（扁平苔癬，尋常性天疱瘡，類天疱瘡，エリテマトーデス），アレルギー反応，外傷性病変が含まれる．
- 全身疾患関連歯周炎（白血病，糖尿病，AIDS，後天性好中球減少症），喫煙関連歯周炎が病原因子により分類されている．

- 歯周病は病変の局在部位によって，歯肉炎（gingivitis）と歯周炎（periodontitis）に大別される．
- 歯肉炎は病変が歯肉に限局したものである．
- 歯周炎は病変が歯肉にとどまらず，歯周組織全体に及んだものである．

歯周病は病変の局在部位により歯肉炎と歯周炎に大別

歯周病の分類

- 歯周病の分類に関しては，進行度による分類，原因による分類，進行時期や速度による分類など多くの報告がなされてきた．日本歯周病学会と日本歯科医師会は，「歯周病の診断と治療のガイドライン」を作成し，過去の報告を整理，考慮した分類を発表した（1996）[1]．
- さらに日本歯周病学会は，米国歯周病学会の分類[2]を基にして，1996年の分類に修正を加え，最新の分類として発表した（❷）[3]．
- この分類は病態による分類と病原因子による分類が設定されているが，主体は病態による分類で7項目に分けられている．
- 病原因子による分類では，全身疾患関連性，粘膜皮膚疾患関連性，薬剤関連性など細かく分類され，歯周組織に病変をきたす疾患が網羅されている．
- これらの疾患のなかで臨床上，最も頻度が高いのは，歯垢に起因する単純性歯肉炎と慢性歯周炎である．
- 慢性歯周炎の重症度の判定には，日本歯周病学会・日本歯科医師会分類（1996）が用いられる．歯肉ポケットの深さによって，軽度（歯肉ポケット

慢性歯周炎の重症度判定は歯肉ポケットの深さによる

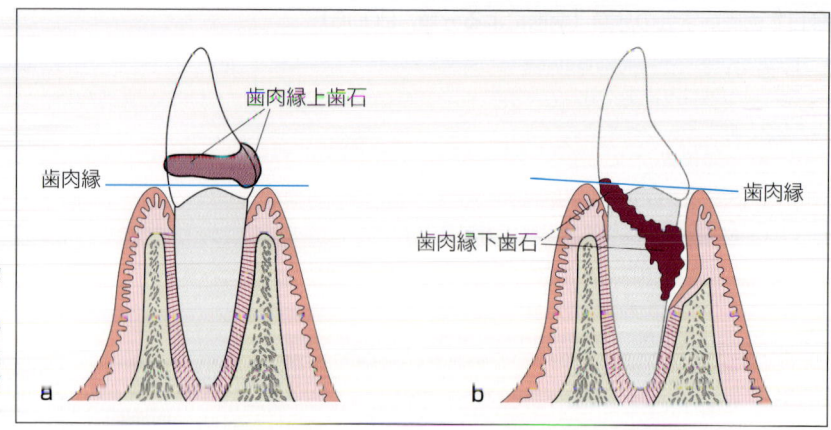

❸ 歯石
a：歯肉縁上歯石，b：歯肉縁下歯石．
歯石は歯垢が石灰化したものである．歯肉縁上歯石は歯肉炎でみられる．歯肉縁下歯石は慢性歯周炎でみられる．

3〜5mm 程度），中等度（4〜7mm 程度），重度（6mm 以上）に分けている．

単純性歯肉炎

■ 病因

- 口腔清掃不良によって生じた歯垢（dental plaque）により，歯肉に炎症が起こる．
- 歯垢は歯面に付着する白色あるは黄白色の粘着性沈着物で，細菌およびその産生物質から構成される．
- 歯垢生成に関与する細菌は，グラム陽性菌（*Streptococcus mitis*, *Streptococcus salivarius*）などである．
- 歯肉炎が進行するにつれて，グラム陰性の偏性嫌気性菌（*Fusobacterium nucleatum*, *Prevotella intermedia*）などが検出される．
- 歯垢が付着する歯面上に歯石が形成される．歯石は歯垢が石灰化したものである．
- 歯石は歯肉縁より歯冠側に付着し，歯肉縁上歯石とよばれ（❸-a），上顎臼歯部頰側や下顎前歯部舌側に好発する．
- 歯石は歯肉を損傷し，炎症を進展させる．

■ 臨床所見

- 歯肉の発赤，腫脹が顕著で，機械的刺激により容易に出血する（❹，❺）．
- 歯肉の腫脹によって見かけ上，歯肉溝が深くなった仮性ポケットが形成される．
- X 線検査では歯槽骨の吸収はみられない．

■ 診断

- 全身に異常がなく，健全であることが前提．
- 歯肉の発赤，腫脹などの定型的な局所所見から，診断は容易である．

❹単純性歯肉炎

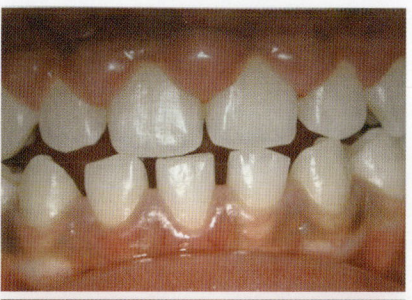

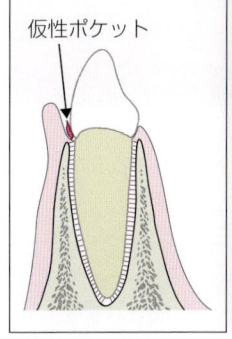

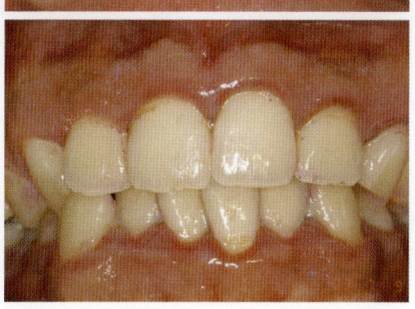

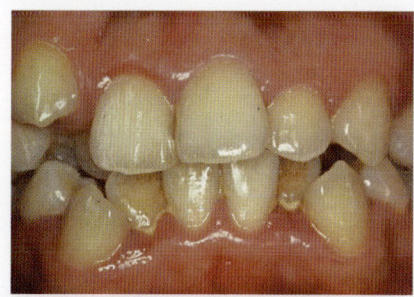

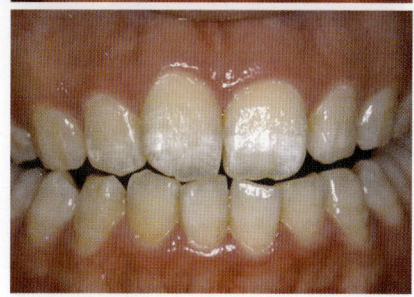

❺単純性歯肉炎

仮性ポケット

- 付着歯肉を圧迫し，歯肉溝から排膿のないことを確認する．
- 歯周プローブを用いて歯肉溝の深さを測定し，3 mm 以下であることを確認する（❻）．

治療
- ブラッシングによる歯垢の除去が基本となる．
- 歯面に付着した歯石を除去する．

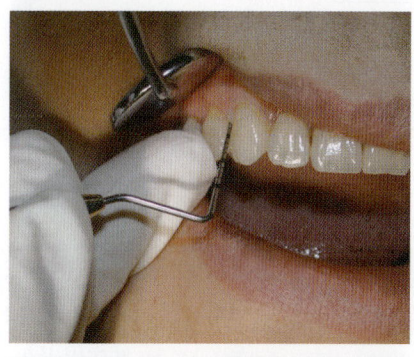

❻歯周プローブにより歯肉溝の深さを計測

慢性歯周炎

病因
- 歯肉の炎症が歯根膜，セメント質および歯槽骨に波及したものである．
- 歯と歯肉との付着部が破壊されて歯肉溝が深くなり，歯周ポケットとよばれる 3 mm 以上の深い溝が形成される．
- 歯肉縁下歯石（❸-b）が高頻度に認められ，歯周炎の進展，増悪に関与する．
- 歯石の表面は粗く，無数の小孔がみられる（❼）．表面の小孔は細菌増殖の場となる．
- 歯周炎が進行するにつれて，歯周ポケットから，グラム陰性嫌気性菌（*Porphyromonas gingivalis*, *Tannerella forsythia*, *Treponema denticola*）が高頻度に分離される[4]．

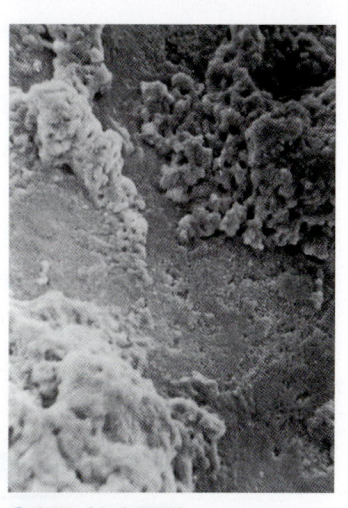

❼歯石（走査電顕）
歯石の表面に無数の小孔がみられる．

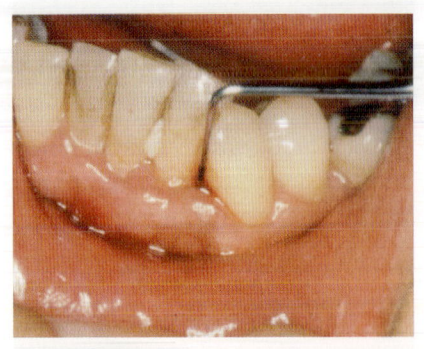

❽**慢性歯周炎**
歯肉炎の所見に加えて，3～4mmの歯周ポケットが形成され，排膿がみられる．

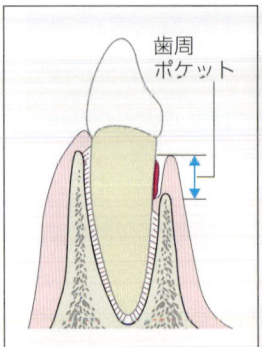

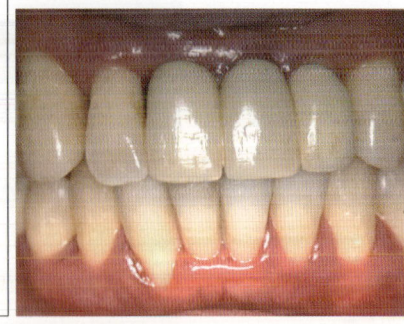

❾**中等度慢性歯周炎**
歯周ポケットが存在し，歯肉の炎症はあるが，歯が動揺するまでには至っていない．

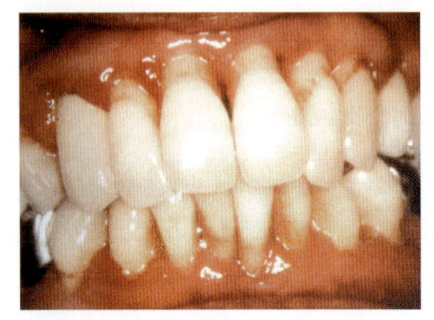

❿**慢性歯周炎（中等度）**
歯肉の退縮が著しく，歯根の一部が露出する．

全身に異常がなく健全であること

3mm以上の歯周ポケットを確認

■ 臨床所見
- 歯肉炎の所見に加えて，歯周ポケットが形成され排膿がみられる（❽，❾）．
- 歯肉の退縮が著しく，歯根の一部が露出する（❿）．
- 歯周組織の破壊が高度に進行し，歯槽骨が吸収され歯の動揺がみられる（⓫）．
- 歯肉の炎症消退後の歯肉の退縮がみられる（⓬）．

■ 診断
- 全身に異常がなく，健全であることが前提．
- 歯周プローブによって，歯肉溝の深さを測定し，3mm以上の歯周ポケットを確認することが基本となる．
- 歯周ポケットからの排膿，歯肉退縮による歯根の露出，歯の動揺，X線検査での歯槽骨の吸収像などの所見が重要である．
- 単純性歯肉炎との鑑別は臨床症状からも容易である（⓭）．

■ 治療
- 歯垢を除去し，口腔内を清潔に保つ．
- 歯面に付着した歯石，歯周ポケット内の歯石を除去する．
- 口腔清掃，歯石除去などの基本的治療を行っても，5mm以上の歯周ポケットが残る場合には，歯肉切除術，歯肉剝離掻爬術を行う．
- 歯肉退縮と歯槽骨の吸収が著しく，歯の動揺が高度であれば抜歯の適応となる．

診断に際し注意すべきこと（⓮）

- 単純性歯肉炎および慢性歯周炎は，いずれも全身状態に異常がなく，病変は歯周組織に限局することが特徴である．

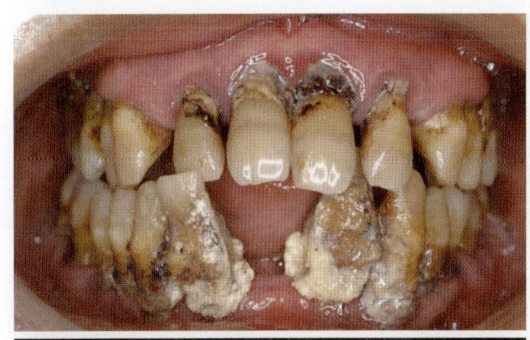

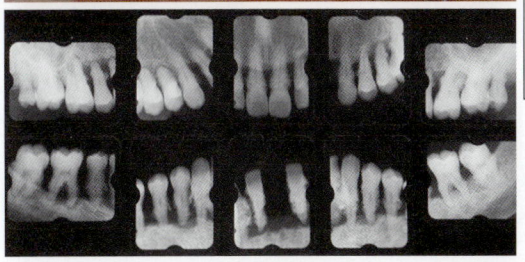

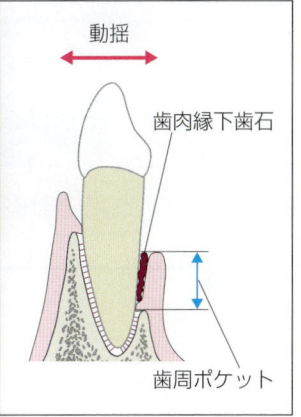

⓫ 重度慢性歯周炎
歯槽骨が吸収され歯の動揺がみられる.

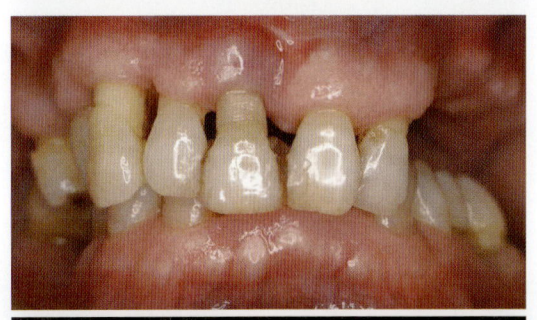

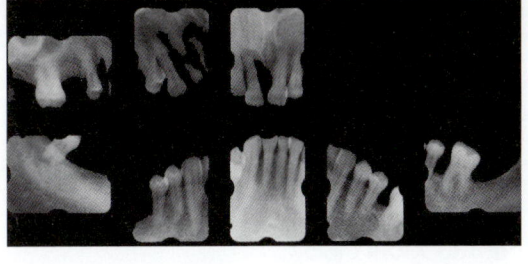

⓭ 歯肉炎と歯周炎の鑑別

	歯肉炎	歯周炎
歯肉の炎症	＋	＋
歯周ポケット	－	＋
歯肉溝からの排膿	－	＋
歯槽骨吸収	－	＋

- 歯肉炎は炎症が歯肉に限局し,歯槽骨の吸収を伴わない.
- 歯周炎では炎症が歯周組織全体に及び,歯槽骨の吸収が生じるため,歯の動揺が起こる.
- 歯周炎では歯と歯肉との付着部が破壊されて,歯と歯肉との溝(歯肉溝)が深くなる.歯肉溝が3mm以上の深さになった場合,歯周ポケットという.

⓬ 重度歯周炎
重度歯周炎患者の歯の炎症消退後の歯肉の退縮がみられる.

★1 妊娠性歯肉炎
中等度以上に進行した歯肉炎をもつ母親は,そうでない母親より低体重児(早産)を出産するリスクが7倍以上高いという報告がある[7].妊娠が確認されたら,口腔衛生の指導を行い歯肉の炎症の拡大を予防することが重要である.

★2 疱疹性歯肉口内炎
歯肉の広い範囲に炎症が起こり,単純性歯肉炎と同様の所見を呈するが,同時に強い痛みを伴って舌の先端,口唇内面にアフタが生じることが特徴である.乳幼児に好発するが,近年,成人にもみられるので注意が必要である.

- 全身疾患が関与する歯肉炎・歯周炎も存在するので,局所的要因にのみとらわれることなく,潜在する全身疾患を常に念頭におくことが重要である.
- 歯肉の発赤,腫脹,出血を訴える患者に接した場合,全身症状の有無,出血傾向,常備薬を含めて服用している薬剤,妊娠の有無など詳細な病歴聴取が大切である.
- 全身疾患が関与する歯肉炎には,血液疾患,ウイルス感染症,粘膜皮膚疾患,薬剤の副作用によるものがある.
- 妊娠性歯肉炎[★1]は単純性歯肉炎と類似の所見を呈する.歯肉の変化は妊娠初期から始まるので問診が大切である(⓯).
- 単純疱疹ウイルスの初感染病変(疱疹性歯肉口内炎[★2])では,単純性歯肉炎

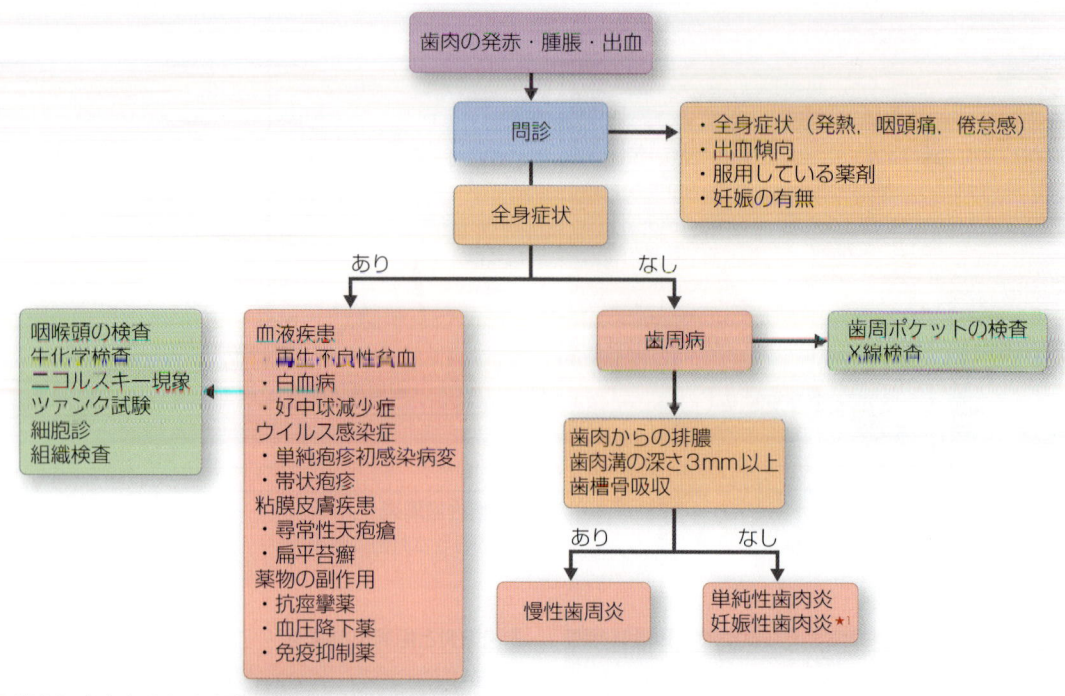

```
                    歯肉の発赤・腫脹・出血
                            │
                            ▼
                          問診  ──────→  ・全身症状（発熱，咽頭痛，倦怠感）
                            │             ・出血傾向
                            ▼             ・服用している薬剤
                        全身症状           ・妊娠の有無
                       あり／なし
```

あり側：
- 咽喉頭の検査
- 生化学検査
- ニコルスキー現象
- ツァンク試験
- 細胞診
- 組織検査

血液疾患
- 再生不良性貧血
- 白血病
- 好中球減少症

ウイルス感染症
- 単純疱疹初感染病変
- 帯状疱疹

粘膜皮膚疾患
- 尋常性天疱瘡
- 扁平苔癬

薬物の副作用
- 抗痙攣薬
- 血圧降下薬
- 免疫抑制薬

なし側：歯周病 → 歯周ポケットの検査／X線検査

歯肉からの排膿
歯肉溝の深さ3mm以上
歯槽骨吸収

あり：慢性歯周炎
なし：単純性歯肉炎／妊娠性歯肉炎★1

⑭歯肉に病変をきたす疾患の鑑別

Column　歯周病と全身疾患のかかわり

- 古くから，全身疾患が関与する歯周病についてはよく知られているが，1990年代中期になって，「歯周病と全身疾患」に関する疫学的研究がさかんになってきた．国民の健康への関心が高まるにつれて，これからの健康対策として生活習慣に関連して起こる疾患が重視されるようになった．
- 喫煙，過度の飲酒，栄養過多，睡眠不足，ストレスなどの生活習慣によって起こる高血圧症，糖尿病，高脂血症，肥満などが，基礎疾患（危険因子）となって，癌や虚血性心疾患（狭心症，心筋梗塞）などの致命的な重大疾患を誘発するとして注目されている．
- 第19回日本歯科医学総会の国際シンポジウム（東京，2000）において，基礎疾患のなかに歯周病が含まれることになった[5]．
- 中村ら[6]は全身疾患と歯周病に関する臨床統計学的検討を行い，興味深い結果を報告している．
- 鹿児島大学医学部・歯学部附属病院成人系歯科センター歯周科を受診した歯周病患者970人について全身疾患に関する調査を行い，初診時の歯周ポケットの深さ（probing pocket depth：PPD）と歯周プローブの血液付着（bleeding pocket on probing：BOP）との関連について検討している．
- 男性より女性が多く全体の64.8％を占め，年代別では50歳代，60歳代が多くこの2つの年代で60.9％を占める．
- 全身疾患を有する患者は743人で有病率は76.6％で，血圧・血管疾患が246人と最も多く被検者全体の25.4％を占めた．次いで消化器系疾患224人，耳鼻科系疾患174人，心疾患133人の順であった．
- 全身疾患の有無別に検討したところ，全身疾患罹患群では，なし群と比較して有意にPPDおよびBOPの悪化が認められた．
- 喫煙に関して同様の検討を行ったところ，喫煙群では非喫煙群と比較して，PPD，BOPともに有意に悪化が認められた．
- 近年，歯科界では歯周病が致命的な重大疾患を誘発する基礎疾患のなかに含まれたことにより，歯科医師も健康を支える専門医であるという雰囲気を世に醸し出すことを願い，安全で適切な歯周治療を行うために，医科との連携の必要性が重要とする気運が高まっている．

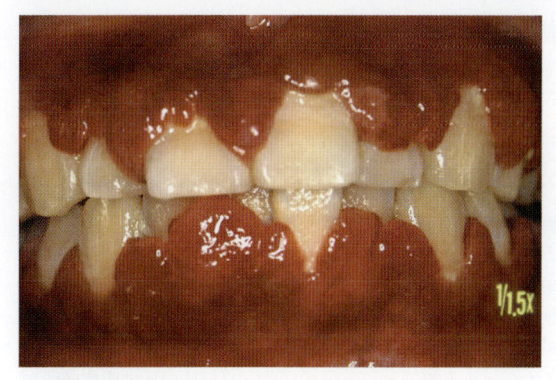

⑮妊娠性歯肉炎
遊離歯肉（歯間乳頭）の著しい腫脹が特徴である．

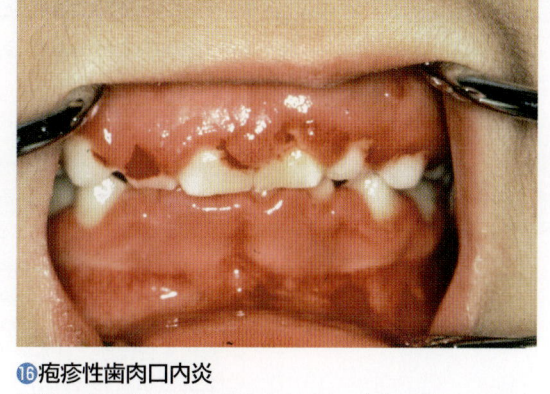

⑯疱疹性歯肉口内炎
単純疱疹ウイルスの初感染病変では，歯肉の発赤・腫脹の他に，舌尖部，口唇粘膜にアフタが生じるので，単純性歯肉炎との鑑別は容易である．

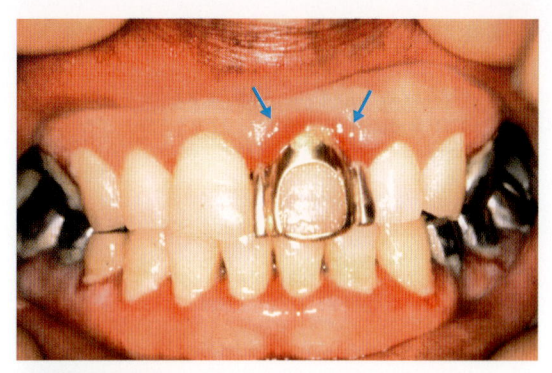

⑰尋常性天疱瘡
左上顎中切歯の周囲歯肉に限局した発赤と小水疱がみられることが特徴（→）．

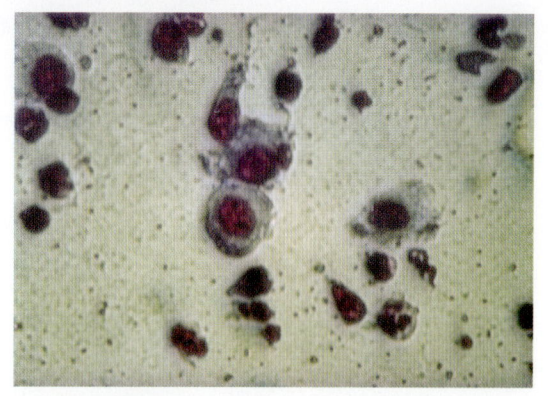

⑱ツァンク試験
病変の辺縁をメスでこすり取りメチレンブルーで染色する．表皮細胞がバラバラになった状態（棘融解細胞）がみられれば尋常性天疱瘡と考えてよい．

と類似の所見を呈する（⑯）．
- 尋常性天疱瘡は口腔粘膜に初発することが多く，病変は歯肉に好発し単純性歯肉炎の所見を呈する（⑰）．口腔衛生の指導を行っても改善が認められない場合には，外来で手軽に行えるニコルスキー（Nikolsky）現象[★3]とツァンク（Tzanck）試験（⑱）が診断に役立つ．
- 薬剤の副作用で起こる歯肉病変にも注意が必要である．増殖した歯肉は発赤を伴い，刺激により出血しやすく，単純性歯肉炎と類似の所見を呈する．
- 代表的なものに，てんかんの抗痙攣薬であるフェニトイン（ジフェニルヒダントイン；ダイランチン®），血圧降下薬であるニフェジピン（アダラート®），免疫抑制薬（シクロスポリン）などがある．
- 全身疾患が関与する歯周炎では，血液疾患のかかわりが多い．白血病や好中球減少症では歯肉の潰瘍，壊死がみられ，出血を伴うことが特徴で，歯槽骨も破壊される．
- 白血病では歯肉の増殖が認められ，薬剤性の歯肉増殖と鑑別を要する．

★3 ニコルスキー現象
病変の辺縁を指でこすると上皮が剝がれる現象．ニコルスキー現象が認められれば尋常性天疱瘡が疑われる．

- 治療に抵抗する歯肉炎・歯周炎に接した場合，全身疾患との関連性を考慮し，生化学的検査，細胞診，組織検査などの適切な検査を行うべきである．

(毛利 学，梅田 誠，島津 薫)

引用文献

1) 石川 烈ほか．歯周病の分類．吉江弘正ほか編．臨床歯周病学．第1版，第7刷．東京：医歯薬出版；2012. p.158-69.
2) Armitage GC. Development of a classification system for periodontal diseases and conditions. 1999 International Workshop for a Classification of Periodontal Diseases and Conditions. Ann Periodontal 1999；4：1-6.
3) 島内英俊ほか．日本歯周病学会による歯周病分類システム（2006）．日本歯周病学会会誌 2007；49(1)：3-12.
4) Socransky SS, et al. Microbial complexes in subgingival plaque. J Clin Periodontal 1998；25：134-44.
5) 村山洋二ほか．歯周病と全身疾患—歯周病の病態から．日本歯周病学会会誌 2003；45(4)：325-48.
6) 中村利明ほか．全身疾患と歯周組織状態に関する臨床統計学的検討．日本歯周病学会会誌 2005；47(4)：250-7.
7) Offenbacher S, et al. Periodontal infection as a possible risk factor for preterm low birth weight. J Periodontol 1996；67(10 Suppl)：1103-13.

第3章 歯牙に関連する疾患を診る

歯牙関連疾患の診療の進め方
エプーリス（歯肉腫）

定義
- 歯肉に生じた限局性の肉芽性腫瘤を総称した臨床名.

> 歯肉に生じた限局性の肉芽性腫瘤

好発
- 唇側とくに歯間乳頭部.
- 20歳代から50歳代女性.

> 唇側とくに歯間乳頭部に発現しやすい

原因・発生機序
- エプーリスは，歯肉，歯根膜，そして歯槽骨骨膜などを母地として発生する.
- その発生機序は，不適合な補綴物や金属冠などの持続的な機械刺激や，歯石や歯垢と関連する慢性歯周炎を素地とした炎症性刺激による結合組織の増殖が主な原因と考えられる．また，エプーリスは残根や抜歯窩内の異物等を原因として生じることもある.
- さらに，ホルモンやケロイド体質などの内的因子が関与する．とくに思春期の女性に発生頻度が高いこと，妊娠時にみられるエプーリスは分娩後に退縮する傾向にあることなどから，卵胞ホルモンや黄体ホルモンなどの内分泌異常が関連すると考えられている.

臨床所見
- 一般に歯頸部歯肉に腫瘤がみられ，歯磨き時や食事時に接触痛や歯肉からの出血がある.
- 形態は大豆ないし母指頭大の有茎性で，半球状のものが多く，結節状，分葉状を呈することもある.
- 表面は健康粘膜で覆われ，平滑なのが多い.
- 色調や硬さはエプーリスの種類によって異なり，肉芽腫性や血管腫性エプーリスでは赤みを帯びて軟らかく，易出血性である．線維性エプーリスでは淡黄色で比較的硬く，さらに骨形成性エプーリスでは含まれる骨の状態によって硬度が増す.

> 表面は健康粘膜で覆われ平滑

歯牙関連疾患の診療の進め方／エプーリス（歯肉腫） ● 229

❶ エプーリス（歯肉腫）

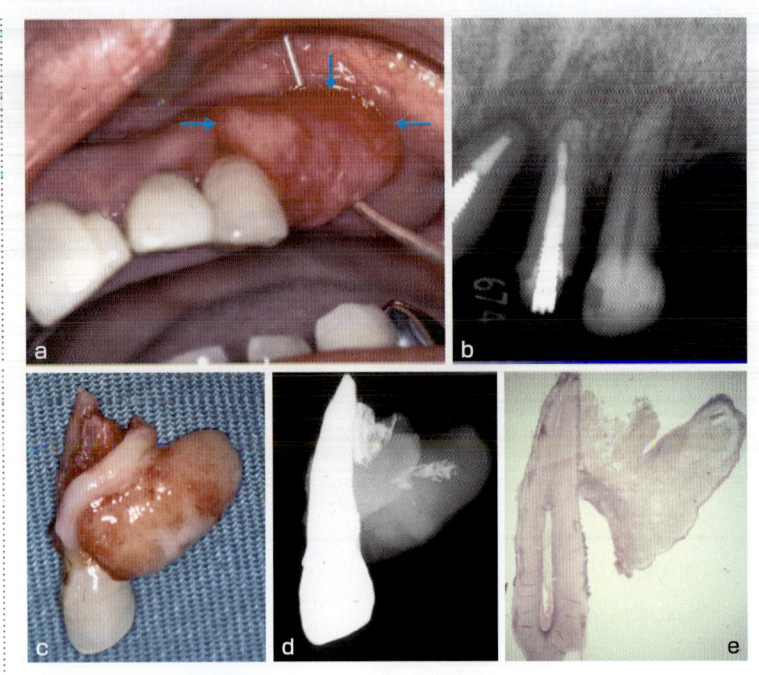

a：口腔内所見．上顎左側犬歯部遠心の歯肉に表面滑沢な局限性の腫瘤（→）を認めた．腫瘤は有茎性で，犬歯の歯肉縁部と連続している．犬歯遠心側は深い歯周ポケットを有し慢性歯周炎を認めた．
b：上顎左側犬歯部のX線写真．上顎前歯部では歯周病による歯槽骨の垂直性吸収がみられ，犬歯遠心部では圧迫性の吸収像を示す．
c：腫瘤周囲の健康歯肉を約3mm，また直下の骨膜を含め，原因歯と考えられる犬歯と一塊として切除した．また，歯根膜を残存させないように抜歯窩壁の掻爬を行った．
d：切除標本の軟X線写真．腫瘤内に不規則なX線不透過像の散在を認める．骨膜や歯根膜から発生した骨形成性エプーリスの可能性を示唆している．
e：切除標本の組織像．有茎性の腫瘤は重層扁平上皮で被覆され，歯肉縁部や歯根膜と連続する結合組織の過形成が認められる．

- 発育は緩徐で，腫瘤が大きくなるにつれて直下の歯槽骨は圧迫吸収され，歯の傾斜，移動，離開，そして次第に動揺が認められるようになる（❶）．

分類

- エプーリスは，組織学的に炎症性と腫瘍性に大別され，さらに炎症性エプーリスには，肉芽腫性エプーリス，線維性エプーリス，血管腫性エプーリス，巨細胞性エプーリス，骨形成性エプーリスなどがある．腫瘍性エプーリスには，線維腫性エプーリス，骨線維腫性エプーリスがある．
- また，臨床的には妊娠性エプーリス，義歯性線維腫，そして特殊型である先天性エプーリスがある．

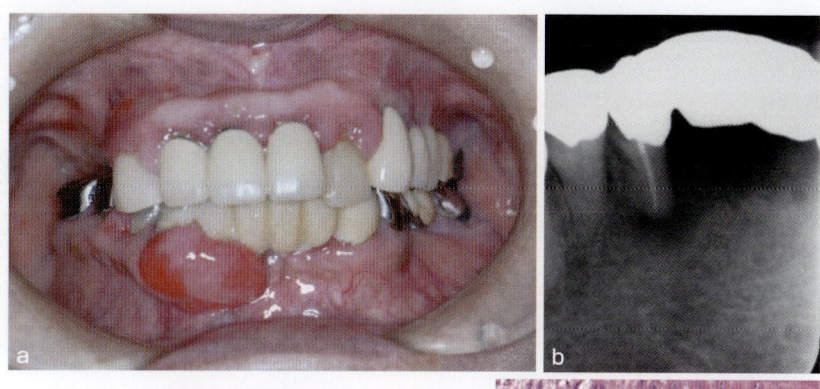

❷ 肉芽腫性エプーリス
a：口腔内所見．下顎右側犬歯部近心の歯肉に表面滑沢であるが，びらんを伴った腫瘤を認めた．口腔の衛生状態は不良で慢性歯周炎を認めた．
b：下顎右側犬歯部のX線写真．犬歯根尖部から近心の歯槽骨は，著明な吸収像を示す．
c：肉芽腫性エプーリスの組織像．腫瘤は重層扁平上皮で被覆され，結合組織は毛細血管の増生，炎症細胞浸潤，そして線維芽細胞で構成される肉芽組織から成る．
d：拡大像．

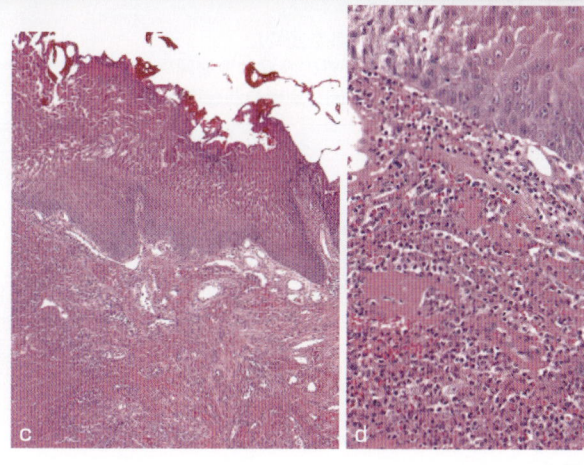

■ 組織学的分類

肉芽腫性エプーリス（granulomatous epulis）❷

- 炎症性の肉芽組織より成り，エプーリスの約1/3を占めている．形成初期の比較的小さなものでは赤みを帯び，軟らかい．
- 病理組織的に表層は正常な重層扁平上皮で覆われ，結合組織は肉芽組織を主とする腫瘤である．しかし，経過とともに毛細血管や炎症細胞は消退し，線維芽細胞はコラーゲン線維に発達して，線維性エプーリスへ移行する．なお，毛細血管に富んだものは血管腫性エプーリスへと移行する．

線維性エプーリス（fibrous epulis）❸

- 主としてコラーゲン線維の多い線維性結合組織から成るもので，発生頻度は高くエプーリスの約1/2を占める．
- 表面の色調は健康な歯肉とほぼ同色で，やや硬い．これは肉芽腫性エプーリスが時間的経過とともに肉芽組織が線維化したものであるが，組織学的にコラーゲン線維束は不規則で細く，全体が瘢痕化したものは少ない．また，肉芽組織が部分的に混在していることが多い．

線維性エプーリス，肉芽腫性エプーリスの発生頻度が高い

血管腫性エプーリス（hemangiomatous epulis）❹

- 毛細血管の増生ないし拡張が著しい肉芽組織である．末梢血管拡張性エプ

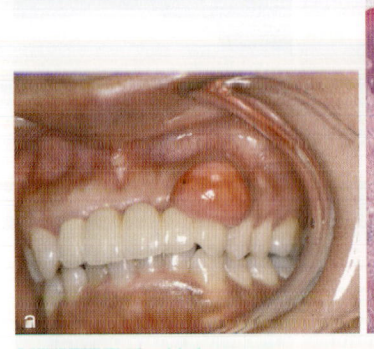

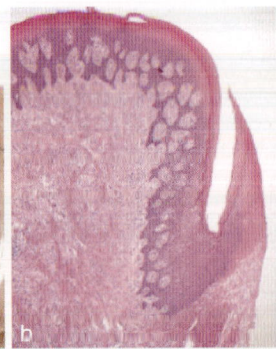

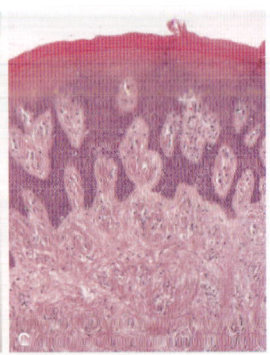

❸ 線維性エプーリス
a：上顎前歯部の唇側歯間乳頭部に腫瘤を認めた.
b：線維性エプーリスの組織像. 自壊性の腫瘤は重層扁平上皮で被覆され, コラーゲン線維を主とする線維性結合組織から成るが, 肉芽組織も混在する.
c：中拡大像.

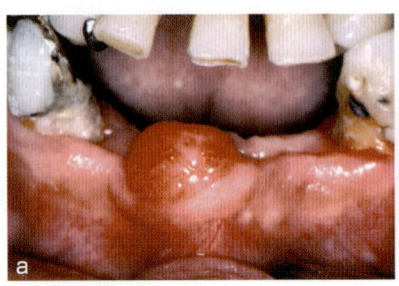

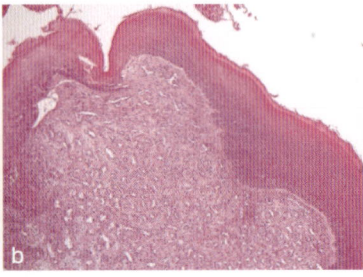

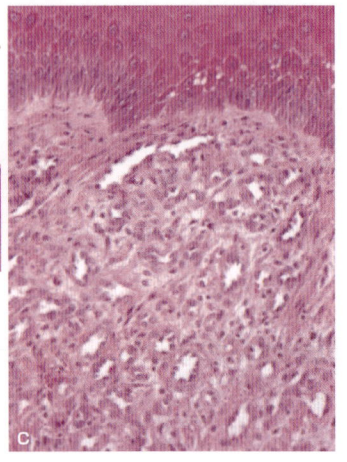

❹ 血管腫性エプーリス
a：下顎前歯部に認められた暗赤色で軟らかい腫瘤.
b：血管腫性エプーリスの組織像. 重層扁平上皮で被覆され, 結合組織は肉芽組織で, 著しい毛細血管の増生ないし拡張が認められる. 毛細血管腫に類似した組織像を呈している.
c：拡大像.

ーリスともいう.
- 発生頻度は比較的低い.
- 肉芽腫性エプーリスから変化したものと考えられ, 色は鮮紅色あるいは赤紫色を呈し, スポンジ様の軟らかい腫瘤で易出血性である.

巨細胞性エプーリス（giant cell epulis）❺

- 多数の巨細胞を含む肉芽腫である.
- 多核巨細胞は大食細胞由来で, 反応性変化とみなされている. 巨細胞肉芽腫（giant cell granuloma）と同様のものと考えられている.
- 発現頻度は日本人には非常に低いが, 白色人種に多く, 欧米ではエプーリスの約半数を占める.
- 好発年齢は5〜20歳で, 下顎前歯部から小臼歯にかけて好発する.
- 臨床的に, 暗赤色で軟らかく易出血性で, 発育はやや速い. 肉芽腫性エプーリスと類似した所見を呈するが, 経日的に線維成分が増加して線維性エプーリスになる.

- 腫瘤の基底部の骨が吸収されていることが多い．

骨形成性エプーリス（osteoplastic epulis）❻
- 肉芽組織あるいは線維性結合組織の中に骨組織の形成がみられるもので，発生頻度は比較的少ない．
- 臨床的に線維性エプーリスと同じであるが，骨組織が多いものはX線写真で不透過像を示し，硬さを増す．
- エプーリスが増大するに従い，腫瘤基底部の骨は圧迫吸収され，歯も圧迫移動あるいは傾斜して離開を起こす．
- セメント質様硬組織を認める場合にはセメント質形成性エプーリス（cementoplastic epulis）❼，セメント質様硬組織と骨組織が同時に観察された場合，骨・セメント質形成性エプーリス（osteo-cementoplastic epulis）という．骨・セメント質形成性線維腫との区別は組織学的に困難である．

線維腫性エプーリス（fibromatous epulis）❽
- 線維芽細胞やコラーゲン線維の増殖から成るもので炎症性変化に乏しい．
- 発生頻度は非常にまれである．

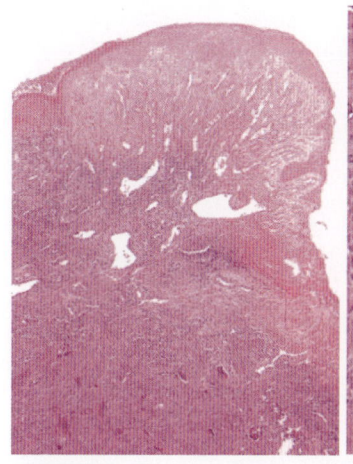

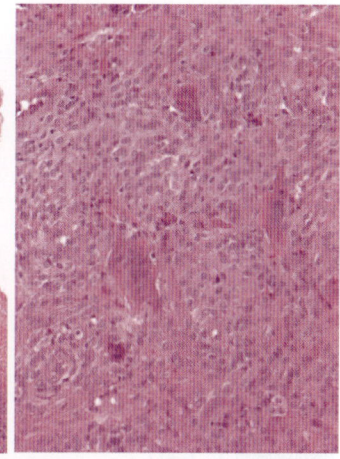

❺巨細胞性エプーリス（周辺性巨細胞肉芽腫〈peripheral giant cell granuloma〉）の組織像
多数の多核巨細胞が間葉系細胞と毛細血管から成る肉芽腫の中に散在している．巨細胞肉芽腫（giant cell granuloma）の所見を呈する．右：拡大像．

❻骨形成性エプーリス
a：下顎前歯部に認められた有茎性の腫瘤．
b：腫瘤相当部の歯肉や歯根膜，そして歯槽骨を除去した．
c：骨形成性エプーリスの組織像．重層扁平上皮で被覆され，主として線維性結合組織から成り，腫瘤の中心部に骨組織の散在を認める．
d：拡大像．線維性結合組織の中に梁状の骨細胞を含む類骨および骨組織の形成がみられる．

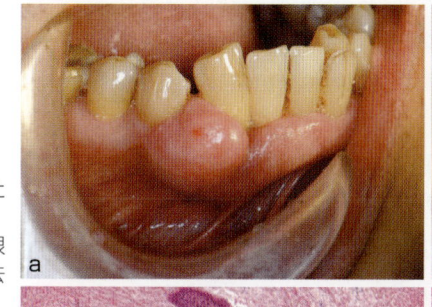

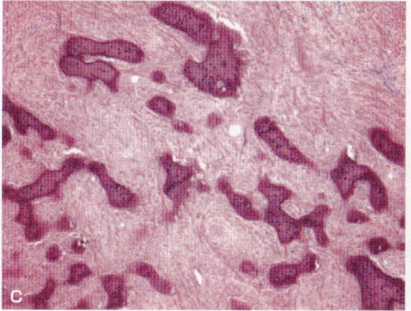

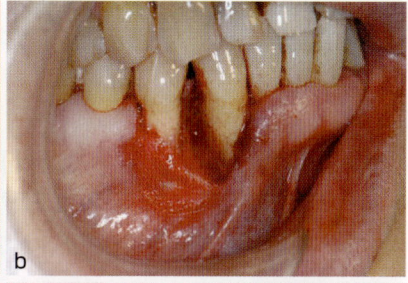

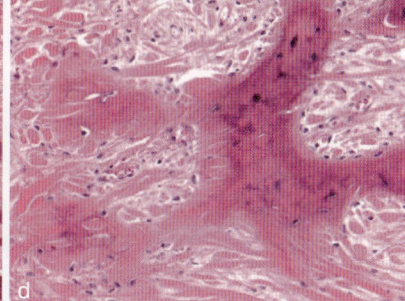

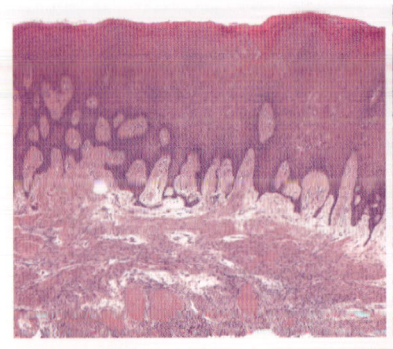

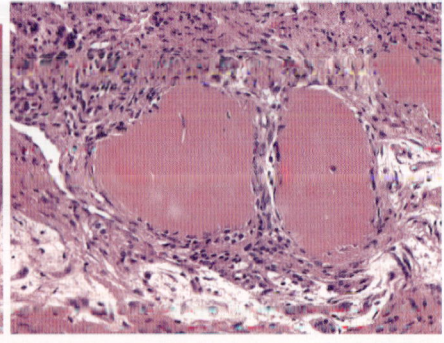

❼セメント質形成性エプーリスの組織像
線維性結合組織の中に塊状のセメント質様硬組織を認める．
右：拡大像．

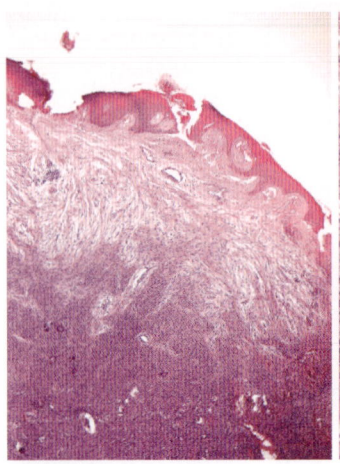

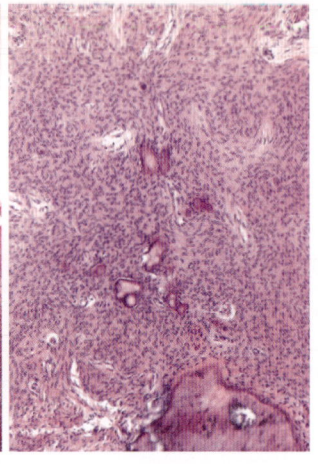

❽線維腫性エプーリス
重層扁平上皮で被覆される．結合組織は線維芽細胞の増殖が著しく，炎症細胞の浸潤は少ない．骨組織やセメント質様硬組織の形成がみられる．右：拡大像．線維芽細胞の増殖が著しい．

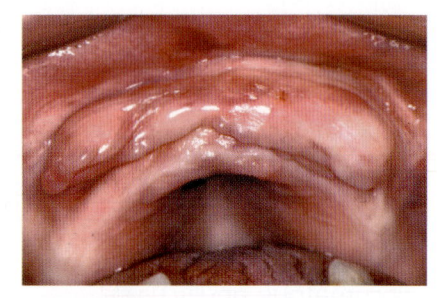

❾義歯線維腫
不適合な義歯辺縁部に沿って近遠心的に長い腫瘤が認められた．

- 一般に基底部が広く発育は緩慢で線維性エプーリスと同様の所見を呈する．
- コラーゲン線維の増殖が周囲組織を圧迫し歯槽骨の吸収を伴うことが多い．
- セメント質様硬組織や骨組織の形成を伴うことがある．

■ 臨床的分類

妊娠性エプーリス（gravid epulis）

- 妊娠腫とよばれ，組織学的に膿原性肉芽腫（pyogenic granuloma）と同様の組織像を呈する．
- 妊娠前半期は肉芽腫性エプーリス，後半期は血管腫性エプーリス，分娩後は線維性エプーリスを示すことが多い．
- このエプーリスは妊娠3か月ころに発生し，以後比較的急速に増大し，分娩後は発育が停止，縮小あるいは自然に消滅する．

義歯性線維腫（denture fibroma）（❾）

- 不適合な義歯床の慢性的な機械刺激によって，コラーゲン線維の過形成が

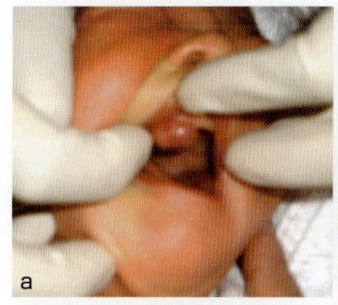

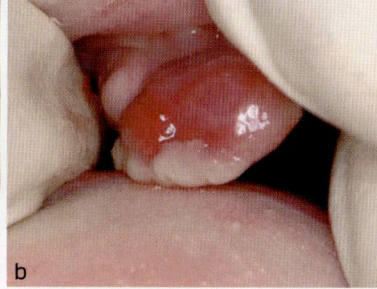

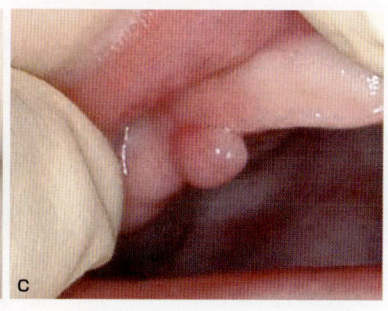

⑩**先天性エプーリス**
a：先天性エプーリス．生後9日，右上歯槽堤に腫瘤（12×8×7mm）を認めた．
b：生後1か月，右上歯槽堤の腫瘤（16×6×5mm）は増大した．
c：生後2か月，腫瘤（8×6×5mm）は正常色で退縮した．

（大阪歯科大学小児歯科 有田憲司教授より提供）

起こる．
- 腫瘤は比較的硬く，自覚症状はほとんどない．義歯床の辺縁にそって近遠心的に発育した腫瘤で，歯肉の口唇あるいは頬移行部に多い．
- 腫瘤は弁状，分葉状あるいは多裂溝状を呈することから裂状エプーリス（epulis fissuratum）ともいわれる．線維性エプーリスや刺激性線維腫（irritation fibroma）と同様の組織像を呈する．
- 義歯床下に発生したものを浮動歯肉（flabby gum）ともいう．

先天性エプーリス（congenital epulis）⑩

- 新生児の歯肉に発生する小さな腫瘤で，縮小あるいは自然に消滅することが多い．組織学的に顆粒性筋芽細胞腫と同様の組織像を呈するものが多く，なかに線維腫様のものもある．
- 発現頻度はきわめて低く，女児で多い．生後増大するが退縮することが多い．

鑑別

- 鑑別を要する疾患として，乳頭腫，歯肉癌，肉腫，歯肉増殖症および非上皮性の良性腫瘍などがあげられる．
- エプーリスの表面は健康粘膜で覆われ，平滑なものが多いが，乳頭腫は粗糙な表面で乳頭状，樹枝状そしてカリフラワー状を呈する．色調は角化により白色を呈する例が多い．
- 歯肉癌は発育速度が速く，境界は不明瞭，表面は不整形でしばしば潰瘍を形成する．
- 肉腫の頻度は低いがエプーリスと同様比較的若年者でも発症する．しかし，X線所見で腫瘍の浸潤性発育から不規則な骨吸収像がみられる．
- 歯肉増殖症（gingival overgrowth）には遺伝性歯肉線維腫症（hereditary gingival fibromatosis）と，フェニトイン，ニフェジピンそしてシクロスポ

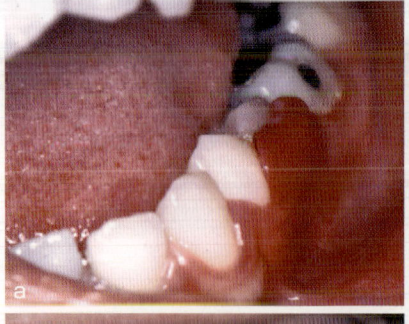

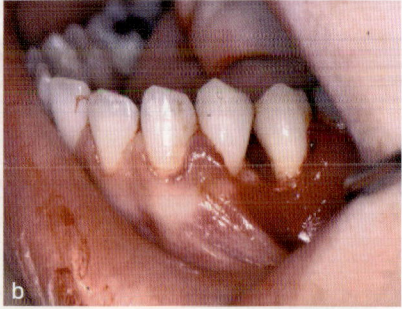

⑪ **エプーリスの外科的切除**
a：下顎前歯から小臼歯部に認められた有茎性の腫瘤．
b：X線学的に歯槽骨の吸収が認められる場合には，周囲の歯肉，歯根膜，歯槽骨骨膜を含め除去した．
c：切除した後はサージカルパック®で保護した．
d：ほぼ3週で治癒した．

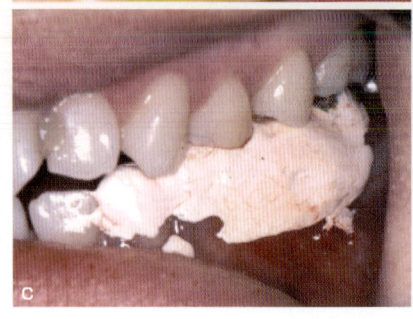

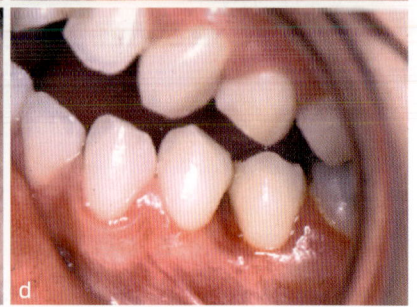

リンなどによる薬物性歯肉増殖症（drug-induced gingival overgrowth）があるが，限局性反応性腫瘤であるエプーリスの範疇からは除かれる．薬物性のものは通常，有歯部に発現する．

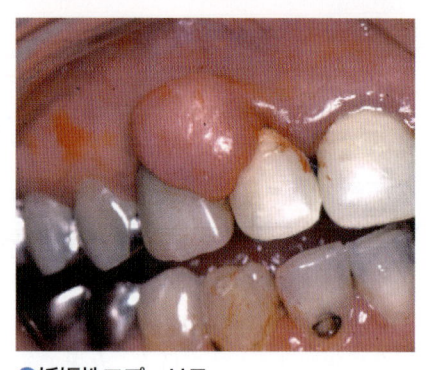

⑫ **妊娠性エプーリス**
妊娠後期，上顎前歯部の唇側歯間乳頭部に認められたエプーリス．原因の除去と経過観察することが多い．

口腔ケアで原因を除き外科的切除する

治療

- エプーリスの処置は原則的に口腔ケアで原因を除き，外科的に切除する．その際，再発防止のため，発生母地と考えられる周囲の歯肉，歯根膜，歯槽骨骨膜を含めて除去する．
- 歯根膜からの発生や，X線学的に歯槽骨の吸収がみられる症例，そして再発症例では関連する歯は抜去することが多い．しかし，歯の移動がなく骨植がよい場合には，腫瘤を除去し基底部の骨表層や歯根膜を削除するだけでよい場合が多い．
- 手術はメスやレーザーで切除する方法がある．メスでエプーリスを切除する場合，可能であれば部分的に縫縮し，止血処置後の創面はサージカルパック®で保護する（⑪）．レーザーを用いる場合，止血しながらの切開が可能となり，後出血が少ない．
- まれに歯肉癌や肉腫の場合があるので，腫瘤の大きい場合には，術前に生検を行うとともに，術後にも必ず組織学的検索により確定診断を得る．

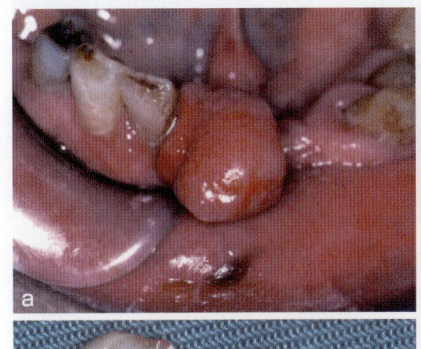

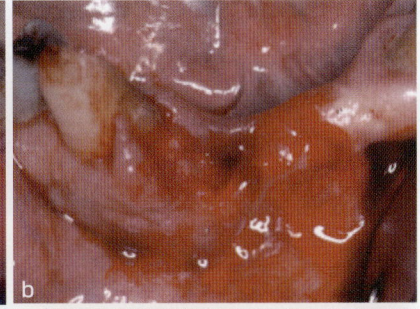

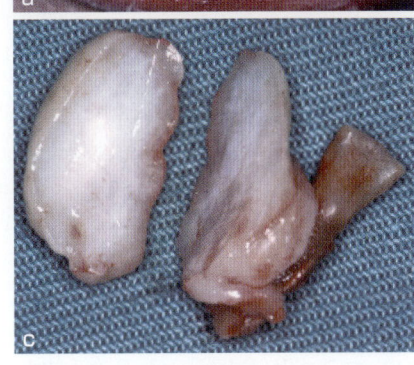

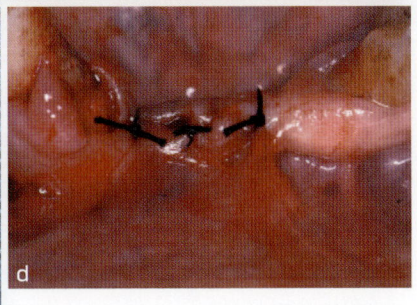

⓭ 骨形成性エプーリスの治療例
a：下顎前歯部に認められた表面が滑沢な有茎性の腫瘤．
b，c：X線学的に歯槽骨の吸収が認められる場合には，関連する歯とその周囲組織を除去した．
d：切除した後は縫合した．

- 妊娠性エプーリスでは，分娩後に縮小したり消失することもあるため，原因の除去と経過観察することが多く，観血的処置は分娩後に検討する．大きな腫瘤では外科的に処置するが茎の部位で離断するだけでもよい（⓬）．
- 骨形成性エプーリスでは，X線的に歯槽骨の吸収が著明な場合には，抜歯とともに周囲の骨を部分的に削除する．抜歯後はサージカルパック®で保護するが，切除範囲に応じて縫縮することもある（⓭）．

（森田章介，西川哲成）

第3章 歯牙に関連する疾患を診る

歯牙関連疾患の診療の進め方
歯原性嚢胞

> 歯原性嚢胞は歯科口腔外科とのはざまにある疾患

> 顎口腔病変で嚢胞の頻度は1/4〜1/3

- 上顎洞疾患のなかで，歯科口腔外科領域とのはざまにある歯原性嚢胞について十分な理解が必要である．
- 顎口腔領域での嚢胞の頻度はきわめて高く，顎口腔病変の約1/4〜1/3を占め，顎骨に発生する嚢胞と，軟部組織に発生するものに大別される．
- 上皮性嚢胞壁を有する顎嚢胞は歯原性嚢胞と，非歯原性嚢胞に分類される（❶）．
- 上皮性嚢胞壁をもたない単純性骨嚢胞や脈瘤性骨嚢胞，静止性骨空洞などは偽嚢胞などとよばれる．
- 歯原性嚢胞（odontogenic cyst）は，歯胚または歯周組織疾患に関連して生じ，歯原性上皮（歯胚または歯堤の上皮，マラッセ〈Malassez〉残存上皮など）に由来する嚢胞である（❷，❸）．
- 上顎にも下顎にも嚢胞は発生し，外科的加療が最も有用である．上顎洞や鼻腔に突出するような症例では耳鼻咽喉科医の得意とする鼻内視鏡下手術による歯齦切開のいらない，より低侵襲な手術を提供できる症例がある．
- まれに，含歯性嚢胞の壁上皮からエナメル上皮腫が発生したり，悪性化して扁平上皮癌が発生したりする症例も報告されており，根治的な治療が必要となる．
- 石灰化歯原性嚢胞や歯原性角化嚢胞は，浸潤性や増殖活性や再発率の高さから腫瘍の性質をもち，2005年の世界保健機関（WHO）の分類で改訂さ

❶代表的な顎嚢胞

発育性嚢胞		炎症性嚢胞
歯原性嚢胞	非歯原性嚢胞	
含歯性嚢胞	鼻口蓋管嚢胞	歯根嚢胞
乳児の歯肉嚢胞	鼻唇嚢胞	根尖性・根側性歯根嚢胞
成人性歯肉嚢胞	単純性骨嚢胞	残存性歯根嚢胞
腺性歯原性嚢胞	脈瘤性骨嚢胞	
側方性歯周嚢胞	静止性骨空洞	歯周嚢胞
萌出嚢胞		

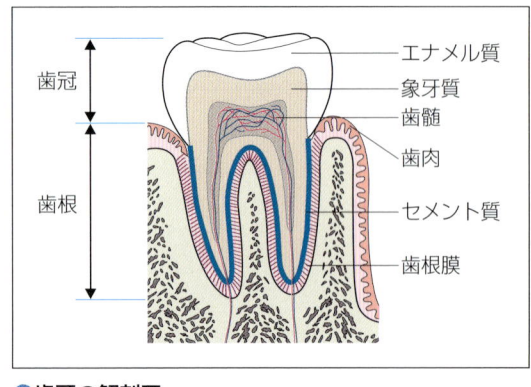

❷歯牙の解剖図

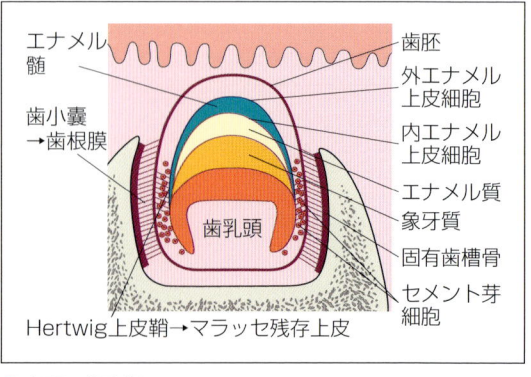

❸歯胚の解剖図

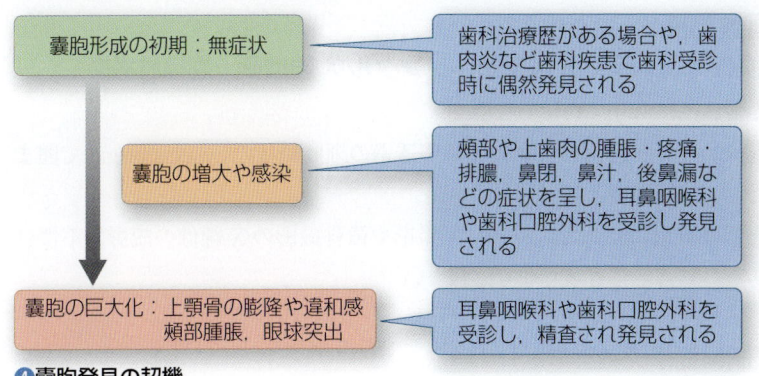

```
囊胞形成の初期：無症状  →  歯科治療歴がある場合や，歯
                          肉炎など歯科疾患で歯科受診
                          時に偶然発見される

囊胞の増大や感染  →  頰部や上歯肉の腫脹・疼痛・
                    排膿，鼻閉，鼻汁，後鼻漏な
                    どの症状を呈し，耳鼻咽喉科
                    や歯科口腔外科を受診し発見
                    される

囊胞の巨大化：上顎骨の膨隆や違和感
  頰部腫脹，眼球突出  →  耳鼻咽喉科や歯科口腔外科を
                        受診し，精査され発見される
```

❹囊胞発見の契機

❺囊胞の主な臨床的特徴
- 無痛性
- 限局性
- 緩慢な増大
- ほぼ球形に近い腫瘤状
- 波動を触れることがある
- 穿刺により内容液を吸引

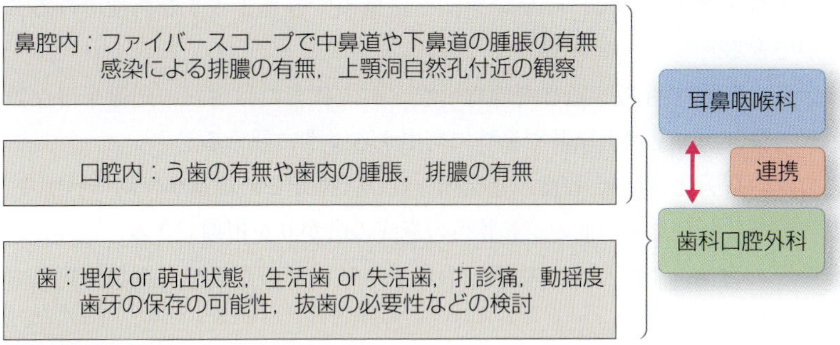

```
鼻腔内：ファイバースコープで中鼻道や下鼻道の腫脹の有無
        感染による排膿の有無，上顎洞自然孔付近の観察   ─┐
                                                      │  耳鼻咽喉科
口腔内：う歯の有無や歯肉の腫脹，排膿の有無            ─┤       ↕ 連携
                                                      │  歯科口腔外科
歯：埋伏 or 萌出状態，生活歯 or 失活歯，打診痛，動揺度  │
    歯牙の保存の可能性，抜歯の必要性などの検討        ─┘
```

❻囊胞の診察

れ，歯原性腫瘍（石灰化囊胞性歯原性腫瘍・角化囊胞性歯原性腫瘍）に分類が変更された．

診断

■ 発見の契機（❹）
- 歯科治療歴がある場合や，歯肉炎など歯科疾患で歯科受診時に偶然発見されることもしばしばある．
- 耳鼻咽喉科医が歯牙疾患を診察し治療する場合，ほとんどが上顎歯または上顎骨が原因となる疾患で，それが鼻腔や上顎洞などに影響を及ぼす場合である．
- 囊胞の主な臨床的特徴を❺に示す．

■ 診察
- ❻のように，耳鼻咽喉科と歯科口腔外科が連携をとって診察をする．
- 内容液の穿刺をして囊胞の確認をすることもある．内容物は一般的に淡黄色で漿液性または粘稠な液体であるが，感染などにより種々の修飾を受ける．粥状の内容物を含むときは角化囊胞や，類表皮囊胞を疑う必要がある．
- 内容液の穿刺は，囊胞感染の原因ともなりうるので繰り返し行うことは勧められない．

■ 画像診断

X線検査（パノラマX線撮影，デンタルX線撮影，副鼻腔撮影）

- 多くの施設にあり，簡便で有用．
- 囊胞は，境界が比較的明瞭なX線不透過の細い線状のcystic marginで囲まれた，X線透過像として写る．
- 耳鼻咽喉科医にとって，パノラマ撮影や歯科撮影のX線像の読影は不慣れであり，見落としも多くなりかねない．

CT（副鼻腔単純撮影など）

> 副鼻腔単純CTは最も有用で信頼性が高い

- 副鼻腔単純CTが最も有用で信頼性が高い．最近では比較的多施設にある．
- ソフトウェアの進歩で，容易に画像を再構成できさまざまな角度でみることができる．
- 歯牙との関連をもち，通常内部均一なドーム状または房状の辺縁平滑な陰影が，顎骨内または上顎洞や鼻腔に突出するように認める．
- 囊胞壁の石灰化の有無・程度，囊胞内の性状，歯牙との関連が容易にわかる．
- 上顎洞だけでなくその他の副鼻腔への炎症の広がりを把握できる．
- 鼻中隔の彎曲，下鼻甲介の状態，中鼻道ポリープの有無や上顎洞自然孔の状態もわかる．

> 手術プランニングを立てるうえでも必須の検査

- 治療に際しての手術プランニングを立てるうえでも必須となる検査である．

エコー，MRI（副鼻腔）

- 囊胞と充実性腫瘍との鑑別には有用である．

鑑別

歯根囊胞（radicular cyst）

- 慢性的な歯髄から歯根尖への炎症に続いて発症する顎骨内の炎症性囊胞である．歯根尖に肉芽腫が形成され，その中のマラッセ残存上皮の遺残や迷入により囊胞形成するといわれている．

> 歯根囊胞は顎囊胞全体の50～60％を占める

- 顎骨内の囊胞としての発生頻度はいちばん高く，顎囊胞全体の50～60％を占める．
- 下顎よりも上顎に多く，上顎2番，上顎1番の歯根の順に多く生じ，下顎では6番，4番，5番の順に生じやすい．
- 好発は20～30歳代．
- 歯髄死あるいは歯科治療で根管充填のなされた永久歯の失活歯が存在するか，その歯の抜去の既往歴がある．原因歯が抜去された歯根囊胞は残留囊胞（residual cyst）とよばれる．
- ほとんど無症状に経過し，顎骨を徐々に膨隆させ小指頭程度の大きさにまで発育する．
- X線写真上では，原因歯から続く歯根膜腔とつながる単房性の境界明瞭な

透過像がみられる．大きなものでは透過像が複数歯に及ぶ場合もある．
- CTでは，原因歯の歯根尖から上顎洞内に類円形の骨様高吸収を呈する骨殻を伴う嚢胞を認める（❼）．
- 嚢胞の内容物として黄褐色の粘稠性や漿液性の液体，炎症細胞，剝離上皮細胞，コレステリン結晶が認められる．嚢胞内上皮は重層扁平上皮でまれに角化をみる．

含歯性嚢胞（dentigerous cyst）
- エナメル質が形成された後，歯胚のエナメル上皮内に漿液がたまった貯留嚢胞の一種．
- 上顎3番や8番，下顎6〜8番が好発で，過剰歯によるものもある．
- 過剰歯に由来するもの以外は必ず嚢胞内に発育段階に応じた未萌出歯の歯冠を含む．
- 歯を巻き込んでいるので，該当する歯が生えてこないことで気がつかれ，20〜40歳代を中心に受診される．自覚症状に乏しく発見が遅れ高齢者でもみられることがある．
- 小さいものは無症状であるが，大きくなるにつれて顎骨の無痛性膨隆や顎骨の外側の皮質骨が吸収され紙のようにペコペコと感じたり（羊皮紙様感），周囲の歯の位置異常をきたしたりする．
- 埋伏歯と嚢胞との位置関係により，中心性型，側方性型，多房性型の3型に分類することがある．
- X線検査では境界明瞭な類円型の透過像のなかに埋伏歯の歯冠を含む特徴がある（❽）．
- エナメル上皮腫との鑑別は明確にしておく必要がある．エナメル上皮腫では隣接する歯牙のナイフで切ったような鋭利な歯根吸収が認められる頻度が高い．
- 嚢胞壁は菲薄な結合組織から成り，内壁は2〜3層の上皮細胞により覆われている．
- 嚢胞内は多量のコレステリン結晶を含む黄色透明の液体で，感染が加わると粘稠性が上昇する．

乳児の歯肉嚢胞（gingival cyst of infant）（上皮真珠）
- 乳児の歯槽粘膜に発生し，角化をみる歯原性発育性嚢胞．歯堤の遺残に由来する．
- 歯槽粘膜の白色あるいは黄白色の小結節．しばしば多発性で上顎に好発する．
- 生後3か月くらいまでの乳児に発生し，乳歯が萌出するころま

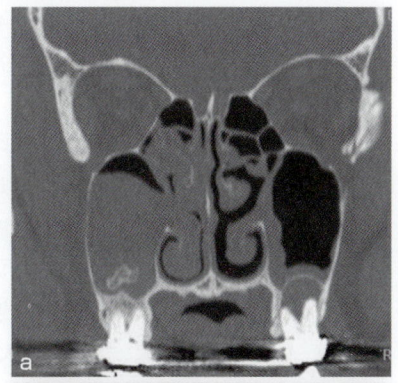

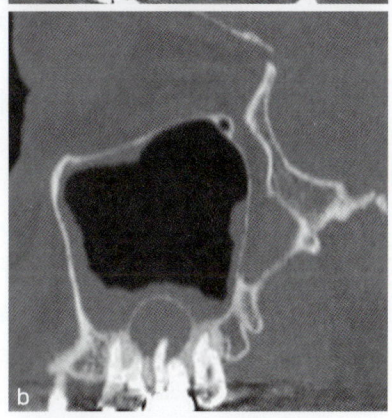

❼ 歯根嚢胞の単純CT像

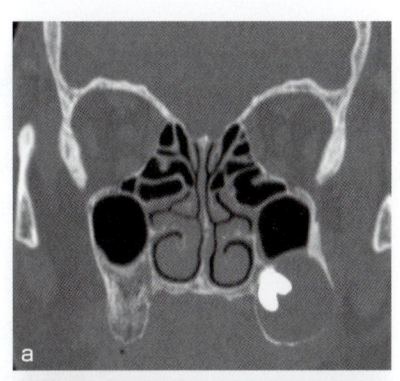

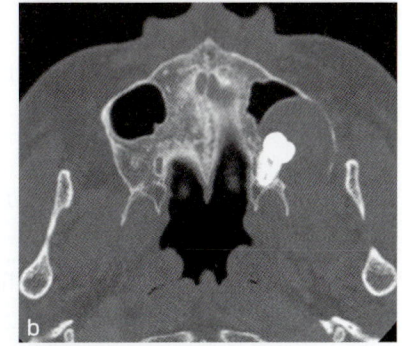

❽ 含歯性嚢胞の単純CT像

でには自然に消失し，小囊胞は破れて自然に治癒する．一般的には治療を必要としない．

成人性歯肉囊胞（gingival cyst of adult）
- 中年期以後，永久歯の萌出が完成した成人の歯肉に認められる．
- 歯肉囊胞は 1992 年の WHO の分類で，乳児の歯肉囊胞と成人の歯肉囊胞は区別された．
- 歯堤の残遺もしくはセール（Serres）上皮の残遺が原因で，ほかに上皮の外傷性埋入，異所性腺組織から発生するともいわれている．
- 治療法は，囊胞摘出が行われる．

腺性歯原性囊胞（glandular odontogenic cyst）
- 顎骨内に生じる発育性の上皮性囊胞．組織由来についてはいまだ不明である．
- 1992 年の WHO 分類にて歯原性発育性囊胞の一種と分類されたまれな疾患．
- 80％が下顎骨に発生し，臼歯部より前歯部に多い．
- X 線検査では，単房性もしくは多房性の透過像を示す．
- 10 歳代から高齢者まで認められる．
- 治療法は，囊胞摘出術や搔爬を行う．大きなものでは顎骨切除を行うこともある．

歯周囊胞（periodontal cyst）
- 辺縁性歯周炎に伴い生じるものや智歯周囲炎に伴い生じるものは，炎症性囊胞である．側方性歯周囊胞（lateral periodontal cyst）は，隣在する生活歯歯根間に生じる発育性囊胞である．
- 下顎智歯に発生した歯周囊胞はホフラート（Hofrath）囊胞とよばれる．
- 萌出時の歯冠周囲炎によって生じる囊胞で，発生頻度はきわめてまれである．
- X 線検査では単房性，類円形の透過像を示す．
- 囊胞壁は非角化性扁平上皮で，内容物にコレステリン結晶を含むことが多い．
- 治療法は，原因歯の抜歯と囊胞摘出が行われる．

萌出囊胞（eruption cyst）
- 萌出間近な歯の歯冠を包みこむように歯槽粘膜に生じる比較的まれな囊胞である．
- 歯が萌出するときは囊胞壁と歯肉粘膜の両者が破れて歯冠が萌出するが，破けずにそのまま歯の萌出とともに歯冠上部に囊胞が乗った状態で，歯肉粘膜を隆起させる．
- 下顎に好発し，第 1 乳臼歯にみられることが多い．

- 囊胞内に出血を呈して暗紫色を呈する．
- 乳歯が萌出直前に萌出囊胞によって萌出が障害されることがある．
- 治療法は開窓術であり，これにより歯の萌出が進み，囊胞は消失する．多くの場合，歯の萌出とともに自然消退する．

歯牙：残す⇔抜歯する	→ 歯科口腔外科との連携が必要
	→ 患者の意向もある程度考慮する
術式：開窓術⇔完全摘出	→ 囊胞の種類と大きさ，位置を考慮して決める
アプローチ法：歯齦部切開⇔経鼻内視鏡手術	→ 各施設の手術手技の習熟度により決定される

⑨ 基本的な治療方針

一般的な治療方針 ⑨

- 基本的には，外科的治療が最も有効とされる．いくつかの点を決定する必要がある．
- 歯齦部の切開は，術後一過性または永続的に頬部の違和感やしびれなどが残る可能性があるが，広い術野が得られる．
- 歯齦部の切開がいらない鼻内視鏡手術は，頬部のしびれもなく，歯肉粘膜の縫合もいらず，患者への負担が少ないため，可能であれば勧められる．
- 鼻内視鏡手術を行うと，術後も鼻内からのファイバースコープで術創部を容易に診察することができるメリットがある．
- 具体的に，症例の多い歯根囊胞と含歯性囊胞の治療について説明する．

> 鼻内視鏡下手術は低侵襲で，可能な症例には勧められる

■ 歯根囊胞の治療（上顎洞へ突出する囊胞）

- 比較的小さい囊胞などは，歯科口腔外科での歯内治療法（根管治療）により治療する．これだけで囊胞が縮小する症例があるので，まず歯科口腔外科の診察を受けさせる．
- 大きな囊胞や根管治療後も遷延する囊胞は，囊胞摘出術や開窓術と歯根端切除術を行い，病巣が歯根を大きく含む場合は抜歯を行う必要がある．
- まず先に歯科口腔外科において根管治療を行う必要があるため，受診させ

> **Advice** 経鼻内視鏡手術のアドバイス
>
> - 鼻内視鏡操作は，術者の斜視鏡手術への慣れ，彎曲器具の工夫，下鼻道外側壁の開窓の工夫や上顎洞前壁への小孔の作製などのアプローチ方法の工夫で，適応が広がってきている．
> - 上顎においては，成人であれば5番より後ろの歯であれば，経鼻内視鏡下に囊胞の開窓や摘出，歯根の処理を行うことが可能である．
> - 5番はかなりの内視鏡操作の習熟度が必要であるが，6番より後ろの歯であれば，比較的70°などの斜視鏡操作に慣れていれば操作可能である．
> - 鼻内視鏡下に粘膜下下鼻甲介骨切除を行うか，下鼻甲介を前端で一度切離し後方または内側によけ，最後に戻して縫合する方法や下鼻甲介鼻涙管スウィング法を行うことで，下鼻甲介による視野の妨げをかなり改善でき良い視野が得られる．
> - 上顎洞底は鼻腔底より低いため，歯根へのアプローチが難しい症例がある．これに対し，下鼻道外側壁を鼻涙管開口部直下の領域まで前方を削る方法，上顎洞前壁にフェネストレーションをおく方法，下鼻甲介鼻涙管スウィング法，対側鼻腔から経鼻中隔に器具を挿入する方法などにより，上顎洞底が低い症例でもアプローチ可能となる．

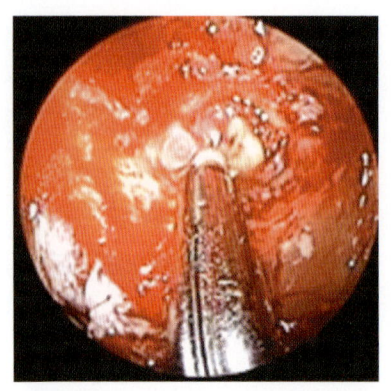

⑩鼻内視鏡下に歯根端切除をしているところ

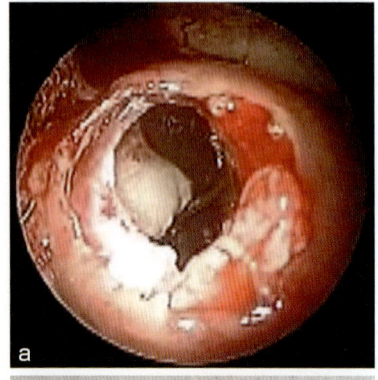

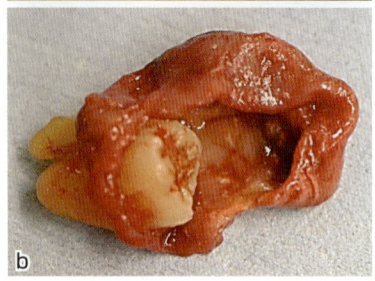

⑪含歯性嚢胞の摘出
a：術中鼻内視鏡写真．
b：摘出標本．

る．それにより，歯髄から歯根尖までの歯髄腔に根管充填剤が入るが，歯根尖先端部には感染が残るので，嚢胞摘出後には歯根端切除を上顎洞側からダイヤモンドバーなどで行い，残った炎症部を切除する（⑩）．
- 歯根端切除は歯牙を保存することを目的に行うので，削りすぎると歯が動揺してしまうので，どこまで削るかは歯科口腔外科医とよく相談して削ることが勧められる．
- 頬側根や口蓋根のあいだの不良肉芽は可及的に除去する．

■ 含歯性嚢胞の治療
- 年齢，部位，大きさなどにより2つの選択肢がある．

開窓術
- 嚢胞内の永久歯の保存や嚢胞を先に縮小させる目的で行う．
- 嚢胞腔を開窓し，歯を正常な位置へ萌出誘導する．
- 摘出による顎骨骨折や顎の成長障害をきたすおそれがある場合は，開窓術を選択し，まずは嚢胞を小さくする．多くは，後に嚢胞摘出術が必要となる．

嚢胞摘出術
- 埋伏歯が過剰歯である場合や，歯が逆向き，歯根の屈曲が強い場合などで萌出誘導が困難な場合は，抜歯を含む嚢胞摘出を行う（⑪）．
- 抜歯は，鼻内内視鏡下でも比較的容易に鉗子で行える場合もあるが，強固に付いている場合は歯科用抜歯器具などが有用である．
- あまりにも強靱な場合は，歯根周囲をダイヤモンドバーなどで削る必要がある．

（原　晃，田中秀峰）

参考文献
1. Kramer IRH ほか著．日本口腔病理学会ほか訳．WHO 歯原性腫瘍の組織学的分類．東京：医歯薬出版；1996．
2. Kramer IRH, et al. WHO international histological classification of tumours. Histological typing of odontogenic tumours. 2nd edition. Heidelberg：Springer-Verlag；1992.
3. Barnes L, et al. WHO Classification of Tumours. Pathology & Genetics. In：Head and Neck Tumours. Chapter 6, Odontogenic Tumours. Lyon：IARC Press；2005. p.283-327.
4. 村下秀和ほか．内視鏡下歯根嚢胞切除術の一症例．日鼻誌 2008；47：343-6.
5. 村下秀和ほか．上顎洞性後鼻孔ポリープにおける内視鏡下犬歯窩アプローチの有用性．日鼻誌 2010；49：22-5.

歯牙関連疾患の診療の進め方
歯原性腫瘍

- 歯原性腫瘍（odontogenic tumor）は，歯を形成する組織から発生する．顎骨に特有な腫瘍で他の部にはほとんどみられない．
- わが国における歯原性腫瘍（10,415症例）の報告から，特徴として
  ①良性と悪性は約100対1で良性腫瘍が圧倒的に多い，
  ②性差では若干女性に多い，
  ③年齢別では良性腫瘍が20歳代以下の若年者に多いのに対し悪性腫瘍では50歳以上の高齢者にみられる，
  ④緩慢な発育で自覚症状が少ない，
  ⑤発生部位は良性・悪性ともに下顎に多く，とくに臼歯部を中心としての発生が顕著，
  などがあげられる[1]．
- 良性でありながら術後再発を繰り返し周囲軟組織にまで進展する病態（エナメル上皮腫，角化嚢胞性歯原性腫瘍など）もあるため，術前の精確な診断と病理組織学的診断に合った適切な治療が重要である．また症例によっては術後の長期的な経過観察も必要となる．
- 一般病理検体に占める本腫瘍の割合はきわめて低いので，臨床医・病理医から敬遠されがちな疾患でもある．

> 良性腫瘍が圧倒的に多い

> 下顎に多く，とくに臼歯部を中心とする発生が顕著

> 精確な診断と病理組織学的診断に合った適切な治療が重要

歯原性腫瘍の分類

歯の発生からみた分類

- ヒトの歯の形成は胎生6週ごろ，付近の口腔粘膜上皮が肥厚・増殖し，顎骨内に陥入（歯胚）して始まる．胎生20～30週では歯胚は釣り鐘状を呈し，エナメル器（将来のエナメル質）と歯乳頭（将来の象牙質と歯髄），およびこれらを包む線維性の歯小嚢（将来の歯周組織）から構成される．
- 歯の形成時期が進むと，歯乳頭組織が分化し，象牙質の形成が始まる．次いでこの象牙質の上に，エナメル芽細胞ができエナメル質をつくる．歯冠の形成が終わりに近づくと，深部に成長し歯根の形成が始まる．また歯乳頭は最後に歯髄となる．エナメル器および歯乳頭を包む囊状の結合組織を歯小嚢といい，この歯小嚢からセメント質と歯根膜，さらに歯槽骨の一部が形成される[2,3]．エナメル器は，外エナメル上皮と内エナメル上皮そして内部のエナメル髄からなる（❶）．
- このように歯の形成はきわめて順序正しく行われるが，歯の発生に異常を

❶ 胎生 20～30 週のヒト歯胚（鐘状期）
出生後，矢印で示した器官が形成される．

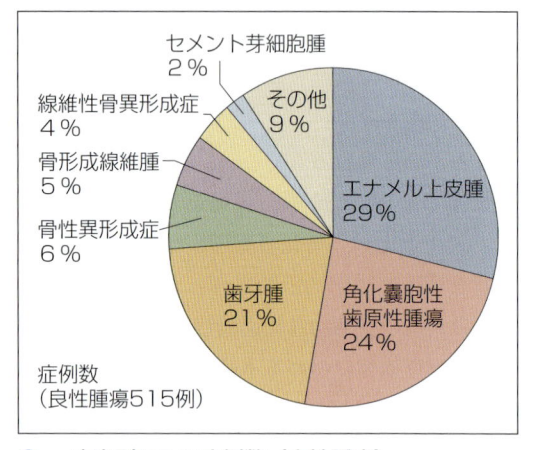

（図中ラベル）外エナメル上皮／エナメル髄／歯乳頭／エナメル質形成／象牙質形成／セメント質形成　固有歯槽骨形成／内エナメル上皮／歯小囊

❷-a 疾患別にみた症例数（良性腫瘍）

症例数（良性腫瘍515例）
- エナメル上皮腫 29％
- 角化囊胞性歯原性腫瘍 24％
- 歯牙腫 21％
- 骨性異形成症 6％
- 骨形成線維腫 5％
- 線維性骨異形成症 4％
- セメント芽細胞腫 2％
- その他 9％

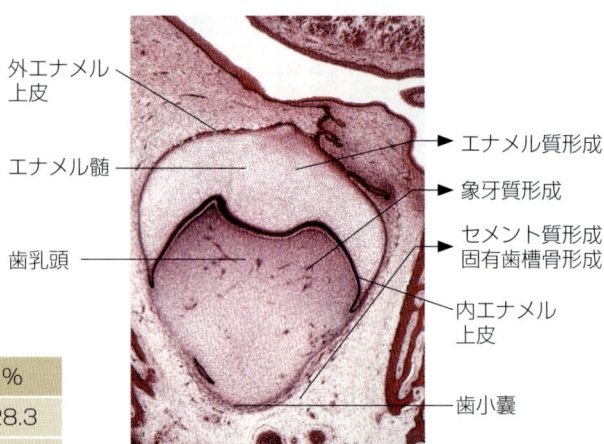

❷-b 疾患別にみた症例数

		症例数	％
良性腫瘍	エナメル上皮腫	1,460	28.3
	扁平歯原性腫瘍	9	0.17
	歯原性石灰化上皮腫	21	0.41
	腺腫様歯原性腫瘍	42	0.82
	角化囊胞性歯原性腫瘍	1,258	24.4
	エナメル上皮線維腫	45	0.87
	エナメル上皮線維象牙質腫	4	0.08
	エナメル上皮線維歯牙腫	24	0.47
	歯牙腫	1,079	20.9
	歯牙エナメル上皮腫	7	0.14
	石灰化囊胞性歯原性腫瘍	76	1.48
	象牙質形成性幻影細胞腫瘍	5	0.10
	歯原性線維腫	88	1.71
	歯原性粘液腫/粘液線維腫	97	1.88
	セメント芽細胞腫	115	2.23
	骨形成線維腫	277	5.38
	線維性骨異形成症	194	3.77
	骨性異形成症	322	6.25
	その他	28	0.54
	小計	5,151	100
悪性腫瘍	転移性エナメル上皮腫	1	2.38
歯原性癌	エナメル上皮癌	11	26.2
	原発性骨内扁平上皮癌	26	61.9
	明細胞性歯原性癌	1	2.38
	歯原性幻影細胞癌	1	2.38
歯原性肉腫	エナメル上皮線維肉腫	1	2.38
	エナメル上皮線維象牙質肉腫	0	0
	エナメル上皮線維歯牙肉腫	0	0
その他	悪性歯原性石灰化上皮腫	1	2.38
	小計	42	100
	総計	5,193	

きたし歯を形成する組織が各時期にその分化能力を失うと，それに相当していろいろな歯原性腫瘍が発現する．

疾患別発生頻度 （❷-a, b）

- 渉猟しえた歯原性腫瘍総数は 5,193 例であり，内訳は，良性 5,151 例（99.2 %），悪性 42 例（0.8 %）と良性腫瘍が圧倒的に多い．
- 疾患別ではエナメル上皮腫が最も多く 1,460 例（良性腫瘍の 28.3 %），次いで角化囊胞性歯原性腫瘍 1,258 例（24.4 %），歯牙腫 1,079 例（20.9 %）の順で，他はいずれも 10 % 未満であった．悪性腫瘍では，原発性骨内扁平上皮癌が 26 例（悪性腫瘍の 61.9 %），エナメル

上皮癌11例（26.2％）と，この2疾患で悪性腫瘍の85％以上を占めた．

■ 性別・年齢別頻度

- 性別では，男性2,582例，女性2,649例（合計5,231例，再発症例38例を含む）と若干女性に多く認められた（❸）．
- 年齢別頻度は，10歳代が最大で1,146例（21.9％），10歳代と20歳代で2,150例（41.0％）を占めていた．悪性腫瘍では50歳代以降の高年齢層に多く出現する傾向がみられた（❹）．
- エナメル上皮腫では，平均年齢は39.9歳±19.5であった．男性は20歳代で18.6％とピークを示し，次いで10歳代，40歳代と続いていた．これに対し，女性は10歳代で23.2％とピークを示し，以後20歳代，30歳代と減少傾向にあった（❺）．

■ 発生部位別頻度

- 重複症例を含めた5,313例の部位を分析すると，正中となる前歯部が1,193例で，左右差に変位したものが左側2,085例，右側2,035例でほとんど差はみられなかった．上下別では，全体で上顎1,313例（24.7％），下顎4,000例（75.3％）と下顎に多くみられ，良性・悪性ともに同様な傾向であった（❻）．原発部位は下顎臼歯部を中心として発生する病変が多かった．

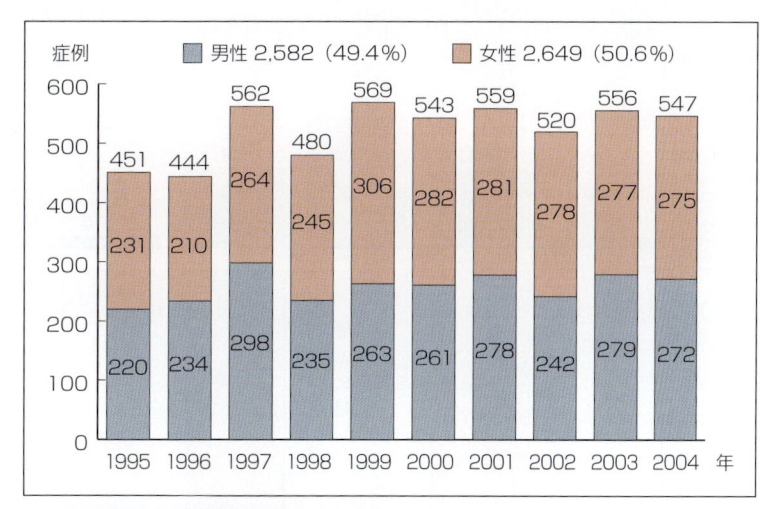

❸ 歯原性腫瘍の年度別症例数（男女別）

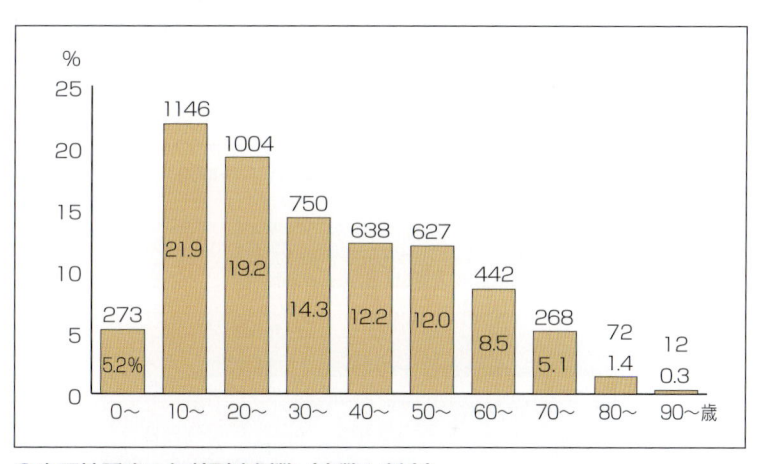

❹ 歯原性腫瘍の年齢別症例数（実数と割合）

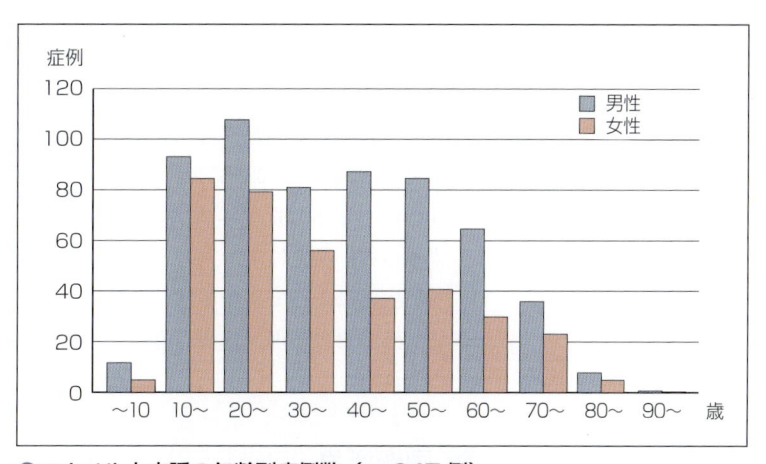

❺ エナメル上皮腫の年齢別症例数（n=947例）

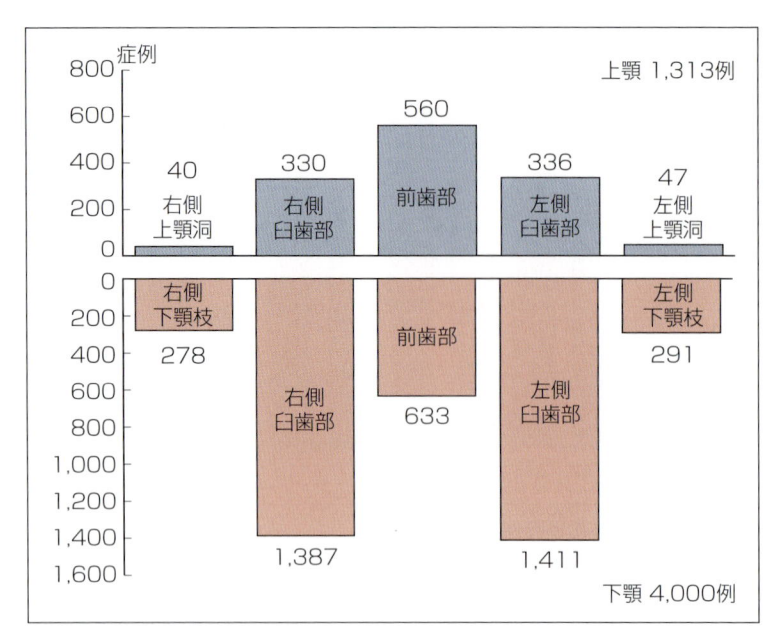

● 発生頻度の高いエナメル上皮腫に限ってみると，発生部位は上顎8.5％，下顎91.5％と圧倒的に下顎に多く認められた．上顎の内訳は小臼歯部42.9％と最も多く，次いで前歯部35.7％，大臼歯部21.4％の順であった．下顎では大臼歯部に発生したものが56.1％と最も多く，次いで下顎枝部26.2％，前歯部11.5％，小臼歯部6.2％の順であった（**❼**）．

❻ 上下顎各部位における症例数（*n*=5,313）

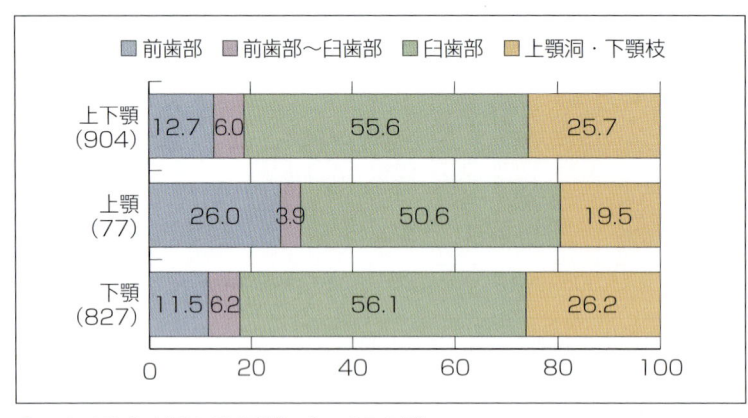

❼ エナメル上皮腫の発症部位（*n*=904例）

臨床的特徴と治療法

主訴と症状

● 主訴別では，良性・悪性ともに腫脹または膨隆を訴えて受診した症例が多く認められた．一方，歯牙腫などは上記の主訴および症状はなく，他院での治療中にX線で偶然指摘されたものが多かった．また，歯の萌出遅延も次いで多くみられた．疼痛や違和感などの明確な自覚症状を訴えるものは比較的少なかった．

● 病変の大きさを検討すると，良性腫瘍全体では最大径30mm以下のものが約半数であったが，エナメル上皮腫の症例を除くと73.5％が30mm以下を示した．エナメル上皮腫および悪性腫瘍はさまざまなサイズが認められ，とくにエナメル上皮腫では100mmを超える症例もあり，発育速度が症例によって異なる性状が確認された．

● 病変部における埋伏歯の存在は，良性腫瘍で40.0％，悪性腫瘍で23.4％に認められた[4]．

画像所見

● 顎骨内に発生するため特異的なX線像を示す．X線所見のポイントは顎骨透過性である．透過性は，一般的に単房性，多房性を示す．
● X線透過性の有無では，良性・悪性腫瘍ともに透過像を呈するものが多く，

5,222症例[3]のなかで透過像40.3％，不透過像33.5％，混在型19.9％であった．悪性腫瘍では不透過像を呈する症例は認められなかった．透過性のうち，単房性53.6％，多房性24.2％と単房性を呈するものが多かった．
- 多房性X線所見が特徴的なエナメル上皮腫においては，多房性79％，単房性14％であった．悪性エナメル上皮腫ではすべて多房性であった（❽）．

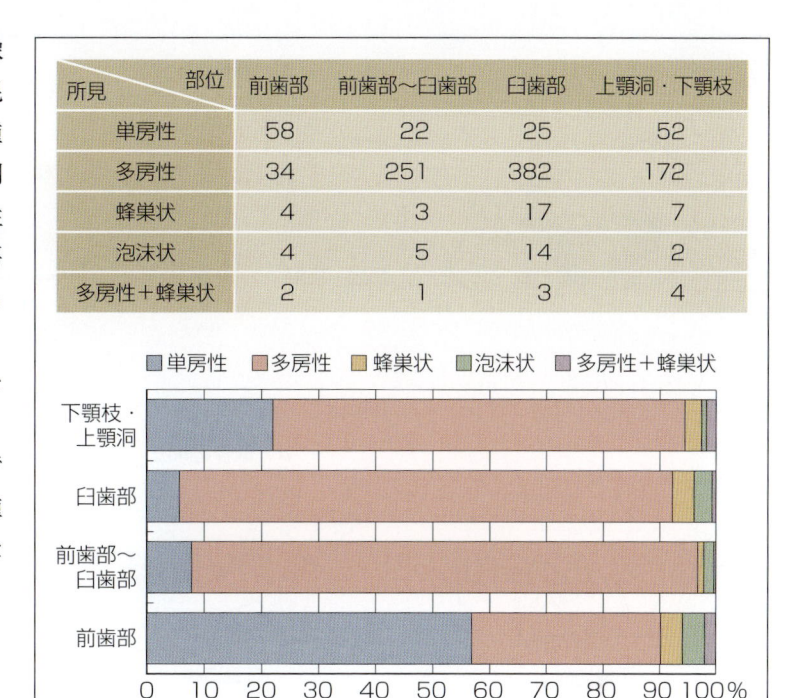

所見＼部位	前歯部	前歯部〜臼歯部	臼歯部	上顎洞・下顎枝
単房性	58	22	25	52
多房性	34	251	382	172
蜂巣状	4	3	17	7
泡沫状	4	5	14	2
多房性＋蜂巣状	2	1	3	4

❽ エナメル上皮腫の部位別からみたX線所見

■ 治療法（❾）

- 最も多いエナメル上皮腫では，孤立性かつ限局したものであれば摘出・切除が一般的な治療法となる．
- 腫瘍が囊胞性形態をして透過性を示す病変の場合は病変の大きさ，患者の年齢などを考慮に入れてさまざまな治療法が選択される．開窓，摘出，顎骨切除に分かれ，摘出においては摘出後の処置によって摘出・搔爬，凍結，電気焼灼，化学焼灼に分類される．
- 開窓とは，腫瘍の一部を被覆する口腔粘膜や歯槽骨とともに切除し，腫瘍腔を口腔内に開放する．減圧を図り，腫瘍の縮小を期待する方法で，最終的には摘出搔爬や辺縁切除などの二次手術が必要となる．
- 摘出・搔爬の場合は，腫瘍を摘出後，周囲骨を鋭匙やバーなどで1層削除する．凍結では腫瘍を摘出後に周囲骨を凍結，電気焼灼では腫瘍を摘出後に周囲骨を電気メスなどで焼灼，化学焼灼では腫瘍を摘出後に周囲骨をカルノワ（Carnoy）液などで化学的に焼灼する．
- 顎骨切除は下顎では辺縁切除，区域切除，半側切除などに分かれ，上顎では部分切除，上顎骨半側切除などが該当する（❾）．

■ 経過・予後

- 良性腫瘍では5.7％に再発がみられた．再発の大部分はエナメル上皮腫で，5年以降の再発も18.1％に認め，本疾患には従来の報告[4]どおり定期的な長期間にわたる経過観察が不可欠である．
- 悪性腫瘍の再発は34％で，そのうち68.8％が3年未満での再発であった．非歯原性腫瘍に比べ高い再発率を呈するが，前述のごとく悪性の臨床所見

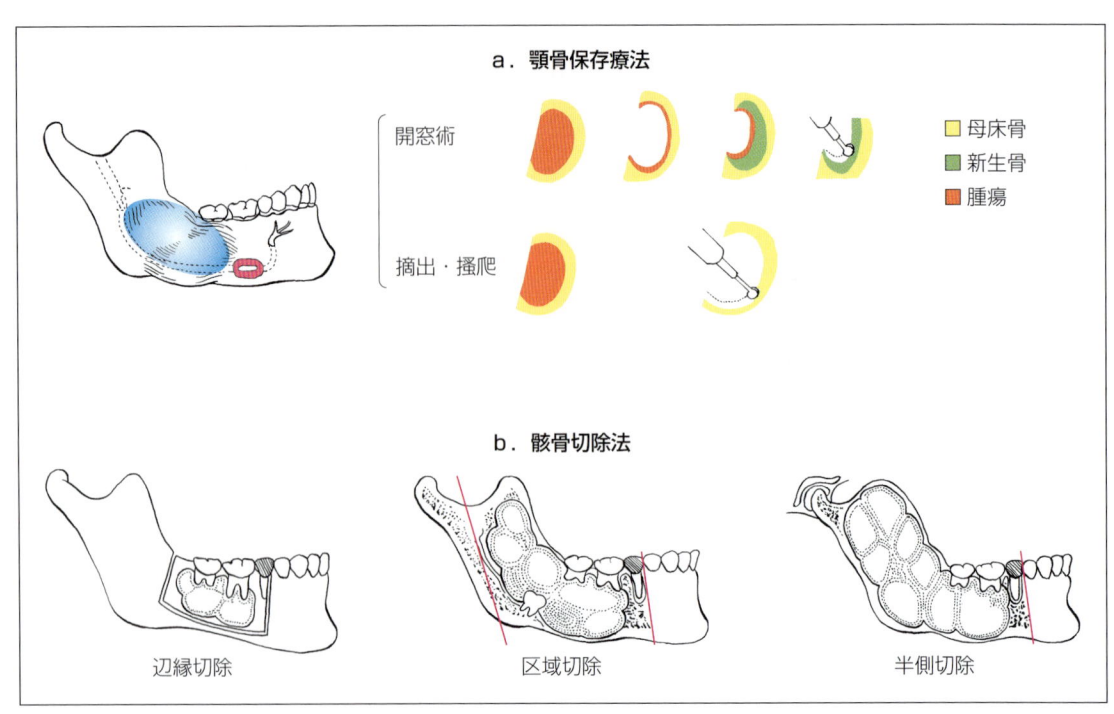

❾ エナメル上皮腫の治療法

　　a．顎骨保存療法
　　　開窓術
　　　摘出・掻爬
　　　　母床骨／新生骨／腫瘍

　　b．骸骨切除法
　　　辺縁切除　　区域切除　　半側切除

が乏しく，治療が遅れることによる予後不良が生じたためと考えられた．
● 良性歯原性腫瘍の 82.8％は良好な予後，経過が得られていた．エナメル上皮腫でも最終的には 82.7％の症例で良好であった．一方，悪性腫瘍は 23.4％が最終的に病変を有したまま経過していたが，死に至った症例も含まれていた．

代表症例の提示

症例1　歯牙腫

9歳，女児．

主訴・現病歴：後続永久歯の萌出遅延を主訴に来院した．数年前から左側下顎の違和感および顎骨の膨隆を自覚したが，疼痛等がないためとくに治療せず放置したという．

所見・診断：初診時の画像所見から同部に歯牙様不透過像とその下に後続永久歯を認めたため，歯牙腫を疑い摘出術を予定した．

治療：歯牙様構造物の集塊は被膜に包まれ容易に周囲骨から剥離できた（❿）．創部は血餅で補填後に完全閉鎖した．

経過：術後5年の現在，再発もなく経過良好である．

症例2　角化囊胞性歯原性腫瘍

18歳，女性．

主訴・現病歴：左側下顎体のX線透過像を主訴に来院した．自覚症状なく，他

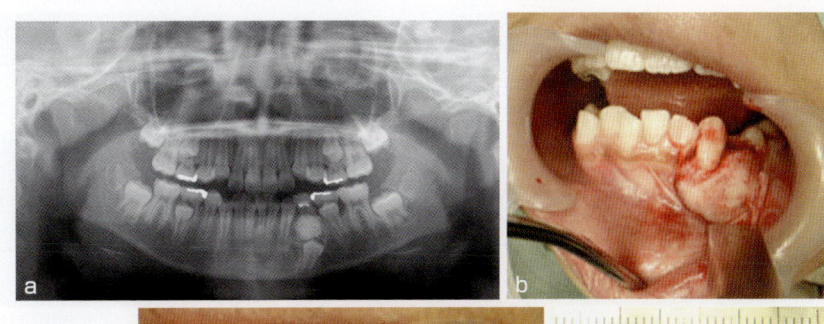

⑩ 症例1：集合性歯牙腫に対して摘出術を施行

a：術前パノラマX線画像，左側下顎骨体に不透過像，b：当該部の粘膜骨膜下切開，c：腫瘍を一塊として摘出，d：無数の歯牙様構造から成る摘出物．

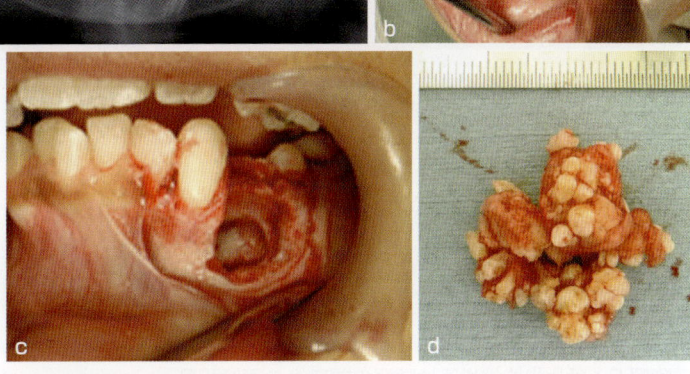

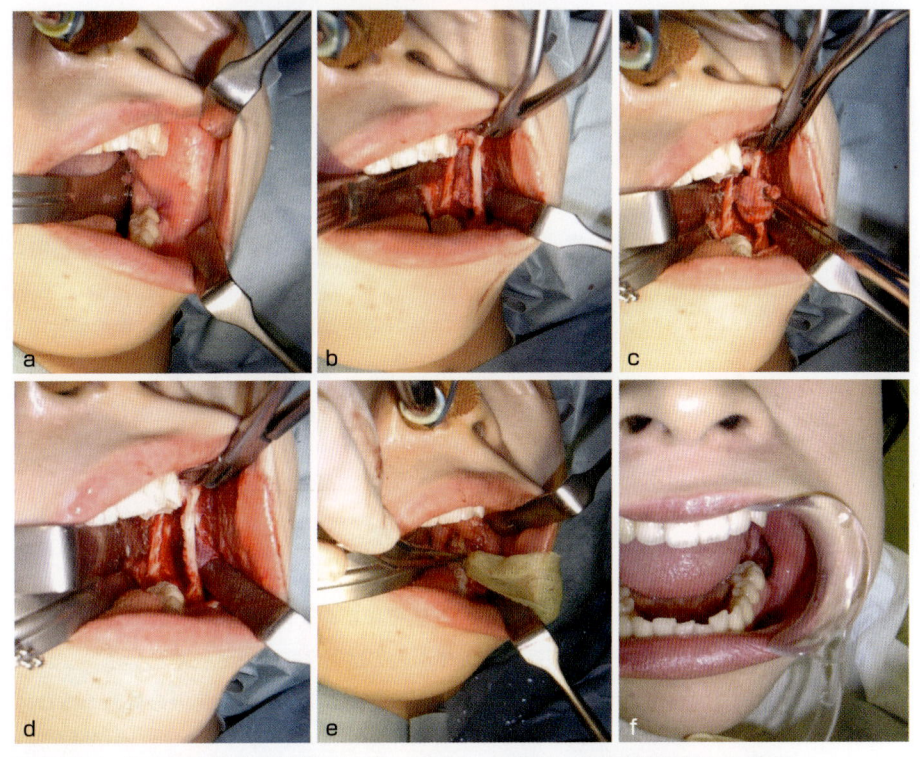

⑪ 症例2：角化嚢胞性歯原性腫瘍に対して摘出・掻爬術（顎骨保存療法）を施行

a：下顎枝前縁に粘膜骨膜下切開，b：骨窓を作成，c：嚢胞性病変を摘出，d：1層の骨削去後開窓，e：抗菌入り軟膏ガーゼを扇子折りにして挿入，f：一週間後にガーゼを除去し，開窓部からの洗浄．

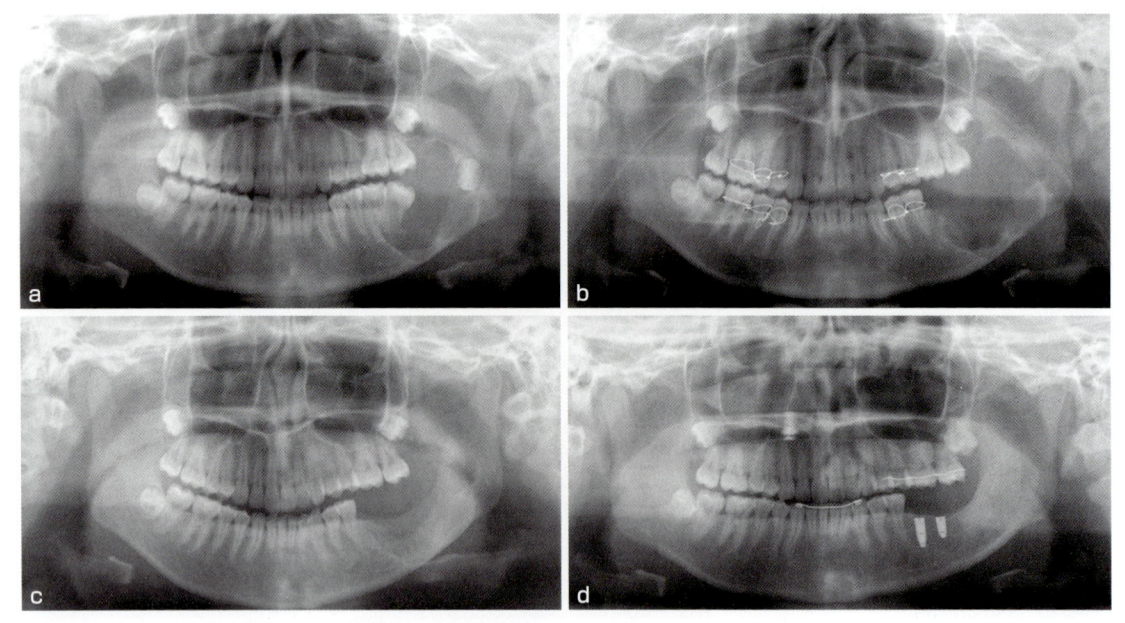

⓬ 症例2：角化囊胞性歯原性腫瘍の開窓後の画像所見
a：処置前のパノラマX線画像，b：開窓後1か月，c：開窓後6か月，d：開窓後2年，インプラントを埋入．

歯の治療で撮影したX線検査から偶然指摘されたという．
所見・診断：保存不可のため大臼歯を抜去，抜歯窩から生検を行い角化囊胞性歯原性腫瘍の診断を得た．
治療：病態と大きさ，患者年齢を考慮し，摘出・搔爬術と開窓術を選択した（⓫）．
経過：術後経過は良好で，局所の再発もなく，骨の新生も旺盛に認めたためインプラント埋入術を術後2年に施行した（⓬）．
- この病変には症候性のものもある（基底細胞母斑症候群）ので多発性囊胞の場合は注意する．

症例3　エナメル上皮腫

28歳，男性．
主訴・現病歴：左側下頰部の膨隆を主訴に来院した．自覚症状はなく，X線検査で下顎体部の単房性の透過像を指摘されたという．
診断：下顎体部からの生検でエナメル上皮腫の診断を得た．
治療：病変の大きさと根治性を考慮し下顎骨区域切除，腸骨による再建術を施行した（⓭）．術後1年の口腔内所見を示す（⓮）．
経過：術後5年の現在，再発もなく咬合機能も得られ経過良好である．

症例4　顎骨中心性癌

56歳，女性．
主訴・現病歴：左側頰部の腫脹を主訴に来院した．骨膜炎の診断で当該歯の治

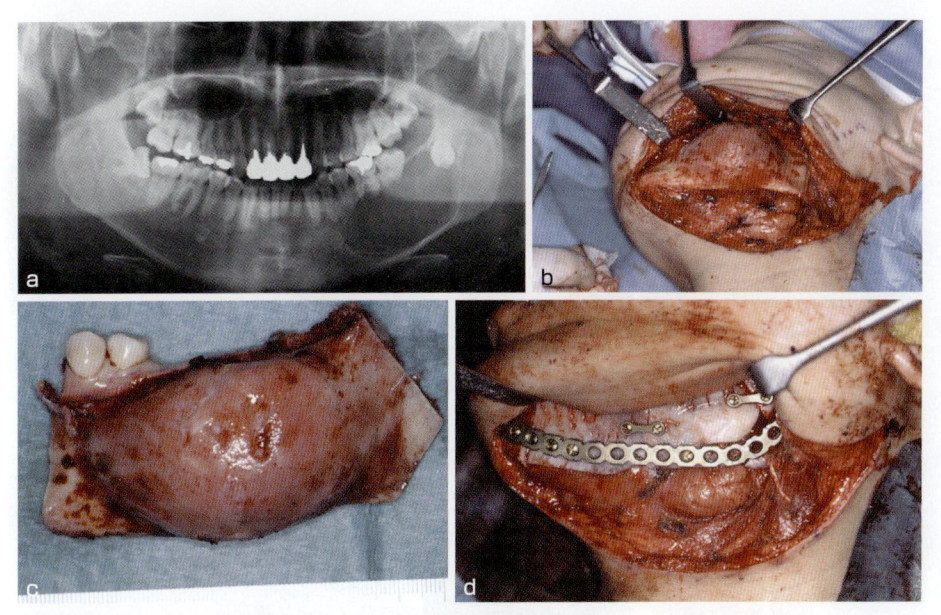

⓭ 症例 3：エナメル上皮腫に対して下顎骨区域切除術を施行
a：処置前のパノラマＸ線画像，b：顎下部切開から病巣を剖出，c：切除した下顎骨，c：腸骨および再建プレートによる再建．

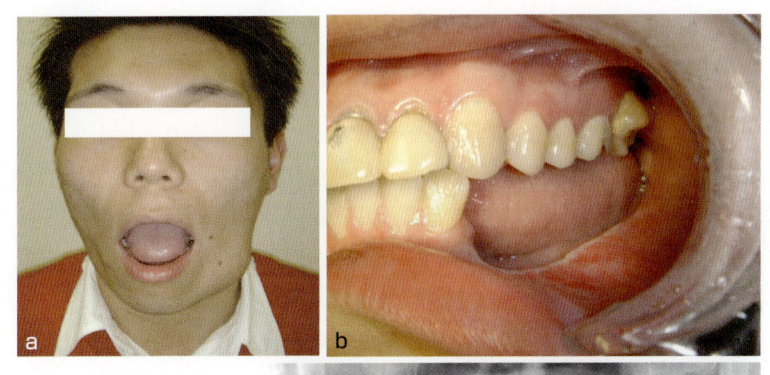

⓮ 症例 3：エナメル上皮腫切除後 1 年の所見
a：顔貌および開口時の所見．
b：口腔内所見．
c：パノラマＸ線所見．

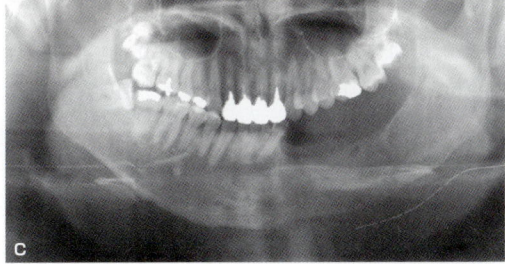

療を継続していたが，症状固定のため紹介された．

所見：画像所見から下顎体から下顎枝にかけて広範囲な骨吸収像，そして左側オトガイ神経領域に知覚麻痺を認める（⓯）．

診断：臼歯抜去時に生検を行い原発性骨内扁平上皮癌の診断を得る．

治療・予後：全身麻酔下に下顎骨半側切除術，頸部郭清術，下顎再建術を施行したが，術後 2 年に肺転移をきたし永眠した．

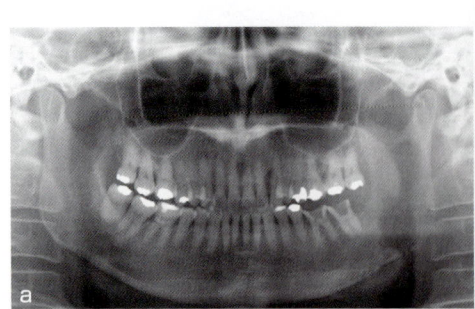

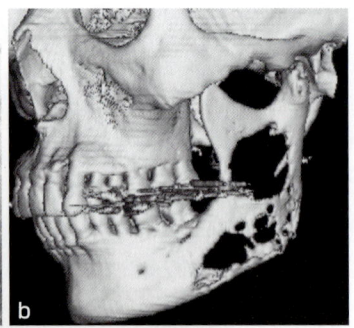

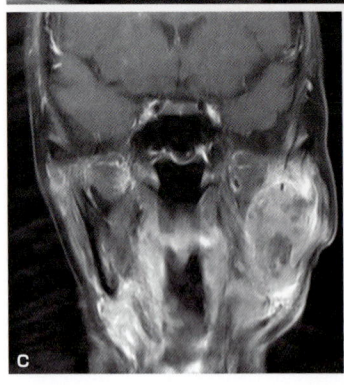

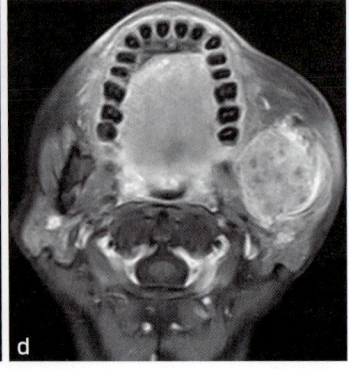

⓯ 症例4：左側下顎骨の原発性骨内扁平上皮癌
a：パノラマX線所見.
b：CT三次元構築画像.
c：MRI T2強調画像の冠状断.
d：MRI T2強調画像の水平断.

おわりに

- 一般に腫瘍の発育は緩慢で長い年月をかけてゆっくりと増大する．上顎に増大した場合，鼻閉，後鼻漏などの鼻症状，また眼球突出などの症状を呈することもある．下顎の場合は，耳下腺咬筋部または顎下部の腫脹を伴うこともあり，唾液腺疾患との鑑別も必要となる．
- 診断には画像所見と生検が必須であり，顎骨病変内の埋伏歯の有無もポイントの一つである．しかし，歯形成前の発症では歯硬組織を確認することはできない[5]．
- 本腫瘍は，病理組織所見により治療法が異なる，再発を起こしやすい，定型的な臨床所見が乏しい，などから専門医への対診も考慮すべきである．

（柴原孝彦）

引用文献

1) 柴原孝彦ほか．2005年WHO国際分類による歯原性腫瘍の発生状況に関する疫学的究．日本口腔腫瘍学会誌 2008；20：245-54.
2) Barnes L, et al. Pathology & Genetics, Head and Neck Tumors. Lyon：International Agency for Research on Cancer(IARC) Press；2005. p.283-327.
3) 武田泰典，高田 隆．WHOによる歯原性腫瘍の新たな組織分類とそれに関連する上皮性嚢胞について．日本口腔外科学会雑誌 2006；52：54-61.
4) 畑田憲一ほか．エナメル上皮腫の治療法に関する臨床統計的検討．日本口腔腫瘍学会誌 1999；11：143-50.
5) 柴原孝彦ほか．本邦におけるエナメル上皮腫の病態と治療法に関する疫学的研究．日本口腔腫瘍学会誌 2009；21：171-81.

第3章 歯牙に関連する疾患を診る

歯牙関連疾患の診療の進め方
歯性上顎洞炎

- 歯性上顎洞炎（歯性副鼻腔炎）(odontogenic maxillary sinusitis) は，日常臨床でよく遭遇する古くからある疾患である．

> 歯の病変が原因で上顎洞（副鼻腔）に炎症をきたす疾患

- 教科書的には「う歯に伴う片側性の上顎洞炎を認めたら歯性上顎洞炎を疑え」とこれまでいわれてきた．しかし，医学と歯学の進歩に伴って歯性上顎洞炎の病態・診断・治療は，近年変化している．
- 病態に関して近年特徴的なことは，国民の衛生意識の向上に伴って未処置のう歯（歯髄死歯）が原因歯になることはまれになり，根管処置が十分ではない歯科処置後の歯が原因歯になる例が多くなったことである．

> 近年，原因歯は根管処置が不十分な歯科治療後の歯が多い

- したがって歯科で治療された歯で外見上う歯がなく，根管処置と冠装着などの歯冠修復がなされた歯でも歯性上顎洞炎の原因歯として疑うことが非常に大切である．

> 歯科的に治療された歯でも原因歯として疑う

- また歯科インプラント治療に伴う上顎洞炎も最近散見されるようになってきた．
- 診断に関して近年特徴的なことは，顎顔面用の conebeam CT の出現により歯性上顎洞炎の病態と診断がより正確に行えるようになったことである．
- 治療に関して近年特徴的なことは，保存的治療に抵抗する歯性上顎洞炎は内視鏡下副鼻腔手術の良い適応であり，従来行われていた歯肉（犬歯窩）切開による上顎洞根本手術は行われなくなったことである．
- 内視鏡下副鼻腔手術の導入により，低侵襲で手術時間が短く，術後の苦痛が少ない手術が行えるようになり，短期滞在手術の適応にもなってきた．
- 一方で原因歯の治療に関しては，抜歯の適応などその治療方針に一定の見解は得られていない．
- 歯性上顎洞炎は日常臨床でよく遭遇する古くからある疾患である．しかしその診断と治療に関しては医科と歯科のあいだで必ずしもコンセンサス（意見の一致）が得られておらず，治療法も異なっている．
- 歯性上顎洞炎の病態の理解，診断，治療に際しては，歯と上顎洞の関係にのみ目を向けるのではなく，歯と鼻・副鼻腔の関係に目を向けることが重要である．すなわち，歯と上顎洞炎の診断と治療ではなく，歯と鼻・副鼻腔炎そしてそれらの炎症治癒を遷延化させる因子の診断と治療が必要である．

> 歯と上顎洞の関係だけでなく歯と鼻・副鼻腔の関係に注目

現代の歯性上顎洞炎の病態

- 歯性上顎洞炎は歯性感染症の一疾患である．歯の病変が原因で上顎洞（副

❶歯性上顎洞炎（歯性副鼻腔炎）の原因

a. 根尖歯周組織の炎症性病変
　1）根管処置後の根尖病巣
　2）う歯の根尖病巣
　3）歯の外傷後の根尖病巣
b. 辺縁歯周組織の炎症性病変
c. 上顎嚢胞
d. 歯科治療
e. 上顎骨内・上顎洞内異物
f. 口腔上顎洞穿孔，口腔上顎洞瘻
g. 上顎の形態：根尖と上顎洞底の距離
h. 歯性上顎洞炎（歯性副鼻腔炎）の治癒遷延化因子

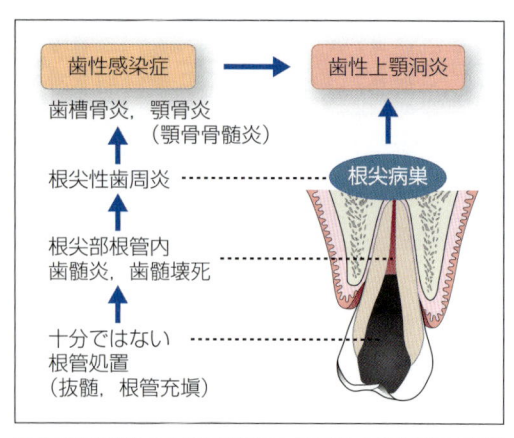

❷根管処置後の根尖病巣による歯性上顎洞炎の病態

鼻腔）に炎症をきたす疾患であるが，その原因は多岐に及ぶ[1]（❶）．
- 最近の歯性上顎洞炎の原因歯は，根管処置が十分ではない歯科治療後の歯が多く，未処置のう歯が原因歯になる例はまれになった[1-3]．

根尖歯周組織の炎症性病変による歯性上顎洞炎

- 歯性上顎洞炎に関与する根尖歯周組織の病変は根尖性歯周炎，すなわち根尖周囲の歯周組織の炎症性病変である．歯性上顎洞炎の原因として最も多い．
- 根尖性歯周炎の原因は根尖孔からの感染が多いが，歯科治療（根管治療）による物理的，化学的損傷によっても根尖性歯周炎を引き起こす．
- 根尖性歯周炎は急性根尖性歯周炎と慢性根尖性歯周炎に大別される．

> **ポイント**　歯性上顎洞炎の誘因
>
> なんら誘因なく歯性上顎洞炎に罹患している患者もいるが，臨床的に多い誘因は感冒罹患と根管処置などの再度の歯科治療である．とくに歯性上顎洞炎が急性増悪しているときに歯科的治療を行ってはいけない．歯科的処置によってさらに歯性上顎洞炎が急性増悪し，顔面蜂窩織炎，顔面膿瘍などの重篤な病態を引き起こす可能性があるからである．

★1 根尖病巣
根尖病巣とは歯根尖部に存在する病変の総称である．歯根尖部に存在する病変としては，根尖性歯周炎，歯根肉芽腫（慢性根尖性肉芽性歯周炎），歯根嚢胞などがあげられる．急性の根尖病巣はX線上所見が認められない．慢性の根尖病巣は，X線撮影で根尖部に円形のX線透過像として認められる．

根管処置後の根尖病巣[★1]による歯性上顎洞炎（❷，❸）

- 最近の歯性上顎洞炎の原因として最も頻度が高い[1,2]．
- 根管処置（抜髄，根管充填）が根尖部の根管まで十分に行われていない歯では，根尖部の根管内に歯髄炎，歯髄壊死をきたす．この結果，歯根部周囲の歯槽骨に肉芽を伴った慢性の炎症（根尖性歯周炎，根尖病巣）をきたす．
- このような根管処置歯の根尖病巣と周囲の歯槽骨，顎骨の炎症などの歯性感染症が感冒罹患や再度の根管処置などの歯科治療による感染で急性増悪し，歯性上顎洞炎を惹起する（❷）．

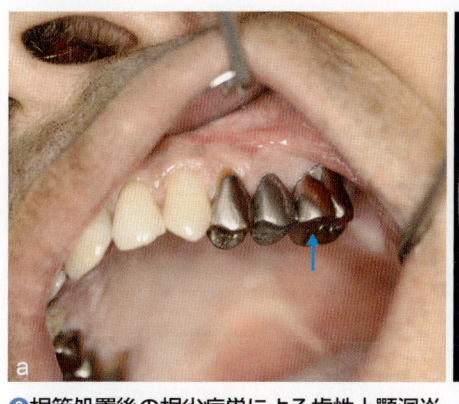

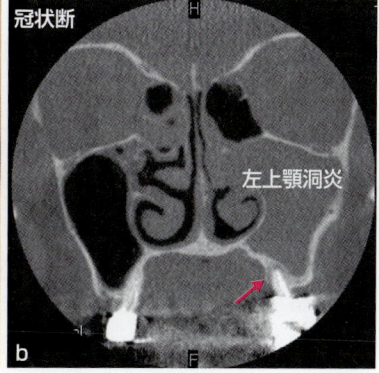

❸ 根管処置後の根尖病巣による歯性上顎洞炎
a：歯性上顎洞炎の原因歯である左上顎第2大臼歯（→）は，根管処置（抜髄，根管充填）と歯冠修復（冠装着）がなされており，歯科治療後の歯で外見上う歯は認めない．
b：conebeam CT 像．左上顎第2大臼歯の口蓋根は，根管充填が十分ではなく根尖性歯周炎（根尖病巣）を認める．この根尖病巣が原因の左歯性上顎洞炎を認める．

- 慢性根尖病巣が抜歯により急性増悪し，歯性上顎洞炎を惹起することがある．この場合は，耳鼻咽喉科に来院したときには原因歯は存在せず，歯性上顎洞炎のみを認める．

う歯の根尖病巣による歯性上顎洞炎
- 国民の衛生意識の向上に伴って未処置のう歯の根尖病巣が歯性上顎洞炎の原因歯になることは近年少なくなった．

歯の外傷後の根尖病巣による歯性上顎洞炎
歯の打撲による根尖病巣
- 根尖孔部の外傷による歯髄の損傷に起因する歯髄死により根尖病巣をきたす．
- この根尖性歯周炎（根尖病巣）が，歯槽骨炎・顎骨炎・顎骨骨髄炎，歯性上顎洞炎などの歯性感染症を起こす．

破折歯による根尖病巣
- 歯の破折とは外力により歯の硬組織の連続性が断たれた状態であり，歯の外傷性変化の一つである．
- 歯冠の破折，歯冠と歯根の破折，歯根の破折に分類される．
- 外傷による外力により根尖孔部で歯髄が損傷される，あるいは開放された歯髄の感染に起因する歯髄死により根尖性歯周炎をきたし，この根尖病巣が原因で歯性上顎洞炎をきたす．

辺縁歯周組織の炎症性病変による歯性上顎洞炎
- 辺縁性歯周炎を伴った歯では，辺縁性歯周炎から歯槽骨炎，顎骨炎，顎骨骨髄炎などの歯性感染症をきたす．これらの歯性感染病巣が感冒罹患，歯科処置（根管処置など）などによる感染で急性増悪し，歯性上顎洞炎を惹

起する．
- 辺縁性歯周炎を伴った歯には，歯科治療を受けていない歯と，歯科的に治療された歯との場合がある．
- 外見上歯冠に病変がみられなくても，辺縁性歯周炎を伴った歯を歯性上顎洞炎の原因歯として疑うことが大切である．

■ 上顎嚢胞による歯性上顎洞炎
- 顎骨嚢胞（上顎嚢胞）により歯性上顎洞炎をきたす．
- 炎症性嚢胞（臨床的には歯根嚢胞の頻度が高い），歯原性嚢胞では，嚢胞に伴う慢性炎症が感冒罹患などによる感染で急性増悪し上顎洞炎をきたす．
- 嚢胞が増大し，嚢胞と上顎洞粘膜とのあいだの骨が吸収され，嚢胞壁と上顎洞粘膜とが接した状態では炎症が波及しやすい．

■ 歯科治療による歯性上顎洞炎
- 根管処置，根管処置による上顎骨内異物，根管処置による上顎洞内異物，根管処置による歯の破折，抜歯による破折根残留，抜歯，インプラント埋入時の上顎洞挙上術（sinus lift, socket lift），インプラント埋入などの歯科治療により，歯周組織に感染し，歯槽骨炎，顎骨炎，顎骨骨髄炎，上顎洞炎などの歯性感染症をきたす．

■ 上顎骨内・上顎洞内異物による歯性上顎洞炎
- 歯科治療によるものが多い．
- 根管充填時に根管充填剤を上顎骨内へ押し込む，あるいは上顎洞内へ押し込む，抜歯時に歯根や周囲の骨を上顎洞内へ押し込む，インプラント体を上顎洞内へ押し込むなど歯科治療に伴う上顎骨内・上顎洞内異物により上顎洞炎をきたす．

■ 口腔上顎洞穿孔，口腔上顎洞瘻による歯性上顎洞炎
- 上顎の抜歯時に上顎洞底を穿孔し，口腔上顎洞穿孔をきたすことがある．
- 穿孔が小さく，上顎洞底の粘膜が損傷されていない場合は自然閉鎖するが，上顎洞炎の感染経路になる．
- 口腔上顎洞穿孔の治癒が遷延し，抜歯窩周囲より上皮化が起こると，口腔上顎洞瘻を形成し，上顎洞炎の感染経路になる．

■ 上顎の形態：根尖と上顎洞底の距離
- 従来，原因歯は上顎洞底との距離が近い上顎の第1・第2大臼歯が多いといわれていた．原因歯の歯根尖部が上顎洞底に突出している場合は炎症が波及しやすいのは当然だが，原因歯の歯根尖部は必ずしも上顎洞底に突出している必要はなく，歯の歯根尖部と上顎洞底との距離が離れていても歯性上顎洞炎の原因になりうる．

- 歯根尖部と上顎洞底との距離が離れていても，根尖周囲組織あるいは辺縁周囲組織の病変は，歯槽骨炎・顎骨炎・顎骨骨髄炎などの歯性感染症をきたし，さらに上顎洞に炎症が及ぶからである．

■ 歯性上顎洞炎（歯性副鼻腔炎）の治癒遷延化因子 ❹

- 慢性副鼻腔炎の治癒を遷延化させる因子にはいくつかの因子がある[1]．
- 歯性上顎洞炎（歯性副鼻腔炎）が通常の副鼻腔炎と異なる点は，感染性歯性病変（歯性感染症）が上顎洞底に慢性的に存在するため，上顎洞が感染を受ける機会に常にさらされていることである．
- 歯の病変が原因で上顎洞に炎症をきたす歯性上顎洞炎の治癒過程はさまざまである．歯性上顎洞炎（副鼻腔炎）の治癒を遷延化させる因子（❹）は，中鼻道自然口ルート（ostiomeatal complex）の閉塞・換気不全，鼻中隔弯曲，中鼻甲介蜂巣，下鼻甲介肥大などの鼻腔形態異常，気道液の産生分泌と粘液線毛系，粘膜免疫機能・粘膜防御機能の低下，鼻アレルギーの合併などによる鼻腔粘膜の炎症，ウイルス，細菌，真菌などの感染などがある．
- 副鼻腔とくに前頭洞，前篩骨洞，上顎洞の換気と排泄の要である中鼻道自然口ルートの閉塞は，歯性上顎洞炎（副鼻腔炎）を遷延化させる重要な因子である．同部の閉塞は鼻中隔弯曲などの鼻腔の形態異常，炎症による粘膜腫脹，ポリープなどにより起こる．
- このように，原因歯の炎症性病変，歯性感染症，歯性上顎洞炎（歯性副鼻腔炎）そして炎症治癒の遷延化因子のあいだの炎症の連鎖，すなわち閉鎖副鼻腔（上顎洞）での炎症の悪循環が歯性上顎洞炎（歯性副鼻腔炎）の病態を形成している（❺）．

❹ 歯性上顎洞炎（歯性副鼻腔炎）の治癒遷延化因子

1. 鼻腔形態異常
   ostiomeatal complex の閉塞，換気不全
   鼻中隔弯曲，中鼻甲介蜂巣，下鼻甲介肥大
2. 粘膜防御機能の低下
   気道液の産生分泌と粘液線毛系，粘膜免疫機能
3. 鼻腔粘膜の炎症
   鼻アレルギー
   気管支喘息，アスピリン喘息
4. 感染
   ウイルス，細菌，真菌

> 閉鎖副鼻腔（上顎洞）での炎症の連鎖が本症の病態を形成

歯性上顎洞炎の診断

- 歯性上顎洞炎の診断では，歯と上顎洞の病的因果関係，歯の炎症が上顎洞炎に先行することを明らかにすることが必要である．
- 重要なことは，どの歯が原因歯であるのか，どのような病態で原因歯あるいは歯性感染症が歯性上顎洞炎をきたしているのかを診断することである．

> 歯の炎症が上顎洞炎に先行することを明らかにする

■ 問診

- 歯と上顎洞の病的因果関係を明らかにすることが歯性上顎洞炎の診断で必要であり，問診は重要である．
- 上顎洞炎と歯病変の症状の時間的関係を詳しく問診する．
- 病歴でとくに重要なのは，歯性上顎洞炎が惹起され急性増悪する誘因であ

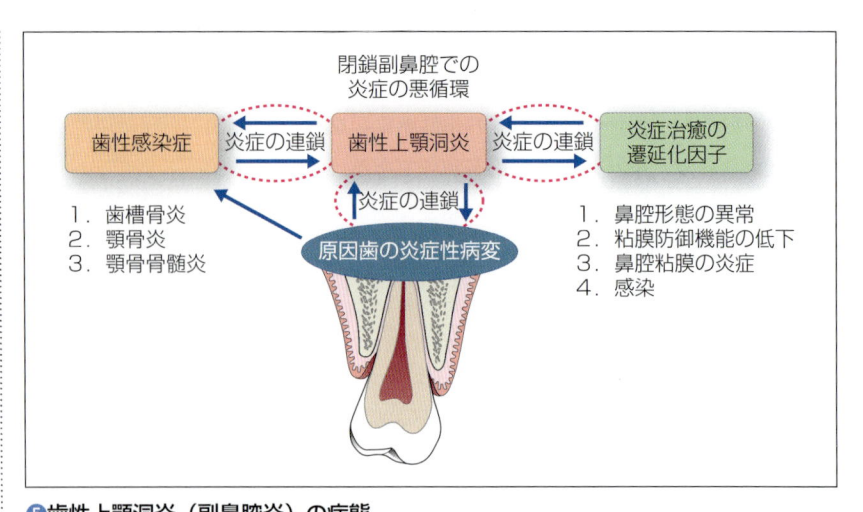

❺歯性上顎洞炎（副鼻腔炎）の病態

> 病歴では感冒罹患歴と歯科治療歴が重要

る感冒の罹患歴と歯科治療歴（とくに根管治療，抜歯など）である．
- 歯の症状に関しては，急性期には歯性感染症の症状（歯肉の疼痛と腫脹，咬合時の疼痛）を訴えるが，慢性期には原因歯の症状は軽度である．
- 通常の慢性副鼻腔炎に比べて歯性上顎洞炎では頬部痛，頬部腫脹，歯根部の違和感など歯性感染症の症状を強く訴える場合が多いが，歯病変の症状がないにもかかわらず上顎洞炎の症状をきたしている症例もある．このような例では上顎洞炎と歯病変の症状の時間的関係を明らかにできないことがある．
- 鼻の症状に関しては，通常の副鼻腔炎の症状（鼻閉，鼻漏，後鼻漏，頭重感，頭痛）をきたす．悪臭を伴う膿性鼻漏を訴える患者が多い．通常の慢性副鼻腔炎に比べて強い症状を訴える例も少なくない．

■ 視診

- 歯性上顎洞炎の鼻内所見は，急性像としては鼻粘膜が発赤，腫脹し，中鼻道に黄色の膿を認め，急性副鼻腔炎の所見を認める．慢性像としては中鼻道に黄色の膿，中鼻道の閉塞，ポリープを認め，慢性副鼻腔炎の所見を認める．
- 中鼻道の膿は純膿性で悪臭が強い場合が多い．口腔上顎洞瘻があり，同部から排膿した例では，鼻内所見に乏しい場合がある．
- また鼻中隔弯曲などの鼻腔の形態異常，炎症による粘膜腫脹，ポリープなど中鼻道自然口ルート（ostiomeatal complex）の閉塞の原因を診察する．

> 歯科治療後の歯も歯性上顎洞炎の原因歯として疑うことが重要

- 口腔内所見としては，歯科的に治療された歯で外見上う蝕がなくても，すなわち根管処置（抜髄，根管充塡）と冠装着などの歯冠修復がなされていても，歯性上顎洞炎の原因歯として疑うことが非常に大切である．
- 一方，う蝕がなくても辺縁性歯周炎などを伴った歯も歯性上顎洞炎の原因歯になるため，歯性上顎洞炎の原因歯として疑うことが大切である．またインプラントなど歯科治療に伴う歯性上顎洞炎も認める[4,5]．

- う蝕は進行度により1度（C_1）から4度（C_4）に分類される[1]．う蝕が歯髄腔に達する3度（C_3）と4度（C_4）のう蝕では，感染歯髄が歯髄死をきたし根尖病巣を形成し，歯性上顎洞炎の原因歯になりやすい．
- 未処置のう歯であればう蝕の進行度（エナメル質の着色・変色，歯冠の状態など），歯の辺縁部の状態（辺縁性歯周炎など），歯科処置後の歯であればその状態（冠装着などの歯冠修復，インレーなど），歯肉の状態（歯肉肉芽腫，歯肉膿瘍，囊胞などによる歯肉腫脹など），すでに抜歯が行われていれば口腔上顎洞瘻の有無などを診察する．

■ 触診
- 触診では原因歯の動揺の程度を確認する．
- 動揺が大きい辺縁性歯周炎を伴った歯は，歯の保存が難しい．
- 上顎囊胞が大きくなると羊皮紙様感が触知できる．

■ 打診
- 打診の方法は歯軸方向に行う垂直打診が診断に有用である．舌圧子で歯軸方向に歯を軽くたたく．疼痛（打診痛）を認めれば歯の根尖部に病変が存在する．
- 前述したように最近は歯科的に治療された歯（根管処置歯と冠装着などの歯冠修復歯）が歯性上顎洞炎の原因歯になる場合が多い．打診は歯科的に治療された歯に対しても行うべきである．
- 慢性の根尖病巣では疼痛（打診痛）を認めない場合もある．

> 垂直打診が診断に有用で，歯科的治療後の歯にも行うべき

■ X線検査
- 歯性上顎洞炎の画像診断として，歯に対して口内法，咬合法，上顎洞に対してコールドウェル（Caldwell）（後頭-前頭位撮影）法，ウォータース（Waters）（後頭-頤位撮影）法などのX線単純撮影，歯と上顎洞に対してパノラマ撮影，X線断層撮影が以前より行われてきた．
- 近年，顎顔面用のconebeam CT装置の出現により歯性上顎洞炎の病態と診断がより正確に行えるようになった．

Column　X線パノラマ撮影

歯性上顎洞炎の診断に際してパノラマ撮影の有用性を記述している論文を認めるが，診断的価値は必ずしも高くない．パノラマ撮影は，細かい部分を描出する鮮鋭度は低くぼけた像であり，拡大された像であり，解剖学的構造や人工的なものが重なって写っており（障害陰影〈artifact〉），歯性上顎洞炎の診断に必ずしも万能ではない．全顎の歯の状態，上顎洞の含気の状態，上顎洞陰影の有無などおおまかな所見しか得られない．

> **コツ**
> 　歯とその周囲組織がX線撮影上どのような画像を呈するかは，歯性上顎洞炎の診断の基本的知識として重要である．歯と歯周組織の組織解剖と対比して理解するとよい[1]．

- 読影に際しては，歯根の変化（吸収，肥大），根管の状態（拡大，充塡物の有無，充塡物の過不足），歯根膜腔の変化（拡大，断裂），歯槽硬線の健否，根尖部付近の歯槽骨の状態（根尖病巣の有無），辺縁部の歯槽骨の状態などを観察する．
- 慢性期の根尖病巣は，X線上根尖部に円形のX線透過像として認められるが，急性の根尖病巣は，X線上所見が認められないことに注意が必要である．
- う歯の状態，根管処置と冠装着などの歯冠修復の状態，根尖病巣と上顎洞底の関係，歯の根尖部と上顎洞底の関係，抜歯窩と上顎洞底の交通など歯と歯周組織と上顎洞の関係をX線診断する．
- 一方で歯と上顎洞の関係のみではなく，歯と鼻・副鼻腔全体との関連性，たとえば鼻中隔弯曲症など上顎洞を含めた副鼻腔炎の治癒遷延化因子の診断も大切である．

> **コツ**
> 　歯性上顎洞炎のX線診断では，「歯性上顎洞炎」ではなく「歯性副鼻腔炎」としての画像診断を行うことが大切である．

急性の根尖病巣は，X線上所見が認められない

歯性上顎洞炎の治療

- 歯性上顎洞炎（歯性副鼻腔炎）の治療，とくに保存的治療に抵抗する歯性上顎洞炎の治療を行う際には，その病態を正確に把握し，原因歯の炎症性病変，歯性感染症，歯性上顎洞炎（歯性副鼻腔炎）そして炎症治癒の遷延化因子のあいだの炎症の連鎖，すなわち閉鎖副鼻腔（上顎洞）での炎症の悪循環（❺）を断ち切ることが大切である．

▶歯性上顎洞炎の外来治療については，p.266を参照

閉鎖副鼻腔（上顎洞）での炎症の悪循環を断ち切る

■ 歯の治療

- 歯性上顎洞炎の原因歯の治療は原因歯の病態に応じて行う必要がある．
- また原因歯の保存が可能であれば，可能な限り原因歯を保存すべきである．

抜歯

- 前述したように，歯性上顎洞炎の主な原因は根尖病巣である．しかも最近は十分ではない根管処置が行われた歯科治療後の歯が原因歯になることが多い[1-3]．原因歯の治療を優先させ歯内療法を続けても根尖病巣を改善させる

ことは容易ではなく，根尖病巣を根治させるためには最終的に抜歯が必要になる．しかし抜歯を行っても，歯性上顎洞炎は治癒しない可能性もある．
- 一般に歯性上顎洞炎の原因歯は抜歯が必要であるといわれているが，本当にすべての原因歯に対して抜歯が必要なのであろうか．またどのようなときに保存可能であるか見解は一致していない．

歯性上顎洞炎のすべての原因歯に対して抜歯は必要ない

歯内療法
- 最近の歯性上顎洞炎の原因歯は，十分ではない根管処置が行われた歯科治療後の歯がほとんどであり，未処置のう歯が原因である例はまれになった．
- 実際の臨床では既存の根管処置歯に対して根管拡大などの歯内療法を行うことは困難なことが多く，根管処置歯の根尖病巣を治癒させることは容易ではない．

■ 上顎囊胞の手術
- 顎骨内囊胞の手術は，囊胞の種類，大きさ，部位，歯との関係，年齢によ

Column　歯性上顎洞炎──医科と歯科のはざまで

歯性上顎洞炎の診断と治療は医科と歯科のあいだで異なる[6,7]．この結果，医科と歯科のはざまで病状と治療方針の説明に困惑する患者は少なくない．

1. 歯性上顎洞炎の診断

最近の歯性上顎洞炎の原因歯は，根管処置が十分ではない歯科治療後の歯が多く，未処置のう歯が原因歯になる例は少なくなった．明らかに根尖病巣による歯性上顎洞炎が存在しても，歯科で「歯には異常がない」と説明を受けている患者が多い．また耳鼻咽喉科から歯科に対診しても同様の返事をもらう場合も少なくない．

2. 歯性上顎洞炎の治療

原因歯の抜歯に関しては，歯科では歯性上顎洞炎の原因の除去以外に排膿路の確保という目的で行われる[6]．排膿を図るために抜歯を行い，口腔内へドレナージを行い，洗浄針を用いて抜歯窩から上顎洞内洗浄を繰り返す処置であり，洗浄以外のときには保護床を装着させる．筆者は以下の理由により，この処置を疑問に思っている．
①歯性上顎洞炎は副鼻腔疾患であり，疾患の病態を考え治療を行うべきであること．
②上顎洞（副鼻腔）の換気と排泄は鼻腔内へ行うべきであり，口腔内へ行うべきではないこと．
③この方法を用いなくても経鼻的に上顎洞自然口の開大，上顎洞の穿刺洗浄を行うことで排膿が

可能であること．
④抜歯を行っても必ずしも抜歯窩から上顎洞を十分に洗浄できない場合があること．
⑤たとえ保護床を装着していても，上顎洞に交通した抜歯窩（口腔上顎洞穿孔部）は常に上顎洞の感染経路になること．
⑥抜歯窩は自然閉鎖するため，上顎洞洗浄を十分行えないこと．
⑦逆に上顎洞洗浄を十分行うために自然閉鎖を妨げると，口腔上顎洞瘻を形成してしまい，二次的に閉鎖手術が必要になること．
⑧原因歯が抜歯の適応でない場合は，この方法は用いることができないこと．逆にこの方法を用いるためには抜歯を行わなければならないこと，など．

手術に関しては，歯科では歯肉（犬歯窩）切開により上顎洞の粘膜を全摘する上顎洞根本手術が現在でも行われている[6,7]．歯性上顎洞炎に対しては歯と副鼻腔全体の関連性，すなわち歯性上顎洞炎ではなく歯性副鼻腔炎の病態としてとらえた手術法が必要である．すなわち副鼻腔の換気と排泄の要である ostiomeatal complex を開大して，副鼻腔の換気と排泄を改善させる手術法を行わなければならない．また歯性副鼻腔炎の治癒遷延化因子を考慮した手術，たとえば鼻中隔矯正術などの鼻腔形態を是正する手術も必要である．

り術式が異なり，適切な術式の選択が重要である．
- 歯性上顎洞炎（歯性副鼻腔炎）をきたしている症例では，上顎嚢胞の手術と内視鏡下副鼻腔手術を併用する．

■ 上顎洞炎（副鼻腔炎）の治療

保存的治療

抗菌薬による消炎療法
- 急性炎症の症状が強いときは抗菌薬による消炎療法をまず行う．点滴静脈注射がより有効である．
- 急性炎症が強いときに抜歯，根管処置などの歯科治療を行ってはならない．炎症の急性増悪をきたすからである．

処置・ネブライザー療法
- 鼻処置，上顎洞自然口の開大処置，上顎洞穿刺洗浄，ネブライザー療法などを行う．

気道アレルギーの治療
- 鼻アレルギー，気管支喘息，アスピリン喘息などの合併例では，それぞれの治療を併せ行う．

内視鏡下副鼻腔手術
- 歯性上顎洞炎の上顎洞粘膜は，病理組織学的にも線毛機能の活発な粘膜に戻る可逆性があり[1]，上顎洞の換気（ventilation）と排泄（drainage）が再獲得されれば線毛機能の活発な粘膜に戻る強い治癒傾向がある．保存的治療に抵抗する歯性上顎洞炎は内視鏡下副鼻腔手術の良い適応である[1,2]．

> 保存的治療に抵抗の本症は内視鏡下副鼻腔手術の良い適応

原因歯の病態に応じた原因歯と歯性上顎洞炎の治療
- 歯性上顎洞炎の原因歯の治療は原因歯の病態に応じて行う必要がある．また原因歯の保存が可能であれば，抜歯は行わず可能な限り原因歯を保存すべきである．
- 原因歯が根管処置歯（歯科処置後の歯）の場合，根管処置歯の根尖病巣を治癒させることは容易ではない．抗菌薬による消炎療法などの保存的治療で根管処置歯による歯性上顎洞炎が改善しない場合は，抜歯を行わず，まず歯性上顎洞炎に対して内視鏡下副鼻腔手術を行い，原因歯に対しては抗菌薬で根尖病巣の消炎療法を行う治療は原因歯を保存できる治療選択肢の一つである[1,8]．
- 上顎洞の換気と排泄が十分保たれ上顎洞炎が改善すれば，原因歯には軽度の慢性根尖病巣が残るが，原因歯の症状は消失し（無症状の根尖病巣），原因歯の保存が可能な場合が多い．
- 自験例では90％の歯性上顎洞炎の原因歯（根管処置歯）が保存できている[8]．

（佐藤公則）

引用文献

1) 佐藤公則．現代の歯性上顎洞炎—医科と歯科のはざまで．福岡：九州大学出版会；2011．
2) 佐藤公則．歯性上顎洞炎の病態と内視鏡下鼻内手術の有用性．日耳鼻 2001；104：715-20．
3) 小川倫子ほか．歯性上顎洞炎発症における歯科治療の関連について．近畿大医誌 2009；34：137-42．
4) 矢島安朝．インプラントの変遷と今後の展開　過去，現在，未来．日口外誌 2009；55：42-53．
5) 佐藤公則．インプラント治療による歯性上顎洞炎—インプラントの取り扱いと内視鏡下鼻副鼻腔手術の役割．耳展 2011；54：398-405．
6) 日本口腔外科学会．上顎洞関連手術．口腔外科専門医マニュアル．東京：医歯薬出版；2011．124-33．
7) 佐藤公則．歯科インプラント治療と上顎合併症—耳鼻咽喉科・頭頸部外科と歯科・口腔外科での対応の違い．インプラントジャーナル．2013；53：25〜45．
8) 佐藤公則．歯性上顎洞炎に対する内視鏡下鼻内手術時の原因歯処置．耳鼻臨床 2006；99：1029-34．

第3章 歯牙に関連する疾患を診る

私が薦める治療法
外来でできる歯性上顎洞炎の治療

▶歯性上顎洞炎の診療の進め方については，p.255参照．

- 歯性上顎洞炎（odontogenic maxillary sinusitis）の病態の理解，診断，治療に際しては，原因歯の炎症性病変・歯性感染症（歯槽骨炎，顎骨炎など）と上顎洞炎（副鼻腔炎），そしてその炎症治癒を遷延化させる因子の診断と治療が必要である．

「歯性副鼻腔炎」の病態としてとらえることが重要

- すなわち，原因歯と上顎洞の関係だけに目を向けて診断と治療を行うのではなく，原因歯・歯性感染症と鼻・副鼻腔の関係に目を向けること，歯と副鼻腔全体の関連性，すなわち「歯性上顎洞炎」ではなく「歯性副鼻腔炎」の病態としてとらえることが重要である．

閉鎖副鼻腔（上顎洞）での炎症の悪循環を断ち切ること

- 歯性上顎洞炎（歯性副鼻腔炎）の治療を行う際には，その病態を正確に把握し，原因歯の炎症性病変，歯性感染症，歯性上顎洞炎（歯性副鼻腔炎）そして炎症治癒の遷延化因子のあいだの炎症の連鎖，すなわち閉鎖副鼻腔（上顎洞）での炎症の悪循環を断ち切ることが大切であり（❶），外来治療での治療戦略もこれに基づいて行われる．

原因歯の外来治療

歯性上顎洞炎の主な原因は根尖病巣

- 歯性上顎洞炎の主な原因は根尖病巣である．最近は十分ではない根管処置が行われた歯科治療後の歯が原因歯になることが多い[1]．原因歯の治療を優先させ歯内療法を続けても根尖病巣を改善させることは容易ではなく，根尖病巣を根治させるためには最終的に抜歯が必要になる．しかし抜歯を行

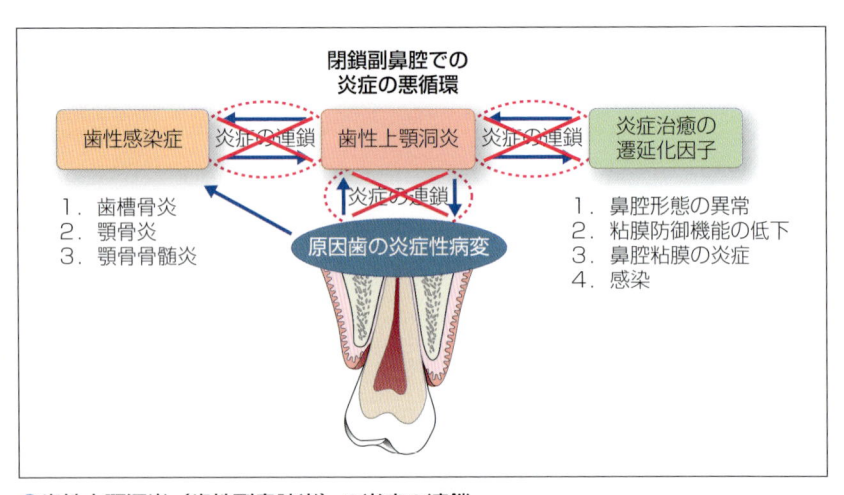

閉鎖副鼻腔での
炎症の悪循環

歯性感染症 ⇄炎症の連鎖⇄ 歯性上顎洞炎 ⇄炎症の連鎖⇄ 炎症治癒の遷延化因子

1. 歯槽骨炎
2. 顎骨炎
3. 顎骨骨髄炎

↑炎症の連鎖↑
原因歯の炎症性病変

1. 鼻腔形態の異常
2. 粘膜防御機能の低下
3. 鼻腔粘膜の炎症
4. 感染

❶歯性上顎洞炎（歯性副鼻腔炎）の炎症の連鎖

っても，歯性上顎洞炎は治癒しない可能性もある．
- 一般に歯性上顎洞炎の原因歯は抜歯が必要であるといわれているが，本当にすべての原因歯に対して抜歯が必要なのであろうか．またどのようなときに保存可能であるか見解は一致していない．
- 原因歯の動揺が著しく歯を保存できない場合，根尖病巣による歯性感染症（歯槽骨炎，顎骨炎，顎骨骨髄炎などの顎骨の炎症，顔面蜂窩織炎，膿瘍などの顎骨周囲の軟部組織の炎症）の症状が著しい場合以外は，可能な限り原因歯を保存して抜歯すべきではない．
- すなわち，現代の歯性上顎洞炎の治療では，原因歯の治療（歯内療法，抜歯など）は必ずしも優先しない[1,2]．

歯性感染症[★1]の外来治療

- 原因歯の炎症性病変によりもたらされた歯槽骨炎，顎骨炎，顎骨骨髄炎などの顎骨の炎症，顔面蜂窩織炎，膿瘍（❷）などの顎骨周囲の軟部組織の炎症に対しては，抗菌薬による消炎療法，膿瘍穿刺・切開術を行う．
- 抗菌薬使用のガイドライン（日本感染症学会，日本化学療法学会編，2010）では，根尖性や辺縁性歯周炎などの歯周組織炎と顎骨炎に対する第一選択薬はペニシリン系，セフェム系薬であり，第二選択薬はペネム系，ケトライド系，第三選択薬はニューキノロン系薬である[3]．

★1 歯性感染症
歯の疾患（化膿性歯髄炎，根尖性歯周炎，辺縁性歯周炎など）が原因で引き起こされる感染症をいう．歯槽骨炎，顎骨炎，顎骨骨髄炎などの顎骨の炎症，顔面蜂窩織炎，膿瘍などの顎骨周囲の軟部組織の炎症，歯性上顎洞炎などがあげられる．

上顎洞炎の外来治療

- 歯性上顎洞炎をきたした上顎洞の貯留液からの検出菌・起炎菌は *Staphylococcus aureus*，*α-Streptococcus* などであり，通常の急性・慢性副鼻腔炎からの検出菌とほぼ同じ菌種であり，歯性上顎洞炎に特異な細菌の関与はない[1,4]．

■ 急性上顎洞炎に対する抗菌薬による消炎療法

- 急性炎症の症状が強いときは抗菌薬による消炎療法をまず行う．
- 急性炎症が強いときに抜歯，根管処置などの歯科治療を行ってはならない．

> **Column** 歯性上顎洞炎の原因歯は抜歯するのか？
>
> 　歯性上顎洞炎の原因歯の根尖病巣（感染源）を残して上顎洞炎の治療を行うことの是非を問われることがある．たとえ歯性上顎洞炎の原因歯であっても，たとえ根尖病巣がある原因歯でも，無症状で保存可能であれば抜歯を行わず，歯性上顎洞炎を治癒させることができれば患者の QOL（生活の質）が保たれる．
> 　原因歯の治療に関しては，抜歯の適応などその治療方針に一定の見解は得られていない．歯性上顎洞炎の原因歯のすべてに抜歯を必要とするのか，歯科医からも疑問の意見があがっている[5]．

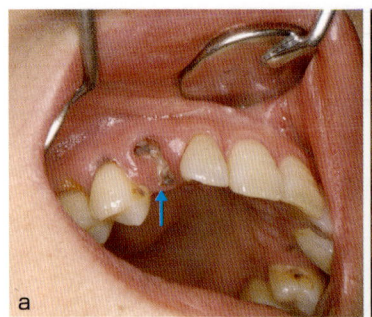

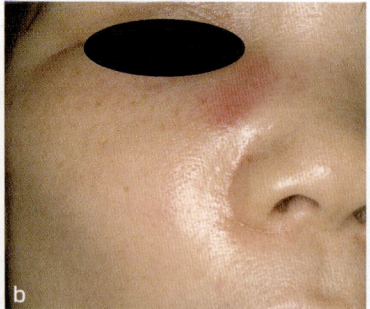

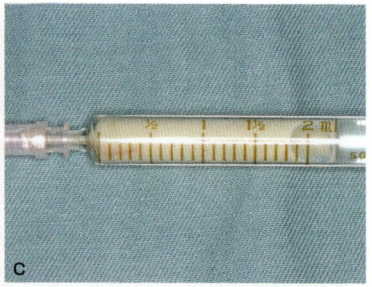

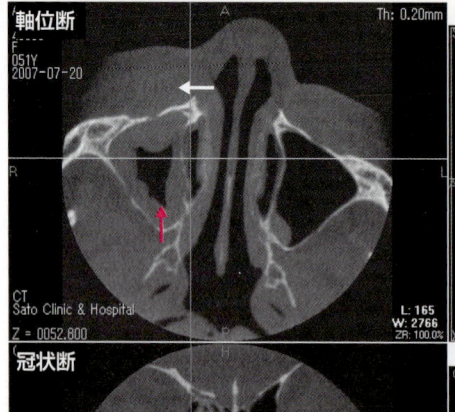

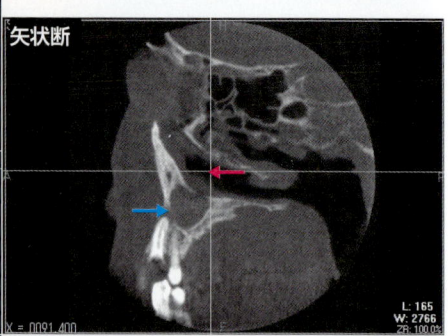

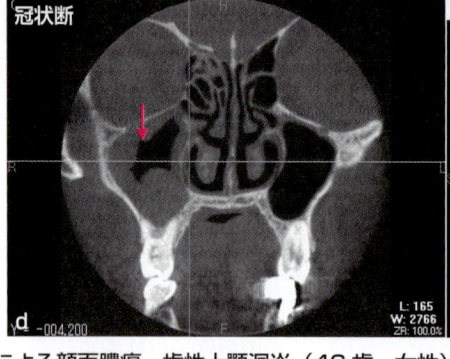

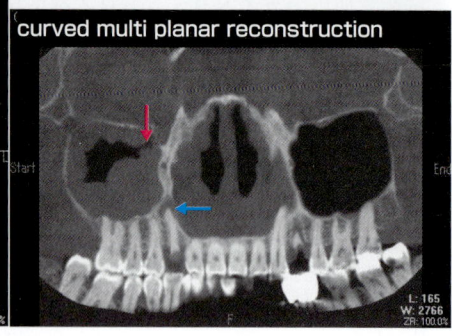

❷**慢性根尖性歯周炎による顔面膿瘍，歯性上顎洞炎（46歳，女性）**
感冒罹患後より，右頬部腫脹，右頬部痛，右膿性鼻漏をきたす．抗菌薬の点滴静脈注射による消炎療法を行い，歯性上顎洞炎は治癒した．後日，原因歯を抜歯した．
a：右上顎犬歯にう歯（→）を認める．
b：右頬部の腫脹，顔面膿瘍，顔面蜂窩織炎を認める．
c：右頬部の顔面膿瘍から穿刺吸引した膿．
d：conebeam CT 撮影．→：歯性上顎洞炎，→：根尖性歯周炎（根尖病巣），⇨：顔面膿瘍，顔面蜂窩織炎．
右上顎犬歯に根尖性歯周炎（根尖病巣）を認め，右歯性上顎洞炎を認める．

（佐藤公則．現代の歯性上顎洞炎．九州大学出版会；2011[1]）より）

> **Advice** 無症状の根尖病巣
>
> 　根尖病巣が存在するにもかかわらず症状を訴えない患者は日常臨床で少なくない．根管治療後，無症状に経過した歯の約30％の根尖にX線写真上で根尖病巣を疑う骨吸収がみられるという歯科からの報告もある．このような症状のない慢性根尖性歯周炎（根尖病巣）は，加療されなくても問題になることは少ない．慢性根尖性歯周炎（根尖病巣）があるからといって無症状の歯の抜歯を勧める歯科医はいない．
> 　たとえ根尖病巣を伴った歯性上顎洞炎の原因歯でも，無症状の根尖病巣であれば，あるいは根尖病巣を無症状にできれば，原因歯の抜歯は行わずに原因歯を保存し，歯性上顎洞炎の治療に専念してもよい．

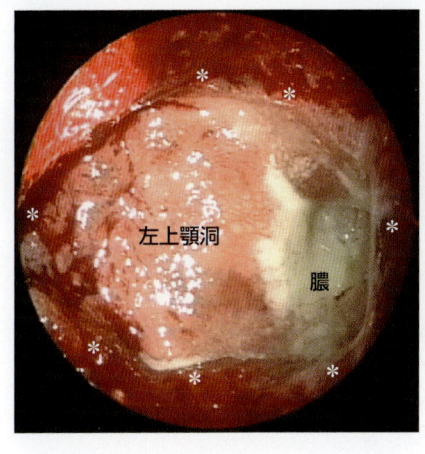

❸ 内視鏡下副鼻腔手術中に開大した上顎洞の自然口からみた左上顎洞の内視鏡像（70°斜視硬性鏡像）

赤褐色に肥厚した粘膜と膿性の貯留液を認める．歯性上顎洞炎の典型的な肉眼粘膜所見である．
＊：開大された上顎洞の自然口．
（佐藤公則．現代の歯性上顎洞炎．九州大学出版会；2011[1]）より）

炎症の急性増悪をきたすからである．
- 抗菌薬使用のガイドラインでは，急性上顎洞炎（副鼻腔炎）にはβ-ラクタマーゼ阻害薬配合ペニシリン系あるいは第三世代セフェム系薬が第一選択薬である[6]．経口または病状によっては注射用抗菌薬を使用する．抗菌薬の点滴静注は効果が高い．

> **ポイント　歯性上顎洞炎の急性増悪と歯科処置**
>
> 　歯性上顎洞炎が急性増悪している時期に，抜歯，根管処置などの歯科的処置を行ってはならない．歯科的処置によってさらに歯性上顎洞炎が急性増悪し，顔面蜂窩織炎，顔面膿瘍などの重篤な病態を引き起こす．歯性上顎洞炎が急性増悪している時期には抗菌薬を用いた消炎療法を十分に行い，ある程度炎症が治ってから抜歯その他の歯科的処置を行うべきである．

■ 慢性上顎洞炎に対する抗菌薬による消炎療法

- 歯性上顎洞炎の上顎洞粘膜（❸〜❺）は，病理組織学的に多列線毛上皮の障害は少なく，線毛機能の活発な粘膜に戻る可逆性が形態的に推察される[1]．
- すなわち，上顎洞の換気と排泄が再獲得されれば線毛機能の活発な粘膜に戻る強い治癒傾向がある[1]．
- したがって，上顎洞の換気（ventilation）と排泄（drainage）が十分保たれ，歯性上顎洞炎（歯性副鼻腔炎）と炎症治癒の遷延化因子のあいだの炎症の連鎖，すなわち閉鎖副鼻腔（上顎洞）での炎症の悪循環の一部を断ち切ることができれば，原因歯の炎症性病変，歯性感染症が慢性的に多少存在しても上顎洞炎は治癒し，患者は症状を訴えることはなく患者のQOL（生活の質）は保たれる．
- 外来でできる慢性歯性上顎洞炎の治療のポイントは，いかに上顎洞の換気と排泄を確保し，歯性上顎洞炎（歯性副鼻腔炎）と炎症治癒の遷延化因子のあいだの炎症の連鎖を断ち切るかが重要である．極論すれば，原因歯の炎症性病変，歯性感染症が慢性的に多少存在してもかまわない．

いかに上顎洞の換気と排泄を確保し，炎症の連鎖を断つか

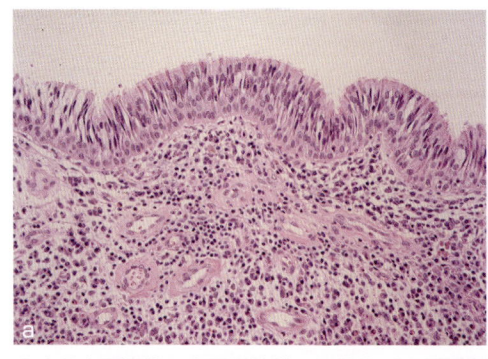

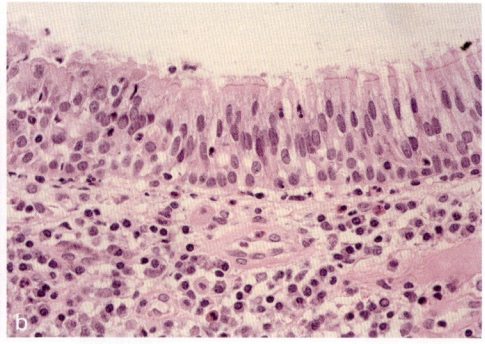

❹ **歯性上顎洞炎の上顎洞粘膜の組織像（光学顕微鏡像）（HE染色）**
肥厚した粘膜固有層に好中球，リンパ球などの炎症細胞の浸潤を認めるが，多列線毛円柱上皮の障害は少ない．線毛機能の活発な粘膜に戻る可能性が形態学的に推察される．
a：×100，b：×200．

（佐藤公則．現代の歯性上顎洞炎．九州大学出版会；2011[1] より）

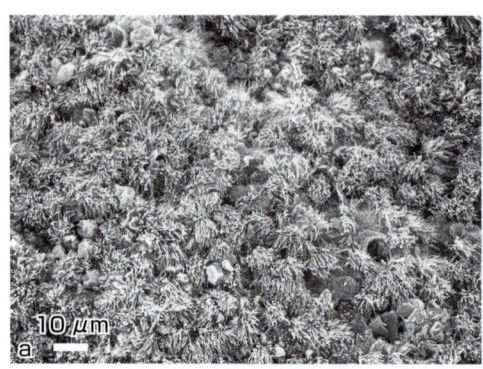

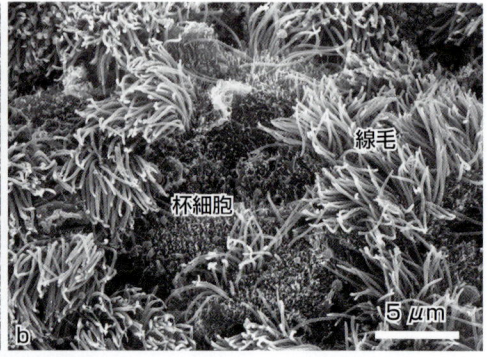

❺ **歯性上顎洞炎の上顎洞粘膜の組織像（走査型電子顕微鏡像）**
多列線毛円柱上皮の障害は少ない．線毛機能の活発な粘膜に戻る可能性が形態学的に推察される．

（佐藤公則．現代の歯性上顎洞炎．九州大学出版会；2011[1] より）

- 慢性上顎洞炎（副鼻腔炎）に対しては，14員環マクロライド系抗菌薬の少量長期投与を行う（日本鼻科学会，2007）[7]．

鼻処置[8]

- 鼻腔粘膜に局所麻酔薬（リドカイン塩酸塩）と血管収縮薬（アドレナリン）を噴霧した後，吸引管を用いて鼻腔内にある粘膿性鼻汁を吸引除去し，鼻腔粘膜の腫脹を軽減する処置を行う．

上顎洞自然口の開大処置[8]

- 中鼻道を中心に局所麻酔薬と血管収縮薬を用い，副鼻腔自然口周辺粘膜の炎症性腫脹を軽減する．中鼻道とその周囲にある粘液の吸引が容易になり，上顎洞の換気（ventilation）と排泄（drainage）を促す．
- 中鼻道への薬液（1,000～5,000倍ボスミン®）を浸した綿棒の挿入，スプレーによる薬液の噴霧，鼻汁の吸引除去などの鼻処置を行い，上顎洞自然口周囲の粘膜を収縮させ，上顎洞自然口を開大させる．鼻処置，上顎洞自然

> **Advice**　「歯性上顎洞炎の診断と治療について」——患者説明でのポイント

歯性上顎洞炎の病態に関しては，最近の原因歯は根管処置が十分ではない歯科治療後の歯が多く，未処置のう歯が原因歯になる例はまれになった．明らかに根尖病巣による歯性上顎洞炎が存在しても，歯科では「歯には異常がない，歯は悪くない」と患者は説明を受けている場合が多い．また耳鼻咽喉科から歯科に対診しても同様の返事をもらう場合も少なくない．歯科処置中あるいは歯科処置後の歯が歯性上顎洞炎の原因歯である場合，無用のトラブルを避けるためにも患者に対する説明，歯科処置後の歯・インプラントの取り扱いに配慮が必要である．

根管の形態は複雑であり[1]，実際の臨床では完璧な根管治療（抜髄，根管充填）は難しい．筆者は「歯の根っこの周りの骨が炎症を起こし，その上の骨の部屋（上顎洞）が炎症を起こしています．」と患者に説明している．「歯が原因の蓄膿症」と患者に説明すると，患者は無断で歯科治療を受け，歯性上顎洞炎が急性増悪したり，抜歯されてしまい，治療計画に影響を及ぼすことがある．

原因歯の根管処置歯に再度歯内療法を行い，根尖病巣を根治させることは困難を伴う．とくに歯性上顎洞炎が急性増悪している時期に，根管処置などの歯科的処置を行うことでさらに歯性上顎洞炎が急性増悪し，顔面蜂窩織炎，顔面膿瘍などの重篤な病態を引き起こす．歯性上顎洞炎が急性増悪している時期には抗菌薬を用いた消炎療法を十分に行い，ある程度炎症が治ってから必要であれば歯科的処置を行うべきである．

歯科では根尖病巣を根治させるため，あるいは排膿路の確保目的で抜歯が行われる．歯性上顎洞炎が急性増悪している時期に，抜歯を行ってはならない．歯科的処置によってさらに歯性上顎洞炎が急性増悪し，顔面蜂窩織炎，顔面膿瘍などの重篤な病態を引き起こす．歯性上顎洞炎が急性増悪している時期には抗菌薬を用いた消炎療法を十分に行い，ある程度炎症が治ってから必要であれば抜歯を行うべきである．

抜歯を行ったにもかかわらず，歯性上顎洞炎が治癒しない場合も少なくない．患者は歯を失ったうえに手術も受けなければならない．原因歯を保存し内視鏡下副鼻腔手術で歯性上顎洞炎を治癒させる治療法[1,2]は，治療選択肢の一つとして考慮するべきである．

歯性上顎洞炎の病態は個々の患者で異なる．上顎洞炎（副鼻腔炎）の病態と歯の保存を含めた治療計画を誤解なくわかりやすく患者に説明することが大切である．

▶ポイント
① 歯科治療中・治療後の歯が原因歯のときは，無用のトラブルを避けるためにも，患者に対する説明に配慮が必要である．
② 患者には，歯そのものではなく，根尖病巣（歯根尖周囲の病変）の炎症が上顎洞に波及して上顎洞炎を起こしていると説明すると理解が得やすい．
③ 上顎洞炎が急性増悪している時には，抗菌薬を用いた消炎療法を十分に行ってから，必要に応じて歯科的処置を受けてもらう．
④ 患者には，病態と治療計画を誤解なくわかりやすく説明するように努める．

口の開大処置によりネブライザー療法で薬液が上顎洞内へ到達することが促進される．

■ 上顎洞穿刺洗浄[8]
- 上顎洞を鼻内より穿刺し上顎洞内に貯留した膿や分泌物を排出し，生理食塩水による洗浄と抗菌薬の注入を行い，粘膜上皮の正常化を促す．
- 下鼻道あるいは中鼻道経由で穿刺を行う．

■ ネブライザー療法[8]
- 抗菌薬や副腎皮質ステロイド薬などの溶液を副鼻腔に到達させる方法であり，加圧噴霧式と超音波噴霧式がある．

■ 気道アレルギーの治療

- 鼻アレルギー，気管支喘息，アスピリン喘息などの炎症，また鼻アレルギーによる中鼻道自然口ルート（ostiomeatal complex）の閉塞，換気不全は，歯性上顎洞炎の治癒遷延化因子である．
- 鼻アレルギー，気管支喘息，アスピリン喘息などの合併例では，それぞれの治療を併せ行う[9,10]．

■ 内視鏡下鼻内手術

- 副鼻腔炎が上顎洞に限局している場合は，外来で内視鏡下に上顎洞の自然口の開窓術を行ったり同部のポリープを切除し，上顎洞の換気と排泄を確保することは効果がある．

（佐藤公則）

引用文献

1) 佐藤公則．現代の歯性上顎洞炎―医科と歯科のはざまで．福岡：九州大学出版会；2011．
2) 佐藤公則．歯性上顎洞炎に対する内視鏡下鼻内手術時の原因歯処置．耳鼻臨床 2006；99：1029-34．
3) 日本感染症学会，日本化学療法学会編．歯科・口腔外科感染症．抗菌薬使用のガイドライン．東京：協和企画；2010．p.213-6．
4) 毛利 学ほか．歯性上顎洞炎の細菌．耳鼻臨床 1982；75（増刊 2）：536-42．
5) 高野伸夫．歯性上顎洞炎の原因歯は抜歯するか？ 日本歯科評論 2004；738：74-9．
6) 日本感染症学会，日本化学療法学会編．耳鼻咽喉科感染症．抗菌薬使用のガイドライン．東京：協和企画；2010．p.204-7．
7) 日本鼻科学会編．マクロライド療法．副鼻腔炎診療の手引き．東京：金原出版；2007．p.49-51．
8) 日本鼻科学会編．処置と局所療法．副鼻腔炎診療の手引き．東京：金原出版；2007．p.55-8．
9) 日本アレルギー学会．アレルギー疾患 診断・治療ガイドライン．東京：協和企画；2010．
10) 鼻アレルギー診療ガイドライン作成委員会編．鼻アレルギー診療ガイドライン 2009 年版―通年性鼻炎と花粉症．第 6 版．東京：ライフ・サイエンス；2009．

第3章 歯牙に関連する疾患を診る

私が薦める治療法
外来でできる顎関節症の保存的治療

- 耳痛や側頭筋，咬筋付近の疼痛を訴えて耳鼻咽喉科を受診する顎関節症患者にしばしば遭遇する．
- われわれ耳鼻咽喉科医はその原因を咬合に求め，歯科的疾患として敬遠しがちであるが，本疾患は顎関節内の障害，咀嚼筋の障害，心理的要因など，多様な病変を併せもつ慢性疾患群の包括的診断名と考えられるようになっている[1]．

> 多様な病変を併せもつ慢性疾患群の包括的診断名

概念

- 1934年に耳鼻咽喉科医であるCosten[2]が，顎関節部の疼痛のほかに，めまい，耳鳴，耳閉塞感などを伴う病態を発表した．彼は過蓋咬合（overbite）により下顎頭が偏位，周囲の筋や腱とともに耳管を圧迫して耳症状を引き起こすと考え，顎関節を牽引して咬合状態を安定させることにより改善できると報告した（コステン症候群〈Costen syndrome〉）．
- 以後，咬合異常が顎関節症の原因と考えられるようになり，1960年代までは咬合調整が顎関節症治療の主流となった．しかし，その後Costen[2]の説には否定的見解が示された．
- 現在，アメリカでは本疾患を頭頸部および顎顔面部に慢性疼痛を生ずる病態の一つとしてより包括的にとらえ，他の関節や筋と同様に整形外科的疾患であり，自然治癒傾向を有する疾患であると考えるようになった．
- そして咬合因子と本疾患の因果関係は従来考えられていたほど強くはなく，むしろブラキシズム（bruxism：歯ぎしりや食いしばり）や異常口腔習癖（口唇や頬粘膜をかむ，ほか）などの下顎の異常機能活動を病因の一つとして重要視するようになっている．また社会的心理的要因も注目されている．
- このような本疾患の概念の変化に伴って，その名称もTMJ（temporomandibular joint disorders）からTMDs（temporomandibular muscle and joint disorders）となった[1]．
- 1996年，日本顎関節症学会は「顎関節症とは，顎関節や咀嚼筋の疼痛，関節（雑）音，開口障害ないし顎運動異常を主要症候とする慢性疾患群の総括的診断名であり，その病態には咀嚼筋障害，関節包・靱帯障害，関節円板障害，変形性関節症などが含まれている」と顎関節症の概念を定義している[3]．さらに❶に示すような症型分類が行われている[4]．

> 整形外科的疾患であり，自然治癒傾向を有する疾患

❶顎関節症の病型分類

1. 顎関節症Ⅰ型：咀嚼筋障害 masticatory muscle disorders
   咀嚼筋障害を主徴候としたもの
2. 顎関節症Ⅱ型：関節包・靱帯障害 capsule-ligament disorders
   円板後部組織・関節包・靱帯の慢性外傷性病変を主徴候としたもの
3. 顎関節症Ⅲ型：関節円板障害 disc disorders
   関節円板の異常を主徴候としたもの
   a：復位を伴うもの
   b：復位を伴わないもの
4. 顎関節症Ⅳ型：変形性関節症 degenerative joint diseases, osteoarthritis
   退行性病変を主徴候としたもの
5. 顎関節症Ⅴ型：Ⅰ～Ⅳ型に該当しないもの

（飯塚忠彦．顎関節症．永末書店；2003[4]）より）

症状

- 顎関節症の主症状は疼痛，関節雑音，運動障害，さらに筋症状である．

> 主症状は疼痛，関節雑音，運動障害，筋症状

疼痛

- 疼痛は本疾患の主訴として最も多いものであり，部位は顎関節部のほかに頰部，側頭部，側頸部などにもみられる．
- 顎関節部の疼痛は関節内の障害によるものであり，他の部位の疼痛は筋性のものである．
- 一般には鈍痛で，自発痛を訴えることは少ない．
- 閉口した状態で安静にしているときにはほとんど痛みを感じないか，多少の違和感がある程度で，大きく口を開ける，ものをかむなど，下顎運動時に痛みが生じ，その部位には安静時でも圧痛がある．

関節雑音

- 関節雑音は関節円板，下顎骨頭，側頭骨関節面の形態的変化，相互の位置関係の変化により生ずるもので，「カクカク」，「ガクガク」と表現されるクリック（click），「ザラザラ」，「ミシミシ」と表現されるクレピタス（crepitus）などがある．
- 関節雑音のみで，疼痛，運動障害などを伴わない場合は治療の対象とはならない．

運動障害

- 運動障害には開口障害，閉口障害，下顎の前方・側方運動障害がある．これらは関節円板の転位や咀嚼筋伸展時の疼痛により生ずる．

筋症状

- 筋症状は筋の疼痛と開口障害である．
- 疼痛は咀嚼筋のほかに顎二腹筋，胸鎖乳突筋にも発現する．
- 疼痛発現の機序はいまだ明確ではないが，ストレスなどで常に体に力を入れていたり，歯ぎしりや食いしばりにより筋を酷使すると，筋の疲労，緊張により筋肉内の血管が収縮，虚血状態となり，筋肉に炎症が生じて疼痛を発現すると考えられている．
- 開口障害も同様に筋肉の過緊張により生じる．
- これらの筋症状は従来考えられていた以上に多く，本疾患の9割には筋症状が存在するともいわれている．

> 本疾患の9割に筋症状が存在するといわれる

- また，この緊張した筋がトリガーポイントとなり，歯痛，顔面痛，頭痛などの関連痛を生ずることがある．
- 筋緊張性頭痛，肩こりも同様に筋の過緊張により生じ，本疾患に合併することがある[1]．

診断

- 日本顎関節症学会は顎関節症の診断基準を「顎関節や咀嚼筋等の疼痛，関節（雑）音，開口障害ないし顎運動異常を主要症候とし，類似の症候を呈する疾患を除外したもの」とし（❷），鑑別すべき疾患を提示している[4]．
- すなわち，診断の基本は除外診断であり，幅広い知識と他科との円滑な連携が要求される．
- 他の疾患同様，病歴聴取，現症の評価，臨床検査の順で診断を行う．詳細な病歴聴取と正確な現症の評価により本疾患の特徴的所見は把握可能である．

■ 病歴聴取

- 顎関節症の発症に関しては，生体の適応力を低下させる因子と顎運動系を過機能にさせる因子が複合的に関与し，あくびなどで大きく口を開ける，硬いものをかむなど，ささいなきっかけでも発症すると考えられている[5]（❸）．
- 口腔習癖（唇をなめたりかんだりする，頬粘膜をかむ，顎を前や横に絶えず動かす，歯を食いしばったり歯ぎしりをするなど）については問診で初めて自覚される場合もある．
- また仕事上のストレスなど，社会的心理的背景についても検討する必要がある．

■ 現症の評価

- 視診により，開口障害や開口時の下顎の偏位のみならず，姿勢についても注意を払う．猫背などの頸部屈曲は筋の緊張を高め疼痛の原因となる．
- 疼痛は本疾患の主訴として最も多いものであり，触診が重要である．部位は顎関節部のほかに咀嚼筋，顎二腹筋，胸鎖乳突筋にも発現する．通常，閉口した状態で安静にしているときにはほとんど痛みを感じないか，多少の違和感がある程度で，大きく口を開ける，ものをかむなど，下顎運動時

❷ 顎関節症の診断基準

顎関節や咀嚼筋等の疼痛，関節（雑）音，開口障害ないし顎運動異常を主要症候とし，類似の症候を呈する疾患を除外したもの．

註
1. 顎関節および咀嚼筋等の疼痛，関節（雑）音，開口障害ないし顎運動異常の主要症候の少なくとも1つ以上を有すること．なお，顎位の変化あるいは筋の圧痛のみは顎関節症の主要症候に含めない．
2. 咀嚼筋等には，咬筋，側頭筋，内・外側翼突筋の4咀嚼筋以外に顎二腹筋と胸鎖乳突筋を含む．
3. 画像所見のみ陽性で主要症候のいずれも有しないものは，顎関節症として取り扱わない．

(飯塚忠彦．顎関節症．永末書店；2003[4] より)

誘因	
生体の適応力を低下させる因子	顎運動系を過機能にさせる因子
顎顔面の外傷 全身疾患と栄養不良 顎関節の形態異常 ストレスへの対応力 心理特性 女性の閾値の低さ	不良姿勢 咬合異常 疼痛と神経衰弱 睡眠障害 精神的ストレス 口腔習癖

＋

きっかけ
あくび／大声を出す／硬いものをかむ

↓

発症
関節円板の転位／下顎頭の吸収
筋障害

❸ 顎関節症の誘因と発症のきっかけ

(伊藤学而．顎関節症．永末書店；2003[5] より)

に痛みが生じ，その部位には安静時でも圧痛がある．
- 触診，聴診により患者自身が感じる関節雑音を感知することができる．

■ 臨床検査

- X線，CT，MRIなどの画像検査をはじめ各種の診断機器があるが，本疾患の診断に必須なものではない．病型分類やさらに詳細な病態の把握，鑑別診断のために用いられる．

治療

- 関節内の障害が原因の場合，いったん転位した関節円板は健康なときとまったく同じ状態に戻ることはなく，筋肉に原因がある場合は悪習癖によって再発する可能性がある．
- 治療の最終目的は多くの場合「完治」ではなく「共存」すること，疼痛を取り除き，再発をなくし，日常の機能障害を可能な限り軽くすることである．
- 治療法にはカウンセリング，理学療法，薬物療法，スプリント療法，外科的療法などがあるが，耳鼻咽喉科外来でできる保存的治療は前三者である．

> 外来での保存的治療はカウンセリング，理学療法，薬物療法

■ カウンセリング療法[6]

- いずれの治療法にしろ，自己管理を欠かすことはできない．支援的な対話のなかで本疾患の病態，病因を十分に説明し，理解，納得したうえで治療に自ら積極的に参加してもらうことが重要である．

顎関節症の病因，病態の説明

- 他の関節や筋と同様に整形外科的疾患であり，自然治癒傾向を有する疾患であることを説明するだけでも過度な不安，緊張感が取り除かれ，改善が得られる場合がある．

一般的注意事項の説明

- 疼痛が強いときには，口を大きく開けない，硬いものを無理にかまない，歯ぎしりや，歯の食いしばりをやめるなど，症状を悪化させないための注意事項を繰り返す．
- また食物を左右の奥歯で均等に，ゆっくりよくかんで食べるなどの食事指導を行う．

Advice 口腔習癖を改める

日中の食いしばりやかみしめを意識的にやめる言葉として，「唇を閉じて，奥歯を離し，顔の力を抜く」がある．

口腔習癖の確認と排除

- 唇をなめたりかんだりする，頬粘膜をかむ，歯ぎしりや歯を食いしばったりする，顎を前や横へ絶えず動かすなどの口腔習癖は筋障害の原因となる．
- これらの習癖は本人が気づいていないことが多いので，家族，友

❹自律運動療法

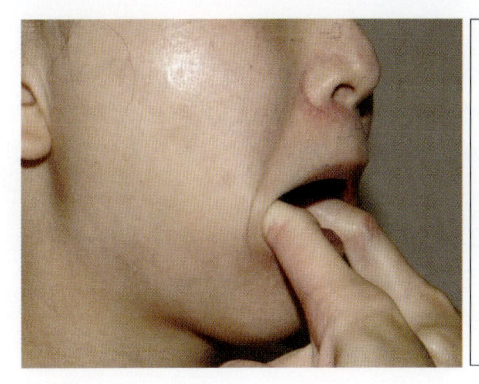

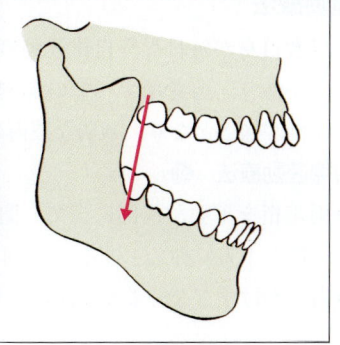

人に確認してもらい，これらの習癖を改めるように指導する．

不良姿勢の矯正
- 猫背，前方頭位，ほおづえをつく，手を組んで顎をのせるなどは咀嚼筋や頸部の筋に長時間の緊張を強いることになり筋障害の原因となる．このような不良姿勢があれば矯正する．

日常生活上の注意点
- 精神的緊張は頸部や肩の筋緊張を誘発し筋障害の原因となる．ストレスをためず，うまく発散するための工夫をし，規則正しい生活リズムを保つこと，適度な運動と休養をとるように指導する．

■ 理学療法
- 顎関節の可動性を確保し，筋の過緊張やスパズムを緩和する目的で行う．

温熱療法
- 温湿布（ホットパック）は慢性の関節痛，筋肉痛に有効で，皮膚面温度40℃，20分程度行う．
- 一方，冷湿布（コールドパック）は急性期の2〜3日間に使用する．

筋マッサージ
- 両側の咬筋，側頭筋，顎二腹筋，僧帽筋，胸鎖乳突筋などを十分にもみほぐし，筋を弛緩させるようにする．少なくとも朝晩2回，1回5分以上かけて行う．

❺薬物療法

1) 消炎鎮痛薬：顎関節部に疼痛を訴える患者に対して
- アンフェナクナトリウム水和物（フェナゾックス®）200 mg/日，分4
- インドメタシン（インドメタシン®）75 mg/日，分3
- インドメタシン（インテバンSP®）50 mg/日，分2
- ロキソプロフェンナトリウム水和物（ロキソニン®）180 mg/日，分3
- イブプロフェン（ブルフェン®）600 mg/日，分3
- メフェナム酸（ポンタール®）1,500 mg/日，分3
- アセトアミノフェン（カロナール®）900〜3,000 mg/日，分4〜6

など．これらのなかで顎関節症に対する保険適用が認められている薬剤はフェナゾックス®，インドメタシン®，インテバンSP®である．

2) 鎮痙薬：筋性疼痛を訴える患者に対して
- エペリゾン塩酸塩（ミオナール®）150 mg/日，分3
- トルペリゾン塩酸塩（ムスカルム®）300 mg/日，分3
- クロルフェネシンカルバミン酸エステル（リンラキサー®）750 mg/日，分3
- チザニジン塩酸塩（テルネリン®）3〜9 mg/日，分3

3) 抗不安薬：不安感，緊張感が強い患者に対して
- ロフラゼプ酸エチル（メイラックス®）2 mg/日，分1〜2
- エチゾラム（デパス®）1.5〜3 mg/日，分3
- オキサゾラム（セレナール®）30〜60 mg/日，分3
- アルプラゾラム（ソラナックス®）1.2 mg/日，分3

運動療法[7]

- 患者自身が毎日行う自律運動療法と，医師が診療のなかで行う他律運動療法があり，前者はすべての症例が適応となる．後者は主に開口制限のある症例が適応となり，適切な技術の習得が必要である．

自律運動療法（❹）

- 両差指を下顎臼歯部に当て，開口運動とともに痛みを感じない程度の力で下顎を下方に押し下げる．20回を1セットとし，朝晩1セットずつ行う．
- 力をかけすぎないように注意する．

■ 薬物療法[8]（❺）

- 本疾患の主症状である疼痛には，顎関節自体の障害によるものと咀嚼筋や頸部の筋の過緊張によるものがある．したがって，前者に対しては消炎鎮痛薬，後者に対しては筋弛緩薬が適応となる．
- 緊張感や不安感が強い患者に対しては抗不安薬が適応となる．
- 実際には関節痛，筋障害，緊張不安感が混在しており，併用する場合も多い．

> **ポイント**
> - 本疾患と咬合因子の因果関係は従来考えられていたほど強くはない．
> - 歯ぎしりや食いしばりなどの口腔習癖が原因の一つである．
> - 本疾患は自然治癒傾向を有する疾患である．

　日常の外来診療のなかで可能な顎関節症に対する保存的治療について解説した．これらの治療により期待以上の効果を得ることも少なくないが，難治例が存在することも事実である．他科領域との連携が重要である．

（五十嵐文雄）

▶顎関節症についての患者説明例は，p.291 参照．

引用文献

1) 井川雅子ほか．現在 TMD はどう理解されるようになったか．TMD を知る—最新顎関節症治療の実際．改訂第2版．東京：クインテッセンス出版；2011. p.19-41.
2) Costen JB. A syndrome of ear and sinus symptoms dependent upon disturbed function of the temporomandibular joint. Ann Otol Rhinol Laryngol 1934；43：1-15.
3) 日本顎関節症学会編．顎関節疾患および顎関節症の分類．日顎誌 1996；8：113-7.
4) 飯塚忠彦．顎関節症診療のガイドライン．日本顎関節症学会編．顎関節症．京都：永末書店；2003. p.7-14.
5) 伊藤学而ほか．顎関節症と歯科矯正．日本顎関節症学会編．顎関節症，京都：永末書店；2003. p.227-32.
6) 伊藤学而．顎関節症のカウンセリング療法．伊藤学而編．カウンセリングで治す顎関節症．東京：医歯薬出版；2004. p.35-51.
7) 永田和裕．顎関節症治療のニューコンセプト．日本歯科医師会雑誌 2007；59：937-48.

患者への説明書類　実例集

再発を繰り返すアフタ性口内炎について ……………………………………… 280
舌痛症について ……………………………………………………………………… 281
口腔カンジダ症の治療について ………………………………………………… 282
味覚障害に対する検査について ………………………………………………… 283
味覚障害の治療について ………………………………………………………… 284
小児の反復性耳下腺炎について ………………………………………………… 285
口蓋扁桃摘出術について ………………………………………………………… 286
難治性口腔咽頭潰瘍について …………………………………………………… 287
咽喉頭異常感症について ………………………………………………………… 288
いびきの診断と治療について …………………………………………………… 289
いびきの外来手術について ……………………………………………………… 290
顎関節症について ………………………………………………………………… 291

再発を繰り返すアフタ性口内炎について

　患者さんが，「口内炎ができた」「口の中にものができて痛い」と訴えて病院を受診する病気のなかで，もっとも頻度の高いのが再発性アフタ性口内炎です．一方，再発性アフタ性口内炎と同じように口腔内にアフタができる原因の異なる病気がありますので鑑別が必要です．

再発性アフタ性口内炎

- 口腔内に10 mm以下の類円形で黄白色の浅い潰瘍（アフタ）ができる疾患で，口の中のどの場所にも発生します．
- アフタは通常1個ですが，2〜3個できる場合があります．
- 患者さんは痛みを訴え，そのため食事がし辛いことがあります．
- 治療はステロイド軟膏，粘膜貼付剤などの患部処置，ビタミン剤などの内服ですが，市販もされています．
- 通常は2週間以内で治ります．
- 再発を繰り返すのが特徴です．
- 以下の場合は医師の診察を受けましょう．
　　痛みが強い場合
　　1か月以上も治癒しない場合
　　口腔以外の症状を伴う場合

再発性アフタ性口内炎と間違われやすい病気

- 肉眼的に鑑別が困難な病気はベーチェット病，難治性口腔咽頭潰瘍です．
- 皮膚科や内科疾患，免疫関連疾患に合併する口腔病変でも口腔にアフタが出現することがあります．
- 小児ウイルス感染症に伴うウイルス性口内炎でもアフタがみられます．
- 以上の疾患に出現する口腔のアフタ病変は，全身症状の部分症状としてとらえることが必要です．必ず医師の診察を受けましょう．

舌痛症について

- 舌には眼でみる限りにおいてはとくに異常はないようです．局所に異常がなくても症状がある疾患は比較的多く，身体機能性障害（FSS）といわれています．舌痛症もその一つとされています．
- 疲れ，ストレスなどが長く続くと脳内のホルモンのバランスが悪くなり発症するものと考えられます．
- 舌が痛かったり，口が苦いのはなぜでしょうか．口腔粘膜の感覚と味覚などが癒合した感覚は「口腔感覚」と称されます．その感覚は気分・雰囲気と不分離で，過ぎ去りゆかぬ記憶と結びついています．したがって，舌が痛い・口が苦いという感覚は，今ある主体の気分・雰囲気が過ぎ去りゆかぬ記憶と結びつき言語化できず，痛み苦味と感じられていると理解されています．
- 時間がかかる例もありますが約70％の症例は改善いたします．非常に不愉快な症状で，すぐにでもなくしたい，消したいと思われていることでしょうが，とりあえずの目標は「舌が痛くても，苦にならない」というレベルに設定しましょう．そうなれば，いつのまにか消えてしまうことが多いです．
- 治療には薬剤も使いますが，人によって効果がある薬剤が異なりますので，薬剤の変更，増量を症状の安定するまで行います．
- 症状に軽快傾向がみえるまで，2週ないし3週に1度の頻度でみせていただきます．

口腔カンジダ症の治療について

口腔カンジダ症とは
- カンジダというカビの一種が原因となって口の痛み、違和感、味覚障害、食事がしにくくなるなどの症状が出現している可能性があります。
- このカビは口の中が汚れている場合や、いろいろな病気で身体の抵抗力が落ちると生えやすくなります。

カンジダ症の検査
- 病気の場所を綿棒で擦って標本を採り、カビが生えていることを確認します。また身体の抵抗力が落ちてしまうような病気が隠れていないことを確認するために、さらに検査を追加することがあります。

治療方針
- カンジダが確認された場合は、口の中をきれいにすることと、お薬による治療が必要です。
  口内、とくに舌や歯をきれいにするために、うがいやブラッシングが有効です。
- 治療の基本は、副作用を避けるため、身体の中に吸収されない口の中だけで効果の発揮する薬物を使用します。
- しかし効果が十分でない場合、病態、重症度、治療経過により使用する薬剤は変更します。
- 適切に治療がなされれば、1週間程度で治療効果は現れます。
- 治ったあとも、口の中を清潔に保つ努力を継続しましょう。

味覚障害に対する検査について

味覚機能検査
- 現時点の障害の有無・程度を客観的に評価します．左右の鼓索神経（舌前3分の2）・舌咽神経（舌後3分の1）・大錐体神経（軟口蓋）領域を測定します．鼓索神経が最も鋭敏であり，評価に有用です．初診時と治療効果の評価時に行います．
  ①電気味覚検査：舌に電極を当て電気刺激で金属味を感じる強度がどのくらいかを測定します．
  ②濾紙ディスク法：甘味・酸味・塩味・苦味の4味をさまざまな濃度でしみこませた濾紙を舌の上において，おのおのの味に対する味覚障害の程度を調べます．

血液検査
- 血清亜鉛・鉄・銅値を含む一般的な血液検査を行います．貧血，肝腎機能障害，糖尿病などが原因の味覚障害の鑑別を行うために必要です．

唾液量測定（安静時・ガムテスト）
- 唾液量低下により味質物質の味蕾への到達が阻害され，味覚障害の原因となることがあります．

嗅覚検査
- 味覚障害患者のなかには嗅覚障害が主体のものが合併している例も多いです（風味障害）．問診にて嗅覚低下が疑われる場合は嗅覚検査を行います．

心理テスト
- 味覚障害は心因的要素が背景に存在することがあるため，SDS（自己評価式抑うつ性尺度）やCMI（Cornell Medical Index）を行います．

味覚障害の治療について

- 亜鉛欠乏が関与していると思われる場合には亜鉛製剤を内服します．
- 原因が明確な症例はできるだけその原因を除去すること（原因疾患の治療，原因薬剤の中止など）が必要です．
- 即座に治療に反応する例は少なく，最低約3〜6か月の内服加療の継続が必要です．定期的な血液検査も必要です．
- 鉄欠乏症例には鉄剤内服を，口腔乾燥症例では唾液分泌促進薬，また漢方薬を併用します．
- 原因（当科ではとくに薬剤性，心因性）によっては難治性のものもあり，改善までに治療期間が半年から1年と長期に及ぶ場合があります．または治療に反応せず不変のこともあります．
- 心因的要素が強い，またはうつ傾向の一症状として味覚異常を訴える場合は抗不安薬，抗うつ薬を使用する場合もありますが，重症例では心療内科への受診をお薦めします．
- 風味障害の場合は，嗅覚障害に対する治療を行います．

小児の反復性耳下腺炎について

どんな病気か
- 耳下腺という耳の前から下にかけて存在する唾液腺が繰り返し腫れる病気です。
- この病気は就学前までに発症することが多く、初回はおたふくかぜと区別しにくいですが、おたふくかぜが1回しかならないのに比べ、何回も繰り返すために反復性と呼ばれています。
- 頻度はさまざまですが、多いと毎月のように腫れることもあります。ただ年1～2回程度のことが多く、10歳になるころまでに9割の人が治ります。
- なぜ反復するようになるのかはわかっていませんが、一説には耳下腺でつくられた唾液が通る管が逆流しやすくなって、口の中の常在菌が、その管を通って耳下腺に入り感染するのではないか、と考えられています。

診断と検査
- 診断は一つの検査から確定できるわけではないですが、経過や繰り返す耳下腺の腫れ、口内にみえる耳下腺からの管の出口から濁った唾液が出てくることなどでわかることが多いです。
- 検査としては耳下腺造影という唾液腺の管から造影剤を入れることで、特徴のある所見が得られることがありますが、子どもではやりにくいという欠点があります。
- 超音波検査は痛みがなく観察でき、腫れているのが耳下腺なのかどうか確かめたり、耳下腺の内部の様子を確認したりできますので、最初に行う検査になることが多いです。ただ経過も超音波の所見もよく似た疾病があるので、採血検査でおたふくかぜにかかったことがあるのか、今回がおたふくかぜなのかは、ある程度区別しておくほうがよいでしょう。
- また子どもにはまれな病気ですが、そのほかにも耳下腺に炎症を繰り返す免疫異常の病気がありますので、それらを診断から除外する意味で、経過が長くなれば採血検査をする必要があります。

治療と予防
- 治療は、痛みが強くなければ、腫れている耳下腺を軽く圧して管の中に栓をしている膿のようなものを出していくだけでよくなる場合もありますが、発熱や痛みが強い場合は抗生物質を投与します。
- 疲れたとき、風邪をひいたときなどに悪化することが多いので発症時は安静を心がけてください。
- 人から人への感染はしないので、隔離の必要はありませんが、発症予防のためにも普段から歯磨き、うがいなどは励行し口腔内を清潔にするように促してください。
- また腫れているときには痛くなるのでやめておいたほうがいいですが、レモンなどの酸っぱいものを口にすることや耳下腺の部分をマッサージして唾液分泌を促しておくことが予防になるともいわれています。

口蓋扁桃摘出術について

今回お受けになる手術は、扁桃摘出術の予定です。
手術予定日時： 　　年　　月　　日（　曜日）午前・午後　　時頃の予定です。

- 口蓋扁桃摘出術では、扁桃を周囲の組織からやさしくはがすようにして摘出します。摘出後の創は縫い合わせることなく、十分に止血処置を行います。

手術の流れ

- 頸部を後屈（進展）します。頸部に異常がある場合には術前に知らせてください。
- 開口器をかけて行います。差し歯や動いている歯がある場合はまれに損傷したり、抜けたりすることがあります。舌も圧迫されます。術後3～4日間舌がしびれたり、味がわかりにくくなったりすることがありますが、その後ほとんど消失します。
- 口を大きく開けます。口の両端が切れる場合もありますが、1週間程度で改善します。
- 両側の扁桃を摘出し、止血終了するまで、1時間から2時間程度かかります。
- 術中の出血が多い場合、扁桃の摘出部位にガーゼを詰めておくことがあります。基本的には翌日に除去します。

術後の注意点

手術当日

- ベッド上で安静です。横を向いて休んでください。
- 口腔内に出てくる液体はすべてティッシュに吐き出してください。ビニール袋に保存してください。けっして、飲み込まないでください。出血が止まらないと判断した場合には止血処置を行います。
- 水は許可がでるまで飲めません。食事もできません。

術翌日から

- 痛みのために、飲水・食事ができない場合には食前に鎮痛薬を服用してください。
- 術後1週頃に出血する場合があります。それまで運動を控えてください。また、止血しない場合には連絡してください。
- 大きい扁桃の場合には声の質が変化したり、水が鼻に抜けたりする場合があります。

難治性口腔咽頭潰瘍について

- 口腔（口のなか）や咽頭（のど）に口内炎が多発し、1か月以上継続したり再発を繰り返したりする病気です。

原因
- 自己免疫疾患の可能性がありますが、各種検査で原因が断定できないことが、この病気の大きな特徴の一つです。

症状
- のどの痛み（とくに飲み込み時の痛み）が主な症状です。時に違和感で発症することもあります。また繰り返す場合には飲み込みにくさを感じることもあります。

治療
- 原因が不明であることから、さまざまな治療が行われており確実な治療法は確立されていません。
- 日常生活では口腔内を清潔に保つ必要があります。食後に歯磨きなどをきちんと行って口腔内のケアを行いますが、潰瘍の痛みでできないケースも少なくありません。そのようなときはヘッドの小さい歯ブラシの使用や、スポンジで行うようにしてください。
- 投薬は軟膏やうがい薬など直接患部に使用する薬（ステロイドホルモンも含めて）をまずはじめに使用します。症状が強いときや治りづらいときにはステロイドホルモンの内服を行います。ステロイド薬は比較的、高い効果が期待できますが、副作用の面から投与に関しては検討が必要ですので担当医と十分に相談してください。
  - a）局所治療：ステロイド軟膏を局所に塗布したり、貼付したりします。また抗炎症薬を用いてうがいを行います。
  - b）全身治療：消炎鎮痛薬やビタミン薬を局所治療薬と併用して初期から内服します。改善しない場合や再発を繰り返す場合にステロイド薬の内服を行います。
  - c）ステロイド薬：比較的多めの量を内服し、症状の改善をねらいます。改善が得られた場合には徐々に減量し再発を予防していきます。長期の内服は副作用を誘発するおそれがありますので、状況をみて中止を検討します。

予後
- 潰瘍が投薬によって改善しても、再発をする可能性は十分にあります。その頻度や再発までの期間は人によってさまざまです。

咽喉頭異常感症の診断と治療について

診断

- 咽喉頭異常感症は，患者さんが咽喉頭に異常感を訴えられますが，耳鼻咽喉科的検査によって，症状に見合うだけの器質的病変を認めない場合に診断されます．
- 日常診療では，なんらかの咽喉頭の症状を訴えて来院される患者さんの多くは，器質的な病変を有していることが多く，咽喉頭異常感症と診断されることはまれです．
- また咽喉頭異常感を主訴として来院される患者さんのなかには，詳しい検査を行うと，頭頸部悪性腫瘍の存在が判明することもあります．その場合，一度専門医を訪ねられることをお勧めします．

治療

- 十分な検査を受けて，器質的病変がないことが判明しても，咽喉頭異常感が消えず，本症と診断された場合は，一時的に消炎酵素薬と抗不安薬の投与を受けることをお勧めします．
- 必要に応じて異常感を除く目的で，半夏厚朴湯などの漢方薬を処方したり，乾燥感を除く目的で，ご自宅でのうがいや温熱ネブライザー療法をお勧めします．

いびきの診断と治療について

いびきはどのように起こるのか？

- 睡眠中の咽頭陰圧（のどを潰そうとする力）による上気道（空気の通り道の舌の根元より上の部分）の狭窄部位が空気の通過によって振動して起こります。
- また、閉塞性睡眠時無呼吸症候群（OSAS）に伴うことが多いので、睡眠中の呼吸の検査をする必要があります。
- 睡眠中の咽頭陰圧に関係する因子として、鼻腔の通り、肥満、口腔・咽頭の形態、睡眠中の吸気量の増大、狭い上気道形態などがあります。

外来でできるいびきの治療について

- いびきの治療には保存的治療と手術療法があります。
- 保存的治療には、①経鼻的持続陽圧呼吸療法（nCPAP）と、②口腔内装置（睡眠中に下顎を前方に突出して舌根部の気道を広げる歯科的治療法）があります。外来でできる手術療法は、③レーザーか④コブレーションによるのどの手術に限られます。
- これらの治療には睡眠中の呼吸、いびき、動脈血中の酸素の状態の検査が必要です。
- 検査の結果で①ができる場合とできない場合があります。②については医師の紹介状があれば保険診療が受けられます。③は口腔・咽頭を広げ、いびきを小さくしようとする手術です。④は口腔・咽頭を広げ、さらに軟口蓋を硬化させ無呼吸やいびきを起こりにくくする最も進んだ手術です。
- ③でいびきに対して効果不十分な場合に④を行うこともあります。したがっていびき・無呼吸などに効果のある④が可能であれば望ましいと思います。

いびきの外来手術について

外来手術の流れ

- ここではコブレーションによるのどの手術（cobUPPP）について述べます。
- 手術当日は術前禁食です。
- 咽頭反射（吐き気の反射）を麻酔によって取り除きます。麻酔は局所麻酔で、ネブライザーによる吸入、スプレー、注射による麻酔など段階的に十分に行うので無痛です。
- 手術のときは、舌を押さえる器具で医師に協力していただきます。
- cobUPPP手術の所要時間は約30分です。60分後には帰宅できます。
- この手術では声は変わりません。

術後の注意点

- のどの手術なので、冷麺や冷たい柔らかな食事がお奨めです。麻酔が切れると飲み込むときに痛いので、十分に鎮痛薬を処方します。
- cobUPPP手術は術後の出血はほとんどありませんが、念のために1週間は入浴せずに、シャワーにしてください。
- のどの手術は手術局所が腫れたり、術創が白苔で覆われます。この白苔がなくなるころには創の表面が治癒し、まず出血のおそれはなくなります。軟口蓋の凝固した創の変化はみることはできませんが、軟口蓋が薄く、硬くなります。
- 術後、すぐにいびきが改善されるわけではありません。約3か月後に完成します。もし、いびきの改善が不十分なときは、睡眠中の咽頭陰圧を和らげるために入院して睡眠中にも鼻の通りを確保できる鼻腔整形術（鼻中隔矯正術、両側粘膜下下鼻甲介骨切除術、鼻の副交感神経切除術、部分的中鼻甲介切除術）が必要となります。
- 術後2～3日の睡眠時に呼吸が苦しく感じられるときは、上体を起こした姿勢（半座位）をとるのがよろしいでしょう。

顎関節症について

ほとんどの顎関節症は，進行して口が開かなくなる，または閉じなくなるといったこわい病気ではありません．適切な対応で日常生活に支障をきたさない状態に保つことができます．

症状

- 口を開けようとすると，あごが痛い．
- 口を動かすときにカクカクなどの音がする．
- あまり大きく口を開けられない．
- 急にかみ合わせが変化した．
- あごが閉じない．
- 耳の痛み，こめかみの痛み，頭痛，くびや肩の凝りなど．

原因

- 少し前まではかみ合わせの悪さが原因と考えられていましたが，現在は以下のようないくつかの要因が重なり，これが個人の耐久力の限界を超えると発症すると考えられています．
- 本来は食事や会話のとき以外は上下の歯はわずかに離れているのですが，このようなとき以外でも上下の歯を接触させる癖があると，顎関節自体や顎関節に関連する筋肉が過緊張状態となり，痛みが出てきます．歯ぎしり，食いしばり，ストレスも同様です．
- また，悪い姿勢で長時間机に向かっている（パソコンなど），よくほおづえをつく，いつもうつ伏せで寝る，仕事で電話の際，肩とあごにはさんでメモをとることが多いなどの生活習慣が要因となることがあります．

治療

- 筋肉のマッサージ，あごの運動療法，薬物療法，上もしくは下の歯にプラスチック製のスプリントを当てて顎関節，筋肉への負担を軽くするスプリント療法などがあり，手術を必要とする場合はほとんどありません．
- 先に記したとおり，生活習慣が発症の要因となっていることが少なくありません．逆にいえば，これらの生活習慣を見直して改善することだけでも治すことができる病気です．
- あごの痛みが強いときは口を大きく開けない，硬いものを無理にかまない，食物を左右の奥歯で均等に，ゆっくりよくかんで食べるなどの注意も必要です．唇を閉じて，奥歯を離すことであごへの負担を軽くすることができます．

付録
患者への説明用 イラスト集

咽頭 ･･･ 294

咽頭・扁桃 ･････････････････････････････････････ 295

舌 ･･･ 296

歯・口蓋 ･･ 297

唾液腺 ･･ 298

本イラスト集については，下記ウェブサイトにてご登録いただきますと，画像データをダウンロードしてご利用いただけます．
http://www.nakayamashoten.co.jp/bookss/define/series/ent.html

咽頭

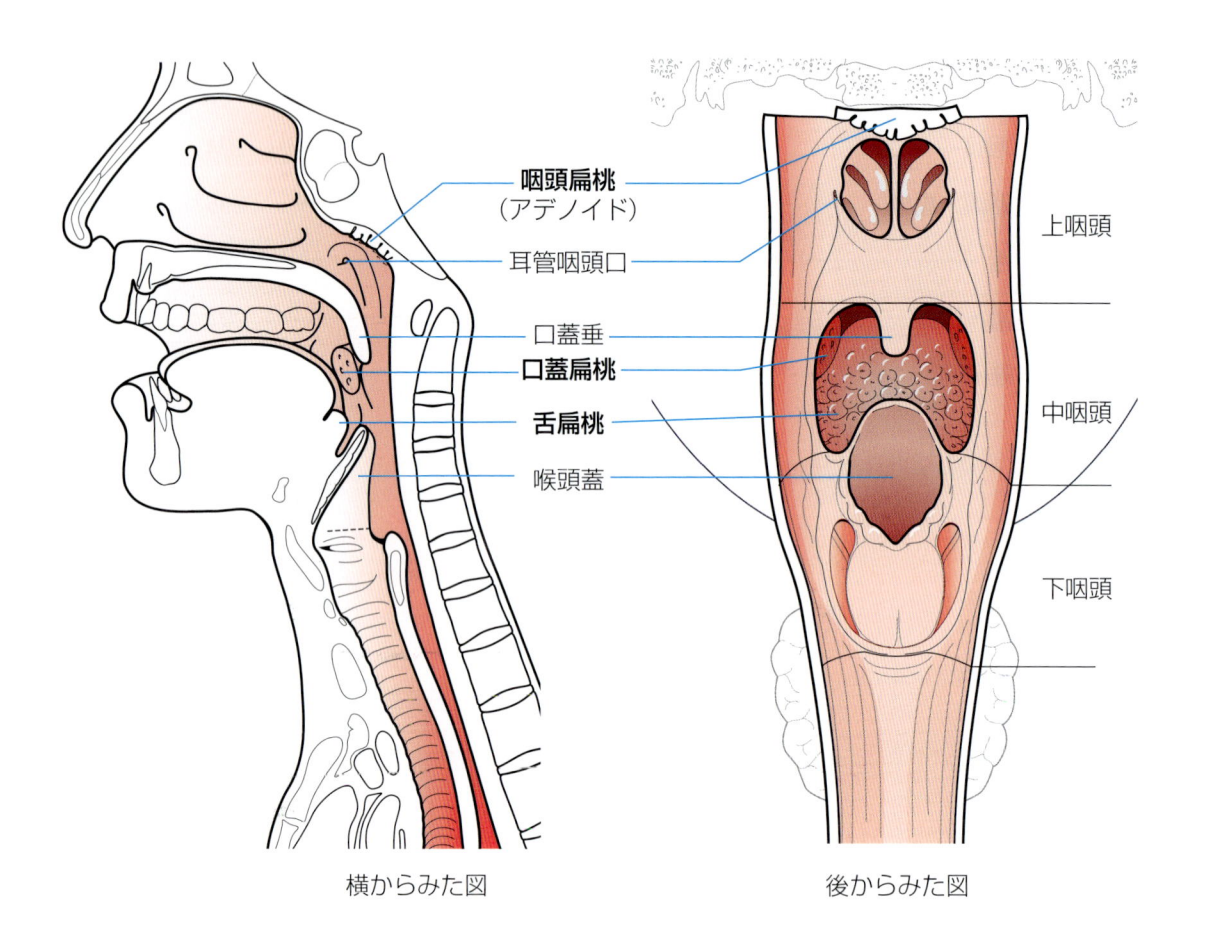

咽頭扁桃
(アデノイド)

耳管咽頭口

口蓋垂

口蓋扁桃

舌扁桃

喉頭蓋

上咽頭

中咽頭

下咽頭

横からみた図　　　後からみた図

咽頭・扁桃

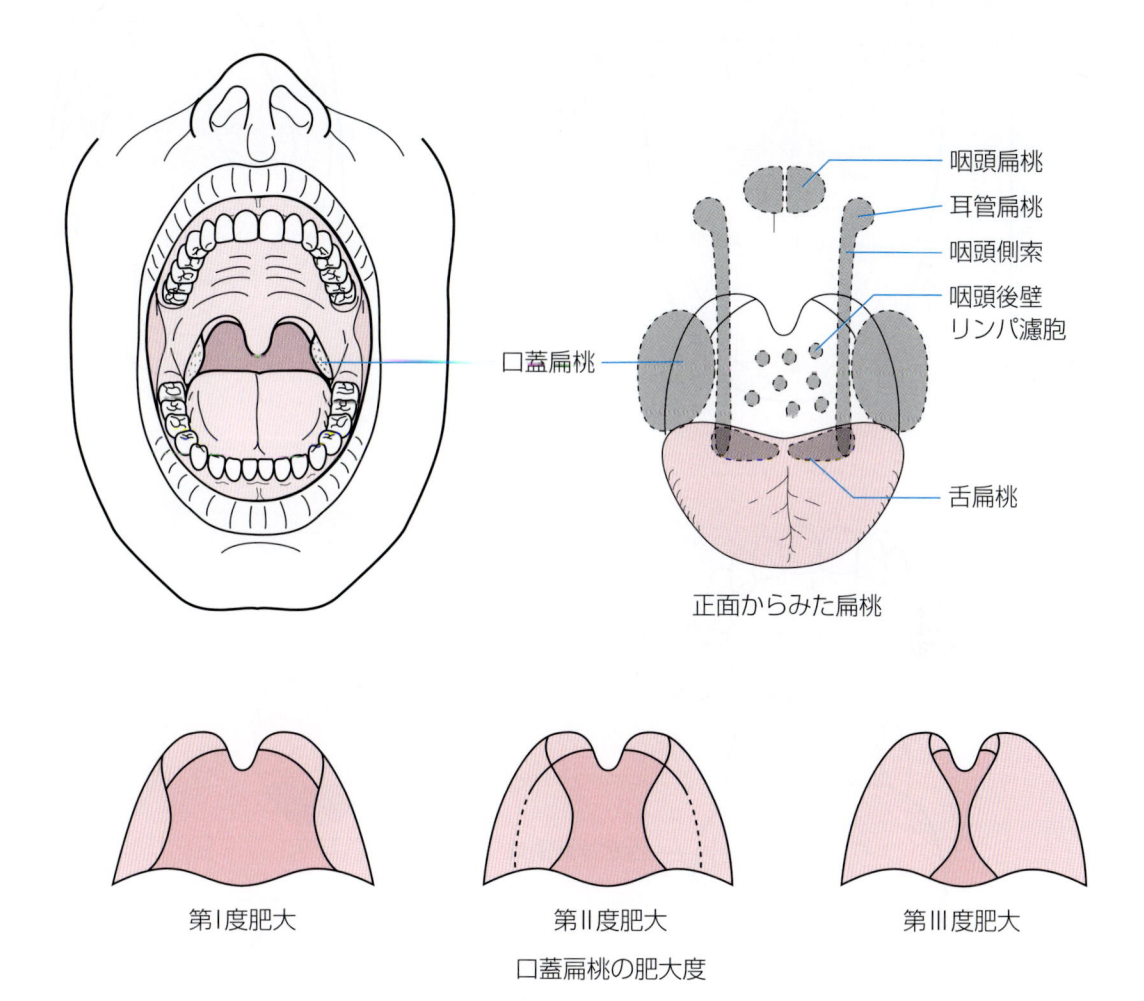

口蓋扁桃

咽頭扁桃
耳管扁桃
咽頭側索
咽頭後壁リンパ濾胞
舌扁桃

正面からみた扁桃

第I度肥大　　第II度肥大　　第III度肥大

口蓋扁桃の肥大度

舌

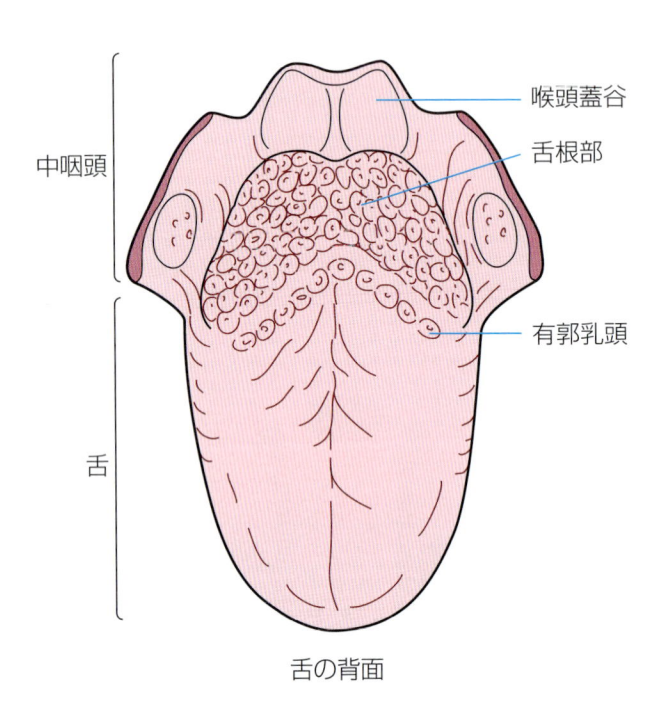

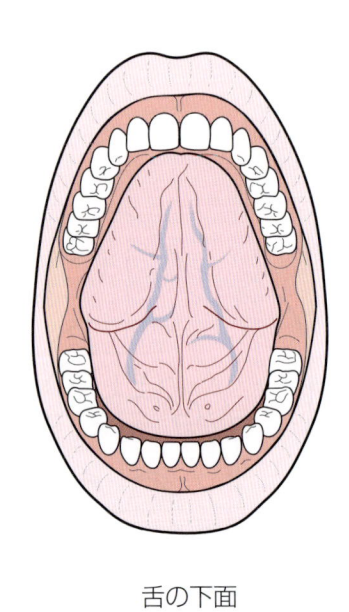

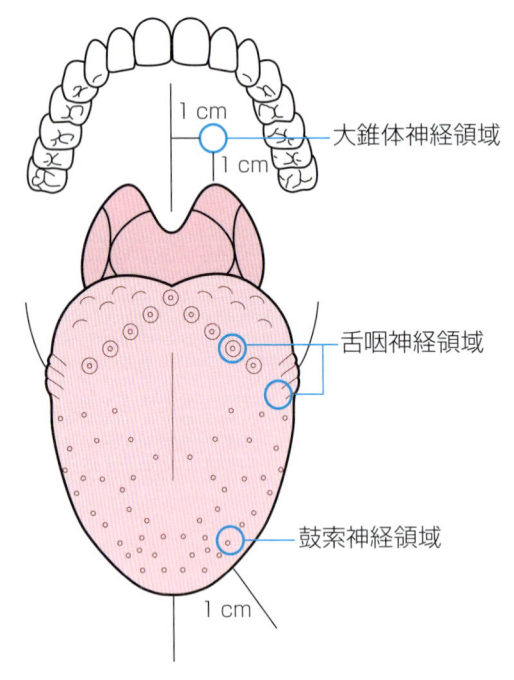

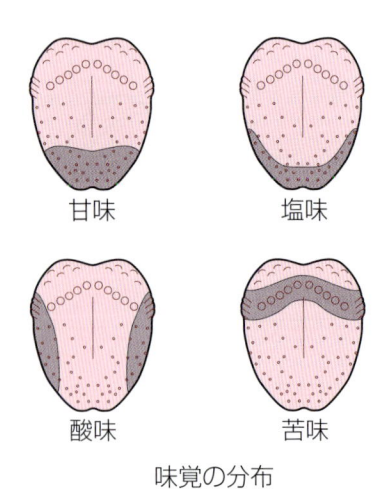

舌の背面
- 喉頭蓋谷
- 舌根部
- 有郭乳頭
- 中咽頭
- 舌

舌の下面

味覚検査の測定部位
- 大錐体神経領域
- 舌咽神経領域
- 鼓索神経領域

味覚の分布
- 甘味
- 塩味
- 酸味
- 苦味

「味覚地図」にはいろいろな意見があり，現在では「うま味」も基本味として認められている．

歯・口蓋

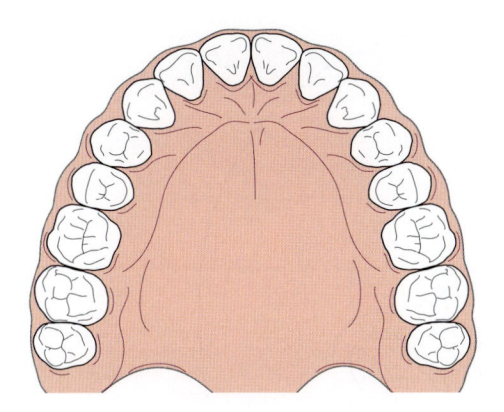

上顎歯列と硬口蓋

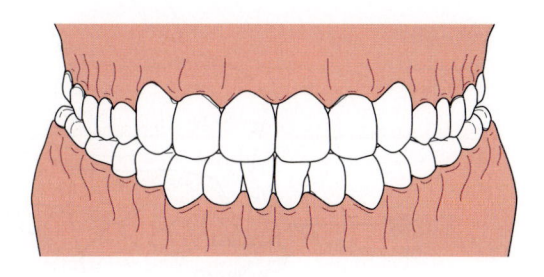

前からみた歯肉

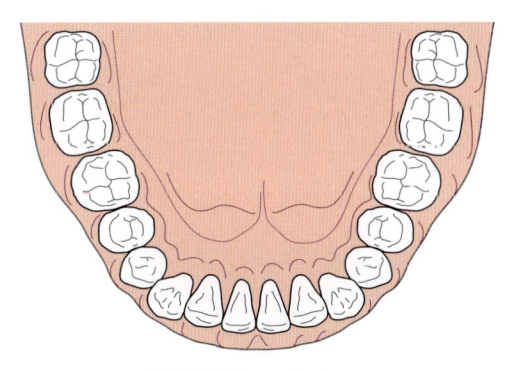

下顎歯列と口腔底

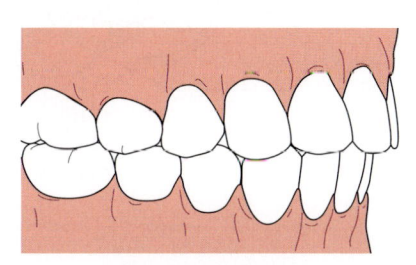

横からみた歯肉

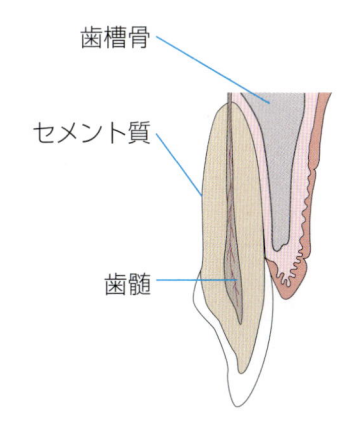

歯槽骨
セメント質
歯髄

エナメル質
象牙質
歯肉

歯の断面

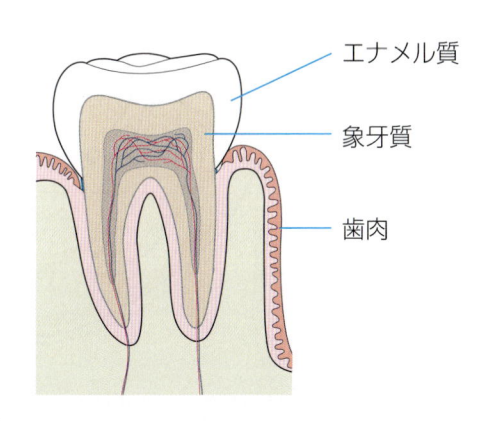

唾液腺

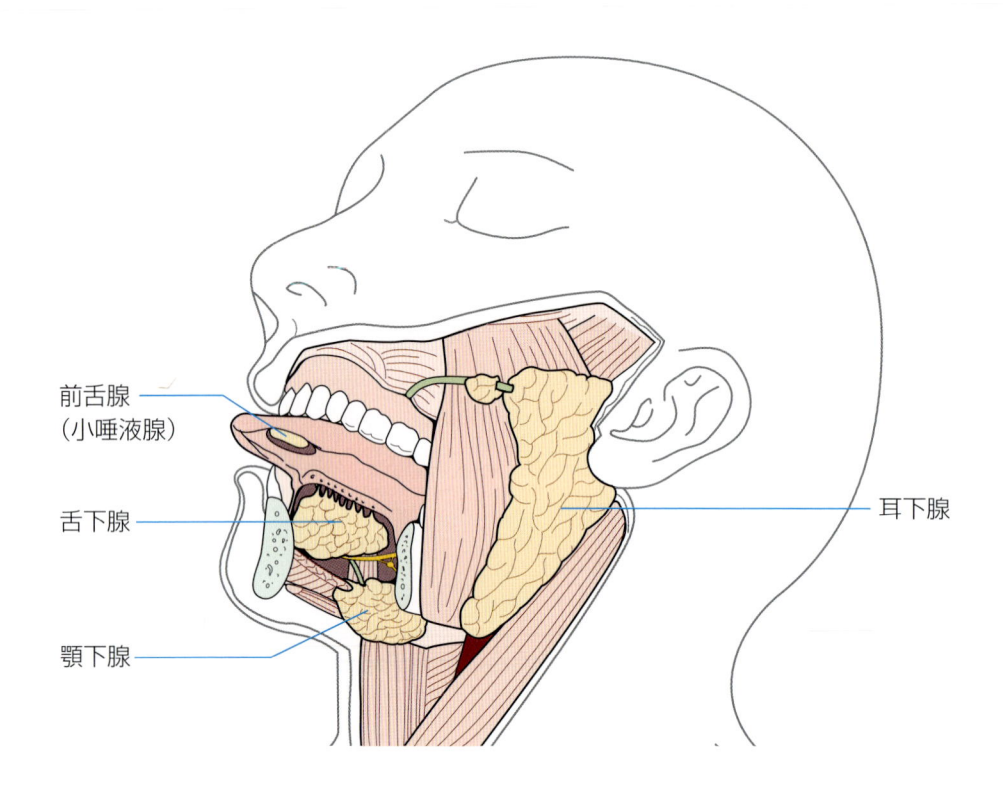

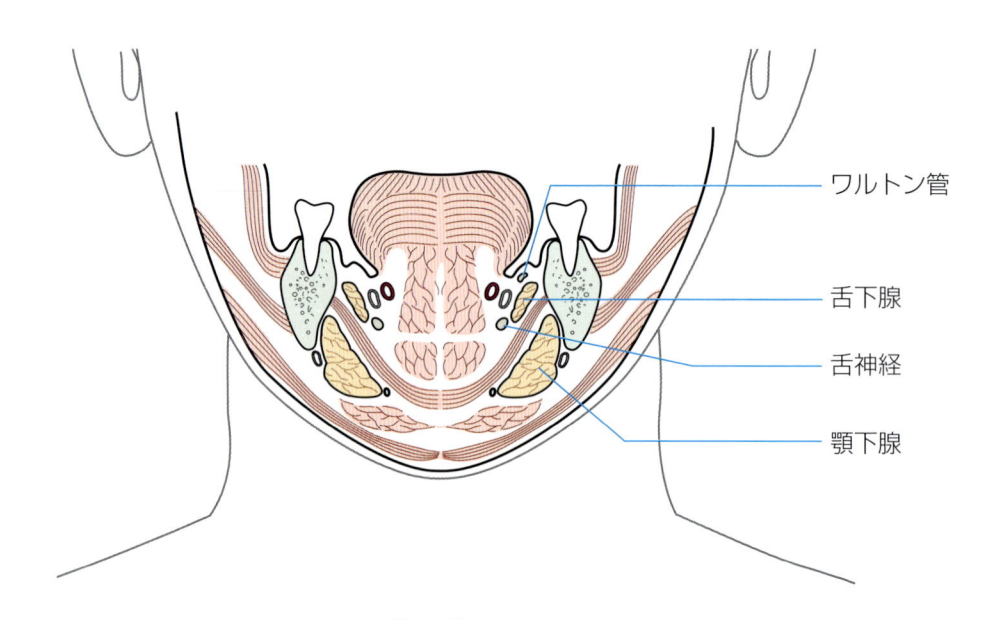

前舌腺
（小唾液腺）

舌下腺

顎下腺

耳下腺

ワルトン管

舌下腺

舌神経

顎下腺

索引

和文索引

あ

亜鉛欠乏	48
亜鉛欠乏性味覚障害	48
亜鉛内服治療	49
亜鉛内服療法	95
悪性疾患を見落とさないコツ	169
悪性腫瘍	28
悪性貧血による舌炎	3
悪性リンパ腫（症）	17, 146
アザチオプリン	81
アシクロビル	20, 21, 33, 125, 135
アジスロマイシン水和物	141
アジドチミジン	138
アズノールST®	15, 200
アズノール®含嗽液	15
アズレンスルホン酸ナトリウム水和物	15
アセトアミノフェン	20, 21, 22
アゼプチン®	25
アゼラスチン塩酸塩	25
アダラート®	227
アデノイド	157
アデノウイルス	103
アデノウイルス性扁桃炎	115
アデノウイルスによる感染症	124
アトロピン	40
アナフィラクトイド紫斑病	151
アフタ	18, 77
アフタシール®	201
アフタ性潰瘍の鑑別点	83
アフタッチ®	201
アムホテリシンB含嗽液	90
アモキシシリン水和物	116, 133, 185
アモキシシリン水和物・クラブラン酸カリウム配合	186
アモバン®	86
アルプラゾラム	207
アレビアチン®	175
アレルギー性舌炎	3
アレロック®	16
アロプリノール®	200
安静時唾液量	36
アンピシリン水和物	133, 185
アンピシリンナトリウム・スルバクタムナトリウム配合	118
アンレキサノクス	203

い

萎縮性カンジダ症	87, 91
異常口腔習癖	273
異食症	85
胃食道逆流症	170
イソジンガーグル®	207
一側性の口蓋扁桃腫大	142
一側性味覚障害	49
いっぷう変わった咽頭の潰瘍性病変	126
遺伝性歯肉線維腫症	235
イトラコナゾール	90
イトリゾール®	90
いびき	156, 211
治療	211
発生機序	211
イルソグラジンマレイン酸塩	203
咽喉頭異常感症	168, 205
漢方療法	171
薬物療法	205
インテグラーゼ阻害薬	138
咽頭潰瘍	126
咽頭梅毒の治療	133
インプラントの取り扱い	271
インフリキシマブ	11, 12
インフルエンザ桿菌	111
インフルエンザ菌	184

う

ウイルス検査	113
ウイルス性咽頭炎	102
ウイルス性唾液腺炎	65
ウイルス性と細菌性の咽頭炎を見分けるコツ	110
ウェーバー・フェヒナーの法則	56
温清飲	12

え

エコーウイルス	105
エチゾラム	86
エナメル器	245
エナメル上皮癌	246
エナメル上皮腫	246
エプーリス	229
エプスタイン-バーウイルス	120
エボザック®	67
エリスロマイシン	31
塩化セチルピリジニウム	62
塩化ベンゼトニウム	62
嚥下	70
エンテロウイルス	104
エンテロウイルス群による急性扁桃炎	116
エンペシド®クリーム	91
エンペシド®トローチ	90

お

黄色ブドウ球菌	184
オキサゾラム	207
オキシドール	62
オラドール®	201
オロパタジン塩酸塩	16

か

外舌筋	71
潰瘍性病変	18
外来日帰り手術	215
カウンセリング療法	276
角化嚢胞性	246
顎関節症	273
顎嚢胞	238
ガスロンN®	203
仮性口臭症	61
カタラーリス菌	184
葛根湯加川芎辛夷	171
ガバペン®	175
ガバペンチン	175
ガムテスト	35
カルバマゼピン	175
カルボシステイン	207
加齢による唾液腺萎縮	40

カロナール®	20, 21, 22
含歯性嚢胞	241
治療	244
カンジダ	87
カンジダ症	32, 137
カンジダ性口角炎	91
カンジダ白斑症	88
肝障害	48
関節雑音	274
含嗽薬	200
官能検査	58

き

機械的口臭検査	58
義歯性線維腫	234
キシロカイン®	15, 119
キシロカイン®含有含嗽水	201
気道アレルギーの治療	272
揮発性硫黄化合物	56
偽膜性カンジダ症	87, 89
逆転写酵素阻害薬	138
嗅覚検査	47
丘疹性梅毒疹	132
急性陰窩性扁桃炎	114
急性化膿性唾液腺炎	65
急性偽膜性扁桃炎	114
急性上顎洞炎に対する抗菌薬による	
消炎療法	267
急性滲出性扁桃炎	114
急性扁桃炎	112, 184, 191
抗菌薬の選択	184
分離菌頻度の年次推移	185
分類	114
急性レトロウイルス症候群	137
キュットナー腫瘍	42, 67
胸肋鎖骨過形成症	150
局所ステロイド薬の違い	201
巨細胞性エプーリス	232
巨細胞肉芽腫	232

く

クエン酸第一鉄ナトリウム	50
クラビット®	117
クラミジア感染症	138
クラミジア性扁桃炎	116
クラリシッド®	141
クラリス®	117, 141
クラリスロマイシン	117, 141

繰り返す耳下腺腫脹	64
グリセリン	15
グリチルリチン製剤	203
グリチロン®	203
クリンダマイシン	186
クローン病	25
口腔内病変	10
クロチアゼパム	86
クロトリマゾール	91
クロトリマゾールトローチ	90
クロナゼパム	175
クロモアガーカンジダ培地	89
クロルヘキシジン	62

け

経口ステロイド薬	199
携帯型PSG	166
経鼻持続陽圧呼吸	161, 162
経鼻的持続陽圧呼吸療法	212
経皮的動脈血酸素飽和度	166
頸部の間隙	178
血管腫性エプーリス	231
血清亜鉛値正常の味覚障害	93
血清亜鉛の正常値	94
血清梅毒反応	133
ケナログ®	201, 201
ケナログ®軟膏	25
ケニセフ®	141
原発性骨内扁平上皮癌	246

こ

抗HIV療法	138
構音	70
口蓋垂軟口蓋咽頭形成術	163, 213
口蓋扁桃腫大	145
口蓋扁桃摘出術	163, 197
適応	190
口蓋扁桃に対するコブレーション手術	216
口蓋扁桃肥大	157
口角炎	87
口腔・咽頭カンジダ症	87
口腔・咽頭に発生する潰瘍性疾患	78
口腔咽頭に潰瘍性病変をきたす疾患	126
口腔癌	28
口腔乾燥症	34
口腔ケア	200

口腔習癖の確認と排除	276
口腔ト顎洞穿孔，口腔上顎洞瘻による歯性上顎洞炎	258
口腔内ケア	60
口腔内装置	162
口腔の潰瘍性病変	18
口腔梅毒	30
口腔毛様白板症	32
口臭患者への対応	57
口臭恐怖症	61
口臭症	55
国際分類	61
口臭の薬物療法	61
口臭の予防と対策	60
口臭物質	56
溝状舌	5
甲状腺機能低下症	157
口唇ヘルペス	21
硬性下疳	131
後天性免疫不全症候群	31, 138
喉頭アレルギー	170
抗トリコモナス薬	62
口内乾燥症	34
口内装具	213
抗ヒスタミン薬	172
抗不安薬	207
コクサッキーウイルスA群	105
コクサッキーウイルスB群	108
黒毛舌	4
コステン症候群	273
骨形成性エプーリス	233
骨・セメント質形成性エプーリス	233
コブレーション	213
コブレーター	197
コルヒチン	12, 25, 27, 81, 203
根管処置	256
根尖歯周組織の炎症性病変	256
根尖性歯周炎	256
根尖と上顎洞底の距離	258
根尖病巣	256

さ

最小発育阻止濃度	187
サイトメガロウイルス	124
再発性アフタ性口内炎	77
再発性口腔・咽頭潰瘍	13
細胞賦活薬	203
柴朴湯	171

サインバルタ®		86
サラジェン®		67
サリドマイド		203
サリベート®エアゾール		67
サルコート®		201
残留嚢胞		240

し

シアレンドスコピー		99
シアログラフィー		36
シェーグレン症候群		36, 38, 67
診断基準		39
舌炎		8
ジェニナック®		117
自覚的口臭症		56
歯牙腫		246
耳下腺腫脹		64
耳下腺ステノン管・顎下腺ワルトン		
管拡張症		37
耳下腺造影		98
耳下腺に対する穿刺吸引細胞診		68
歯科治療後の歯		271
歯科治療による歯性上顎洞炎		258
シクロスポリン		12, 81, 227
刺激性線維腫		235
歯原性腫瘍		245
歯原性嚢胞		238
歯垢		222
歯根嚢胞		240
経鼻内視鏡手術のアドバイス		243
歯周炎		220
自臭症		56
歯周組織		220
歯周嚢胞		242
歯周病		220
全身疾患とのかかわり		226
分類		221
ジスロマック®		141
歯性感染症		267
歯性上顎洞炎		255, 266
急性増悪と歯科処置		269
誘因		256
歯性副鼻腔炎		255, 259, 266
歯石		223
舌の機能と解剖		70
シナール®		202
歯内療法		263
歯肉縁下歯石		223

歯肉癌		28
歯肉腫		229
歯肉増殖症		235
歯肉病変		220
ジフェニルヒダントイン		227
ジフルカン®カプセル		90
鼻閉の治療		162
習慣性扁桃炎		190
皺状舌		5
消炎酵素薬		207
消炎鎮痛薬		202
消化器疾患		48
上顎骨内・上顎洞内異物による歯性		
上顎洞炎		258
上顎洞自然口の開大処置		270
上顎洞穿刺洗浄		271
上顎嚢胞による歯性上顎洞炎		258
上顎嚢胞の手術		263
消化性潰瘍治療薬		201
上気道抵抗症候群		158
症候性咽喉頭異常感症		168
常習飲酒者の評価		167
掌蹠膿疱症		148, 195
重症度指数		149
小児の反復性耳下腺炎		97
上皮真珠		241
初期硬結		131
除菌率の低下		191
自律運動療法		278
歯列圧痕		85
心因性口臭		57
腎障害		48
尋常性乾癬		151
尋常性天疱瘡		23, 128, 227, 14
口腔内病変		14
真性口臭症		61
身体医学的に説明できない症状		84

す

水痘		23
水疱性類天疱瘡		15
睡眠呼吸障害		156, 211
睡眠時無呼吸		156
睡眠時無呼吸症候群		156, 166
睡眠潜時反復測定法		160
睡眠ポリグラフ検査		158
スチーブンス・ジョンソン症候群		16
ステロイド		15, 125

ステロイド軟膏		81
ステロイド薬		199
スルタミシリントシル酸塩水和物		186
スルピリド		86

せ

性感染症		20, 30, 130
——の診療に際して		141
成人T細胞白血病		17
成人性歯肉嚢胞		242
正中菱形舌炎		6, 9, 88
生理的口臭		57
舌咽神経切断術		176
舌咽神経痛		173
舌咽神経の走行と支配構造		173
舌炎		2
舌炎による味覚障害		50
舌潰瘍		9
舌下神経		71
舌癌		28
舌筋		71
舌苔除去		61
舌痛症		6, 84
味覚障害との関係		85
舌痛症の治療		86
舌麻痺		70
セビメリン塩酸塩水和物		67
セファゾリンナトリウム		65
セファメジンα®		65
セファランチン		27, 203
セファランチン®		27
セフォジジムナトリウム		141
セフカペンピボキシル塩酸塩水和物		
		66, 116, 118, 186
セフジトレンピボキシル		
		65, 116, 118, 186
セフテラム ピボキシル		116, 118
セフトリアキソンナトリウム水和物		
		118, 141, 188
セメント質形成性エプーリス		233
セルトリズマブ ペゴル		11
セレスタミン®		202
セレナール®		207
線維腫性エプーリス		233
線維性エプーリス		231
腺性歯原性嚢胞		242
先天性エプーリス		235

そ

ゾビクロン	86
ゾビラックス®	20, 21, 22
ゾビラックス®軟膏	21
ソラナックス®	207, 207
ソルコセリル®	13
ソルファ®	203

た

第一鰓弓由来嚢胞	69
帯状ヘルペスウイルス感染症	79
帯状疱疹	21
帯状疱疹ウイルス	21
耐性菌選択域	187
耐性菌選択域時間	187
ダイランチン®	227
唾液管内視鏡検査	99
唾液腺腫脹	65
唾液腺シンチグラム	36
唾液腺造影検査	36
唾液分泌検査	35, 47
他覚的口臭症	56
多形腺腫とワルチン腫瘍の鑑別	69
多形滲出性紅斑	16
口腔粘膜病変	16
多形腺腫	68
多系統萎縮症	157
他臭症	56
唾石症	66
単純性歯肉炎	222
単純性舌炎	2
単純ヘルペスウイルス1型	103
単純ヘルペスウイルス感染症	133
単純ヘルペスウイルス性急性扁桃炎	116
単純ヘルペス性歯肉口内炎	19

ち

地図状舌	5
地図状舌炎	8
中咽頭癌	146
聴覚印象に基づく構音検査	75

つ

ツァンク試験	227

て

手足口病	22, 105
口腔病変	79
デキサメタゾン	15, 201
デキサルチン®	15, 201, 201
テグレトール®	175
鉄欠乏性貧血による舌炎	4, 8
デパス®	86
テビペネム ピボキシル	188
デュロキセチン塩酸塩	86
テルビナフィン塩酸塩	91
電気味覚検査	46, 53
測定部位	54
伝染性単核球症	115, 120, 188
鑑別	124
伝染性単核球症様症候群	120
貼付薬トリアムシノロンアセトニド	201
天疱瘡	128

と

糖尿病	48
特発性味覚障害	49, 94
治療	95
ドグマチール®	86
トスフロキサシントシル酸塩水和物	186
トピナ®	175
トピラマート	175
トミロン®	117, 118
トランサミン®	12
トリアムシノロンアセトニド	25, 201
トローチ	201

な

内視鏡下副鼻腔手術	264
ナイスタチン®	90
ナイスタチン経口薬	90
内舌筋	71
ナルコレプシー	160
軟口蓋形成術	163
軟口蓋の機能と解剖	73
軟口蓋麻痺	73
難治性咽頭潰瘍	199
薬物治療	199
難治性口腔咽頭潰瘍	26, 81, 126

に

肉芽腫性エプーリス	231
ニコルスキー現象	23, 227
二次性シェーグレン症候群	38
ニトラゼパム	86
ニフェジピン	227
乳児の歯肉嚢胞	241
乳白斑	131
尿酸産生阻害薬	200
妊娠性エプーリス	234
妊娠性歯肉炎	225

ね

ネブライザー療法	271
粘膜斑	131

の

ノイロトロピン®	203
膿原性肉芽腫	234
膿疱性梅毒疹	132
嚢胞摘出術	244
嚢胞の診察	239
嚢胞発見の契機	239

は

肺炎球菌	184
バイシリンG®	133
梅毒	130
梅毒血清反応	133
梅毒性乾癬	132
梅毒性脱毛	132
梅毒性バラ疹	132
梅毒とHIVの混合感染	134
梅毒トレポネーマ	30, 130
麦門冬湯	171
バクロフェン	175
ハチアズレ®	200
白血病	227
抜歯	262
バラシクロビル塩酸塩	20, 22, 125, 135
バルトレックス®	20, 22
反回神経麻痺	157
半夏厚朴湯	171
半夏厚朴湯エキス顆粒	207
半夏瀉心湯	62, 171
瘢痕性類天疱瘡	15
反復性咽頭痛	190
反復性耳下腺炎	66, 97
超音波像	98
反復性扁桃炎	190

ひ

肥厚性カンジダ症	88, 91
鼻性NK/T細胞リンパ腫	26
ビタミン薬	202
ビタメジン®	202
ヒダントール®	175
ヒト免疫不全ウイルス	31
ヒト免疫不全ウイルス感染症	137
鼻処置	270
非ヌクレオシド系逆転写酵素阻害薬	138
ピペラシリンナトリウム	118, 188
非ホジキンリンパ腫	32
ビホナゾール	91
白虎加人参湯	12
氷食症	85
病的口臭	57
ピロカルピン塩酸塩	67

ふ

ファンガード®	91
ファンギゾン®シロップ	90
ブイフェンド®	90
フェニトイン	175, 227
フェロミア®	50
副咽頭間隙	178
副咽頭間隙腫瘍	146, 178
副腎皮質ステロイド口腔用軟膏剤	201
副腎皮質ステロイド薬	201
副腎皮質ホルモン	81
複方ヨードグリセリン	13
ブラキシズム	273
プラ(ン)マー・ヴィンソン症候群	4, 169
振子様扁桃	145
不良姿勢の矯正	277
フルコナゾール	90
プレドニゾロン	27, 65
プレドニゾロン®	202
プレドニン®	27, 65
プロテアーゼ阻害薬	138
プロトンポンプ阻害薬	172
プロマック®	49, 95, 201
フロモックス®	66, 116, 118
フロリード®	90
ブロンカスマ・ベルナ	204
噴霧薬	201

へ

閉塞性睡眠時無呼吸症候群	211
ベーチェット病	24, 79, 128, 152
口腔粘膜病変	12
再発性アフタ性潰瘍	80
臨床診断基準	25
ベドナーアフタ	23
ペニシリン	133, 185
ヘルパンギーナ	22, 105
ヘルパンギーナ型	107
ヘルペスウイルスα亜科	19
ヘルペス性口内炎	32
変異株発現阻止濃度	187
辺縁歯周組織の炎症性病変による歯性上顎洞炎	257
ベンザリン®	86
ベンジルペニシリンベンザチン水和物	31, 133
扁桃炎	
インデックス	193
自然経過	192
扁摘効果	192
扁桃周囲炎	110, 142, 145
扁桃周囲膿瘍	119, 142, 146
扁桃摘出術	152, 190
安全性	194
術後の感染回数	193
術後の免疫脱落症状	195
術後出血	194
適応	152, 190
扁桃梅毒	116
扁桃病巣感染症	148, 195
扁桃病巣疾患	148
ペントシリン®	118, 188
扁平コンジローム	132
扁平上皮癌	26, 146
局所所見	144
扁平苔癬	7, 24

ほ

放射線照射後口腔乾燥症	40
萌出嚢胞	242
疱疹性歯肉口内炎	225
ポビドンヨード	207
ポラプレジンク	49, 95, 201
ボリコナゾール	90
ポリソムノグラフィ	211
ボルタレン®	202

ま

マイコスポール®クリーム	91
麻黄附子細辛湯	171
末梢血管拡張性エプーリス	231
慢性活動性EBウイルス感染症	23
慢性硬化性唾液腺炎	67
慢性耳下腺炎	37
慢性歯周炎	223
抗菌薬による消炎療法	269
慢性扁桃炎	195

み

味覚障害	44
味覚障害の原因	93
ミカファンギンナトリウム	91
ミクリッツ病	42
診断基準	67
ミクリッツ病・症候群	38
ミコナゾール	90
ミノサイクリン塩酸塩	133, 186

む

無呼吸低呼吸指数	158, 167
ムコスタ®	20, 21, 22, 201
ムコダイン®	207
無症状の根尖病巣	268
むずむず脚症候群	160
ムンプス	65

め

メイアクトMS®	65, 116, 118
メイラックス®	207
メーラー・ハンター舌炎	8
メコバラミン	50
メシル酸ガレノキサシン水和物	117, 188
メチコバール®	50
メトロニダゾール	62
メラー・ハンター舌炎	3
メロペネム水和物	188
免疫能の低下	192
免疫抑制薬	81

や

ヤーリッシュ・ヘルクスハイマー反応	133

や

薬剤性味覚障害	49
薬物性歯肉増殖症	236
薬物連用による口腔乾燥症	39

ゆ

ユナシン-S®	118

よ

溶血性レンサ球菌感染症	110
溶連菌扁桃炎	115

ら

ラミシール®クリーム	91
ランドセン®	175

り

リーゼ®	86
リオレサール®	175
リオン TR-06®型	53
六君子湯	171
リドカイン塩酸塩ゼリー	201
リボトリール®	175
流行性耳下腺炎	65
硫酸亜鉛カプセル	95
菱形舌炎	91
良性粘膜類天疱瘡	15
淋菌感染症	138
淋菌の抗菌薬多剤耐性化	140
リンパ節転移診断	29

る

類天疱瘡	15, 128
ルゴール®	13

れ

裂状エプーリス	235
レバミピド	20, 21, 22, 201
レボフロキサシン水和物	117, 186
レミケード®	11, 12

ろ

ロキソニン®	65, 202
ロキソプロフェンナトリウム水和物	65
濾紙ディスク検査	45
ロセフィン®	118, 141
ロフラゼプ酸エチル	207

わ

ワイドシリン®	116
ワクシニアウイルス接種家兎炎症皮膚抽出液	203
ワプロン®	201
ワルチン腫瘍	68
ワンド	197

欧文索引

A

acquired immunodeficiency syndrome（AIDS）	31, 138, 139
acute retroviral syndrome（ARS）	137
acute tonsillitis	112, 184
adenovirus	103
amlexanox	203
angina	107
antiretroviral therapy（ART）	138
aphtha	18, 77
apnea hypopnea index（AHI）	158, 167
azidothymidine（AZT）	138
A群β溶血性レンサ球菌	112, 184
A群レンサ球菌感染症	123

B

Bednar アフタ	23
Behçet 病	12, 24, 79, 128
Benzethoniumchloride	62
bruxism	273
bullous pemphigoid	15
butterfly appearance	132

C

Candida	87
candidal leukoplakia	88
CCR5 阻害薬	138
cementoplastic epulis	233
certolizumab pegol	11
Cetylpyridinium chloride	62
Chlamydia trachomatis	139
Chlorhexidine	62
chronic tonsillitis	195
cicatricial pemphigoid	15
CMV 感染症	124
coblation	213
cobUPPP	213
手術効果	217
colchicine	203
congenital epulis	235
Costen syndrome	273
coxsackie virus A	105
coxsackie virus B	108
CPAP	162
Crohn 病	25
口腔内病変	10

D

DDS（diaminodiphenylsulfone）	15
dental plaque	222
dentigerous cyst	241
denture fibroma	234
drug-induced gingival overgrowth	236

E

EBV 特異抗体	122
echovirus	105
enterovirus	104
Epstein-Barr virus（EBV）	120, 188
感染症	23
epulis fissuratum	235
Epworth sleepiness scale（ESS）	159
eruption cyst	242
erythema exsudativum multiforme	16

F

fibromatous epulis	233
fibrous epulis	231

G

giant cell epulis	232
giant cell granuloma	232
gingival cyst of adult	242
gingival cyst of infant	241
gingival lesions	220
gingival overgrowth	235
glandular odontogenic cyst	242
glossitis	2
glossitis geographica	8
glossitis rhomboidea mediana	6

glossodynia	6, 84	
glossopharyngeal neuralgia	173	
glossoplegia	70	
granulomatous epulis	231	
gravid epulis	234	

H

Haemophilus influenzae	111, 184
薬剤感受性	186
halitosis	55
hand foot and mouth disease	105
hemangiomatous epulis	231
hemolytic streptococcal infection	110
hereditary gingival fibromatosis	235
herpangina	22, 105
herpes simplex virus 1	103
herpes simplex virus type-1, 2 (HSV-1, 2)	19
HFM disease 型	108
HIV 感染症	31, 124, 137
Hofrath 囊胞	242
HSV 咽頭扁桃炎	134
HSV 感染症の検査	135
human immunodeficiency virus (HIV)	31

I

IgA 腎症	149
IgG4 関連疾患	42
IgG4 関連唾液腺疾患	67
infectious mononucleosis（IM）	120
intractable recurrent ulcer of the oral cavity and pharynx	81
irritation fibroma	235
irsogladine maleate	203

J

Jarisch-Herxheimer 反応	133

K

KOH 法	89
Küttner tumor	42
Küttner 腫瘍	67

L

lichen planus	7
lingua geographica	5
lingua nigra	4

lingua plicata	5

M

median rhomboid glossitis	9
medically unexplained symptoms（MUS）	84
MIC 上持続時間	187
Mikulicz disease	42
minimum inhibitory concentration（MIC）	187
Möller-Hunter 舌炎	3, 8
Moraxella〈*Branhamella*〉 *catarrhalis*	184
MR シアログラフィ	99
multiple sleep latency test（MSLT）	160
mutant prevention concentration（MPC）	187
mutant selection window（MSW）	187

N

narcolepsy	160
nasal continuous positive airway pressure（nCPAP）	160, 212
Neisseria gonorrhoeae	139
Nikolsky 現象	23, 227
non-Hodgkin lymphoma	32
NSAIDs	202

O

obstructive sleep apnea syndrome（OSAS）	211
odontogenic cyst	238
odontogenic maxillary sinusitis	255, 266
odontogenic tumor	245
oral appliance（OA）	162
oral syphilis	30
oropharyngeal candidiasis	87
osteo-cementoplastic epulis	233
osteoplastic epulis	233
Oxydol	62

P

palmoplantar pustulosis area and severity index（PPPASI）	149
parapharyngeal abscess	178

pemphigoid	15, 128
pemphigus	128
pemphigus vulgaris	14, 128
periodontal cyst	242
periodontal disease	220
peritonsillar abscess	119
peritonsillitis	119
PFAPA（periodic fever with aphthous stomatitis pharyngitis, and adenitis）症候群	25, 152
pharyngolaryngeal paresthesia	168, 205
PK・PD 理論	187
pleomorphic adenoma	68
Plummer Vinson 症候群	4, 169
polysomnography（PSG）	158, 211
protease inhibitor（PI）	138
PSG（polysomnography）検査	166
PSG の解析サマリーグラフ	211
pyogenic granuloma	234

R

radicular cyst	240
recurrent aphthous stomatitis	77
recurrent parotitis	97
recurrent sore throat	190
recurrent tonsillitis	190
residual cyst	240
reverse transcriptase inhibitor（RTI）	138
Rubin-Holt の分類	36

S

S. pyogenes の薬剤感受性	185
Saxon テスト	36
sexually transmitted diseases（STD）	130
sexually transmitted infection（STI）	20, 30, 130
sialendoscopy	99
sialography	36
sleep apnea	156
sleep apnea syndrome（SAS）	156
sleep disordered breathing（SDB）	211
sleep splint	213
sleep-disordered breathing（SDB）	156

SpO$_2$	166	TMJ (temporomandibular joint disorders)	273	**V**	
SP トローチ®	201			valatile suifer compounds (VSC)	56
Staphylococcus aureus	184	tonsillar focal infection	148, 195	varicella-zoster virus (VZV)	21
Stevens-Johnson 症候群	16	tonsillectomy	197		
Streptococcus pneumoniae	184	tonsillitis index (TI)	193	**W**	
薬剤感受性	186	*Treponema pallidum*	30	Warthin tumor	68
		Treponema pallidum subspecies *pallidum*	130	Weber-Fechner の法則	56
T		Tzanck 試験	227	**X**	
taste disorder	44			xerostomia	34
thalidomide	203	**U**		X 線パノラマ撮影	261
time above MIC (TAM)	187	undermining	9		
time inside mutant selection window (TMSW)	187	unterminiert	9		
TMDs (temporomandibular muscle and joint disorders)	273	uvulo-palato-pharyngoplasty (UPPP)	162		

	ENT 臨床フロンティア "Frontier" Clinical Series of the Ear, Nose and Throat

口腔・咽頭疾患，歯牙関連疾患を診る

2013 年 8 月 15 日　初版第 1 刷発行 ⓒ〔検印省略〕

専門編集	黒野祐一
発行者	平田　直
発行所	株式会社 中山書店 〒 113-8666　東京都文京区白山 1-25-14 TEL 03-3813-1100（代表）　振替 00130-5-196565 http://www.nakayamashoten.co.jp/
装丁	花本浩一（麒麟三隻館）
DTP・本文デザイン	株式会社明昌堂
印刷・製本	三松堂株式会社

ISBN978-4-521-73465-1

Published by Nakayama Shoten Co., Ltd.　　　　　　　　　Printed in Japan

落丁・乱丁の場合はお取り替えいたします

・本書の複製権・上映権・譲渡権・公衆送信権（送信可能化権を含む）は株式
　会社中山書店が保有します．

・ |JCOPY| ＜(社)出版者著作権管理機構　委託出版物＞

本書の無断複写は著作権法上での例外を除き禁じられています．複写される
場合は，そのつど事前に，(社)出版者著作権管理機構（電話 03-3513-6969,
FAX 03-3513-6979, e-mail: info@jcopy.or.jp）の許諾を得てください．

本書をスキャン・デジタルデータ化するなどの複製を無許諾で行う行為は，
著作権法上での限られた例外（「私的使用のための複製」など）を除き著作権
法違反となります．なお，大学・病院・企業などにおいて，内部的に業務上
使用する目的で上記の行為を行うことは，私的使用には該当せず違法です．
また私的使用のためであっても，代行業者等の第三者に依頼して使用する本
人以外の者が上記の行為を行うことは違法です．

実地医家の日常診療で遭遇する実際的なテーマを中心にとりあげ，
診療実践のスキルと高度な専門知識をわかりやすく解説

ENT [耳鼻咽喉科] 臨床フロンティア

全10冊

編集委員●**小林俊光**(東北大学) **髙橋晴雄**(長崎大学) **浦野正美**(浦野耳鼻咽喉科医院)

●B5判／並製／オールカラー／各巻平均280頁／本体予価13,000円

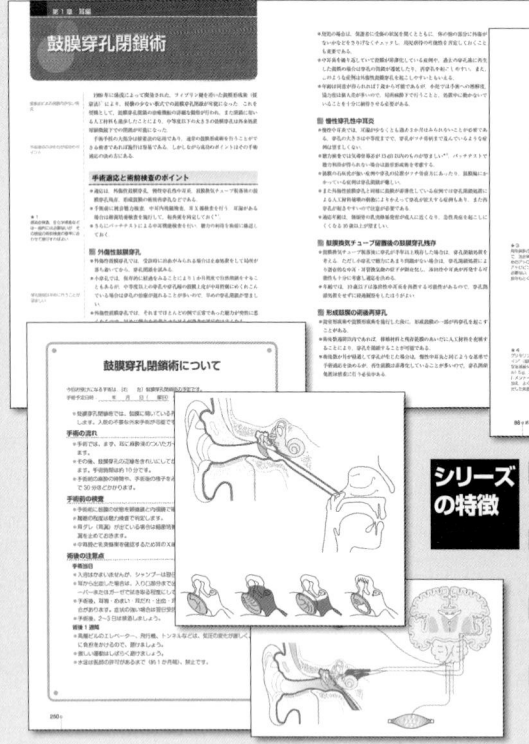

シリーズの特徴

▶ 実地医家の日常診療に求められる**身近なテーマ**が中心

▶ **高度な専門知識と診療実践のスキル**をわかりやすく，かつビジュアルに提示

▶ **高度な機器がなくても可能**な検査，処置，小手術などに重点をおいた解説

▶ 患者説明用の文例やイラスト集など，**インフォームド・コンセント**の際にも活用できるツールを提供
（イラスト集は弊社ホームページより画像データをダウンロードしてご利用いただけます）

全10冊の構成と専門編集

	タイトル	編集	定価
■	実戦的耳鼻咽喉科検査法	小林俊光（東北大学）	定価（本体13,000円＋税）
■	耳鼻咽喉科の外来処置・外来小手術	浦野正美（浦野耳鼻咽喉科医院）	定価（本体13,000円＋税）
■	急性難聴の鑑別とその対処	髙橋晴雄（長崎大学）	定価（本体13,000円＋税）
■	めまいを見分ける・治療する	内藤　泰（神戸市立医療センター中央市民病院）	定価（本体13,000円＋税）
■	がんを見逃さない―頭頸部癌診療の最前線	岸本誠司（東京医科歯科大学）	定価（本体13,000円＋税）
■	のどの異常とプライマリケア	久　育男（京都府立医科大学）	定価（本体13,000円＋税）
■	口腔・咽頭疾患，歯牙関連疾患を診る	黒野祐一（鹿児島大学）	定価（本体13,000円＋税）
□	風邪症候群と関連疾患―そのすべてを知ろう	川内秀之（島根大学）	
□	子どもを診る・高齢者を診る―耳鼻咽喉科外来診療マニュアル	山岨達也（東京大学）	
□	耳鼻咽喉科　最新薬物療法マニュアル―選び方・使い方	市村恵一（自治医科大学）	

※諸事情によりタイトルなど変更する場合がございます。※■は既刊です。

お得なセット価格のご案内

全10冊予価合計
130,000円＋税
↓
セット価格
117,000円＋税

13,000円おトク‼

※お支払は前金制です。
※送料サービスです。
※お申し込みはお出入りの書店または直接中山書店までお願いします。

中山書店　〒113-8666　東京都文京区白山1-25-14　TEL 03-3813-1100　FAX 03-3816-1015
http://www.nakayamashoten.co.jp/